全国高职高专医药院校规划教材

供中药学和药学类专业用

中药鉴定学

杨瑶珺　刘训红　主编

科学出版社

北　京

内 容 简 介

　　本书是全国高职高专医药院校规划教材之一,适用于中药学和药学类专业学生。全书内容分总论和各论两部分,共17章内容。总论共5章,主要介绍中药鉴定学的定义和任务、发展史、鉴定依据、主要鉴定方法和最新进展等内容;各论共12章,按药用部位分类法进行编排,包括根及根茎类,茎木类,皮类,叶类,花类,果实及种子类,全草类,藻、菌、地衣类,树脂类,其他类,动物类及矿物类中药相关鉴定技术等内容。本书的编写参照了中医药相关职业岗位标准和2010年版《中国药典》的相关规定,将内容分为掌握、熟悉和了解三个层次,目的是培养掌握基础理论、基本知识和基本技能的高素质技能型中医药人才。

　　本书可供中医药院校高等职业技术教育、成人教育、函授、自考中药学和药学类专业使用,也可作为临床药师及自学中医者的学习参考书。

图书在版编目(CIP)数据

中药鉴定学 / 杨瑶珺,刘训红主编. —北京:科学出版社,2012.6
全国高职高专医药院校规划教材
ISBN 978-7-03-034975-0

Ⅰ. 中…　Ⅱ.①杨…②刘…　Ⅲ. 中药鉴定学–高等职业教育–教材　Ⅳ. R282.5

中国版本图书馆CIP数据核字(2012)第134129号

责任编辑:郭海燕 / 责任校对:张凤琴
责任印制:徐晓晨 / 封面设计:范璧合

科 学 出 版 社 出版
北京东黄城根北街 16 号
邮政编码:100717
http://www.sciencep.com

北京盛通商印快线网络科技有限公司 印刷
科学出版社发行　各地新华书店经销

*

2012年6月第 一 版　　开本:787×1092　1/16
2021年1月第四次印刷　　印张:23
字数:545 000

定价:78.00元

(如有印装质量问题,我社负责调换)

《中药鉴定学》编者名单

主　编　杨瑶珺　刘训红
副主编　马逾英　宋建平　李宝国　杨书彬　杨扶德
编　委（以下按姓氏笔画排序）

马逾英　成都中医药大学

方前波　安徽中医药高等专科学校

卢晓琳　成都中医药大学

付小梅　江西中医学院

刘训红　南京中医药大学

关昕璐　北京医药集团职工大学

孙　妍　黑龙江生物科技职业学院

李书渊　广东药学院

李宝国　山东中医药大学

杨书彬　黑龙江中医药大学

杨扶德　甘肃中医学院

杨晶凡　河南中医学院

杨瑶珺　北京中医药大学

邹立思　南京中医药大学

宋建平　盐城卫生职业技术学院

张　凯　山东药品食品职业学院

张　媛　北京中医药大学

罗　容　首都医科大学

敖冬梅　北京城市学院

殷　江　黑龙江省医药职工中等专业学校

童家赟　广州中医药大学

前　言

中药鉴定学是全国高职高专医药院校中药学专业的一门重要专业课程；它是鉴定中药的真伪优劣、制定中药质量标准、寻找和扩大新药源的应用学科，是在继承传统鉴别经验的基础上，融合现代的技术和方法，充分体现中医药文化的特色课程。

本教材是在国家中医药管理局人事教育司的指导下，在对全国中医药高职高专院校进行充分调研的基础上，组织全国高等中医药院校和卫生职业技术学院经验丰富、在教学一线的教师进行编写的。本教材紧紧围绕全国中医药高职高专人才的培养目标要求，并参照中医药相关职业岗位标准和2010年版《中国药典》，编写特点是突出传承与发展，以能力培养为本位，以基础理论、基本知识和基本技能为重点，培养高素质技能型中医药人才。本教材可供全国中医药院校高等职业技术教育、成人教育、函授、自考中药学和药学类专业使用，也可作为自学考试和执业药师考试的参考用书。

本教材分总论和各论两部分，各部分均分重点、熟悉和掌握三个层次，比以往教材增加了知识点链接，并且在每章都设有小结和目标检测，便于教学和课后自学。总论部分介绍了中药鉴定学的定义和任务、发展史、鉴定依据、主要鉴定方法和最新进展等内容，由杨瑶珺老师完成；各论部分按药用部位分类法进行编排，每章的概述部分由刘训红老师完成；第六章由马逾英、付小梅、罗容、杨扶德、李宝国老师编写；第七章、第八章由关昕璐老师编写；第九章、第十章由童家赟老师编写；第十一章由杨书彬老师编写；第十二章由李书渊老师编写；第十三章、第十四章和第十五章由教冬梅老师编写；第十六章由张媛老师和杨晶凡老师编写；第十七章由杨晶凡老师编写。另外，第六章显微图由成都中医药大学的卢晓琳老师绘制；第七章至第十七章的显微图由盐城卫生职业技术学院的宋建平老师绘制；本教材所有的药材饮片图片和显微图均由刘训红老师审核。

特别说明的是：本书中讲述各药材时，药材名称前加★表示需要重点掌握的内容，☆表示熟悉的内容，其余未加任何标志的药材表示为了解的内容，以便于学生复习。

本教材的编写得到了科学出版社以及各参编学校的大力支持，在此深表感谢。书中的不足之处，也请各院校在使用过程中多提宝贵建议，以便修订时进一步提高。

编　者

2012年5月

目　录

各　论

总　　论

第一章　中药鉴定学的定义和任务

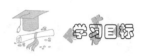 学习目标

1. 掌握中药鉴定学的定义
2. 熟悉中药鉴定学的基本任务
3. 了解中药材品种混乱的原因，寻找和扩大中药新资源的途径

第一节　中药鉴定学的定义

中药鉴定学是鉴定和研究中药的品种和质量，制定中药标准，寻找和扩大新药源应用的学科。它是在继承祖国传统医药学遗产和传统鉴别经验的基础上，运用现代自然科学的理论知识和技术方法，研究和探讨中药的来源、性状、显微特征、理化鉴别、质量标准以及寻找新药等理论和实践问题。

中药鉴定学的研究对象是中药。中药是指在中医药理论指导下，用于预防和治疗疾病的药物，包括中药材、饮片和中成药。其中，中药材取自天然植物、动物和矿物，是未经加工或只经过简单加工的原料药；饮片是中药材经过净制、切制或炮制后可以直接用于处方调配或制剂生产的原料。中成药是以中药饮片为原料，根据标准规定的处方，采用适宜的制备工艺制成的，具有一定规格和剂型，可直接用于防治疾病的药品，如六味地黄丸、板蓝根颗粒、丹参滴丸等，在临床上都广泛应用。

第二节　中药鉴定学的任务

在中华民族几千年的发展历程中，中医药为民族强大和人民健康做出了巨大的贡献。中药鉴定是中医药的重要组成部分。因此，我们不仅要继承传统的鉴别经验，更应该利用现代的知识和方法以及相关学科的科学成果，将中药鉴定学的知识进一步整理，发扬光大。中药用于预防治疗疾病，其质量优劣直接关系到人民的身体健康，用之得当，可以药到病除；用之有误，轻则贻误

病机，重则危及生命。所以其安全有效才是基本前提。因此，鉴定中药的真伪优劣和制定中药的质量标准，确保临床用药的安全有效是中药鉴定学的基本任务；考证和整理中药品种与寻找及扩大新药源，是中药鉴定学继承和发扬的长期任务。

一、鉴定中药的真伪优劣，确保中药质量

（一）中药的真伪鉴定

中药的真伪，即中药的品种问题。"真"即正品，凡是国家药品标准所收载的品种均为正品；"伪"即伪品，凡是不符合国家药品标准规定的品种以及以非药品冒充或者以他种药材冒充正品的均为伪品。《中华人民共和国药品管理法》（以下简称《药品管理法》）第四十八条规定有下列情形之一的，为假药：①药品所含成分与国家药品标准规定的成分不符的；②以非药品冒充药品或者以他种药品冒充此种药品的。有下列情形之一的药品，按假药论处：①国务院药品监督管理部门规定禁止使用的；②依照本法必须批准而未经批准生产、进口，或者依照本法必须检验而未经检验即销售的；③变质的；④被污染的；⑤使用依照本法必须取得批准文号而未取得批准文号的原料药生产的；⑥所标明的适应证或者功能主治超出规定范围的。

中药的品种问题，也是中药基原的真实性问题，当前中药的真伪问题十分严重，主要表现在以下几个方面：①同名异物是引起中药品种混乱的主要原因之一，如贯众有 6 科 31 种，多种来源不同的贯众混充绵马贯众药用。②形态相似，相关人员缺乏专业知识，造成误种、误采、误收、误用，如金钱草为报春花科过路黄 *Lysimachia christinae* Hance 的全草，但同科植物点腺过路黄 *Lysimachia hemsleyana* Maxim. 、聚花过路黄 *L. congestiflora* Hemsl. 和巴东过路黄 *L. patungensis* Hand. -Mazz. 的全草在某些地区作金钱草收购并混用。③人为造假，受经济利益驱动，如以园参伪充西洋参、以平贝母的幼小鳞茎伪充松贝等人为制假行为。

（二）中药的优劣鉴定

中药的优劣主要是指质量问题，"优"是指符合国家药品标准规定的各项指标的中药；"劣"是指不符合国家药品标准规定的各项指标的中药。《药品管理法》第四十九条规定：有下列情形之一的药品，按劣药论处：①未标明有效期或者更改有效期的；②不注明或者更改生产批号的；③超过有效期的；④直接接触药品的包装材料和容器未经批准的；⑤擅自添加着色剂、防腐剂、香料、矫味剂及辅料的；⑥其他不符合药品标准规定的。

影响中药质量的因素主要有：①中药材的品种，中药材的质量与品种密切相关。例如，麻黄为麻黄科草麻黄、中麻黄和木贼麻黄的干燥草质茎，除含有挥发油外，还含具有止咳作用的生物碱，三种麻黄的生物碱含量不同，其中木贼麻黄最高，中麻黄最低。②中药材的产地，同一品种的中药材的产地不同，其质量也不相同，如广藿香产在广州石牌者，气香纯正，挥发油含量虽较少，但广藿香酮的含量却较高；海南岛的广藿香，气较辛浊，挥发油含量虽高，但广藿香酮的含量却甚微。③生长环境，由于近年来对中药材需求量的增加，野生中药材的产量已经远远不能满足需求，栽培药材使用量越来越多。栽培药材的性状发生了改变，如栽培牛膝的主根短小，支根多，木质化程度高，严重影响了中药材质量。此外，在栽培过程中滥用农药化肥，导致栽培中药材中农药残留和重金属元素含量超标，影响了中药材使用的安全性和有效性。④中药材的采收与加工，不同的采收期和不同的加工方法，导致同种药材中药效成分的种类和含量有所不同。《中华人民共和国药典》（以下简称《中国药典》）2010 年版对茵陈提出两个采收期，春季幼苗高 6~10cm 时或秋季花蕾长成时，前者称"绵茵陈"，后者称"茵陈蒿"。经研究发现，茵陈的三个主要利胆有效成分蒿属香豆精、对羟基苯乙酮和茵陈香豆酸以秋季的花前期至花果期含量高。⑤中药的运输、

贮藏与保管，中药如果贮藏保养不当，会出现虫蛀、发霉、潮解、风化等变质现象，都会严重影响中药质量。⑥人为混入非药用部位和异物，如柴胡、龙胆混入大量的地上茎；西红花中掺入花丝、雄蕊、花冠；⑦人为提取有效成分后使用，如八角茴香、丁香、独活等，经过化学成分提取、干燥后再用，其外观性状与原药材相似，但药材的内在质量却发生了变化。

中药的品种不真、质量低劣，不仅有损中医药的声誉，还会带来一切生产、研究及临床疗效的失败，不仅误病害人，还会造成经济损失。对中药品种和质量存在的种种问题，必须有针对性地加以解决，药材各生产、使用、管理、经营、检验等部门要严格把关，杜绝伪劣中药材的使用和流通。

二、研究和制定中药质量标准

中药是中医防病治病的物质基础，其质量优劣直接关系到中医临床用药的安全有效。中药质量标准的研究与制定是产业化、现代化、国际化的重要内容，一直受到国家的重视。

人们在长期的中医药临床过程中积累了丰富的用药经验，但由于科学发展的局限性，对中药真伪优劣的判断多以外观性状特征，如形、色、气、味等为标准，并在从《神农本草经》到《本草纲目》的历代本草著作中有所记载，《新修本草》作为我国也是世界上第一部药典，也为中药质量标准的制定提供了依据。

新中国成立以来，我国制定了一系列药品质量管理的法规和条例，建立了法定的药品质量监督机构。1984 年 9 月 20 日，我国颁布了《中华人民共和国药品管理法》，并于 1985 年 7 月 1 日开始实施，2001 年 2 月 28 日又进行了修订。从法律上确认了对中药质量监督管理的权力。中药标准是国家对中药质量及其检验方法所作的技术规定，是中药生产、经营、使用、检验和监督管理部门共同遵循的法定依据。在中药质量控制方面，我国除了具有国家标准外，还有地方标准和企业标准。凡正式批准生产的中药（包括中药材饮片及中成药）都要制定质量标准。制定质量标准时，必须坚持质量第一，充分体现"安全有效、技术先进，经济合理"的原则。由于中药及其制剂是一个复杂的质量体系，除了应体现传统的鉴别经验外，还增加了现代科学技术的成果，薄层色谱法、气象色谱法和高效液相色谱法等色谱技术逐步广泛地渗透到中药原料、制剂及大生产商品质量研究和控制的应用中，随着《中国药典》的不断制定、修订及增订，中药分析方法和质量标准被大面积普及推广，并逐步提高和改进。

中药资源的短缺导致了混伪品、代用品的滥用，进而演变为质量问题。中药的质量问题严重影响中医临床用药的有效和安全，又直接关系中医的理论基础，影响祖国医学的传承和发展。中药质量标准水平的提高也成为中药现代化的"瓶颈"。

虽然在中药质量评价中存在一些不足，但是，随着中医药研究的不断发展，一定会制定出符合中医药特点，与临床治疗相适应的中药质量评价体系。

三、考证和整理中药品种，寻找和扩大新药源

（一）考证和整理中药品种

由于我国幅员辽阔，物种繁多，长期以来，中药材品种混乱问题十分严重。中药材品质问题的实质是中药材的基原问题，品种一错，全盘皆否。因此，中药的品种鉴定是保证人民用药安全有效的重要环节，不可等闲视之。引起品种混乱的主要问题在于：①同名异物和同物异名现象普遍存在。例如，柴胡为伞形科植物柴胡 *Bupleurum chinense* DC. 和狭叶柴胡 *Bupleurum scorzonerifolium* Willd. 的干燥根，但柴胡属植物在我国除海南省外均有分布，因此，柴胡属的多种植物在当地均作药用柴胡使用，造成中药材、饮片及中药制剂质量的差异，影响了临床疗效。②本草记载不详，造成后世品种的混乱。例如，《本草集注》中载"白头翁处处有之，近根头处有白茸，状如白头老翁，故以为名。"由于这个原因，所以从古到今就有多种根部有白毛茸的植物混作白头翁，以致清代的吴其濬得出这样的结论，"凡草之有白毛者，以翁名之皆可"。这样就造成了白头翁药材来源达 20 种以上，分属于毛茛科、蔷薇科、石竹科、菊科等不同的植物。③有的品种在历史沿革中有变化。例如，据考证阿胶的原料在唐代以前主要是牛皮，宋代、明代是牛皮、驴皮并用，清代以后用驴皮，至今沿用驴皮。④一药多基源情况较为普遍，造成地方用药习惯不同。《中国药典》所收载的多种药材都是多基原，有时是同属的多种植物，如给使用者带来一定的困难，如蒲黄为水烛科水烛蒲黄 *Typha angustifolia* L.、东方香蒲 *Typha orientalis* Presl 或同属植物的干燥花粉。此外，还有一种情况是来源在变更，如 1995 年版《中国药典》收载的金银花为忍冬科植物忍冬 *Lonicera japonica* Thunb.、红腺忍冬 *L. hypoglauca* Miq.、山银花 *L. confusa* DC. 或毛花柱忍冬 *L. dasystyla* Rehd. 几种植物；而 2005 年版、2010 年版《中国药典》收载的金银花为忍冬科植物忍冬 *Lonicera japonica* Thunb. 一种植物，另外，几种植物作为山银花的来源。

所以，在解决此类问题上，①通过中药资源普查和中药商品调查，结合本草考证和临床应用，明确正品和主流品种，力求做到一药一名；②研究不同历史时期药材品种的变迁情况，正确继承药材生产和用药经验；③开展地方志考查和古方药物的本草考证，有利于纠正历史错误，发掘出新品种，有利于医方的发掘与继承，为新药临床服务。

（二）寻找和扩大新药源

中药及其制剂主要来自于天然的植物药、动物药和矿物药，对中药资源的开发和利用是一项长期的任务。21 世纪，崇尚绿色，回归自然的趋势使人们对健康保健极为重视，也为中医药事业提供了良好的发展机遇。但由于世界范围内对中药需求量的不断增大及长期以来对中药资源的过度使用，使野生中药资源的蕴藏量在逐年减少，部分资源面临濒危的境地，供需矛盾日益突出。

因此，合理地保护与开发中药资源，维持生态平衡，对实现中药的可持续发展具有战略意义。为此，我国政府在 1984 年发布了第一批《珍稀濒危保护植物名录》，收载植物 354 种；1987 年发布了第二批《珍稀濒危保护植物名录》，收载植物 400 种，同年发布了《野生药材资源保护管理条例》，制定了第一批《国家重点保护野生药材名录》；1989 年又公布了《国家重点保护野生动物名录》，通过开展野生动植物的种植养殖和建立保护区等多种措施使中药资源得到可持续发展。

在保护和合理开发中药资源的基础上，积极寻找和扩大新药源也是发扬光大中药鉴定学的长期任务之一。寻找的途径和方法主要有：①进行全国性中药资源普查，寻找新的中药资源；②根据生物的亲缘关系寻找新药源；③从民族药或民间药中寻找新药源；④以有效成分为线索，寻找新药源；⑤以药理筛选和临床疗效结合的方法寻找新药源等。

第三节　中药的命名

由于我国幅员辽阔，地域广大，受地方用药、民族用药习惯等多种因素的影响，在中药的使用过程中，常出现同名异物和同物异名的现象，造成市场品种的混乱，给中药的生产、管理和使用带来了一定的困难。所以，规范中药名称有利于临床应用、商品贸易和市场的经营管理，具有十分重要的意义。

一、中文名称

（一）中药材

1. 根据药材产地命名　如川乌、川芎、川木通产于四川，党参产于山西上党（今长治地区），秦艽产于古代秦国（今陕西、甘肃），皆因产地而得名。

2. 根据药材形状命名　如人参因其形似人形、乌头因其形如乌鸦头、钩藤因其茎枝上有弯钩而得名。

3. 根据药材颜色命名　如玄参因其色黑、紫草因其色紫、黄连因其色黄而得名。

4. 根据药材气味命名　苦参因其味极苦、甘草因其味甜、鱼腥草因其揉搓后有鱼的腥臭气而得名。

5. 根据药用植物生长特性命名　半夏因其在立夏至夏至之间完成生长周期、夏枯草因生长到夏至枯萎而得名。

6. 根据药用部位命名　如板蓝根因药用其根、大青叶因药用其叶片、桑白皮因药用其根皮、菊花因药用其头状花序而得名。

7. 根据功效命名　如益母草因能活血调经、番泻叶因能泻下通便、伸筋草因能舒筋通络而得名。

8. 根据进口药材名译音命名　如诃子原名"诃黎勒"，产印度、缅甸，音译而来。胡黄连、胡椒均原产印度、尼泊尔等国，其胡字是印度番语之意。

9. 根据人名命名　如何首乌、刘寄奴、杜仲、徐长卿、使君子等都是因纪念最早发现此药的人而得名。

10. 根据传说故事而命名　如女贞子、相思子、牵牛子等。

（二）饮片

临床上直接使用新鲜药材加工的饮片，常在药材名称前冠以"鲜"字，如鲜石斛。一般生用的饮片，使用原药材名称。具有毒性或生熟品功效差异较大时，在生品的药材名字前常加"生"字，以引起注意，如生半夏、生乌头。炮制品常在药材名字前冠以炮制的方法、辅料的名称或缀以炮制后的形态，如煅石膏、巴豆霜、酒当归、醋柴胡等。

（三）中成药

1. 单味药制剂的命名　一般采用药材名称加制剂名，如三七片。

2. 复方制剂的命名

（1）根据处方中主要药物的缩写名，如双黄连口服液。

（2）用君药或在君药前冠以"复方"两字命名，如木瓜丸、复方草珊瑚含片。

（3）用君药名称、方剂中药味的数量或主要功能命名，如元胡止痛片、六味地黄丸。

（4）根据处方中药物之间的剂量比例或剂量限度命名，如六一散、七厘散。

（5）用君药和服用方法结合，如川芎茶调散。

（6）用有效成分命名，如齐墩果酸片。

（7）用成方的原始文献与主要功能结合命名，如金匮肾气丸、普济回春丸等。

（8）用成方创始人名或与君药、主要功能结合命名，如黄氏响声片、仲景胃灵丸等。

（9）药名前冠以产地，如云南白药、广东蛇药片等。

（10）用成药的性状命名，如一捻金等。

（11）用中医术语或主要功能、主治命名，如拨云退翳丸、明目地黄丸等。

（12）用假借或比喻的方法命名，如定坤丹丸等。

（13）用炮制方法命名，如九制大黄丸、十灰散等。

（14）用古代哲理命名，如戊己丸、左金丸等。

二、拉丁文名称

为了使中药商品的名称统一化、标准化，有利于国际贸易和交流，可使用拉丁文名称（简称拉丁名）。

（一）命名的基本规则

基本格式为：药用部位名（名词主格）加药名（名词属格），即药用部位用名词单数主格位于前，药名用名词单数属格置于后。2010 年版《中国药典》将药用部位名置于后，药名置于前。其中中药名通常使用药用动物、植物的学名或原矿物的拉丁名等，也有使用汉语拼音和俗名的。

中药拉丁名中的名词和形容词第一个字母均大写，连词和前置词一般均小写。

（二）命名的方法

1. 植物类药材的命名　植物类药材命名的方法较多，主要有以下几种类型。

（1）药用部位名加植物属名，一属中只有一个品种作药用，或一属中有几个品种作同一药材使用时，用此种方法，如杜仲 Cortex *Eucommiae*、麻黄 Herba *Ephedrae*。

（2）药用部位名加植物学名的种加词，此种方法多属于习惯用法，如人参 Radix et Rhizaoma *ginseng*。

（3）药用部位名加植物的学名（属名＋种名），同一属中有几个种，分别作不同药材使用时，用此种方法，如当归 Radix *Angelica sinensis*、白芷 Radix *Angelica dahurica* 等。

（4）药用部位名加植物学名的属名或种名，再加形容词，形容词置于后，与所修饰的药用部位名保持性、数、格一致，如豆蔻 Fructus Amomi Rotundus（近圆形的）、附子 Radix Aconiti Lateralis（侧生的）Praeparata（制备的）。

（5）药用部位名加植物属名、前置词短语，此种方法也用来说明药材的特征、性质。其中前置词 in（在……内，呈……状）和 cum（含，带，同）所组成的前置词短语置于后，如竹茹 Caulis Bambusae in Taeniam（呈带状）、胆南星 *Arisaema* cum Bile（含胆汁）。

（6）当药材的药用部位为同种植物的不同部位或药材来源于两个不同属的植物时，两个药用部位或两个属名之间用 "et" 和 "seu" 相连接，连词的第一个字母为小写，如大黄 Radix et Rhizoma Rhei、山慈菇 Pseudobulbus *Cremastrae* seu *Pleiones*、马勃 Lasiosphaera seu Calvatia。

（7）少数中药的拉丁名不加药用部位，一般遵循的是习惯用法，有些是国际通用名称，仅用植物的属名或种名，或俗名直接命名，如茯苓 Poria、芦荟 Aloe、冬虫夏草 Cordyceps。

2. 动物类药材的命名

（1）由药用部位加药用动物属名或种名，如牛黄 Calculus Bovis、羚羊角 Cornu Saigae Tataricae。2010 年版《中国药典》将药用部位置于后。

（2）以药用动物全体入药者，用属名表示其拉丁名，如斑蝥 Mylabris、蜈蚣 Scolopendre。

（3）有些动物拉丁名沿用习惯用法，如全蝎 Scorpio、蜂蜜 Mel。

目前,2010 年版《中国药典》中中药的拉丁名以药用部位名放在前面。

3. 矿物类药材的命名　矿物类药材的命名主要有两种形式：一种是用矿物所含的主要化学成分的拉丁名或化学成分拉丁名加形容词，如芒硝 Natrii Sulfas、玄明粉 Natrii Sulfas Exsiccatus（干燥的）；另一种是用原矿物的拉丁名，如炉甘石 Calamina。

小结

中药鉴定学是鉴定和研究中药的品种和质量，制定中药标准，寻找和扩大新药源的应用学科。它是在继承祖国医药学遗产和传统鉴别经验的基础上，运用现代自然科学的理论知识和技术方法，研究和探讨中药的来源、性状、显微特征、理化鉴别、质量标准以及寻找新药等的理论和实践问题。它的研究对象包括中药材、饮片和中成药。

中药鉴定学的任务包括：鉴定中药的真伪优劣，确保中药质量；研究和制定中药质量标准；考证和整理中药品种，寻找和扩大新药源。

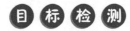

一、名词解释

中药鉴定学

二、简答题

简述中药材中文的命名方法并举例。

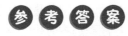

略。

第二章　中药鉴定学的发展史

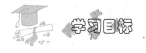

第一节　古代中药鉴定知识

中药鉴别知识是在长期的实践中产生的，经历了最初的萌芽阶段、文字记述阶段和鉴别知识的条理化阶段，逐步发展和完善起来。追溯到远古时代，人们为了维持自身的生存，在与自然作斗争的过程中，发现一些植物不仅可以用来果腹，其中一些还可以缓解身体不适的现象，形成了对药物的认识，始有"药食同源"之说。并学会运用眼、耳、鼻、舌等感官来识别自然界的植物、动物和矿物的形、色、气、味，从而识别出哪些可供药用，哪些药有毒，哪些药无毒等，逐渐形成了"药"的感性知识。在无文字时代，这些药物知识凭借师承口传丰富起来，它是本草学的萌芽。《史记·补三皇本纪》云："神农氏以赭鞭鞭草木，始尝百草，始有医药。"随着用药知识与经验的逐渐丰富，记录和传播这些知识的方式、方法也就由最初的"识识相因"、"师学相承"、"口耳相传"发展到文字记载。因药物大多是植物药，所以记载这些文字的著作称为本草。从秦、汉到清代，本草著作有400种之多。这些著作是我国人民长期与疾病作斗争的宝贵经验和鉴别中药的丰富知识的总结，是祖国医药学的宝贵财富。

《诗经》是我国第一部诗歌总集，其中就有记载葛、芩、芍药、蒿、芩等50多种药用植物的产地、采集及性状等知识。据专家推论,1973年在长沙马王堆出土的《五十二病方》是迄今为止我国发现的最早古医学方书，其中载有药物247种、中药处方283首及丸、散、饼、曲、酒等中药剂型。

《神农本草经》是我国已知最早的药物学专著。成书年代在秦、汉时期，著者不明。它总结了汉代以前的药物知识，载药365种，分上、中、下三品。其中，上品120种，多为无毒的滋补药，如人参、丹参、地黄、甘草、黄芪、黄连、牛膝、防风、川芎、板蓝根等；中品120种，有的有毒，有的无毒，对疾病的治疗作用较广泛，如葛根、当归、白芷、秦皮、紫草、吴茱萸、黄芩、白芍；下品125种，多为有毒、药性猛烈的药物，如商陆、大黄、川乌、附子、巴豆。在序录中记载，药"有毒无毒，阴干暴干，采造时月，生、熟、土地所出，真伪陈新，并各有法"。并对药物的产地、采集时间、方法以及辨别药物形态真伪的重要性，有一些原则性的概括，为后世的中药鉴定学发展奠定了基础。

《本草经集注》是梁代陶弘景以《神农本草经》和《名医别录》为基础，并加以注释编成，载药730种。陶弘景可以说是我国有史可考的第一个著作本草的人。全书以药物的自然属性分类，分为玉石、草木、虫兽、果、菜、米食、有名未用7类，奠定了后世依药物性质分类的基础。该书对药物的产地、采收、形态等有所论述，还指出了药材的对比鉴别，如对《神农本草经》中"术"的鉴别，认为术有两种，"白术叶大有毛而作桠，根甜而少膏……；赤术叶细无桠，根小，苦而多膏"。硝石"以火烧之，紫青烟起"；云母"向日视之，色青白多黑"；朱砂以"光色如云可拆者良"等。有的还指出品质的好坏，如治疟的常山，特别指出以细实而黄的鸡骨常山最有功效。

《新修本草》（又称《唐本草》）由唐代李勣、苏敬等22人集体编撰，是官府颁行的著作。该著作可以说是我国最早的一部国家药典，也是世界上最早的一部由国家颁布的药典。该书54卷，载药850种，新增药114种，其中有不少外国输入药物，如安息香、血竭等。该书有较多的基源考证，附有图经7卷，药图25卷。开创了图文鉴定的先例，为后世图文兼备的本草打下了基础。

《食疗本草》是唐代较著名的本草，由孟诜编著。全书收集有营养价值的既可食用又可药用的药物138种，编成《补养方》。后经张鼎增补89种，成为《食疗本草》，共3卷，227条。陈藏器的《本草拾遗》共10卷，收载《唐本草》未载药物692种，各药一般记有性味、功效、生长环境、形态、产地和混淆品种考证等，根据药效提出宣、通、补、泄、轻、重、燥、湿、滑、涩10种分类法。李珣的《海药本草》共6卷，主要记载外国输入的药物。

《开宝本草》是宋代在开宝年间官命刘翰、马志等在唐代本草的基础上撰成《开宝详定本草》，后又重加详定，称为《开宝重定本草》，简称《开宝本草》，是我国现知最早的版印本草。全书共21卷，载药983种，新增药物133种，如使君子、白豆蔻等。

至嘉祐年间，官命掌禹锡等编撰《嘉祐补注神农本草》，简称为《嘉祐补注本草》或《嘉祐本草》，新增药物99种；又令苏颂等校注药种图说，编成《图经本草》，共21卷，对药物的产地、形态、用途等均有说明，是我国最早的版印药图本草，成为后世本草图说的范本，现在本草考证的主要参考书。宋代最值得重视的本草，是北宋后期蜀医唐慎微将《嘉祐补注本草》和《图经本草》校订增补，编成本草、图经合一的《经史证类备急本草》，简称《证类本草》。此书内容丰富，图文并茂，共31卷，载药1746种，新增药物500余种，质量远远超过以前各书，成为我国现存最早的完整本草，为研究古代药物的唯一全面的历史典籍。此外，《本草衍义》是寇氏根据自己观察实物和医疗实际经验，并为增补《嘉祐本草》和《图经本草》而作，颇多新见解。例如，寇氏认为："用药必择土地所出者……若不能推究厥理，治病徒费其功"。这种重视道地药材、保证质量的论点，对后人的影响很大。

金、元时代的本草著作，有张元素的《珍珠囊》、李杲的《用药法象》、王好古的《汤液本草》和朱震亨的《本草衍义补遗》等。李杲十分重视药物的产地和采收时期，他在《用药法象》中说："失其地则性味少异，失其时则性味不全"。

《本草纲目》是明代伟大的医药学家李时珍参阅了经史百家著作和历代本草800余种，历时30年的临床和采药实践编著而成。全书52卷，载药1892种，其中新增药物374种，附有方11 000余条。全书按药物自然属性，自立分类系统，为自然分类的先驱。该书集明代以前中药学知识之大成，收载内容的广度、深度及编写质量都远远超过明代以前的本草，是我国药学发展史上的传世巨著。在17世纪就流传到国外，先后被译成多种文字，是当代研究中药的重要参考文献之一。

清代著名的本草有赵学敏编撰的《本草纲目拾遗》，此书是为了拾遗补正李时珍的《本草纲目》而作，载药921种，其中新增药物716种，如冬虫夏草、西洋参、浙贝母、鸦胆子、银柴胡等均系初次记载，大大丰富了药学内容。吴其濬编撰的《植物名实图考》和《植物名实图考长编》是植物学方面科学价值较高的名著，也是考证药用植物的重要典籍。《植物名实图考》收载植物1714种，对每种植物的形态、产地、性味、用途叙述颇详，并附有较精确的插图，其中很多植物均系著者亲自采集、观察并记录；《植物名实图考长编》摘录了大量古代文献资料，载有植物838种，给近代药用植物的考证研究，提供了宝贵的史料。

第二节　近代中药鉴定工作概况

国内近代中药鉴定学发展概况

19世纪，国外药学大量传入我国。在西方生药学传入我国以前，中国的学者对中药的研究主要以传统方法为主，随着近代生物学、化学和物理学的发展，我国开始引入现代的化学鉴定方法，如曹炳章著《增订伪药条辨》（1927年），对110种中药的产地、形态、气味、主治等方面作了真伪对比；丁福保著《中药浅说》（1933年），从化学实验角度分析和解释中药，引进了化学鉴定方法。1934年赵燏黄、徐伯鋆等编著了我国第一本《生药学》上册，叶三多于1937年编著了《生药学》下册，这两本书是当时介绍近代国外生药学发展的中文著作，虽然对国内的常用中药收载甚少，但引进了近代鉴定中药材的理论和方法，对后来应用生药学知识，整理和研究中药材的品种及质量起到了先导作用。

新中国成立后，从1956年开始成立了5所中医学院，1959年各学院相继成立了中药系并开设了中药专业，开始培养专业人才。以后全国各省、自治区、直辖市相继成立中医学院，学校的教育水平从此不断扩大和提高。1964年开设具有中医药特色的中药材鉴定学课程，后改为中药鉴定学，并成为中药学专业重要的专业课之一。20世纪80年代，全国各中医药院校开展了各层次的专业人才教育，为中医药事业的发展培养了各层次的人才。

在教材建设方面，首先由成都中医学院主编全国高等院校使用教材《中药鉴定学》教材，而后又根据教学需要和学科发展的要求，对《中药鉴定学》教材进行了多次修订，以满足不同层次、不同培养对象的教学要求。

在中药研究方面，许多药学工作者经过不懈地努力，运用现代的科学技术，在中药资源的调查、考证、整理研究方面，编写了大量的专著，如《中药材鉴别手册》、《全国中草药汇编》、《中华本草》以及"七五"、"八五"期间组织专家对全国200余种（类）常用中药进行品种整理和研究的成果《常用中药材品种整理和质量研究》（北方编1~4册，南方编1~3册）。

在中药鉴定技术方面，20世纪70年代以前，中药鉴定方法基本是应用传统的性状鉴别，依靠人的感官对中药的品种和质量进行评价，缺乏客观性。到了80年代，显微鉴别方法和理化鉴别方法得到了广泛应用，出版了许多专著，发表了许多有较高水准的学术论文，取得了不少科研成果。电子显微镜的问世，使细胞结构的观察水平大大提升，特别是扫描电子显微镜，具有很大的景深，能显示出观察特征的三维立体结构。随着中药化学成分研究工作的不断发展，紫外光谱、红外光谱、原子吸收光谱、气相色谱、气象-质谱、薄层色谱、高效液相色谱、蛋白质电泳等仪器和方法使理化鉴定方法更加快速准确。90年代，随着随机扩增多态技术（RAPD）、PCR产物直接测序技术及PCR鉴别技术的发展，在分子水平上鉴定中药真伪优劣以及以创新和保护中药资源为特色和目标的分子鉴定已应运而生。此外，近年来计算机检索技术和人工智能系统也在中药鉴定领域得到了应用，并取得了一定进展。中药鉴定学正向着标准化、科学化和信息化的方向发展。

中药鉴别知识是在长期的实践中产生的，经历了最初的萌芽阶段、文字记述阶段和鉴别知识条理化阶段，逐步发展和完善起来。其中《神农本草经》是我国已知最早的药物学专著，《新修本草》是我国也是世界上第一部具有药典性质的著作，《经史证类备急本草》是现存最早的完整本草著作，《本草纲目》按药物的自然属性自立分类系统，开创了自然分类的先河并总结了我国16世纪以前的医药成就，可以说是历代本草著作中对药学贡献最大的本草巨著。近代，随着西方生物学、化学和物理学的发展，我国开始引入现代的化学鉴定方法，丰富了中药鉴定的方法和内容。中医药工作者付出了大量辛勤劳动，将中药鉴定的技术和水平提高到了新的层次并出版了各类学术专著。此外，国家十分重视中医药事业的发展，在全国范围内建立了高等中医院校并将中药鉴定学课程作为一门重要的专业课程，陆续出版了各类专业教材，为中医药事业的发展培养了大量的人才。

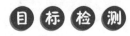

单选题

A 型题

　　1. 我国已知最早的本草是
　　A.《新修本草》　　　　　　　B.《神农本草经》　　　　　　C.《经史证类备急本草》
　　D.《本草纲目拾遗》　　　　　E.《本草纲目》
　　2. 我国最早一部具有药典性质的本草是
　　A.《本草纲目》　　　　　　　B.《神农本草经》　　　　　　C.《植物名实图考》
　　D.《本草纲目拾遗》　　　　　E.《新修本草》
　　3. 本草著作中，较著名的药用植物学著作是
　　A.《本草纲目》　　　　　　　B.《神农本草经》　　　　　　C.《植物名实图考》
　　D.《本草纲目拾遗》　　　　　E.《新修本草》

B 型题

　　A.《本草纲目》　　　　　　　B.《神农本草经》　　　　　　C.《经史证类备急本草》
　　D.《新修本草》　　　　　　　E.《本草纲目》
　　4. 我国最早一部具有药典性质的本草是
　　5. 我国已知最早的本草是
　　6. 我国现存最完整的本草是
　　7. 集我国16世纪以前医药学成就的本草是

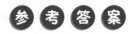

单选题

　　1.B　 2.E　 3.C　 4.D　 5.B　 6.C　 7.E

第三章 道地药材和我国主要的中药材专业市场

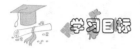 学习目标

1. 掌握道地药材的定义及分布
2. 熟悉主要的道地药材
3. 了解我国主要的中药材专业市场

道 地 药 材

　　道地药材是指某些地区栽培生产的优质药材，也包括优质野生药材。"道"是古代行政区划名，如唐代将全国分为关南道、河东道等10余道。作为专用术语"道地药材"始见于《本草品汇精要》，每种药物项下专列"道地"条目，该书记载植物药916种，有明确道地优劣的有268种。道地药材的理念是中医药文化的精髓之一，它来源于生产实践，可被视为古人评价中药材质量的独特标准。谢宗万先生指出："道地药材就是指在特定自然条件、生态环境的地域内所产的药材，且生产较为集中，栽培技术、采收加工也都有一定的讲究，以致较同种药材在其他地区所产者品质佳、疗效好、为世所公认而久负盛名者称之。"

　　道地药材的形成受遗传变异、环境变化和人文作用（生产技术、临床选择、文化传播、市场交通、社会政治等）等诸多因素的影响。其优良品质的形成，除了中医临床疗效外，还包括药材的外观性状、采收加工和贮藏运输方式，甚至可能包括它的传播方式、市场口碑等能让道地药材增值的任何因素。因此，道地药材集历史、文化、科学、经济诸多属性于一身，从古至今它都是中医医家及民间老百姓公认的名优地域产品。道地药材从选种、育苗、栽培、收获到加工成品，这一过程中的每个环节，无不体现出当地人民数百年来辛勤的充满智慧的劳动与自然环境的完美结合。因此，其药材优良品质在很大程度上可以说就是"天、药、人"合一的结晶。

　　道地药材与地理标志均强调产品原产于某一地域，且其主要品质、声誉或其他特征与该地理原产地密切相关，这使得道地药材天生具有地理标志的特性。从形式上看，不少道地药材在药名前多冠以地名，以示其道地产区，如西宁大黄、宁夏枸杞、川贝母、川芎、辽五味、怀地黄、密银花、亳菊花、宣木瓜、杭白芷、浙玄参、江枳壳、苏薄荷、茅苍术、建泽泻、广陈皮、泰和乌鸡等。

一、道地药材产区

　　我国地域辽阔，不同地区环境条件变化大，经过长期的生产实践，各个地区都形成了一批适合本地条件的道地药材，我国主要药材产区介绍如下。

（一）关药产区

关药通常是指东北地区所出产的道地药材。著名关药有人参、鹿茸、防风、细辛、五味子、关木通、刺五加、黄柏、知母、龙胆、蛤蟆油等。例如，人参加工品边条红参体长、芦长、形体优美、北五味肉厚、色鲜、质柔润、梅花鹿茸粗大、肥、壮、嫩、茸形美、色泽好。

（二）北药产区

北药通常是指河北、山东、山西等省和内蒙古自治区中部和东部等地区所出产的道地药材。主要有北沙参、山楂、党参、金银花、板蓝根、连翘、酸枣仁、远志、黄芩、赤芍、知母、枸杞子、阿胶、全蝎、五灵脂等。例如，山西潞党参皮细嫩、紧密、质坚韧；河北酸枣仁粒大、饱满、油润、外皮色红棕；山东东阿阿胶驰名中外。

（三）怀药产区

怀药泛指河南境内所产的道地药材。河南地处中原，怀药分南北两大产区，常用药材300余种，其中怀地黄、怀山药、怀牛膝、怀菊花被誉为"四大怀药"。

（四）浙药产区

浙药包括浙江及沿海大陆架生产的药材，狭义的浙药系指以"浙八味"为代表的浙江道地药材，如白术、杭白芍、玄参、延胡索、杭菊花、杭麦冬、温郁金、浙贝母，以及山茱萸、温厚朴、天台乌药等。

（五）江南药产区

江南药包括湘、鄂、苏、皖、闽、赣等淮河以南省所产药材。江南湖泊纵横，素称"鱼米之乡"，道地药材品种较多。著名的药材有安徽亳菊、滁州滁菊、歙县贡菊、铜陵牡丹皮、霍山石斛，宣州木瓜；江苏的苏薄荷、茅苍术、太子参、蟾酥等；福建的建泽泻、建厚朴、闽西乌梅（建红梅）、蕲蛇、建曲；江西的清江枳壳，宜春香薷，丰城鸡血藤、泰和乌鸡；湖北的大别山茯苓，鄂北蜈蚣，江汉平原的龟甲，鳖甲，襄阳山麦冬、板桥党参、鄂西味连和紫油厚朴、长阳资丘木瓜、独活、京山半夏；湖南平江白术，沅江枳壳，湘乡木瓜，邵东湘玉竹、零陵薄荷、零陵香、湘红莲、汝升麻等。

（六）川药产区

川药是指四川所产道地药材。四川是我国著名药材产区，地形地貌复杂，生态环境和气候多样，药材资源丰富，种植历史悠久，栽培加工技术纯熟，所产药材近千种，居全国第一位。常见的药材有四川阿坝藏族自治州的冬虫夏草、江油的附子、绵阳的麦冬、灌县的川芎、石柱的黄连、遂宁的白芷等；其中白芍肥壮、质坚、粉性足、内心色内，称"银心白芍"。

（七）云、贵药产区

云药包括滇南和滇北所出产的道地药材。较为著名的药材有文山、思茅地区的三七；此外尚有云黄连、云当归、云龙胆、天麻等。其中云苓体重坚实、个大圆滑、不破裂；天麻体重、质坚、黄色、半透明；半夏个圆、色白似珠，称"地珠半夏"。

贵药是以贵州为主产地的道地药材，本地出产的著名道地药材有天麻、杜仲、天冬、吴茱萸、雄黄、朱砂等。

（八）广药产区

广药又称"南药"，系指广东、广西南部及海南、中国台北等地出产的道地药材。槟榔、砂仁、巴戟天、益智仁是我国著名的"四大南药"。桂南一带出产的道地药材有鸡血藤、山豆根、肉桂、石斛、广金钱草、桂莪术、三七、穿山甲等；珠江流域出产著名的广藿香、高良姜、广防己、化橘红等；海南主产槟榔等。化州橘红历史上曾列为贡品，加工品分为正毛橘红片（成熟果皮）、橘红花（花）、橘红胎（幼果）；广东新会的广陈皮，德庆的何首乌，广西防城的肉桂、三七和蛤蚧都是著名道地药材。

（九）西药产区

西药是指"丝绸之路"的起点西安以西的广大地区，包括陕西、甘肃、宁夏、青海、新疆及内蒙古西部所产的道地药材。著名的"秦药"（秦皮、秦归、秦艽等）、名贵的西牛黄等都产于这里。甘肃主产当归、大黄、党参；宁夏主产枸杞子、甘草；青海盛产麝香、马鹿茸、川贝母、冬虫夏草、肉苁蓉；新疆盛产甘草、紫草、阿魏、麻黄、大黄、肉苁蓉、马鹿茸等。其中"多伦赤芍"条粗长，糟皮粉渣；甘草、麻黄、肉苁蓉、锁阳、新疆紫草、伊贝母等为本地区大宗道地药材。

（十）藏药产区

藏药是指青藏高原所产道地药材。本区野生道地药材资源丰富，有川贝母、冬虫夏草、麝香、鹿茸、熊胆、牛黄、胡黄连、大黄、天麻、秦艽、羌活、雪上一枝蒿、甘松等。其中冬虫夏草、雪莲花、炉贝母、西红花习称"四大藏药"。冬虫夏草产于四川阿坝藏族自治州、松潘，青海玉树、果洛，西藏那曲、昌都等地，尤以生长在海拔 4500m 以上西藏那曲地区的为虫草中的佳品。雪莲花为西藏东北部海拔 3500~5000m 雪域的天然纯净野生产品，品质优良、功效卓著。炉贝母产于青海玉树、四川甘孜、西藏那曲等地。此外，本地有很多高原特有的藏药品种，如雪灵芝、西藏狼牙刺、洪连、小叶莲、绵参、藏茵陈等。

二、道地药材的集散地

（一）药材集散地和药市

在道地药材形成的同时也逐渐形成了各地区道地药材的集散地，并发展成各地区的药材交易市场，简称药市。传统集散地的形成与道地药材的产地、名医和药王的影响、便利的交通和集市庙会的群众基础有关。例如，安国产祁白芷，禹县产禹白附，安徽亳州是名医华佗的故乡，百泉、樟树每年举行大型的药材交易庙会。药市是我国道地药材交易最集中、成交额最大的地方。历史上传统的四大药市为河北安国、江西樟树、河南百泉、河南禹县。后来加上安徽亳州、湖南邵东、广州清平、广西玉林、成都荷花池、西安康复路形成全国十大药市。

（二）我国主要的中药材专业市场

目前我国在传统药市的基础上形成了一批有影响的中药材专业市场，其中有的已建立了现代化的交易管理电子信息系统。中药材专业市场是经国家中医药管理局、卫生部和国家工商行政管理局批准，并在工商行政管理部门核准登记的专门经营中药材的集贸市场。国家中医药管理局和各级医药生产经营行业主管部门依法对中药材专业市场实行行业管理。各级卫生行政部门依法对中药材专业市场实行质量监督管理。各级工商行政管理部门依法对中药材专业市场实行市场监督管理。

现将我国部分主要中药材专业市场介绍如下。

1. 亳州药材市场　亳州市地处安徽省境内，位于皖西北边陲，黄淮平原南端，西北与河南省接壤，西南与阜阳市毗连，东与淮北市、蚌埠市相倚，东南与淮南市为邻。亳州是"神医"华佗的故乡，自古就有种植经营中药材的习俗，是重要的药材集散地之一，有"药不过亳州不灵"之说。《中国药典》中收载冠以亳字的药材就有："亳芍"、"亳菊"、"亳桑皮"等，明末清初达到鼎盛时期。1994 年，亳州建成全国最大的中药材交易中心，占地面积 3000 亩^①，日上市量 6000t，上市 2600 余个品种，日客流量 5 万 ~ 6 万人，中药材年交易额约 1100 亿元。

2. 安国药材市场　河北安国市位于北京、天津、石家庄三大城市腹地，古称祁州，药业源于宋朝，兴于明朝，盛于清朝。1993 年建成了一座现代化的中药材专业市场——东方药城，是中国认定的 17 家中药材专业市场之一，市场面积 60 万 m^2，分上下两层，上市品种 2000 多种，年成交额超过 50 亿元，年药材吞吐量 10 万 t，日交易客商超过 1 万人。主要销售地区遍布全国以及日本、韩国和东南亚等 20 多个国家和地区。"草到安国方成药，药经祁州始生香"，安国药市历来就是享有盛誉的药材集散地和流通中心，是辐射华北的药材批发市场和药材集散地，素有"药都"和"天下第一市"之称。地产名药有祁白芷、祁薏米、祁木香、祁菊花、祁大黄、祁艾、祁紫菀等。

3. 禹州药材市场　禹州位于河南省许昌地区，是中医药发祥地之一，中药材更是久负盛名，其中禹南星、禹附子、全虫等被载入李时珍《本草纲目》。禹州中药材以加工精良、遵古法炮制著称于世。中国历史上神医扁鹊、医圣张仲景、药王孙思邈等都曾在这里行医采药、著书立说。"药不经禹州炮制不名"、"药不到禹州不香"之说传颂至今。2001 年，禹州市投资 2 亿元新建了现今的河南禹州中药材专业市场（又称中华药城），也是河南唯一的国家级定点中药材专业市场。药城占地面积 400 余亩，经营上千个品种，年交易额达 10 亿元。

4. 樟树药材市场　樟树位于江西省清江县内，在药材加工、炮制、制剂和药材贸易方面，都具有悠久的历史。自古以"药不到樟树不齐，药不过樟树不美"之说，并久享"药都"盛名。樟树在唐朝即辟为药墟，宋元时形成药市，明清时期臻于鼎盛，终成"南北川广药材之总汇"的大气候。目前，樟树药材市场占地面积 400 余亩，有 1500 多个店面铺位，近 500 家经营户常年入驻该市场，日经营品种 1000 多个，药材交易辐射全国 21 个省（直辖市）以及中国香港和澳门特别行政区、中国台北及东南亚地区，年交易额 30 亿元左右。

5. 荷花池药材市场　成都荷花池中药材专业市场是西部地区最大的中药材市场。四川地貌东西差异大，地形复杂多样，降雨量大，是我国中药、藏药资源大省。成都荷花池中药材专业市场占地面积 142 亩，建筑面积达 20 万 m^2，经营品种约 4500 种，常见药材近 2000 种，是目前全国体量最大、硬件设施最优秀的中药材专业市场。市场日销售额 500 多万元。

6. 清平药材市场　广州清平中药材专业市场是 1996 年经国家批准设立的全国 17 个中药材市场之一，坐落在珠江河畔，是广州市唯一合法的中药商品交易场所，历史悠久、名扬海内外。市场面积达 1.1 万 m^2，有商铺 1500 多家，成交金额高达 10 亿元以上。这里的药材商品主要销往全国各地（包括香港、澳门和台湾）及东南亚地区，是华南地区最大的药草集散地和境外药材贸易的转口地。这里经营的地道药材和贵重的滋补药材，如春砂仁、田七、青天葵、河南怀山、枸杞、天麻、雪蛤、吉林红参以及美国花旗参、高丽参，也是南中国最大的中药材特别是贵细滋补性中药材集散地和进出口贸易口岸。

7. 蕲州中药材专业市场　湖北蕲州位于长江中游北岸，是明代伟大的中医药学家李时珍的故乡。1997 年，经国家工商总局、中医药管理局和卫生部批准，蕲州中药材专业市场被列为全国 17 家中药材专业市场之一，成为湖北唯一的国家级中药材专业市场。据史书记载，蕲州药市始于宋，盛于明，历史悠久，载誉九州，素有"人往圣乡朝医圣，药到蕲州方见奇"之说。"千门万户悬菖艾，出门十里闻药香"，蕲春人民自古以来就有种药的习惯。中草药资源极为丰富，不仅品种较多，而且门类也较齐全，是我国著名的盛产道地药材之地，历来为重点药材产区之一。蕲龟、蕲竹、蕲蛇、蕲艾并称为"四大蕲药"，名扬天下。目前，该市场占地

---

① 1 亩≈667m^2，后同。

面积达 102 亩，总建筑面积 2.5 万 m²，主体建筑为体贸结合的大型标准体育场，分八大区域，主楼四层，营业楼两层，四周为设计新颖、集贸储居于一体的复式建筑群，共有大小营业厅310 间，可容纳万人交易。上市交易品种近 1000 个，年实现药物交易额 5.5 亿元，上交税费100 多万元。

8. 重庆市解放路药材专业市场　重庆自古以来就是四川、云南、贵州、陕西诸省药材荟萃之地，是西南地区传统的药材集散地。广阔的土地面积，复杂的地形地貌，丰富的水利资源，温暖湿润的气候，都为重庆中药材的发展提供了较为有利的条件。长期以来形成的品种较多、产量较大的特点，使重庆已成为中药材资源丰富且优势明显的内陆大市。重庆中药材专业市场为六楼一底的大型室内交易市场，建筑面积 1 万 m²。

此外，还有甘肃首阳中药材市场、广西壮族自治区玉林火车站中药材市场、湖南省邵东县廉桥中药材专业市场、广东省普宁中药材专业市场、湖南省长沙市高桥中药材市场、兰州黄河中药材市场、昆明菊花园中药材市场、山东鄄城舜王城中药材市场、哈尔滨三棵树中药材市场。

小结　　道地药材是指某些地区栽培生产的优质药材，也包括优质野生药材。道地药材的形成受遗传变异，环境变化，人文作用（生产技术、临床选择、文化传播、市场交通和社会政治等）等诸多因素影响，其药材优良品质在很大程度上可以说就是"天、药、人"合一的结晶。我国主要的道地药材有"四大怀药"（怀牛膝、怀地黄、怀菊花、怀山药），"浙八味"（杭白芍、白术、延胡索、浙贝母、温郁金、杭菊花、玄参、杭麦冬），"四大南药"（巴戟天、砂仁、槟榔、益智仁）和"四大藏药"（冬虫夏草、雪莲花、炉贝母、西红花）。

此外，在道地药材形成的同时也逐渐形成了各地区道地药材的集散地，发展成各地区的药材交易市场（简称药市）并延续发展至今。在国家相关政策的支持下，有些发展成我国主要的中药材专业市场，在中药商品流通过程中发挥了积极的作用。

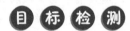

目标检测

一、单选题

A 型题

　　1. 下列主产于东北的药材是
　　A. 地黄　　B. 延胡索　　C. 茅苍术　　D. 人参　　E. 枳壳
　　2. 下列主产于西北地区的药材是
　　A. 薄荷　　B. 肉苁蓉　　C. 何首乌　　D. 山茱萸　　E. 槟榔
　　3. 下列非川药产区的药材是
　　A. 黄连　　B. 白芷　　C. 白芍　　D. 麦冬　　E. 玄参
　　4. 下列非关药产区的药材是
　　A. 鹿茸　　B. 蛤蟆油　　C. 蛤蚧　　D. 防风　　E. 细辛
　　5. 以条粗长，糟皮粉渣为性状特征的药材是
　　A. 赤芍　　B. 甘草　　C. 丹参　　D. 白芍　　E. 紫草

B 型题

　　A. 地黄　　B. 附子　　C. 三七　　D. 当归　　E. 枸杞
　　6. 产于云南的道地药材是
　　7. 产于甘肃的道地药材是

8. 产于四川的道地药材是

9. 产于河南的道地药材是

10. 产于宁夏的道地药材是

A. 山东东阿　　　　B. 江西清江　　　C. 重庆石柱　　　D. 广东新会　　　E. 安徽铜陵

11. 质佳的药材枳壳产于

12. 质佳的药材阿胶产于

13. 质佳的药材黄连产于

14. 质佳的药材牡丹皮产于

15. 质佳的药材陈皮产于

二、X 型题

1. 下列药材属于"四大怀药"的是

A. 山药　　　B. 牛膝　　　　C. 地黄　　　　D. 红花　　　　E. 菊花

2. 下列药材属于"四大南药"的是

A. 砂仁　　　B. 豆蔻　　　　C. 巴戟天　　　D. 槟榔　　　　E. 益智仁

3. 下列药材属于"浙八味"的药材是

A. 白术　　　B. 白芍　　　　C. 郁金　　　　D. 麦冬　　　　E. 天冬

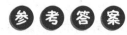

一、单选题

1. D　2. B　3. E　4. C　5. A　6. C　7. D　8. B　9. A　10. E　11. B　12. A　13. C　14. E　15. D

二、X 型题

1. ABCE　2. ACDE　3. ABCD

第四章 中药的采收、加工与贮藏

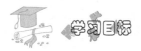学习目标

1. 掌握中药采收期的确定，中药的采收、加工与贮藏的方法
2. 熟悉中药材产地加工的意义及内容
3. 了解贮存保管中常见的变异现象与现代药材的贮藏技术

第一节 中药的采收

一、采收与药材质量的关系

中药质量的好坏，主要取决于其中有效物质的含量。有效物质含量的高低与产地、采收季节、时间、方法等有密切的关系。在长期的生产实践中，人民总结出了宝贵的经验，民间也有采药谚语："春采茵陈夏采蒿，知母、黄芩全年刨，九月中旬采菊花，十月上山摘连翘"。中药的合理采收也被历代医家所重视。陶弘景谓："其根物多以二月八月采者，谓春初津润始萌，未充枝叶，势力淳浓也。至秋枝叶干枯，津润归流于下也。大抵春宁宜早，秋宁宜晚，花、实、茎、叶，各随其成熟尔。"李杲谓："凡诸草、木、昆虫，产之有地；根、叶、花、实，采之有时。失其地，则性味少异；失其时，则气味不全。"孙思邈亦云："夫药采取，不知时节，不以阴干暴干，虽有药名，终无药实，故不依时采取，与朽木不殊，虚费人工，卒无裨益。"所以适时采收可以提高中药的质量。这些采收的理论是长期实践经验的总结，由植物体的不同生长阶段、药用部分的成熟程度以及能采收的产量和难易所决定。

确定中药的适宜采收期，必须兼顾药材的质量和产量，即把有效成分的积累动态与药用部分的产量变化结合起来考虑，充分体现采收的时间性和技术性。时间性是指采收期和生长年限，技术性是指采收的方法和采收部位的成熟程度。而这两个指标有时是不一致的，所以必须根据具体情况来确定。当有效成分的含量有一显著的高峰期，而药用部分的产量变化不大时，此含量高峰期即为适宜采收期。例如，薄荷的采收，一年两次，第一次在小暑后大暑前（7月中下旬），主要供提取薄荷脑用；第二次在霜降之前（10月中下旬），主要作药材用。实验证明，薄荷在花蕾期叶片中含油量为最高，原油的含脑量则以花盛期为最高。而叶的产量又在花后期为最高。当有效成分含量高峰期与药用部分的产量高峰期不一致时，要考虑有效成分的总含量，总含量达最大值时即为适宜采收期。例如，五年生牡丹皮含丹皮酚最高，但同三年生相比含量差异并不显著，且三年生者少两年生长周期，故可以三年生为最佳采收年限。而对于除有效成分外，尚含有毒成分的中药，应以有效成分总含量最高、毒性成分较低时，采集为宜。

二、采收的一般原则

中药来自天然的植物、动物和矿物，在确定合理的采收期后，要充分考虑中药资源的保护和可持续发展。

（一）植物药类

1. 根及根茎类　一般在秋、冬两季植物地上部分将枯萎时及春初发芽前或刚露苗时采收，此时根或根茎中贮藏的营养物质最为丰富，通常含有效成分也比较高。有些中药由于植株枯萎时间较早，则在夏季采收，如浙贝母、延胡索、半夏、太子参等。但也有例外，如明党参在春天采集较好。

2. 茎木类　一般在秋、冬两季采收。有些木类药材全年可采，如苏木、降香、沉香等。

3. 皮类　一般在春末夏初采收，此时树皮养分及液汁增多，形成层细胞分裂较快，皮部和木部容易剥离，伤口较易愈合。少数皮类药材于秋、冬两季采收，如川楝皮、肉桂等，此时有效成分含量较高。根皮通常在挖根后剥取，或趁鲜抽去木心，如牡丹皮、五加皮等。

4. 叶类　多在植物光合作用旺盛期，开花前或果实未成熟前采收。少数药材宜在秋、冬时节采收，如桑叶等。

5. 花类　一般不宜在花完全盛开后采收，开放过久几近衰败的花朵，不仅能影响药材的颜色和气味，而且有效成分的含量也会显著减少。花类中药，在含苞待放时采收的如金银花、辛夷、丁香、槐米等；在花初开时采收的如洋金花等；在花盛开时采收的如菊花、西红花；红花则要求花冠由黄变红时采摘。有些中药，如蒲黄、松花粉等不宜迟收，过期则花粉自然脱落，影响产量。

6. 果实种子类　一般果实多在自然成熟时采收，如瓜蒌、栀子、山楂等；有的在成熟经霜后采摘为佳，如山茱萸经霜变红，川楝子经霜变黄；有的采收未成熟的幼果，如枳实、青皮等。种子类药材须在果实成熟时采收。

7. 全草类　多在植物充分生长，茎叶茂盛时采割，如青蒿、穿心莲、淡竹叶等；有的在开花时采收，如益母草、荆芥、香薷等。全草类中药采收时大多割取地上部分，少数连根挖取全株药用，如紫花地丁、蒲公英等。

8. 藻、菌、地衣类　不同的药用部位，采收情况也不一样。例如，茯苓在立秋后采收质量较好；马勃宜在子实体刚成熟时采收，过迟则孢子散落；冬虫夏草在夏初子座出土孢子未发散时采挖；海藻在夏、秋两季采捞；松萝全年均可采收。

（二）动物药类

动物药因不同的种类和不同的药用部位，采收时间也不同。大多数均可全年采收，如龟甲、鳖甲、五灵脂、穿山甲、海龙、海马等。昆虫类药材，必须掌握其孵化发育活动季节。以卵鞘入药的，如桑螵蛸，应在3月中旬前收集，过时虫卵孵化成虫影响药效。以成虫入药的，均应在活动期捕捉，如土鳖虫等。有翅昆虫，如斑蝥等可在清晨露水未干时捕捉，以防逃飞。两栖动物，如中国林蛙，则于秋末当其进入"冬眠期"时捕捉；鹿茸需在清明后适时采收，过时则骨化为角。对于动物的生理病理产物，应在屠宰时注意采集，如麝香、熊胆、牛黄、马宝、猴枣、鸡内金等。

（三）矿物药类

没有季节限制，大多结合开矿，全年可挖。

第二节 中药的加工

一、加工的意义

中药材采收后，除少数要求鲜用，如生姜、鲜石斛、鲜芦根等外，绝大多数需进行产地加工或一般修制处理才可以入汤剂和作为中成药的原料使用。中药材加工的意义在于：

(1) 通过除去杂质及非药用部位，以保证药材的纯净；

(2) 通过切制和捣碎，便于临床用药调剂和有效成分的煎出；

(3) 通过加热处理，能杀死虫卵或使药材中的酶失去活性，保存药效；

(4) 通过蒸、煮、熏、晒等简单加工方法，可降低毒性、刺激性或促使药材干燥，符合商品规格和药用要求；

(5) 通过整形和分等，可区分商品的规格和等级，便于按质论价；

(6) 通过简单的包装成件，便于运输、贮藏和保管。

二、加工的方法

中药的产地加工是保证中药质量的重要环节。由于中药品种繁多，所以应根据临床用药的需求和药材的形、色、气味、质地和有效成分的不同选择合理的加工方法，以达到用药要求。主要的加工方法如下。

1. 拣　将采收的新鲜药材中的泥沙杂物及非药用部分拣去，或是将药材拣选出来，如牛膝去芦头、须根；白芍、山药除去外皮。

2. 洗　药材在采集后，表面多少附有泥沙，要洗净后才能供药用。但具有芳香气味的药材一般不用水洗，如薄荷、细辛、木香等。

3. 漂　是用水溶去药材中的有毒成分或含有的大量盐分，如半夏、天南星、海藻、昆布等。漂的时间根据具体情况而定，短的3~4天，长的有两个星期的。漂的季节最好选择在春、秋两季，因这时温度适宜。夏季由于气温高，必要时可加明矾防腐。

4. 切片　较大的根及根茎类、坚硬的藤木类和肉质的果实类药材大多趁鲜切成块、片，以利干燥，如大黄、乌药、鸡血藤、木瓜等。

5. 去壳　种子类药材，一般把果实采收后，晒干去壳，取出种子，如车前子、菟丝子等；或先去壳取出种子而后晒干，如白果、苦杏仁、桃仁；但也有不去壳的，如豆蔻、草果等以保持其有效成分不致散失。

6. 蒸、煮、烫　含黏液汁、淀粉或糖分多的药材，用一般方法不易干燥，先经蒸、煮或烫处理，则易干燥。例如，白芍、明党参煮至透心，天麻、红参蒸透，红大戟、太子参置沸水中略烫，鳖甲烫至背甲上的硬皮能剥落时取出剥取背甲等。药材经加热处理后，不仅容易干燥，有的便于刮皮，如明党参、北沙参等；有的能杀死虫卵，防止孵化，如桑螵蛸、五倍子等；有的熟制后能起滋润作用，如黄精、玉竹等；有的不易散瓣，如菊花。

7. 熏硫　有些药材为使色泽洁白，防止霉烂，常在干燥前后用硫黄熏制，如山药、白芷、天麻、川贝母、牛膝、天南星等。这是一种传统的加工方法，但该法不同程度地破坏了环境和药材的天然本质，会导致二氧化硫残留，2010年版《中国药典》中以上药材加工不要求熏硫。

8. 发汗　有些药材在加工过程中用微火烘至半干或微煮、蒸后，堆置起来发热，使其内部水分往外挥散，变软，变色，增加香味或减少刺激性，有利于干燥。这种方法习称"发汗"，如厚朴、杜仲、玄参、续断、茯苓等。

9. 干燥　目的是及时除去药材中的大量水分，避免发霉、虫蛀以及有效成分的分解和破坏，利于贮藏，保证药材质量。可根据不同的药材选择不同的干燥方法。

（1）晒干：利用阳光直接晒干，这是一种最简便、经济的干燥方法。多数药材可用此法，但需注意：①含挥发油的药材不宜采用此法，以避免挥发油散失，如薄荷、金银花等；②药材的色泽和有效成分受日光照射后易变色变质者，不宜用此法，如白芍、黄连、大黄、红花及一些有色花类药材等；③有些药材在烈日下晒后易爆裂，如郁金、白芍、厚朴等；④药材晒干后，要凉透，才可以包装，否则将因内部温度高而发酵，或因部分水分未散尽而造成局部水分过多而发霉等。

（2）烘干：利用人工加温的方法使药材干燥。一般温度以50~60℃为宜，此温度对一般药材的成分没有大的破坏作用，同时抑制了酶的活性，因酶的最适温度一般为20~45℃。对含维生素C的多汁果实类药材可用70~90℃的温度以利于迅速干燥。但对含挥发油或须保留酶活性的药材，不宜用此法，如杏仁、薄荷、芥子等。要注意富含淀粉的药材如欲保持粉性，烘干温度须缓缓升高，以防新鲜药材遇高热淀粉粒发生糊化。

（3）阴干：将药材放置或悬挂在通风的室内或荫棚下，避免阳光直射，利用水分在空气中自然蒸发而干燥。主要适用于含挥发性成分的花类、叶类及草类药材，如薄荷、荆芥、紫苏叶等。有的药材在干燥过程中易于皮肉分离或空枯，因此，必须进行揉搓，如党参、麦冬等。有的药材在干燥过程中要进行打光，如光山药等。

此外，还有远红外加热干燥、微波干燥、冷冻干燥等方法。

三、药材产地加工通则

（一）植物药类

1. 根和根茎类药材　采挖后一般要经过挑选，洗净泥土，去除毛须，然后干燥；有的须先刮去外皮使色泽洁白，如北沙参、桔梗、山药、半夏；有的质地坚硬或较粗，须趁鲜切片或剖开而后干燥，如天花粉、苦参、狼毒、商陆、乌药；有的富含黏液质或淀粉粒，须用开水稍烫或蒸后干燥，如天麻、百部、延胡索、郁金。

2. 皮类药材　一般在采收后修切成一定大小而后晒干；或加工成单筒、双筒，如厚朴；或先削去栓皮，如黄柏、牡丹皮。

3. 叶类及全草类药材　含挥发油较多，一般采后通风阴干。

4. 花类药材　在加工时要注意花朵的完整和保持色泽的鲜艳，通常是直接晒干或烘干。

5. 果实、种子类药材　果实类药材一般采后直接干燥；有的经烘烤、烟熏等加工过程，如乌梅；或经切割加工，如枳实、枳壳、化橘红。种子类药材通常是采收干燥后的果实去果皮取种子，或直接采收种子干燥；也有将果实干燥贮存，使有效成分不致散失，用时取种子入药，如砂仁。

（二）动物药类

药用动物在捕捉后进行产地加工的方法很多，一般要求产地加工处理必须及时得当，常用的方法有洗涤、净选、干燥、冷冻或加入适当的防腐剂，其中干燥为最常见的方法。例如，全蝎通常用盐水浸泡、加热煮沸至其脊背抽沟，全身僵直时取出，置通风处晾干。

（三）矿物药类

矿物药的产地加工主要是清除泥土和非药用部位，以保持其洁净度。

第三节　中药的贮藏

中药品质的好坏，不仅与采收加工有关，而且与药材的贮藏保管是否得当有密切的联系，如果药材贮藏不好，就会产生各种不同程度的变质现象，降低质量和疗效。

一、中药贮藏保管中常发生的变质现象

1. 虫蛀　指药材和饮片经虫蛀后，内部和外部组织受到破坏，形成蛀洞或被蛀空成粉，失去了药效。害虫的来源主要是药材在采收中受到污染，而干燥时未能将虫卵消灭，带入贮藏的地方，或者是贮藏的地方和容器本身不清洁，内有害虫附存；药材害虫的发育和蔓延情况，由库内的温度、空气相对湿度以及药材的成分和含水量而定。药材因含有淀粉、蛋白质、脂肪和糖类等，即成为害虫的良好滋生地，适宜的温度通常为16~35℃、相对湿度70%以上、药材含水量13%以上均能促进害虫的繁殖。掌握害虫的生长条件，有利于防治害虫。

2. 霉变　大气中存在着大量的霉菌孢子，散落在药材的表面上，在适当的温度（25℃左右）、湿度（空气中相对湿度在85%以上）、药材含水量（超过15%）、适宜的环境（如阴暗不通风的场所）及足够的营养条件下，即萌发为菌丝，分泌酵素，溶蚀药材的内部组织，使之腐坏变质，失去药效。

3. 变色　各种药材都有固定的色泽，色泽是药材品质的标志之一。如果药材贮存不当，可使色泽改变，导致变质。引起药材变色的原因：①有些药材所含成分的结构中具有酚羟基，在酶的作用下经过氧化、聚合作用，形成大分子的有色化合物，如含黄酮类、羟基蒽醌类、鞣质类等的药材较易变色；②有些药材含有的糖及糖酸类分解产生糠醛或其他类似化合物，这些化合物含有的活泼羟基能与一些含氮化合物缩合成棕色色素；③有些药材所含蛋白质中的氨基酸，可能与还原糖作用而生成大分子棕色物质；④药材在加工火烘时，温度过高或药材在发霉、生虫过程中也会变色；⑤使用某些杀虫剂也会引起药材变色，如用硫黄熏后所产生的二氧化硫遇水成亚硫酸，为还原剂，导致药材变色；⑥某些外因，如温度、湿度、日光、氧气等也与变色有关。

4. 走油　又称"泛油"，是指某些药材的油质泛出药材表面，或因药材受潮、变色、变质后表面泛出油样物质。前者如柏子仁、苦杏仁、桃仁、郁李仁等（含脂肪油），当归和肉桂等（含挥发油）；后者如天冬、太子参、枸杞子、麦冬等（含糖质）。药材的走油与贮藏中的温度高和时间久有关。药材"走油"，除油质成分损失外，常与药材的变质现象有关。

5. 风化　有些矿物药容易风化失水，使药物外形改变，成分流失，功效减弱，如明矾、芒硝、胆矾等。

6. 自燃　近年来发现多起因贮藏不当而致药材自动燃烧起来的现象。发生的原因主要是富含油脂的药材，层层堆置重压，在夏天，药材中央产生的热量散不出，局部温度增高，焦化至燃烧，如柏子仁、紫苏子、海金沙等；有的药材因吸湿回潮或水分含量过高，大量成垛堆置时，产生的内热扩散不出，使中央局部高热碳化而自燃，如菊花、红花等。药材自燃不仅使药材受损，还会引起仓库火灾，危害极大。

7. 其他　某些药材所含的特殊成分，在贮藏过程中容易挥散、自然分解或起化学变化而降低疗效，如樟脑、冰片、绵马贯众等，以及荆芥、薄荷等含挥发油类的药材。

二、中药的贮藏保管和变质防治

（一）仓库管理

应有严格的日常管理制度，保持经常性的检查，保证库房干燥、清洁、通风，堆垛层不能太高。要注意外界温度、湿度的变化，及时采取有效措施调节室内温度和湿度。药材入库前应详细检查有无虫蛀、发霉等情况。凡有问题的包件都应进行适当的处理。贮藏方法和条件可根据药材本身的特性分类进行保管，如剧毒药马钱子、生乌头、生半夏、信石等必须与非有毒药材分开，专人保管；容易吸湿霉变的药材应特别注意通风干燥，必要时可翻晒或烘烤；含淀粉、蛋白质、糖类等易虫蛀的药材，应贮存于容器中，放置干燥通风处，并经常检查，必要时进行灭虫处理；少数贵重药材如麝香、天然牛黄、鹿茸、羚羊角、西红花、人参等也应与一般药材分开，专人管理，有的应密闭贮存，勤于检查，防霉、防蛀。注意对易挥发的药材应密闭，有效成分不稳定的不能久贮。

（二）霉变的防治

预防药材霉烂的最彻底方法，就是使霉菌在药材上不能生长，其次就是消灭寄附在药材上的霉菌，使它们不再传播。药材的防霉措施，主要是控制库房的湿度在 65%~70% 为宜。药材含水量不能超过其本身的安全水分含量。一般而论，含水量应保持在 15% 以下。保管贮存要合理掌握"发陈贮新"和"先进先出"的原则。有些药材可暂时放入石灰缸或埋入谷糠中保存，避免受潮霉变。

（三）害虫的防治

害虫的防治措施可分为物理和化学两类。前者包括太阳暴晒、烘烤、低温冷藏、密封法等。后者主要对贮藏的药材在塑料帐密封下，用低剂量的磷化铝熏蒸，结合低氧法进行；或探索试用低毒高效的新杀虫剂。

1. 物理方法

（1）利用某种药材挥发性的气味，可以防止同处存放的药材虫蛀。例如，牡丹皮与泽泻放在一起，牡丹皮不易变色，泽泻不易虫蛀；陈皮与高良姜同放，可免生虫；有腥味的动物药材，如海龙、海马和蕲蛇等，放入花椒则可防虫；土鳖虫、全蝎、斑蝥和红娘子等药材放入大蒜，也可防虫；利用乙醇的挥发蒸气亦可防虫，如在保存瓜蒌、枸杞子、蛤蟆油等药材的密闭容器中，置入瓶装乙醇，使其逐渐挥发；或直接洒在药材上，形成不利于害虫生长的环境，以达到防虫目的。

（2）调节温度，使害虫不易生存。①低温法：药材害虫一般在环境温度 8~15℃时停止活动，在 –4~8℃时，即进入冬眠状态，温度低于 –4℃，经过一定时间，可以使害虫致死。②高温法：药材害虫对高温的抵抗力较差，当环境温度为 40~45℃时，害虫就停止发育、繁殖。温度升到 48~52℃时，害虫将在短时间内死亡。无论用暴晒或烘烤来升温杀虫，都是一种有效的方法。注意烘烤药材温度不宜超过 60℃，含挥发油的药材不宜烘烤，以免影响药材质量。

（3）气调贮藏，即"气调养护"。其原理是调节库内的气体成分，充氮或二氧化碳而降氧，在短时间内，使库内充满 98% 以上的氮气或二氧化碳，而氧气留存不到 2%，致使害虫缺氧窒息而死，达到很好的杀虫灭菌的效果。一般防霉防虫，含氧量控制在 8% 以下即可。本法的优点是可保持药材原有的品质，既杀虫又防霉、防虫，无化学杀虫剂的残留，不影响人体健康，成本低，是一种科学而经济的方法。

2. 化学方法　用于药材杀虫的药剂必须挥发性强，有强烈的渗透性，能渗入包装内，效力确实，作用迅速，可在短时间内杀灭一切害虫和虫卵，杀虫后能自动挥散而不黏附在药材上，对药材的质量基本没有影响。较常用的杀虫剂有以下几种。

氯化苦：化学名为三氯硝基甲烷，是一种无色或略带黄色的液体，有强烈的气味，几不溶于水。当室温在20℃以上时能逐渐挥发，其气体比空气重，渗透力强，无爆炸、燃烧危险，为有效的杀虫剂。通常采用喷雾法或蒸发法密闭熏蒸2~3昼夜，用量一般为30~35g/m³。本品对人体有剧毒，对上呼吸道有刺激性，有强烈的催泪性，使用者应戴防护面具。

磷化铝（AlP）：纯品为黄色结晶，工业品为浅黄色或灰绿色固体，在干燥条件下很稳定，但易吸潮分解，产生有毒气体磷化氢（H_3P），故应干燥防潮保存。本品适用于仓库密闭熏蒸杀虫。市售磷化铝片（含辅料）用量为5~6g/m³。磷化氢具臭鱼样气味，对人体有害，引发眩晕、支气管炎或水肿等，使用者应注意防护。

二氧化硫（SO_2）：系黄褐色有毒气体。本品渗透力较氯化苦为小，密闭熏蒸的时间要长。较适于螨类害虫，用量250g/m³。本品用后能使药材褪色，留有气味，且对金属有侵蚀作用，现已少用。

虽然上述化学方法对药材基本没有影响，但也要注意尽量采取其他方法防治虫害。如果必须用化学方法时，使用的次数越少越好。必要时，要进行残留量的检测。

此外，现代养护技术还有远红外干燥、微波干燥、制冷降温、气幕防潮、机械吸潮、辐射灭菌等。

中药质量的好坏，主要取决于其中有效物质的含量。有效物质含量的高低与产地、采收季节、时间、方法等有密切的关系。确定中药的适宜采收期，必须兼顾药材的质量和产量，即把有效成分的积累动态与药用部分的产量变化结合起来考虑，充分体现采收的时间性和技术性。根及根茎类药材一般在秋、冬两季植物地上部分即将枯萎时及春初发芽前或刚露苗时采收；茎木类药材一般在秋、冬两季采收；皮类药材一般在春末夏初采收；叶类药材多在植物光合作用旺盛期、开花前或果实未成熟前采收；果实种子类药材一般多在果实自然成熟时采收；全草类药材多在植物充分生长，茎叶茂盛时采收；动物类药材根据其生长繁殖规律适时采收；矿物药类药材大多结合开矿，全年可挖。

中药材采收后，除少数要求鲜用外，绝大多数需进行产地加工或一般修制处理才可以入汤剂和作为中成药的原料使用。常用的加工方法有拣、洗、漂、切片、去壳、蒸、煮、烫、熏硫、发汗、干燥等。中药在贮藏过程中由于保管不当常发生变质现象，如虫蛀、霉变、变色、走油、风化和自燃，所以要加强仓库管理，并根据中药的不同性质采用相应的物理化学方法进行中药养护。

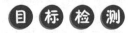

目 标 检 测

一、单选题

A 型题

    1. 皮类药材的采收期通常是

A. 春末夏初   B. 秋、冬两季   C. 果实、种子成熟时

D. 花开放期   E. 植物光合作用旺盛期

    2. 下列哪些药材，一般采用蒸、煮、烫的方法进行加工

A. 较大的根及根茎类药材   B. 坚硬的茎木类药材   C. 肉质的果实类药材

D. 芳香类药材   E. 含浆汁、淀粉或糖分多的药材

3. 根及根茎类药材的采收期通常是

A. 春末夏初　　　　　　　B. 秋、冬两季　　　　　　　C. 果实、种子成熟时

D. 植物充分生长，茎叶茂盛时　E. 花开放期

4. 根据药材本身的性状，极易发生虫蛀现象的是

A. 含毒性成分的药材　　　B. 含淀粉或蛋白质类成分的药材　C. 含无机物成分的药材

D. 含辛辣成分的药材　　　　E. 质地坚硬的药材

5. 药材气调养护过程中，对库内空气组成进行调节的主要目的是

A. 充氮　　B. 充二氧化碳　C. 充氧　　　D. 降氧　　　　E. 降二氧化碳

6. 下列**除**哪项外均是药材"发汗"的目的

A. 便于切制　B. 促使变色　　C. 增加气味　　D. 减少刺激性　E. 利用干燥

B 型题

A. 切片　　　B. 蒸　　　　C. 熏硫　　　D. 发汗　　　E. 煮

7. 杜仲加工需要

8. 大黄加工需要

9. 红参加工需要

10. 白芍加工需要

二、X 型题

1. 下列哪些药材，产地加工时采用发汗处理

A. 厚朴　　B. 杜仲　　　　C. 茯苓　　　D. 续断　　　E. 玄参

2. 下列适于阴干的药材是

A. 薄荷　　B. 大黄　　　　C. 荆芥　　　D. 牛膝　　　E. 紫苏叶

3. 常见的变质现象有

A. 虫蛀　　B. 发霉　　　　C. 变色　　　D. 自燃　　　E. 风化

4. 在贮藏过程中极易发生"走油"现象的药材是

A. 枸杞子　B. 赤芍　　　　C. 天冬　　　D. 桃仁　　　E. 当归

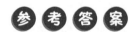

一、单选题

1. A　2. E　3. B　4. B　5. D　6. A　7. D　8. A　9. B　10. E

二、X 型题

1. ABCDE　2. ACE　3. ABCDE　4. ACDE

第五章 中药的鉴定

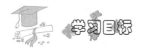 学习目标

1. 掌握中药鉴定的依据、中药鉴定的常用方法
2. 熟悉中药鉴定的程序、常规的检查方法
3. 了解中药鉴定的新技术和新方法

为了保证临床用药的准确，需要对中药品种的真伪、质量的优劣进行鉴定，遵循中药鉴定的程序和鉴定依据，运用科学的方法，作出正确的结论。

第一节 中药鉴定的依据

中药标准是对中药的品质要求和检验方法所作的技术规定，是中药生产、供应、使用、检验部门遵循的法定依据。

一、国　家　标　准

国家标准包括《中华人民共和国药典》和《中华人民共和国卫生部药品标准》。

（一）《中华人民共和国药典》的版本及特点

《中华人民共和国药典》是国家药品的法典。它规定了药品的各项要求，全国的药品生产、供应、使用、检验和管理部门等单位都必须遵照执行。自中华人民共和国成立以来，党和政府十分重视人民的医药卫生保健工作，迄今为止，先后出版了 9 版药典。

第一版（1953 年）收载品种 531 种，其中化学药 215 种，植物药与油脂类 65 种，动物药 13 种，抗生素 2 种，生物制品 25 种，各类制剂 211 种。1957 年又出版了该版药典的增订本。

第二版（1963 年）分为一、二两部，共收载品种 1130 种。一部收载中药材 446 种，中成药 19 种。此版药典分为凡例、正文和附录三部分，并增加了炮制、性味、功能、主治、用法与用量等项内容，反映了中医药学的特点和用药情况。

第三版（1977 年）收载品种 1925 种。一部收载中药 1152 种，其中中草药（包括少数民族药材）、中草药提取物、植物油脂以及单味药制剂等 882 种，成方制剂（包括少数民族药成方）270 种。本版药典对 400 多个品种规定了显微和理化鉴别方法，并应用了色谱法、光谱法等新技术。

第四版（1985 年）收载品种 1489 种。一部收载中药 713 种，其中中药材、植物油脂及单方制剂 506 种，中成药 207 种。此版药典在收载的药材品种上进行了调整，根据实际情况删去了一些不成熟的品种并新增了 29 个品种，开始收载显微鉴别方法和理化鉴别方法。

第五版（1990 年）收载品种 1751 种。一部收载中药 784 种，其中中药材、植物油脂等 509 种，中成药及单方制剂 275 种。此版药典首次收载了中药的保密品种并开始应用高效液相色谱法。

第六版（1995 年）收载品种 2375 种。一部收载中药 920 种，其中中药材、植物油脂等 522 种，中成药及单方制剂 398 种。此版药典中采用显微鉴别、薄层色谱鉴别和含量测定的药材品种均有所增加，有 417 个品种采用了薄层色谱鉴别法。

第七版（2000 年）收载品种 2691 种。一部收载中药 992 种，其中中药材 534 种，中成药 458 种。此版药典中所规定的检验方法在量和质上都明显高于 1995 年版，采用薄层色谱鉴别的项目有 233 种，含量测定项目的有 161 种（其中 59 个品种采用了高效液相色谱法）。

第八版（2005 年）首次将药典分为三部，收载品种 3217 种。一部收载中药材、饮片、提取物及中成药等；二部收载化学药品、抗生素、生化药品、放射性药品及药用辅料等；三部收载生物制品。一部收载中药 1146 种，其中中药材等 582 种，中成药 564 种。此版药典对药品的安全性问题尤为重视，增加了有害元素测定法和中药注射剂安全性检验法应用的指导原则，并对中成药标准项下的"功能与主治"进行了科学规范。

第九版（2010 年）收载品种 4567 种。一部收载中药 2165 种，其中新增 1019 种，修订 634 种。此版药典与历版药典相比，收载品种明显增加。此版药典中，安全性保障得到了进一步加强，在品种正文中增加或完善了安全性检查项目，中药质量标准的整体水平方面也得到了进一步提升。此外，也体现了野生药材资源保护与可持续发展的理念，不再收载濒危野生药材。

（二）《中华人民共和国卫生部药品标准》

《中华人民共和国卫生部药品标准》（简称《部颁标准》）是由国务院药品监督管理部门颁布的药品标准，补充同时期改版药典中未收载的品种或内容。包括：①中药材部颁标准；②中成药部颁标准；③进口药材部颁标准；④《国家中成药标准汇编》（中成药地方标准上升国家标准部分）；⑤《国家药品标准》（新药转正标准）。

二、地方药品标准

地方药品标准是各省（自治区、直辖市）制定的中药材标准，收载的药材多为国家药品标准尚未收载的品种，或虽有收载但规格有所不同的各省（自治区、直辖市）生产的药品，是各省（自治区、直辖市）的地区性习惯用药，该地区的药品生产、供应、使用、检验和管理部门必须遵照执行，而对其他地区无约束力。当其所收载的品种和内容与《中国药典》或《部颁标准》有矛盾时，首先应按《中国药典》执行，其次按《部颁标准》执行。

三、企 业 标 准

企业标准或企业内部标准是药品生产企业自行制定的用于控制其药品原辅料、中间体和成品质量的标准，只在该药品生产企业内部执行，属于非法定标准，企业标准需高于国家标准。

第二节　中药鉴定的程序

中药鉴定就是依据《中国药典》、《部颁标准》等，对检品的真实性、纯度、质量进行评价和检定。中药鉴定程序大体分为取样、鉴定和结果判断三部分。

一、取　样

药材的取样是指选取供鉴定用的药材样品。所取样品应具有代表性、均匀性并留样保存。取样的代表性直接影响鉴定结果的准确性。因此，必须重视取样的各个环节。

(1) 取样前，应注意品名、产地、规格、等级及包件式样是否一致，检查包装的完整性、清洁程度以及有无水迹、霉变或其他物质污染等，作详细记录。凡有异常情况的包件，应单独检验。

(2) 取样原则：①同批药材总包件数在 100 件以下的，取样 5 件；100~1000 件按 5% 取样；超过 1000 件的，超过部分按 1% 取样；不足 5 件的逐件取样；对于贵重药材，不论包件多少均逐件取样。②对破碎的、粉末状的或大小在 1cm 以内的药材，可用采样器（探子）抽取样品，每一包件至少在不同部位抽取 2~3 份样品，包件少的抽取总量应不少于实验用量的 3 倍。③包件多的，每一包件的取样量一般药材 100~500g；粉末状药材 25g；贵重药材 5~10g。④个体大的药材，在包件不同部位（从 10cm 以下的深处）分别抽取。可根据具体情况抽取有代表性的样品。

(3) 取样方法：所取样品混合拌匀，即为总样品。对个体较小的药材，应摊成正方形，依对角线划 "×" 字，使分为四等分，取用对角两份；再如此操作，反复数次至最后剩余的量足够完成必要的实验以及留样数为止，此为平均样品；个体大的药材可用其他适当方法抽取平均样品。

(4) 平均样品的数量一般不得少于实验所需用量的 3 倍，即 1/3 供实验室分析鉴定用，另 1/3 供复核用，其余 1/3 则为保存留样，保存期至少 1 年。

二、鉴　定

根据所抽取的不同样品及检测要求，选择不同的鉴定方法进行鉴定。中药品种（真伪）鉴定内容，包括原植（动）物鉴定、性状鉴定、显微鉴定、理化鉴定和生物鉴定等项。中药的质量（优劣）鉴定是检查样品中有无杂质及其数量是否超过规定的限量。杂质包括中药原植（动）物的非药用部分、有机和无机杂质。无机杂质（如砂石、泥块、尘土等）的检查一般采用过筛及灰分、酸不溶性灰分定量等方法来测定。中药品质优良度主要通过杂质检查、水分、灰分、浸出物、有效成分的含量来确定。

三、结　果

对药检工作人员来说，检验者接受检品后，除应写明检品来源，包括抽检和送检单位、时间、数量等内容外，凡在实验过程中的一切数据、现象及结果均应详细记录，不得任意涂改。检验完毕后，要及时填写检验报告单，包括来源、处理意见及该检品鉴定的法定依据等内容。每一个检品检验结束，应将记录本、样品及检验报告书存根交其他人员审核，检验结果经复查没有疑义后，抄送有关部门备案。

第三节　中药鉴定的方法

中药鉴定的样品非常复杂，有完整的药材，也有饮片、碎块或粉末。因此，中药鉴定的方法也是多种多样的。常用的鉴定方法有：来源（原植物、动物和矿物）鉴定、性状鉴定、显微鉴定和理化鉴定等。各种方法有其特点和适用对象，有时还需要几种方法配合使用，这要根据检品的具体情况和要求灵活掌握。

一、来源（原植物、动物和矿物）鉴定

来源鉴定又称"基原鉴定"，是应用植（动、矿）物的分类学知识，对中药的来源进行鉴定研究，确定其正确的学名，以保证应用品种准确无误。这是中药鉴定的根本，也是中药生产、资源开发及新药研究工作的基础。以原植物鉴定为例，其步骤如下。

1. 观察植物形态 对具有较完整植物体的中药检品，应注意其根、茎、叶、花、果实等器官的观察，对花、果、孢子囊、子实体等繁殖器官应特别仔细观察，借助放大镜或解剖显微镜，可以观察微小的特征，如毛茸、腺点等的形态构造。在实际工作中经常遇到的检品是不完整的，通常是植物体的一段或一块器官，除对少数特征十分突出的品种可以鉴定外，一般都要追究其原植物，包括深入到产地调查，采集实物，进行对照鉴定。

2. 核对文献 根据已观察到的形态特征和检品的产地、别名、效用等线索，可查阅《中国药典》和全国性或地方性的中草药书籍和图鉴，加以分析对照。在核对文献时，首先应查考植物分类方面的著作，如《中国植物志》、《中国高等植物图鉴》、《新华本草纲要》、《中国中药资源丛书》及有关的地区性植物志等；其次再查阅有关论述中药品种方面的著作，如《中药志》、《中药材品种论述》、《中药品种新理论的研究》、《常用中药材品种整理和质量研究》、《全国中草药汇编》、《中药大辞典》、《中药鉴定学》等。由于各书记载植物形态的深度不同，对同一种植物的记述有时也会不一致，因此必要时，还须进一步查对原始文献，以便正确鉴定。原始文献即指第一次发现该种（新种）植物的植物工作者描述其特征，予以初次定名的文献。

3. 核对标本 当知道未知种是什么科属时，可以到有关植物标本馆核对已定学名的该科属标本。要得到正确的鉴定，必须要求标本馆中已定学名的标本正确可靠。在核对标本时，要注意同种植物在不同生长期的形态差异，需要参考更多一些的标本和文献资料，才能使鉴定的学名准确。如有条件，能与模式标本（发表新种时所被描述的植物标本）进行核对，或寄请有关专家、植物分类研究单位协助鉴定，会使鉴定结果更为准确。

二、性 状 鉴 定

性状鉴定法也称为"直观鉴定法"或"形态鉴定法"，就是用感观来鉴定中药性状是否与规定的标准相符合的一种方法。性状鉴定法是经典的鉴定方法，它传承了许多先人的鉴别经验，具体地说，就是用眼看、手摸、鼻嗅、口尝、感试等十分简便的方法来鉴别中药的品种、纯度或粗略估计其质量。它包括看、量、嗅、尝、试5种主要的传统经验鉴别法，具有简单、易行、迅速的特点。中药性状鉴定需要传统中医药学、本草学、生物和矿物形态分类等基本知识，通过直接观察外观特征、辨别气味等，做出符合临床用药要求的结论。

性状鉴定内容，一般包括以下方面：

1. 形状 药材的形状与药用部位及加工方法有关，每种药材的形状一般比较固定。例如，根类药材有圆柱形、圆锥形、纺锤形等；皮类药材有卷筒状、板片状等；种子类药材有圆球形、扁圆形等。而叶和花类药材多皱缩，鉴定时须先用热水浸泡，展平后观察。

2. 大小 药材的大小指长短、粗细（直径）、厚薄。测量工具一般为毫米刻度尺，单位大多用"cm"、少数用"mm"或"m"表示。要得出比较正确的大小数值，应观察较多的样品。如测量的大小与规定有差异时，可允许有少量稍高于或低于规定的数值。有些很小的种子类药材，如葶苈子、芥子、车前子、菟丝子等，应在放大镜下测量。表示药材的大小，一般有一定的幅度。

3. 颜色　是指日光下观察药材的颜色及光泽度。各种药材的颜色是不相同的，色泽变化与药材质量有关，如丹参色红、紫草色紫、乌梅色黑、黄连以断面红黄色者为佳。而黄芩断面变绿、当归断面呈绿褐色则质次不可药用。药材色泽的描述包括表面和断面色泽的内容。描写色泽时应注意大部分药材不是单一色调，而是复合色，如"黄棕色"，通常以后一种色调为主。

4. 表面特征　指药材表面是光滑还是粗糙，有无皱纹、皮孔或毛茸等。双子叶植物的根类药材顶部有的带有根茎；单子叶植物根茎有的具膜质鳞叶；蕨类植物的根茎常带有叶柄残基和鳞片。有些药材表面特征是鉴定该药材的重要依据，如杭白芷表面横向皮孔样突起多呈四纵行排列，使全根呈圆锥形而具四纵棱因此易与白芷区别。

5. 质地　指药材的软硬、坚韧、疏松、致密、黏性或粉性等特征。有些药材因加工方法不同，质地也不一样，如盐附子易吸潮变软，黑顺片则质硬而脆；含淀粉多的药材，经蒸煮加工干燥后，会因淀粉糊化而变得质地坚实。在经验鉴别中，用于形容药材质地的术语很多，如质轻而松、断面多裂隙，谓之"松泡"，如南沙参；药材富含淀粉，折断时有粉尘散落，谓之"粉性"，如山药；质地柔软，含油而润泽，谓之"油润"，如当归；质地坚硬，断面半透明状或有光泽，谓之"角质"，如郁金等。

6. 折断面　指药材折断时的现象，如易折断或不易折断，有无粉尘散落等及折断时的断面特征。自然折断的断面应注意是否平坦，或显纤维性、颗粒性或裂片状，断面有无胶丝，是否可以层层剥离等。对于根及根茎、茎木类和皮类药材的鉴别，折断面的观察是很重要的。例如，茅苍术易折断，断面放置能"起霜"（析出白毛状结晶）；甘草折断时有粉尘散落（淀粉）；杜仲折断时有胶丝相连；黄柏折断面裂片状分层；牡丹皮折断面平坦；厚朴折断面可见亮星等。

药材断面特征非常重要，可通过观察韧皮部与木质部的比例、维管束的排列方式、射线的分布、油点的多少等特征区别易混品药材。对于横切面特征的描述，经验鉴别也有很多术语，如黄芪有"菊花心"；粉防己有"车轮纹"；茅苍术有"朱砂点"；大黄根茎可见"星点"；何首乌有"云锦花纹"；商陆的断面有"罗盘纹"等。

7. 气　有些药材有特殊的香气或臭气，这是由于药材中含有挥发性物质的缘故，也成为鉴别该药材主要依据之一，如薄荷揉搓后有清凉的香气，阿魏有强烈而持久的蒜臭气，白鲜皮嗅之有羊膻气等。对气味不明显的药材，可切碎后或用热水浸泡后再闻。

8. 味　药材性状的味是鉴别药材时口尝的实际滋味，包括酸、甜、苦、涩、咸、辣。药材的味与四气五味的味不同，与其含有的成分有关，每种药材的味感是比较固定的，药材的味感也是衡量药材品质的标准之一，如乌梅、木瓜、山楂均以味酸为好；黄连、黄柏以味越苦越好；甘草、党参以味甜为好等，药材的味感与药材所含成分及含量有密切关系。若药材的味感改变，就要考虑其品种和质量是否有问题。由于舌的各个部位对味的敏感度不同，通常舌尖对甜味敏感，舌根对苦味敏感，舌两侧前部对咸味敏感，舌两侧中部对酸味敏感。口尝时要取少量在口里咀嚼约1分钟，使舌的各部分都接触到药液，得到一个客观的味觉评价。但对有强烈刺激性和剧毒的药材，口尝时要特别小心，取样要少，尝后应立即吐出漱口，洗手，以免中毒，如草乌、雪上一支蒿、半夏、白附子等。

9. 水试　水试法是利用药材在水中或遇水发生沉浮、溶解、颜色变化、透明度、膨胀性、旋转性、黏性、酸碱变化等特殊现象进行鉴别药材的一种方法。这些现象常与药材中所含有的化学成分或组织构造有关。例如，西红花加水浸泡后，水液染成金黄色；秦皮水浸，浸出液在日光下显碧蓝色荧光；苏木投热水中，水显鲜艳的桃红色；葶苈子、车前子等加水浸泡，则种子变黏滑，且体积膨胀；熊胆粉末投入清水杯中，即在水面旋转并呈黄色线状下沉而不扩散。

10. 火试 有些药材用火烧之，能产生特殊的气味、颜色、烟雾、闪光和响声等现象，作为鉴别手段之一。例如，降香微有香气，点燃则香气浓烈，有油流出，烧后留有白灰；麝香少许用火烧时有轻微爆鸣声，起油点如珠，似烧毛发但无臭气，灰为白色；海金沙易点燃且产生爆鸣声及闪光，而松花粉及蒲黄无此现象，可资鉴别。

以上所述，是药材性状鉴定的基本顺序和内容，在描述中药的性状或制定质量标准时，都要全面而仔细地观察这几个方面。在长期的生产实践中，老药工们总结出了形象生动的经验鉴别术语，易懂易记。例如，山参的主要特征被形象地描述为"芦长碗密枣核艼，紧皮细纹珍珠须"；海马的外形为"马头蛇尾瓦楞身"等。

三、显微鉴定

显微鉴定法是利用显微镜来观察药材的组织构造、细胞形状以及内含物的特征，用以鉴定药材品种和质量的方法。显微鉴定需要掌握动植物解剖学、矿物学的晶体光学、植物显微化学等基本知识和技术，观察动植物类中药的细胞组织及后含物、颗粒形态以及矿物的光学特征等。显微鉴定的主要仪器为各类光学显微镜或电子显微镜。当药材的外形不易鉴定或药材破碎或呈粉末状时，通常应用此法。显微鉴定方法通常分为组织鉴定、粉末鉴定、显微常数测定和显微定量等。其中，组织鉴定是粉末鉴定的基础，又以粉末鉴定应用最广泛。由于鉴定材料的不同（完整、破碎、粉末）和药用种类及药用部位的不同，选择的显微鉴定的方法也不同。鉴定时，首先要根据观察的对象和目的，选择具有代表性的药材，制备不同的显微制片。

（一）显微制片方法

1. 横切或纵切片 选取药材适当部位切成 10~20μm 的薄片，用甘油醋酸试液、水合氯醛试液或其他试液处理后观察。对于根、根茎、茎藤、皮、叶类等，一般制作横切片观察，必要时制备纵切片；果实、种子类须作横切片及纵切片；木类须观察三维切片（横切、径向纵切及切向纵切）。组织切片的方法有徒手切片法、滑走切片法、石蜡切片法、冰冻切片法等。其中以徒手切片法最为简便、快速，较为常用。为了能够清楚地观察组织构造和细胞及其内含物的形状，必要时把手切的薄片用适当的溶液进行处理和封藏。

2. 解离组织片 如需观察细胞的完整形态，尤其是纤维、导管、管胞、石细胞等细胞彼此不易分离的组织，需利用化学试剂使组织中各细胞之间的细胞间质溶解，使细胞分离。如果样品中薄壁组织占大部分，木化组织少或分散存在的，可用氢氧化钾法；如果样品坚硬、木化组织较多或集成群束，可用硝铬酸法或氯酸钾法。

3. 表面制片 鉴定叶、花、果实、种子、全草等类药材，可取叶片、萼片、花冠、果皮、种皮制成表面片，加适宜试液，观察各部位的表皮特征。

4. 粉末制片 粉末状药材可选用甘油醋酸试液、水合氯醛试液或其他适当试液处理后观察。为了使细胞、组织能观察清楚，须用水合氯醛液装片透化。透化的目的是溶解淀粉粒、蛋白质、叶绿体、树脂、挥发油等，并使已收缩的细胞膨胀。透化方法为取粉末少许，置载玻片上，滴加水合氯醛液，在小火焰上微微加热透化，加热时须续加水合氯醛液至透化清晰为度。为避免放冷后析出水合氯醛结晶，可在透化后滴加稀甘油少许，再加盖玻片。

5. 花粉粒与孢子制片 取花粉、花药（或小的花朵）或孢子囊群（干燥样品浸于冰醋酸中软化），用玻璃棒捣碎，过滤于离心管中，离心，取沉淀加新鲜配制的醋酐与硫酸（9∶1）的混合液 1~3ml，置水浴上加热 2~3 分钟，离心，取沉淀，用水洗涤 2 次，加 50% 甘油与 1% 苯酚 3~4 滴，用品红甘油胶封藏观察。也可用水合氯醛试液装片观察。

6. 矿物药磨片 首先将样品在磨片机上将一面磨平，用冷杉胶或加拿大树胶把磨平面黏在载玻片上，再磨另一面，磨片近30μm厚时进行精磨和抛光，镜检合格后，封藏制片，用偏光显微镜观察其光学性质。

（二）细胞后含物鉴定和细胞壁性质检查

1. 细胞后含物鉴定 观察中药组织切片或粉末中的后含物时，一般用甘油醋酸试液或蒸馏水装片观察淀粉粒，并利用偏振光显微镜观察未糊化淀粉粒的偏光现象。

（1）淀粉粒：加碘试液，呈蓝色或紫色；或用甘油醋酸试液装片，置偏光显微镜下观察，未糊化的淀粉粒显偏光现象，而已糊化的淀粉粒则无偏光现象。

（2）糊粉粒：用甘油装片观察糊粉粒，加碘试液，呈棕色或黄棕色，加硝酸汞试液显砖红色。材料中如含有多量的脂肪油，则需先用石油醚或乙醚脱脂。

（3）菊糖：可用水合氯醛液装片，不加热立即观察，加10%的α-萘酚乙醇溶液，再加硫酸，呈紫红色，并迅速溶解。

（4）草酸钙结晶：加硫酸溶液逐渐溶解，并析出针状硫酸钙结晶；加稀盐酸后，溶解而无气泡产生，加稀乙酸则不溶解。

（5）碳酸钙结晶（钟乳体）：加稀盐酸溶解，同时有气泡产生。

（6）硅质：加硫酸不溶解。

（7）黏液细胞：加钌红试液呈红色。

（8）脂肪油、挥发油或树脂：加苏丹Ⅲ试液呈橘红色、红色或紫红色；加乙醇挥发油溶解，而脂肪油和树脂则不溶解。

2. 细胞壁性质检查

（1）木质化细胞壁：加间苯三酚试液，稍放置，加盐酸1滴，因木化程度不同，呈红色或紫红色。

（2）木栓化或角质化细胞壁：加苏丹Ⅲ试液，稍放置或微热，呈橘红色至红色。

（3）纤维素细胞壁：加氯化锌碘试液或先加碘试液湿润后，稍放置，再加硫酸溶液，呈蓝色或紫色。

（4）硅质化细胞壁：加硫酸无变化。

（三）显微测量

观察细胞和后含物时，常需要测量其直径、长短（以微米计算），作为鉴定依据之一。测量可用目镜测微尺进行。先将目镜测微尺用载台测微尺标化，计算出每一小格的微米数，应用时将测得目的物的小格数，乘以每一小格的微米数，即得所欲测定物的大小。测量微细物体时宜在高倍镜下进行，因在高倍镜下目镜测微尺的每一格的微米数较少，测得的结果比较准确，而测量较大物体时可在低倍镜下进行。

（四）显微定量

显微定量是利用显微测量的某些手段，对一定重量单味药粉末中某些显微特征数量进行分析，或测定粉末性中药中某个组分百分含量的一种方法，也适用于粉末中药杂质的检查。常用的方法有：重量法、定面积法、比率计数定量法，根据粒状和线状特征物的总重量与其数目呈正比的关系进行粒状或线状特征物的数目测定，用于评价矿物类中药的质量的组分含量测定等。

四、理 化 鉴 定

利用某些物理的、化学的或仪器分析方法，鉴定中药的真实性、纯度和品质优劣程度，统称为理化鉴定。理化鉴定法主要对中药的药效成分、有害成分或非药用成分等进行鉴定，以检查中药的品质和纯度等。常用的理化鉴定方法有以下几种：

（一）物理常数的测定

物理常数的测定包括相对密度、旋光度、折光率、硬度、黏稠度、沸点、凝固点、熔点等的测定。这对挥发油、油脂类、树脂类、液体类药（如蜂蜜等）和加工品类（如阿胶等）药材的真实性和纯度的鉴定，具有特别重要的意义。药材中如掺有其他物质时，物理常数就会随之改变，如 2010 年版《中国药典》规定蜂蜜的相对密度在 1.349 以上；冰片（合成龙脑）的熔点为 205~210℃；肉桂油的折光率为 1.602~1.614 等。蜂蜜中掺水就会影响黏稠度，使比重降低。又如，正品蜂蜜（含蔗糖量约为 5%）为左旋，掺蔗糖的蜂蜜（蔗糖含量超过 20%）则变为右旋。

（二）一般理化鉴别

1. 化学定性分析　利用药材的某些化学成分能与某些试剂反应，产生特殊的气味、颜色沉淀或结晶，用于鉴别中药的真伪。一般在试管中进行，也可以直接在药材切片或粉末上进行，以确定该成分存在的部位。例如，马钱子胚乳薄片置白瓷板上，加 1% 钒酸铵的硫酸溶液 1 滴，迅速显紫色（示番木鳖碱）；另取切片加发烟硝酸 1 滴，显橙红色（示马钱子碱）。

2. 泡沫反应和溶血指数的测定　利用皂苷的水溶液振摇后能产生持久性的泡沫和溶解红细胞的性质，可测定含皂苷类成分药材的泡沫指数或溶血指数作为质量指标。通常如有标准皂苷同时进行比较，则更有意义，如 2010 年版《中国药典》采用泡沫反应用于鉴别猪牙皂。

3. 微量升华　是利用中药中所含的某些化学成分，在一定温度下能升华的性质，获得升华物，在显微镜下观察其结晶形状、颜色及化学反应作为鉴别特征。例如，大黄粉末升华物有黄色针状（低温时）、枝状和羽状（高温时）结晶，在结晶上加碱液则呈红色，可进一步确证其为蒽醌类成分。牡丹皮、徐长卿根的升华物为长柱状或针状、羽状结晶（牡丹酚）。斑蝥的升华物（在 30~140℃）为白色柱状或小片状结晶（斑蝥素），加碱液溶解，再加酸又析出结晶。

4. 显微化学反应　将中药粉末、切片或浸出液，置于载玻片上，滴加某些化学试剂使产生沉淀、结晶或特殊颜色，在显微镜下观察进行鉴定的一种方法。例如，黄连粉末滴加稀盐酸，可见针簇状小檗碱盐酸盐结晶析出；或滴加 30% 硝酸，可见针状小檗碱硝酸盐结晶析出。此外，利用显微和化学方法，也可以确定中药有效成分在中药组织构造中的部位，称显微化学定位试验。例如，北柴胡横切片加 1 滴无水乙醇－浓硫酸（1∶1）液，在显微镜下观察可见木栓层、栓内层和皮层显黄绿色－蓝绿色，示其有效成分柴胡皂苷存在于以上部位。

5. 荧光分析　利用中药中所含的某些化学成分，在紫外光或自然光下能产生一定颜色的荧光性质进行鉴别。①直接取中药饮片、粉末或浸出物在紫外光灯下进行观察。例如，国产沉香与进口沉香的显微特征比较近似，但在荧光显微镜下观察，国产沉香粉末中部分颗粒显海蓝色，部分显灰绿色荧光；进口沉香粉末的部分颗粒显竹篁绿色，部分显枯绿色荧光。秦皮的水浸出液在自然光下显碧蓝色荧光。②有些中药本身不产生荧光，但用酸、碱或其他化学方法处理后，可使某些成分在紫外光灯下产生可见荧光。例如，芦荟水溶液与硼砂共热，所含芦荟素即起反应显黄绿色荧光。③利用荧光显微镜观察中药化学成分存在的部位。例如，黄连含小檗碱成分，折断面在紫外光灯下，显金黄色荧光，木质部尤为显著，说明在木质部小檗碱含量较高。用荧光法鉴别时，需将样品置紫外光灯下约 10cm 处观察所产生的荧光现象。紫外光波长为 365nm，如用短波为 254~265nm 时，应加以说明，因两者荧光现象不同。

（三）常规检查

1. 水分测定　中药中含有的适量的水分，可以使其保持外形的完整，不宜破碎，但如果含有过量的水分，易霉烂变质，使有效成分分解，影响临床疗效。因此，控制药材中水分的含量十分重要。2010年版《中国药典》中水分测定方法有4种，即烘干法（干燥失重法）、甲苯法、减压干燥法和气相色谱法。烘干法适用于不含或少含挥发性成分的中药；甲苯法适用于含挥发性成分的中药；减压干燥法适用于含有挥发性成分的贵重中药。

2. 灰分测定 2010年版《中国药典》规定灰分测定法包括总灰分和酸不溶性灰分测定法。

将中药粉碎、加热，高温灼烤至灰化，则细胞组织及其内含物灰烬成为灰分而残留，由此所得的灰分称为"总灰分或生理灰分"（不挥发性无机盐类）。各种中药的生理灰分应在一定范围以内，故所测灰分数值高于正常范围时，有可能在加工或运输贮藏等环节中有其他无机物污染或掺杂。中药中最常见的无机物质为泥土、沙石等，测定灰分的目的是限制药材中的泥沙等杂质。

组织中含草酸钙结晶较多的中药，总灰分本身差异较大，如大黄，测其酸不溶性灰分，即加10%盐酸处理，得到不溶于10%盐酸的灰分。这就使总灰分中的钙盐等溶去，而泥土、砂石等主要是硅酸盐因不溶解而残留。这样就能较精确地反映中药的质量。除酸不溶性灰分外，也可测定硫酸化灰分，即样品在炽灼前，加一定浓度的硫酸适量处理，然后升温至600℃，灼烧灰化。

3. 膨胀度检查 膨胀度是衡量药品膨胀性质的指标，系指按干燥品计算，每克药品在水或其他规定的溶剂中，在一定的时间与温度条件下膨胀后所占有的体积毫升数。主要用于含黏液质、胶质和半纤维素类的天然药品，其吸水膨胀的程度和其所含的黏液呈正比关系。例如，南葶苈子和北葶苈子，外形不易区分，但两者的膨胀度差别较大，2010年版《中国药典》规定北葶苈子膨胀度不得低于12，南葶苈子膨胀度不得低于3，通过测定比较可以区别两者。又如，蛤蟆油膨胀度不得低于55。

4. 酸败度 酸败度是指油脂或含油脂的种子类药材，在贮藏过程中发生复杂的化学变化，产生游离脂肪酸、过氧化物和低分子醛类、酮类等分解产物，因而出现异臭味，影响药材的感观性质和内在质量。通过酸值、羰基值或过氧化值的测定，可以控制含油脂种子类药材的酸败程度。例如，2010年版《中国药典》规定苦杏仁的过氧化值不得超过0.11；郁李仁的酸值不得超过10.0、羰基值不得超过3.0、过氧化值不得超过0.050。

5. 色度检查 含挥发油类成分的中药，常易在贮藏过程中氧化、聚合而导致变质，经验鉴别称为"走油"。2010年版《中国药典》规定检查白术的色度，就是利用比色鉴定法，检查有色杂质的限量，也是了解和控制其药材"走油"变质的程度。

6. 有害物质的检查 药品作为防病治病的特殊商品，在重视有效性的同时，安全性也不容忽视，药品中有害物质的存在对广大人民群众的身心健康造成了极大的影响，因此，在中药品质鉴定和研究中，有害物质的检查是一项重要内容。中药的有害物质主要有内源性有害物质和外源性有害物质。

（1）内源性有害物质：主要是中药中危害人体健康的毒性成分。例如：①肾毒性成分马兜铃酸，主要存在于马兜铃科药材广防己、关木通、马兜铃、天仙藤、青木香中；②肝毒性成分吡咯里西啶生物碱，主要存在于千里光、款冬、佩兰等药材中。

内源性有害物质的检测，目前多采用高效液相色谱法、高效毛细管电泳及其与质谱联用技术测定生物碱类、苷类、毒蛋白、萜、内酯类以及马兜铃酸类成分。

（2）外源性有害物质：主要来源于外界环境条件，如土壤、大气、水、化肥及农药等因素，同时与植物本身的遗传特性和对该类元素的富集能力等有关。主要有重金属及有害元素、残留的农药、黄曲霉毒素和二氧化硫等。①重金属的检测：重金属是指在实验条件下能与硫代乙酰胺或硫化钠作用显色的金属杂质。中药材生长环境中的水、土壤、大气以及中药材种植过程中使用过的农药、化肥等都有可能造成中药重金属超标，对人体危害极大的重金属主要有铅、镉、汞、铜等。2010年版《中国药典》规定采用硫代乙酰胺或硫化钠显色反应比色法测定重金属总量；采用原子吸收光谱法和电感耦合等离子体质谱法测定重金属元素铅、镉、汞、铜，规定黄芪中铅不得超过百万分之五；镉不得超过千万分之三；砷不得超过百万分之二；汞不得超过千万分之二；铜不得超过百万分之二十。②残留农药的检测：主要有有机氯农药、有机磷农药和拟除虫菊酯类农药。中药材在种植、采收、加工、包装、运输和贮藏的各环节中都存在被农药污染的可能。2010 年版《中国药典》采用气相色谱法检测中药中的残留农药，并规定甘草中六六六不得超过千万分之二；滴滴涕不得超过千万分之二；五氯硝基苯不得超过千万分之一。③砷盐检查：2010 年版《中国药典》采用古蔡法或二乙基硫代氨基甲酸银法测定中药中砷盐的限量或含量，并规定芒硝含砷量不得超过百万分之十；石膏含砷量不得超过百万分之二。④黄曲霉毒素的检查：黄曲霉毒素是真菌门曲霉属黄曲霉菌的产毒菌株所形成的代谢产物，是一种强致癌物质，为双呋喃环骈香豆素，双呋喃环是基本毒性结构。世界各国对食品和药品中黄曲霉毒素的限量都作了严格的规定。目前，对中药中霉菌污染的研究报道较多，但尚未形成公认的质量标准，已报道的检测方法有薄层色谱法、酶联吸附免疫法、免疫和柱荧光法、免疫亲和柱 - 高效液相色谱法。⑤二氧化硫的检查：为了保持药材色泽，防止霉烂，常在加工过程中采用硫黄熏蒸的方法，会在不同程度上污染环境并造成药材中二氧化硫的残留。世界上许多国家对药品或食品中残留的二氧化硫均有严格规定，检测方法有酸蒸馏碘滴定法和离子色谱法。2010 年版《中国药典》采用蒸馏法测定经硫黄熏蒸处理过的药材或饮片中的二氧化硫残留量。

（四）色谱法

色谱法又称层析法，是中药化学成分分离和鉴别的重要方法之一。可分为纸色谱法、柱色谱法、薄层色谱法、气相色谱法、高效液相色谱法等。

1. 薄层色谱法　是分别将供试品溶液和对照物（对照品或对照药材）溶液点于同一薄层板上，以适当的展开剂展开，所得的色谱图作对比，用以进行中药鉴别的色谱法。平常应用较多的是薄层扫描法，因薄层色谱法既可作定性鉴别，又可作含量测定。因其具有方便、快速、灵敏的特点，目前已成为中药鉴别最常用的重要方法之一，2010 年版《中国药典》中大多数中药材及中成药都采用薄层色谱法鉴别。

2. 高效液相色谱法　是采用高压输液泵将规定的流动相泵入色谱柱而进行分离测定的色谱法。首先注入供试品溶液，由流动相带入装有填充剂的色谱柱，各成分在柱内被分离，依次进入检测器，并由记录仪、积分仪或数据处理系统记录色谱信号。高效液相色谱范围广、流动相选择性大、色谱柱可反复应用，不受样品挥发性的影响，对低挥发性、热稳定性差、高分子化合物和离子型化合物均较适用，并具有分离性能高、分离速度快、灵敏准确、重现性好和专属性强的特点，现已广泛用于中药的质量分析，并成为中药有效成分含量测定的首选方法，2010 年版《中国药典》中大多数中药材及中成药都采用高效液相色谱法进行含量测定。

3. 气相色谱法　是以气体作为流动相，载气流经装有填充剂的色谱柱进行分离的色谱法。物质或其衍生物气化后，被载气带入色谱柱进行分离，各组分先后进入检测器，并由记录仪、积分仪或数据处理系统记录色谱信号。气相色谱法适用于含挥发油或其他挥发性成分的药材或中成药的分析，常用于药品的鉴别、含量测定、水分测定、农药残留量的测定等。

4. 蛋白质电泳色谱法　是利用中药中含有蛋白质、氨基酸等带电荷的成分，在同一电场作用下，由于各成分所带电荷的性质、数目及分子质量不同，因而泳动的方向和速度不同，在一定时间内，各成分移动距离不同，出现谱带的条数不同而进行分离鉴别。常用于富含蛋白质及氨基酸类成分的动物药类、果实种子类中药的鉴别，如蛇类药材的鉴别。

（五）光谱法

光谱法是通过测定物质在特定波长处或一定波长范围内光的吸收度对该物质进行定性和

定量分析的方法。一般常用波长为：紫外光区 200~400nm，可见光区 400~850nm，红外光区 2.5~15μm（或按波数计为 4000~667cm⁻¹）。所用仪器为紫外分光光度计、可见分光光度计（或比色计）、红外分光光度计和原子吸收分光光度计。

1. 紫外分光光度法　常用于主成分或有效成分在 200~400nm 处有最大吸收波长的中药。此法不仅能测定有色物质，对有共轭双键等结构的无色物质也能精确测定，具有灵敏、简便、准确，既可作定性分析又可作含量测定等优点。目前紫外分光光度计的种类较多，且在测定技术上摆脱了纯化合物的框框。中药材紫外吸收光谱由各组分特征吸收光谱叠加而成，在一定条件下，同一种药材应有相同的紫外吸收光谱。因此，该法比其他光谱法，如红外、磁共振谱等有更广泛的用途。

2. 可见分光光度法　是比较溶液颜色深度以确定物质含量的方法。在可见光区 400~850nm，有些物质对光有吸收，有些物质本身并没有吸收，但在一定条件下加入显色试剂或经过处理使其显色后，可用此法测定。显色时由于影响呈色深浅的因素较多，所以测定时需用标准品或对照品同时比较。常使用的仪器为可见分光光度计或比色计。比色法多用于中药的定量分析及物理常数的测定。

3. 红外分光光谱法　红外光谱又称振转光谱，其特征性很强，特别是在 7~15μm 处（称为指纹区），吸收峰很多，而且尖锐，主要用于物质的鉴别和结构分析。红外光谱对中药成分的定性鉴别可得到较准确的结论，由于光谱的专属性强，几乎没有两种单体的红外光谱完全一致。但红外光谱鉴别，需要标准品或标准图谱进行对照，而且聚合物、混合物、无机物通常仅有较少的光谱带，由于各种单体红外光谱严重重叠，所以不纯的中药提取物作红外光谱测定没有意义。

4. 原子吸收分光光度法　从光源辐射出的待测元素特征光波通过供试品蒸气时，被蒸气中待测元素的基态原子所吸收，测定辐射光强度减弱的程度，以求出供试品中待测元素含量。比较标准品和供试品的吸收度，即可求得供试品中待测元素的含量。本法的特点是专属性强、检测灵敏度高、测定快速，是目前用于测定中药和中药制剂中微量元素的最常用方法之一。

（六）色谱 - 光谱联用分析法

每一种分析技术均有其适用范围和局限性。但如果将单一的分析技术联合起来，不仅可以获得更多的信息，也可以产生单一分析技术所无法得到的新信息，如气相 - 质谱（GC-MS）、红外 - 质谱（IR-MS）、高效液相 - 质谱（HPLC-MS）、质谱 - 质谱（MS-MS）等。气相 - 质谱与计算机联用，可以对中药所含的挥发性成分进行分析，如对阿尔泰柴胡的挥发油成分进行了分析，如图 5-1。

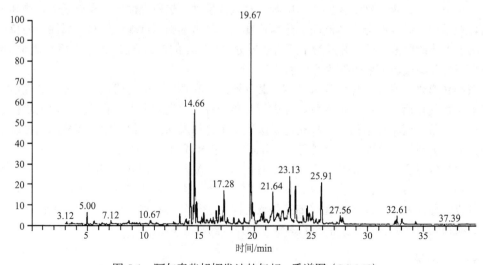

图 5-1　阿尔泰柴胡挥发油的气相 - 质谱图（GC-MS）

（七）浸出物测定

对于有效成分尚不明确或尚无精确定量方法的中药，一般可根据已知成分的溶解性质，选用水或其他适当溶剂为溶媒，测定中药中可溶性物质的含量，以示中药的品质。在一定的条件下药材浸出物的含量大致有一定的范围。通常选用水、一定浓度的乙醇（或甲醇）、乙醚作浸出物测定。例如，2010 年版《中国药典》规定，用 45% 乙醇作溶剂，党参的醇溶性浸出物不得少于55.0%。

（八）含量测定

中药材含有多种成分，以中医理论为指导，结合现代科学研究选择其具生理活性的主要化学成分，作为有效成分或指标性成分之一，进行含量测定，用以鉴定评价中药质量。有效成分或指标性成分清楚的可进行针对性定量；有效成分尚不清楚而化学上大类成分清楚的可对总成分，如总黄酮、总生物碱、总皂苷、总蒽醌等进行含量测定；含挥发油成分的可测定挥发油含量。

含量测定的方法常用的如经典分析方法（容量法、重量法）、分光光度法、气相色谱法、高效液相色谱法、薄层扫描法、薄层 - 分光光度法等。例如，2010 年版《中国药典》中采用容量法测定石膏中含水硫酸钙（$CaSO_4 \cdot 2H_2O$）的含量不得少于 95.0%；采用重量法测定芒硝中硫酸钠（Na_2SO_4）的含量不得少于 99.0%；采用紫外 - 可见分光光度法测定槐米中总黄酮以芦丁（$C_{27}H_{30}O_{16}$）计，不得少于 20.0%；采用气相色谱法测定丁香中丁香酚（$C_{10}H_{12}O_2$）的含量不得少于11.0%；采用高效液相色谱法测定黄芩中黄芩苷（$C_{21}H_{18}O_{11}$）的含量不得少于 9.0%。

第四节　新技术和新方法简介

随着现代自然科学技术的发展，许多新学科的理论和实验技术不断渗透到中药鉴定领域，推动了中药鉴定研究的发展。目前中药鉴定的新技术和新方法主要有如下几种。

一、DNA 分子标记技术

DNA 分子标记是指能反映生物个体或种群间基因组中某种差异特征的 DNA 片段，这种 DNA 片段是由基因组 DNA 经限制性内切核酸酶切割和（或）聚合酶链反应（PCR）扩增和（或）分子杂交后在电泳胶上或杂交膜上进行检测的。DNA 分子标记技术是检测 DNA 分子由于缺失、插入、异位、倒位、重排或由于存在长短与排列不一的重复序列等机制而产生的多态性的技术，可用于中药品种鉴定及种质资源评价。它可从分子水平刻画中药主流品种及其种属的遗传背景差异，为中药品种标准化提供先进可行的方法和稳定可靠的标准，进而为中药质量标准规范化奠定坚实的基础。DNA 分子作为遗传信息的载体，具有遗传稳定性、遗传多样性及化学稳定性等特点，这种方法比形态、组织和化学水平的检测更具有特征性和专属性。

二、DNA 条形码技术

DNA 条形码是指用短的、标准的 DNA 片段作为物种标记而建立的一种生物鉴定新方法。DNA 条形码鉴定技术具有四大优势：①不受个体形态特征限制；②鉴定结果准确，具有可重复性；③易于构建统一数据库，可形成统一鉴定标准；④鉴定技术简便易行，可以满足不同行业不同科研背景工作者对物种快速鉴定的要求。综合以上优势，DNA条形码鉴定技术可以实现对物种的准确、快速自动鉴定，从而克服传统鉴定方法的诸多缺陷。该技术可用于植物、动物和真菌物种的快速鉴定，实现门、纲、目、科、属、种、变种等不同分类水平物种的鉴定。目前已在大黄属品种的鉴定中有所应用。

三、指纹图谱技术

中药指纹图谱是指中药经适当处理后，采用一定的分析手段，得到的能够标示该中药特性的共有峰的图谱。指纹图谱是以现代色谱、光谱、波谱等技术为依托的一种质量控制模式。它是一种综合的、可量化的鉴别手段，是当前符合中药特色的，评价中药真实性、稳定性和一致性的最佳质量控制方法之一；能基本反映中药全貌，使其质控指标由原有的对单一成分含量的测定上升为对整个中药内在品质的检测，实现对中药内在质量的综合评价和整体物质的全面控制，使中药质量达到稳定、可控，确保中医临床疗效的稳定，并使中药品质研究更加符合祖国医学的整体观念这一传统特色。近几年来，指纹图谱技术已在中药的品质评价、资源开发及药效成分寻找等方面得到广泛应用，已成为中药品种鉴定和质量评价的重要手段之一。

四、植物代谢组学技术

代谢组学是对某一生物或细胞在一特定生理时期内所有小分子代谢产物同时进行定性和定量分析的一门新学科。植物代谢组学是以植物为研究对象的代谢组学，是对植物抽提物中代谢物进行高通量、无偏差全面分析的技术。它研究不同物种、不同基因类型或不同生态类型的植物在不同生长时期或受某种刺激干扰前后的所有小分子代谢产物，对其进行定性、定量分析，并找出代谢变化的规律。应用植物代谢组学技术，研究不同药用植物的代谢产物，可对药材及其基源进行代谢指纹分析和鉴定；研究不同基因型植物的代谢物，可发现与活性成分相关的新功能基因，促进转基因药用植物的研究；研究不同生态环境下药用植物的代谢产物，了解植物的区域分布，确定药材的道地性；研究植物在受到某种因素（内部或外部）刺激之后特定的应激变化产生代谢物的变化规律，指导从植物中定向培养生药有效成分。

五、计算机技术

借助计算机图像学、计算机三维重建和图像分析系统等手段，将中药组织形态学研究推向三维化、可视化、定量化。图像分析是近20年来国际上兴起的一门新技术，旨在将不同层次的二维图像用计算机进行处理，获取此图像的三维定量数据。图像分析与常规测量相比具有很多优点，用计算机代替人工进行繁琐的形态学测量，所得到的三维立体参数准确可靠。

六、电子鼻鉴定技术

电子鼻也称气味指纹分析仪，是在材料科学和传感技术的基础上发展起来的，利用各种传感器的仿生学技术，模仿人的后上部嗅上皮细胞的工作模式，实现对气体的检测。目前，在医学领域用电子鼻来检测患者呼出的气体，用以揭示这些气体成分与所患疾病之间的关系，成为诊断疾病的辅助手段；在食品领域应用较为广泛，如用电子鼻对食品原料的气味进行辨识和分析，实现对食品原料纯度、新鲜度的检测，也可以用于食品货架期的检测；在农业领域能快速检测出粮食是否受到害虫的侵蚀；此外还应用于大气环境、航天航空和材料科学等领域。对中药材的鉴别自古就有"鼻嗅、口尝"等性状鉴别方法，但主观性过强，难以客观化和标准化界定，应用电子鼻可祢补这方面的不足，有可能在中药不同品种的鉴别、同一药材不同炮制品规格的鉴别以及中药材的贮藏养护过程中得到应用。

　　中药鉴定的依据是国家标准，即《中国药典》和《部颁标准》。中药鉴定的方法主要有基原鉴定、性状鉴定、显微鉴定和理化鉴定。其中性状鉴定法是最常用且非常重要的鉴别方法，是中药鉴定工作者必备的基本功之一，包括形状、大小、颜色、表面特征、质地、折断面、气、味、水试和火试方面的内容；显微鉴定法是利用显微镜来观察药材的组织构造、细胞形状以及内含物的特征，用以鉴定药材品种和质量的方法，适用于形态相似、性状难以鉴定、破碎或呈粉末状的药材的鉴定；理化鉴定法是利用某些物理的、化学的或仪器分析方法，鉴定中药的真实性、纯度和品质优良度的方法，包括物理常数测定、一般理化鉴别、常规检查、色谱法、光谱法、色谱 - 光谱联用分析法、浸出物测定、含量测定等方面的内容，其中有害物质检查、浸出物测定及含量测定等与中药安全性、有效性评价密切相关。此外还有一些新技术和新方法，如 DNA 分子标记技术、DNA 条形码技术、指纹图谱技术、植物代谢组学技术以及电子鼻鉴定技术等。

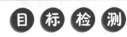

一、单选题

A 型题

1. 中药鉴定的法定依据是
A.《中药鉴定学》和《中华人民共和国药典》
B.《中华人民共和国药典》和《中华人民共和国卫生部药品标准》
C.《中华人民共和国卫生部药品标准》和《中药志》
D.《中华人民共和国药典》和《中药志》
E.《中药鉴定学》和《中药鉴别手册》

2. 在进行中药鉴定时，抽取样品的总量一般应是一次检验用量的
A. 1 倍　　　　　　　　B. 2 倍　　　　　　　　C. 3 倍
D. 4 倍　　　　　　　　E. 5 倍

3. 在进行显微鉴定时，制水合氯醛透化片的主要目的之一是
A. 能容易看清楚糊粉粒形态　B. 能容易鉴别细胞组织　C. 能容易看清楚淀粉粒形态
D. 能容易鉴别油类物质　E. 能容易鉴别代谢物质

4. 用水合氯醛试液透化后的制片可观察的特征是
A. 淀粉粒　　　　　　　B. 多糖颗粒　　　　　　C. 菊糖
D. 草酸钙结晶　　　　　E. 橙皮苷结晶

5. 用显微鉴定法观察淀粉粒，最佳的制片方法是
A. 乙醇装片　　　　　　B. 水合氯醛装片　　　　C. 稀盐酸装片
D. 水装片　　　　　　　E. 5%KOH 装片

6. 测定药材中挥发油的组分和含量，常选用的仪器是
A. 高效液相色谱仪　　　B. 气相色谱仪　　　　　C. 气质联用仪
D. 红外光谱仪　　　　　E. 薄层扫描仪

7. 具有灵敏度高、准确性强的优点，可用于大多数有机成分分析的方法是

A. 紫外光谱法　　　　　　B. 气相色谱法　　　　　　C. 高效液相色谱法

D. 红外光谱法　　　　　　E. 薄层扫描法

B 型题

A. 取样 5 件　　　　　　　B. 按 5% 取样　　　　　　C. 超出部分按 1% 取样

D. 逐件取样　　　　　　　E. 按 2% 取样

8. 100~1000 件药材包件的取样原则是

9. 5~99 件药材包件的取样原则是

10. 贵重药材的取样原则是

A. 烘干法　　　　　　　　B. 甲苯法　　　　　　　　C. 减压干燥法

D. 气相色谱法　　　　　　E. 高效液相色谱法

11. 适用于含有挥发性成分的贵重中药的水分测定方法是

12. 适用于含有挥发性成分中药的水分测定方法是

13. 适用于不含或少含挥发性成分中药的水分测定方法是

A. 基原鉴定法　　　　　　B. 性状鉴定法　　　　　　C. 显微鉴定法

D. 理化鉴定法　　　　　　E. 生物鉴定法

14. 具有简单、迅速、易行特点的鉴定方法是

15. 粉末性药材首选的鉴定方法是

16. 药材的真实性、纯度和品质优良度最佳的鉴定方法是

A. 间苯三酚 - 浓盐酸试液　B. 苏丹Ⅲ试液　　　　　　C. α- 萘酚试液

D. 钌红试液　　　　　　　E. 氯化锌碘试液

17. 用于检查纤维素细胞壁的是

18. 用于检查角质化或木栓化细胞壁的是

19. 用于检查木质化细胞壁的是

20. 用于检查黏液质的是

二、多选题

1. 中药鉴定常用的四种方法是

A. 基原鉴定法　　　　　　B. 性状鉴定法　　　　　　C. 显微鉴定法

D. 理化鉴定法　　　　　　E. 生物鉴定法

2. 用水合氯醛加热透化后制片，**不**可能观察到的特征有

A. 石细胞　　　　　　　　B. 淀粉粒　　　　　　　　C. 叶绿体

D. 纤维　　　　　　　　　E. 导管

3. 中药灰分测定的目的是

A. 限制中药中泥沙含量　　B. 防止虫蛀　　　　　　　C. 限制外来杂质含量

D. 防止发霉　　　　　　　E. 保证中药质量

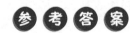
参 考 答 案

一、单选题

1. B　2. C　3. B　4. D　5. D　6. C　7. C　8. B　9. A　10. D　11. C　12. B　13. A　14. B　15. C
16. D　17. E　18. B　19. A　20. D

二、多选题

1. ABCD　2. BC　3. ACE

各　论

第六章　根及根茎类中药

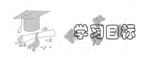 学习目标

  1. 掌握药材绵马贯众、大黄、牛膝、附子、白芍、黄连、甘草、黄芪、人参、当归、川芎、柴胡、龙胆、丹参、黄芩、地黄、党参、木香、白术、苍术、石菖蒲、川贝母、麦冬、天麻的来源、主产地、性状鉴别、显微鉴别、化学成分、理化鉴别等内容

  2. 熟悉药材狗脊、细辛、何首乌、威灵仙、川乌、延胡索、板蓝根、苦参、葛根、西洋参、三七、白芷、独活、羌活、防风、北沙参、秦艽、玄参、天花粉、桔梗、泽泻、天南星、半夏、百部、浙贝母、知母、山药、射干、姜黄、郁金、白及的来源、性状鉴别、显微鉴别等内容

  3. 了解药材骨碎补、拳参、虎杖、金荞麦、川牛膝、商陆、太子参、银柴胡、草乌、白头翁、赤芍、升麻、天葵子、防己、北豆根、乌药、红景天、地榆、山豆根、远志、甘遂、前胡、藁本、明党参、白前、白薇、徐长卿、紫草、胡黄连、巴戟天、茜草、红大戟、续断、南沙参、川木香、紫菀、漏芦、三棱、香附、白附子、千年健、黄精、玉竹、重楼、土茯苓、天冬、菝葜、薤白、绵萆薢、莪术、片姜黄、高良姜、山奈、山慈菇的来源、性状鉴别等内容

第一节　概　述

  根（radix）及根茎（rhizoma）是植物的两种不同器官，具有不同的外形和构造。由于很多中药材同时具有根和根茎两部分，两者又互有联系，因此，将根及根茎类中药并入一章叙述。

一、根类中药

（一）性状鉴别

  根类中药是指药用部位为根或以根为主、带有部分根茎的中药材。根无节和节间之分，一般无芽和叶。

1. 形状 多为圆柱形、长圆锥形或纺锤形等。双子叶植物根一般为直根系，主根发达，侧根较小，主根常为圆柱形、圆锥形或纺锤形。例如，甘草的主根呈圆柱形，白芷的呈圆锥形，何首乌的呈纺锤形；少数双子叶植物的主根不发达，为须根系，多数细长的须根簇生于根茎上，如龙胆等。单子叶植物根一般为须根系，须根的前部或中部常膨大成块根，呈纺锤形，如麦冬等。

2. 表面 常有纹理，横纹或纵纹，双子叶植物根常有栓皮及皮孔，较粗糙。单子叶植物根无栓皮、皮孔，较光滑。根顶端有时带有根茎或茎基，根茎俗称"芦头"，上有茎痕，俗称"芦碗"，如人参等。

3. 质地和断面 质重坚实或体轻松泡；折断面呈粉性或纤维性、角质样等。一般说来，双子叶植物根横断面有一圈形成层环纹，环内的木质部较环外的皮部大；中央无髓部，自中心向外有放射状纹理，木部尤为明显。单子叶植物根的横断面有一圈内皮层环纹，皮部宽广，中柱较小；中央有髓部，无放射状纹理。此外，应注意根的断面组织中有无分泌物散布，如伞形科当归等含有黄棕色油点。并应注意少数双子叶植物根断面的异型构造，如商陆的罗盘纹、何首乌的云锦花纹等。

（二）显微鉴别

显微观察根横切面的组织构造，可根据形成层有无、维管束类型、排列方式，区分双子叶和单子叶植物根。

1. 双子叶植物根 一般均具次生构造。最外层多为周皮，由木栓层、木栓形成层及栓内层组成。木栓形成层多发生于中柱鞘部位，形成周皮后原有的表皮及皮层细胞均已死亡脱落；栓内层通常为数列薄壁细胞，排列较疏松。有的栓内层比较发达，又名"次生皮层"。少数根类中药的次生构造不发达，无周皮而有表皮，如龙胆等；或表皮死亡脱落后，外皮层细胞的细胞壁增厚并栓化，起保护作用，称为"后生表皮"，如细辛等；或皮层的外部细胞木栓化起保护作用，称为"后生皮层"，如川乌等。次生构造不发达者，其内皮层均较明显。

维管束一般为无限外韧型，由初生韧皮部、次生韧皮部、形成层、次生木质部和初生木质部组成。初生韧皮部细胞大多颓废，次生韧皮部包括筛管、伴胞、韧皮薄壁细胞、韧皮纤维等，并有韧皮射线；形成层连续成环，或束间形成层不明显；次生木质部占根的大部分，由导管、管胞、木薄壁细胞或木纤维组成，木射线较明显；初生木质部位于中央，分为几束，呈星角状，其束的数目多为二至六束，又称二至六原型，如牛膝为二原型。双子叶植物的根一般无髓，少数为次生构造不发达的根，初生木质部未分化到中心，中央为薄壁组织区域，形成明显的髓部，如龙胆等。

双子叶植物根大多为正常构造，少数为异常构造，主要有下列几种类型。

（1）多环性同心环维管束（concentral polycyclic vascular bundle）是指在正常维管组织外围形成若干同心环状排列的异常维管束。它是在正常维管束形成后，由中柱鞘细胞分裂产生薄壁组织，从中发生新的形成层环，并形成第一轮同心环维管束，以后随着外方薄壁细胞继续分裂，又相继形成第二轮、第三轮等同心环维管束，如此构成多环性同心环维管束的异常构造，如牛膝、商陆等。

（2）皮层维管束（cortical vascular bundle）是指在正常维管组织外围的薄壁组织中产生新的附加维管柱，形成异常构造。它是在正常维管束形成后，在韧皮部外侧由中柱鞘衍生的薄壁组织细胞分裂产生异常形成层，形成异常的复合维管束或单个外韧型维管束，如何首乌。

（3）内涵韧皮部（included phloem）又称木间韧皮部，是指在次生木质部中包埋有次生韧皮部。它是形成层活动不规则的结果，在次生生长的某阶段，形成层异常地向外向内均产生韧皮部，其后活动又恢复正常，于是异常产生的韧皮部就被包埋在次生木质部中，如茄科华山参等。有的内涵韧皮部连接成环层而成环状木间韧皮部，如秦艽根。

（4）木间木栓（interxylary cork）又称内涵周皮，是在次生木质部内形成木栓带。通常是由次生木质部的薄壁组织细胞栓化形成，如黄芩老根中央的木栓环。有的木间木栓环包围部分韧皮部和木质部，把维管柱分隔成几个束，如甘松根。

此外，还有木质部中心具异型复合维管束，即木质部中心部位有异型复合维管束，三生形成层环外方为木质部，内方为韧皮部，如广防己等；分离维管束，即在形成层内外侧产生异常的复合维管束或单个外韧型维管束，如川乌等。

2. 单子叶植物根　一般均具初生构造。最外层通常为一列表皮细胞，无木栓层，有的细胞分化为根毛，细胞外壁一般无角质层。少数根的表皮细胞分裂为多层细胞，细胞壁木栓化，形成根被，如麦冬等。皮层宽厚，占根的大部分，通常可分为外皮层、皮层薄壁组织和内皮层。内外皮层为一层排列紧密整齐的细胞；皮层细胞排列疏松；内皮层为一层排列紧密整齐的细胞，有的可见凯氏点或凯氏带。有的内皮层细胞壁全部增厚木化，少数不增厚的内皮层细胞称"通道细胞"，如麦冬。有的内皮层细胞外切向壁及两侧壁均增厚，呈马蹄形。

中柱较小，最外为中柱鞘，维管束为辐射型，韧皮部与木质部相间排列，呈辐射状，无形成层。髓部通常明显。

根类中药的横切面显微鉴别，首先应根据维管束类型、形成层有无等，区分为双子叶或单子叶植物根。其次应注意分泌组织、厚壁组织以及细胞内含物的类型、分布。分泌组织，如党参等有乳管；人参等有树脂道；木香、当归等有油室；青木香等有油细胞。草酸钙或碳酸钙结晶，如大黄等含簇晶；麦冬等含针晶；牛膝等含砂晶；甘草等含方晶，并形成晶纤维。有的含多量淀粉粒，如葛根（甘葛藤）；有的含菊糖，不含淀粉粒，如桔梗等。厚壁组织，如石细胞、韧皮纤维或木纤维等。

二、根茎类中药

（一）性状鉴别

根茎类中药是指以地下茎或带有少许根部的地下茎入药的药材，包括根状茎、块茎、球茎及鳞茎等，是一类地下茎的变态。

1. 形状、表面　根状茎多呈结节状圆柱形，常具分枝，纺锤形或不规则团块状或拳形团块。表面节和节间明显，单子叶植物尤为明显，节上常有退化的鳞片状或膜质状小叶或叶痕，有顶芽和腋芽或芽痕；顶端常残存茎基或茎痕，侧面和下面有细长的不定根或根痕。蕨类植物根茎常有鳞片或密生棕黄色鳞毛。块茎呈不规则块状或类球形，肉质肥大。表面具短的节间，节上具芽及退化的鳞片状叶或已脱落，如天麻等。球茎呈球形或扁球形，肉质肥大。表面具明显的节和缩短的节间，节上有较大的膜质鳞叶，顶芽发达，如荸荠等。鳞茎呈球形或扁球形，地下茎缩短呈扁平皿状，称鳞茎盘，上面有肉质肥厚的鳞叶和顶芽，基部有不定根或不定根痕，如川贝母等。有的兰科植物茎的下部膨大，称假鳞茎。

2. 横断面　应注意区分双子叶植物和单子叶植物根茎。一般说来，双子叶植物根茎横断面可见形成层环，木部有明显的放射状纹理，中央有明显的髓部。单子叶植物根茎通常可见内皮层环纹，无形成层环，皮层及中柱均有维管束小点散布，髓部不明显。此外，应注意根茎断面组织中有无分泌组织散布，如油点等。注意少数双子叶植物根茎横断面有异常构造，如大黄的星点。

（二）显微鉴别

显微观察根茎横切面的组织构造，可区分双子叶植物、单子叶植物和蕨类植物的根茎。

1. 双子叶植物根茎　一般均具次生构造。外表常有木栓层，少数有表皮或鳞叶，如木栓形成层发生在皮层外方，则初生皮层仍然存在，如黄连等；有些根茎仅有栓内层细胞构成次生皮层。皮层中有根迹维管束或叶迹维管束斜向通过，皮层内侧有时具纤维或石细胞，内皮层多不明显。

维管束多为外韧型，呈环状排列，束间被髓射线分隔。韧皮部外方有的具厚壁组织，如初生韧皮纤维（或称中柱鞘纤维）和石细胞群，常排成不连续的环。中央有髓部。

双子叶植物根茎大多为正常构造，少数为异常构造，主要有下列几种类型。

①髓维管束（medullary bundle）是指位于根茎髓部的维管束，其韧皮部和木质部的位置与外部正常维管束倒置，即木质部在外方，韧皮部在内侧，如大黄的髓部有许多星点状的异型维管束。②内生韧皮部（internal phloem）又称木内韧皮部，是指位于初生木质部里端的初生韧皮部，有的与木质部里端密切接触，构成正常的双韧型维管束，如茄科、葫芦科植物等；有的在髓部的周围形成各个分离的韧皮部束，如白薇、白前等。内生韧皮部存在的位置和形成均与内涵韧皮部不同。③木间木栓在次生木质部内形成木栓环带，如甘松根茎中的木内木栓环包围一部分韧皮部和木质部，把维管柱分隔成数个束。

此外，还有皮层维管束，如落新妇根茎皮层有单个外韧型维管束，其形成不同于根迹或叶迹维管束；内生维管束，即当内生韧皮部形成后，在其外方产生新的形成层，向外产生次生木质部，向内产生次生韧皮部，形成环髓周围的具初生、次生韧皮部，异常形成层，初生、次生木质部的维管束，如蓼科植物等。

2. 单子叶植物根茎 一般均具初生构造。外表通常为一列表皮细胞，少数根茎皮层外部细胞木栓化，形成后生皮层，代替表皮起保护作用，如藜芦等；有的皮层外侧细胞形成木栓组织，如生姜。皮层宽广，常有叶迹维管束散在；内皮层大多明显，具凯氏带。中柱中有多数维管束散布，维管束大多为有限外韧型或周木型，如石菖蒲；有的中柱不明显，即内皮层不明显，有限外韧型维管束散在，如天麻等。无明显髓部。

鳞茎的肉质鳞叶组织构造类似于单子叶植物叶，表皮有气孔，无毛茸。

3. 蕨类植物根茎 外表通常为一列表皮，下为数列厚壁细胞构成的下皮层（hypodermis），其内为基本薄壁组织。一般具网状中柱（dictyostele），由断续环状排列的周韧型维管束组成，每一维管束外围有内皮层，网状中柱的一个维管束又称分体中柱（meristele），如绵马贯众等。分体中柱的形状、数目和排列方式是鉴定品种的重要依据。有的根茎具双韧管状中柱，即木质部排成环圈，其内外两侧均有韧皮部及内皮层环，中央有髓部，如狗脊等。有的根茎具外韧管状中柱，即木质部排成环圈，其外侧有韧皮部及内皮层环，中央有髓部，如阴地蕨等。有的根茎具原生中柱，即木质部居中，韧皮部环绕，形成周韧型维管束，外侧有内皮层环，如紫萁贯众等。蕨类植物根茎的木质部一般无导管而有管胞，管胞大多为梯纹。在基本组织的细胞间隙中，有的具间隙腺毛，如绵马贯众。

根茎类中药的横切面显微鉴别，首先应根据维管束类型和排列形式，区分蕨类植物、双子叶植物或单子叶植物的根茎。还要注意分泌组织、厚壁组织以及细胞内含物的类型、分布。常有分泌组织存在的，如川芎、苍术等有油室；石菖蒲、干姜等有油细胞；半夏、白及等有黏液细胞，内含针晶束。厚壁组织是一重要鉴别特征，如苍术木栓层中有石细胞带，黄连（味连）皮层及中柱鞘部位有石细胞。常含淀粉粒的，特别是块茎、鳞茎含众多淀粉粒，为重要鉴别特征；有的含菊糖而无淀粉粒，如苍术等。

第二节 根及根茎类中药鉴定

☆ 狗脊 Rhizoma Cibotii

【别名】金毛狗脊、金毛狗。

【来源】本品为蚌壳蕨科（Dicksoniaceae）植物金毛狗脊 *Cibotium barometz*（L.）J. Sm. 的干燥根茎。

【产地】本品主产于福建、四川等地。

【采收加工】秋、冬季采挖，除去泥沙，干燥；或去硬根、叶柄及金黄色绒毛，切厚片干燥，为"生狗脊片"；蒸后晒至六七成干，切厚片干燥，为"熟狗脊片"。

【鉴别】狗脊药材呈不规则长块状，长 10~30cm，直径 2~10cm。表面深棕色，残留金黄色茸毛，上面有数个棕红色叶柄残基，下面有多数黑色细根。质坚硬，不易折断。无臭，味淡、微涩。生狗脊片呈不规则长条形或圆形，长 5~20cm，宽 2~10cm，厚 1.5~5mm；边缘不整齐，偶有金黄色绒毛残留；切面浅棕色，较平滑，近外皮 1~4mm 处有一条棕黄色隆起的木质部环纹或条纹；质坚脆，易折断，有粉性。熟狗脊片全体呈黑棕色，质坚硬。

药材以肥大、质坚实、无空心、外表略有金黄色绒毛者为佳。狗脊片以厚薄均匀、坚实无毛、不空心者为佳。

根茎横切面表皮细胞 1 列，残存金黄色非腺毛。厚壁细胞 10~20 列，棕黄色，壁孔明显。双韧管状中柱，木质部排列成环，由管胞组成，其内外均有韧皮部及内皮层。皮层和髓部均为薄壁细胞，内含淀粉粒，有的含黄棕色物质。叶柄基部横切面分体中柱多呈"U"字形，30 余个断续排列成双卷状，外围为韧皮部及内皮层。

【化学成分】根茎含原儿茶醛、原儿茶酸、绵马酚；根茎柔毛含鞣质及色素。

【功效】性温，味苦、甘。祛风湿，补肝肾，强腰膝。

★ 绵马贯众　Dryopteridis Crassirhizomatis Rhizoma

【别名】贯众。

【来源】本品为鳞毛蕨科（Dryopteridaceae）植物粗茎鳞毛蕨 *Dryopteris crassirhizoma* Nakai 的干燥根茎及叶柄残基。

【产地】本品主产于黑龙江、吉林、辽宁等地。

【采收加工】秋季采挖，削去叶柄、须根，除去泥沙，晒干。

【性状鉴别】根茎呈长倒卵形，稍弯曲，上端钝圆或截形，下端较尖，长 7~20cm，直径 4~8cm；有的纵剖为两半。表面黄棕色至黑褐色，密被整齐排列的扁圆柱形叶柄残基及棕色鳞片，并有弯曲的须根。叶柄残基呈扁圆形，长 3~5cm，直径 0.5~1cm，表面有纵棱线。质硬而脆，折断面棕色，有 5~13 个黄白色小点（维管束），环列。质坚硬，断面略平坦，深绿色至棕色，有黄白色长圆形小点 5~13 个，环列，其外散有多数叶迹维管束。气特殊，味初淡而微涩，渐苦而辛（图 6-1）。

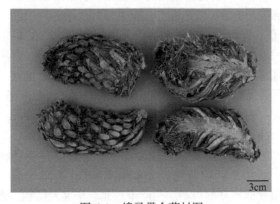

图 6-1　绵马贯众药材图

以个大、质坚实、叶柄残基断面棕绿色者为佳。

【显微鉴别】叶柄基部横切面：①表皮为 1 列小形细胞，外壁稍厚，常脱落。②下皮约为 10 列厚壁细胞，多角形，棕色至褐色。③基本组织细胞排列疏松，常有特殊的细胞间隙腺毛，头部单细胞，呈球形或梨形，内含棕色分泌物，具短柄。④基本组织中具分体中柱 5~13 个，环列；每一分体中柱为周韧维管束，周围有 1 列扁小的内皮层细胞，凯氏点明显，有油滴散在，木质部由多角形的管胞组成。⑤薄壁细胞含淀粉粒及棕色物质（图 6-2）。

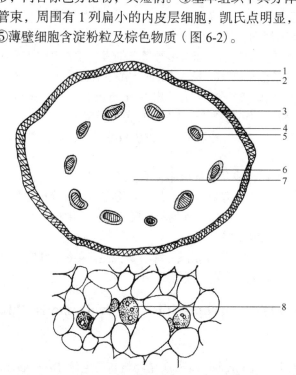

图 6-2　绵马贯众叶柄基部横切面简图及局部详图

1. 表皮；2. 厚壁组织；3. 分体中柱；4. 内皮层；5. 韧皮部；6. 木质部；7. 薄壁组织；8. 间隙腺毛

【化学成分】本品含间苯三酚类化合物，为抗肿瘤与驱虫的有效成分，以绵马精驱虫效力最强，但该成分不稳定，久贮易分解成绵马酸类、黄绵马酸类等，疗效降低。另含挥发油，也有驱虫活性。

【理化鉴别】①取叶柄基部或根茎横切片，滴加 1% 香草醛溶液及盐酸，镜检，间隙腺毛呈红色。②取本品的环己烷浸出液作为供试品溶液，以绵马贯众对照药材为对照，以正己烷 - 三氯甲烷 - 甲醇（30：15：1）为展开剂，以 0.3% 坚牢蓝 BB 盐的稀乙醇溶液为显色剂，照薄层色谱法试验。供试品色谱中，在与对照药材色谱相应的位置上，显相同颜色的斑点。

【功效】性微寒，味苦；有小毒。清热解毒，驱虫。

【附注】商品贯众复杂，据调查，全国做贯众药用的有 11 科 18 属 58 种，均属蕨类植物，其中各地习用，且药理作用较明显的除绵马贯众外还有：①紫萁贯众：为紫萁科植物紫萁 *Osmunda japonica* Thunb. 的带叶柄残基的根茎。主产于河南、甘肃、山东、浙江、湖北、四川等地。药材呈棒状或圆锥形或圆柱形，无鳞片，叶柄残基折断面多中空，可见一条"U"字形中柱。无细胞间隙腺毛。②狗脊蕨贯众：为乌毛蕨科植物单芽狗脊蕨 *Woodwardia unigemmata* (Makino) Nakai 及狗脊蕨 *W. japonica* (L. f.) Sm. 带叶柄残基的根茎。主产于湖南、云南、贵州、甘肃等地。药材呈长圆柱形，表面红棕色至黑褐色，叶柄基部横断面半圆形，单芽狗脊蕨有分体中柱 5~8 个，狗脊蕨有分体中柱 2~4 个，无细胞间隙腺毛。③荚果蕨贯众：为球子蕨科植物荚果蕨 *Matteuccia struthiopteris* (L.) Todoro 带叶柄残基的根茎。主产于东北、华北及陕西、四川、西藏。药材呈倒卵形或长卵形，鳞片披针形，色泽不均匀，叶柄基部横断面分体中柱两个，呈"八"字形排列。

骨碎补 Drynariae Rhizoma

本品为水龙骨科（Polypodiaceae）植物槲蕨 *Drynaria fortunei*（Kunze）J. Sm. 的干燥根茎。主产于湖南、浙江、江西，西南地区也产。药材呈扁平长条形，多弯曲，有分枝，长 5~15cm，宽 1~1.5cm，厚 2~5mm。表面密被柔软的深棕色至暗棕色小鳞片，经火燎者呈棕褐色或暗褐色，两侧及上表面均具突起或凹下的类圆形叶痕，少数有叶柄残基及须根残留。体轻、质脆、易折断，断面红棕色，有黄色点状的维管束，排列成环。气微，味淡、微涩。以条粗大、棕色者为佳。根茎含柚皮苷、橙皮苷等黄酮类成分，柚皮苷有明显的促进骨损伤愈合作用，是骨碎补的有效成分之一。本品性温，味苦。疗伤止痛，补肾强骨；外用消风祛斑。

☆ 细辛 Asari Radix et Rhizoma

【来源】本品为马兜铃科（Aristolochiaceae）植物北细辛 *Asarum heterotropoides* Fr. Schmidt var. *mandshuricum*（Maxim.）Kitag.、汉城细辛 *A. sieboldii* Miq. var. *seoulense* Nakai、华细辛 *A. sieboldii* Miq. 的根和根茎，前两种习称"辽细辛"。

【产地】辽细辛主产于吉林、辽宁、黑龙江等地；商品药材主要为北细辛，汉城细辛产量小。华细辛主产于陕西、四川、湖北、江西、安徽等地。

【采收加工】夏季果熟期或秋季采挖，除净地上部分和泥沙，阴干。

【鉴别】北细辛常卷曲成团。根茎横生，呈不规则圆柱形，具短分枝，长 1~10cm，直径 0.2~0.4cm；表面灰棕色，粗糙，有环节，节间长 0.2~0.3cm，分枝顶端有碗状的茎痕。根细长，密生节上，长 10~20cm，直径约 0.1cm；表面灰黄色，平滑或具纵皱纹；有须根及须根痕；质脆，易折断，断面平坦，黄白色或白色。气辛香，味辛辣、麻舌。

汉城细辛根茎直径 0.1~0.5cm，节间长 0.1~1cm。

华细辛根茎长 5~20cm，直径 0.1~0.2cm，节间长 0.2~1cm。气味较弱。

均以根灰黄、干燥、味辛辣而麻舌者为佳。

根横切面后生表皮为一列类长方形细胞，其外侧常残留表皮细胞。皮层宽广，有众多的油细胞散在；内皮层明显，可见凯氏点。较粗的根中有时可见石细胞。中柱鞘部位可见 1~2 列薄壁细胞。维管束次生组织不发达，初生木质部 2~4 原型，形成层隐约可见，其外侧有韧皮部细胞。薄壁细胞含淀粉粒。

【化学成分】主要含挥发油，油中均含甲基丁香油酚、黄樟醚、细辛醚等；另含细辛脂素、生物碱、木脂素等。

【检查】马兜铃酸 I 限量：照高效液相色谱法测定，本品按干燥品计算，含马兜铃酸 I（$C_{17}H_{11}O_7N$）不得少于 0.001%。

【功效】性温，味辛。祛风散寒，通窍止痛，温肺化饮。

★ 大黄 Rhei Radix et Rhizoma

大黄在我国用药历史悠久，始载于《神农本草经》，列为下品。历代本草均有记载，古本草所指大黄，可能包括大黄属掌叶组的一些植物。三种大黄在植物形态上的不同主要是叶片的形状和花的颜色。掌叶大黄是多年生高大草本，茎直立，粗大，中空。叶片掌状半裂，每裂片具粗齿。圆锥花序顶生，分枝贴于茎，花小，紫红色或带紫红色。果枝聚拢，瘦果具三棱。唐古特大黄叶片掌状深裂，裂片再分裂，裂片通常窄长，呈三角状披针形或窄线形，也称"鸡爪大黄"。药用大黄叶片浅裂，一般仅达 1/4，浅裂片大齿形或宽三角形，花较大，黄白色。花枝开展。掌叶大黄和唐古特大黄在商品上习称"北大黄"，药用大黄习称"南大黄"。

【别名】将军、锦纹。

【来源】本品为蓼科（Polygonaceae）植物掌叶大黄 *Rheum palmatum* L.、唐古特大黄 *R. tanguticum* Maxim. ex Balf. 或药用大黄 *R. officinale* Baill. 的干燥根茎及根。

【产地】掌叶大黄主产于甘肃、青海、西藏、四川等地，多为栽培，为商品大黄的主要来源。唐古特大黄主产于青海、甘肃、西藏、四川等地，野生或栽培。药用大黄主产于四川、贵州、云南、湖北等地，栽培或野生，产量较小。

【采收加工】通常选择生长 3 年以上的植物，于秋末茎叶枯萎或翌春发芽前采挖，除去泥土及细根，刮去粗皮（忌用铁器），切瓣或段，或加工成卵圆形或圆柱形，绳穿成串干燥或直接干燥。

【性状鉴别】呈类圆柱形、圆锥形、卵圆形或不规则块状，长 3~17cm，直径 3~10cm。除尽外皮者表面黄棕色至红棕色，有的可见类白色网状纹理，习称"锦纹"（系类白色薄壁组织与红棕色射线所形成），残留的栓皮棕褐色，多具绳孔及粗皱纹。质坚实，有的中心稍松软。断面淡红棕色或黄棕色，颗粒性；根茎髓部宽广，有"星点"（异型维管束）环列或散在；根形成层环明显，木质部发达，具放射状纹理，无星点。气清香，味苦而微涩，嚼之黏牙，有沙粒感，唾液染成黄色（图 6-3）。

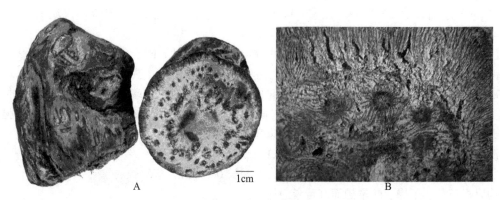

图 6-3　大黄药材图

A. 药材；B. 断面星点

以个大、质坚实、气清香、味苦而微涩者为佳。

【显微鉴别】根茎横切面：①木栓层及皮层大多已除去，偶有残留。②韧皮部筛管群明显，薄壁组织发达，有黏液腔。③形成层成环。④木质部射线较密，宽 2~4 列细胞，内含棕色物；导管非木化，常一至数个相聚，排列稀疏。⑤髓部宽广，有内韧式异常维管束环列或散在，其形成层成环，射线呈星状射出，韧皮部中有黏液腔，内含红棕色物质。薄壁组织含草酸钙簇晶及多数淀粉粒（图 6-4）。

根横切面无髓，余同根茎。

粉末：黄棕色。①草酸钙簇晶多而大型，直径 20~160μm，有的至 190μm，棱角大多短钝。②导管多为网纹，也有具缘纹孔、螺纹及环纹导管，非木化。③淀粉位甚多，单粒呈类球形或多角形，直径 3~45μm，脐点大多呈星状；复粒由 2~8 分粒组成（图 6-5）。

【化学成分】三种大黄均含蒽醌衍生物，有游离状态和结合状态，以结合状态为主，游离状态占少部分。游离型蒽醌有大黄酸、大黄素、大黄酚、芦荟大黄素、大黄素甲醚等，为大黄抗菌的主要成分；结合型蒽醌为双蒽酮苷或游离蒽醌的葡萄糖苷，系大黄的主要泻下成分，其中以双蒽酮苷作用最强，主要为番泻苷 A、番泻苷 B、番泻苷 C、番泻苷 D。另含鞣质类，如没食子酸、d-儿茶素等，为大黄的收敛成分，有止泻、止血的作用。

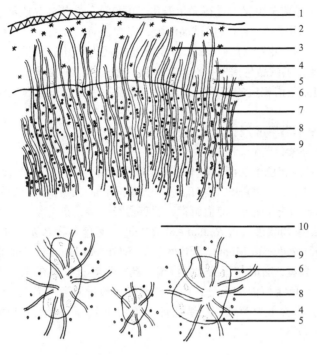

图 6-4 大黄根茎横切面简图

1.木栓层；2.皮层；3.草酸钙簇晶；4.韧皮部；5.黏液腔；6.形成层；7.射线；8.木质部；9.导管；10.髓

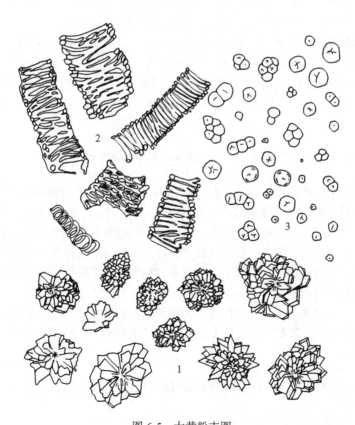

图 6-5 大黄粉末图

1.草酸钙簇晶；2.导管；3.淀粉粒

【理化鉴别】①取本品粉末少量，进行微量升华，可见黄色棱状针晶或羽状结晶，结晶加碱试液显红色。②取本品三氯甲烷浸出液为供试品溶液，以大黄对照药材、大黄酸对照品为对照，石油醚（30~60℃）-甲酸乙酯-甲酸（15：5：1）的上层溶液为展开剂，照薄层色谱法试验。置紫外光灯（365nm）下检视，供试品色谱中，在与对照药材色谱相应的位置上，显相同的五个橙黄色荧光主斑点；在与对照品色谱相应的位置上，显相同的橙黄色荧光斑点。置氨蒸气中熏后，斑点变为红色。

【检查】土大黄苷：本品甲醇浸出液点于滤纸上，以 45% 的乙醇展开，置紫外光灯（365nm）下检视，不得显持久的亮紫色荧光。

【含量测定】照高效液相色谱法测定，本品按干燥品计算，含芦荟大黄素（$C_{15}H_{10}O_5$）、大黄酸（$C_{15}H_8O_6$）、大黄素（$C_{15}H_{10}O_5$）、大黄酚（$C_{15}H_{10}O_4$）、大黄素甲醚（$C_{16}H_{12}O_5$）的总量不得少于 1.50%。

【功效】性寒，味苦。泻热通肠，凉血解毒，逐瘀通经。

【附注】同属波叶组植物藏边大黄 *Rheum emodi* Wall.、河套大黄 *R. hotaoense* C. Y. Cheng et C. T. Kao、华北大黄 *R. franzenbachii* Münt.、天山大黄 *R. wittrockii* Lundstr. 等的根和根茎，在部分地区和民间称山大黄或土大黄，有时与正品大黄混淆，药材根茎直径多在 5cm 以下，横切片无"星点"。波叶组大黄也含有蒽醌衍生物成分，但不含或仅含痕量双蒽酮苷类成分，泻下作用很差，不能做大黄药用。一般均含土大黄苷（二苯乙烯苷类物质），药材新折断面在紫外光灯下显蓝紫色荧光，可与正品大黄区别。

拳参 Bistortae Rhizoma

本品为蓼科植物拳参 *Polygonum bistorta* L. 的干燥根茎。主产于华北、西北及山东、江苏、湖北等地。药材呈扁长条形或扁圆柱形，弯曲，有的对卷弯曲，两端略尖，或一端渐细，长 6~13cm，直径 1~2.5cm。表面紫褐色或紫黑色，粗糙，一面隆起，一面稍平坦或略具凹槽，全体密具粗环纹，有残留须根或根痕。质硬，断面浅棕红色或棕红色，可见黄白色小点（维管束）排列成环。气微，味苦、涩。本品粉末淡棕红色，草酸钙簇晶甚多，有具缘纹孔导管、网纹导管及螺纹导管，纤维长梭形，壁较厚，孔沟明显，淀粉粒单粒椭圆形、卵形或类圆形。本品含鞣质 8.7%~25%，此外尚含羟甲基蒽醌、酚酸类化合物等。本品性微寒，味苦、涩。清热解毒，消肿，止血。

虎杖 Polygoni Cuspidati Rhizoma et Radix

本品为蓼科植物虎杖 *Polygonum cuspidatum* Sieb. et Zucc. 的干燥根茎和根。主产于江苏、浙江、安徽、四川等地。药材多为圆柱形短段或不规则厚片，长 1~7cm，直径 0.5~2.5cm。表面棕褐色，有纵皱纹及须根痕，切断面木部宽广，棕黄色，有放射状纹理。根茎髓部有隔或呈空洞状。质坚硬。气微，味微苦、涩。以粗壮、坚实、断面色黄者为佳。本品粉末黄棕色，韧皮纤维长梭形，一端尖或有分叉，另一端平截或钝圆，壁厚，有的呈石细胞状；木纤维长梭形或长纺锤形，边缘不整齐，壁薄，纹孔明显，有的胞腔中具横隔；草酸钙簇晶较多。本品含游离蒽醌类衍生物，主要为游离型，有大黄素、大黄素甲醚、大黄酚等，为抗菌成分；并含二苯乙烯类化合物白藜芦醇及虎杖苷，前者为抗真菌成分，后者有镇咳和降血脂作用。本品性微寒，味微苦。利湿退黄，清热解毒，散瘀止痛，止咳化痰。

☆ 何首乌 Polygoni Multiflori Radix（附：首乌藤）

【别名】首乌、地精。

【来源】本品为蓼科（Polygonaceae）植物何首乌 *Polygonum multiflorum* Thunb. 的干燥块根。

【产地】本品主产于广东、河南、湖北、广西、四川等地，野生或栽培。

【采收加工】秋、冬两季叶枯萎时采挖，削去两端，洗净，个大的切成块，干燥。

【鉴别】药材呈团块状或不规则纺锤形，长6~15cm，直径4~12cm。表面红棕色或红褐色，凹凸不平，有不规则皱纹及浅沟，并有横长皮孔样突起及细根痕，两端有明显的根痕，露出纤维状维管束。体重，质坚实，不易折断，切断面浅黄棕色或浅红棕色，有粉性，皮部有4~11个类圆形异型维管束，环列，形成"云锦花纹"，中央木部较大，有的呈木心。气微，味微苦而甘涩（图6-6）。

以身干、个大、表面红褐色、断面显"云锦花纹"、质坚粉性足者为佳。

块根横切面木栓层为数列细胞，含红棕色物质；韧皮部有4~11个类圆形的异型维管束，为外韧型，导管稀少；中央维管束形成层环状，木质部导管较少，周围有管胞及少数木纤维；薄壁细胞含草酸钙簇晶及淀粉粒。

粉末：黄棕色，草酸钙簇晶较多，偶见簇晶与较大的方晶合生；淀粉粒单粒类圆形，脐点人字形、星状或三叉状，大粒者隐约可见层纹，复粒由2~9分粒组成；另可见具缘纹孔导管、棕色细胞、棕色块及少数木纤维。

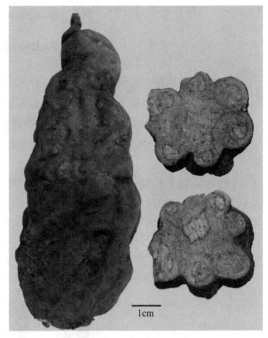

图6-6 何首乌药材图

【化学成分】本品含二苯乙烯苷类成分，如2,3,5,4'-四羟基二苯乙烯-2-O-β-D-葡萄糖苷，具延缓衰老、降血脂、免疫调节、保肝等作用。此外，尚含蒽醌类衍生物、卵磷脂、鞣质等。

【功效】性微温，味苦、甘、涩。生首乌解毒，消痈，截疟，润肠通便；制首乌补肝肾，益精血，乌须发，强筋骨，化浊降脂。

【附注】同科植物翼蓼 Pteroxygonum giraldii Danmer et Diels 和毛脉蓼 Polygonum cillincrve (Nakai) Ohwi 的块茎，有的地区曾混作何首乌用，前者习称"红药子"，后者习称"朱砂七"或"黄药子"，应注意鉴别。翼蓼块根外皮棕褐色，有多数小疙瘩和须根，断面为红色，粉性。味微苦极涩。毛脉蓼块根外皮棕褐色，断面棕黄色或土黄色。味微香而不苦。两者断面皮部均无"云锦花纹"，髓部有异常维管束。不能做何首乌药用。另有人形"何首乌"，系用芭蕉科植物芭蕉 Musa basjoo Sieb. et Zucc. 的根茎雕刻成男人、女人形仿制而成，其断面可见散生的筋脉点（单子叶植物维管束），无"云锦花纹"及木心。

附 首乌藤

首乌藤（夜叉藤）Polygoni Multiflori Caulis 为何首乌的干燥藤茎。药材呈细长圆柱形，稍扭曲，长短不一，直径4~7mm。表面紫红色至紫褐色，有突起的小点状皮孔，外皮菲薄，易成片剥落，节部略膨大，有侧枝痕。质脆，易折断，断面皮部红棕色，木部淡黄色或淡棕色，具多数小孔（导管），中央髓部类白色。气微，味微苦、涩。亦含2,3,5,4'-四羟基二苯乙烯-2-O-β-D-葡萄糖苷，尚含蒽醌类化合物，主要为大黄素、大黄素甲醚等。本品性平，味甘。养血安神，祛风通络。

金荞麦 Fagopyri Dibotryis Rhizoma

本品为蓼科植物金荞麦 Fagopyrum dibotrys (D.Don) Hara 的干燥根茎。主产于河南、江苏、浙江等地。药材呈不规则团块或圆柱状，常有瘤状分枝，顶端有的有茎残基，长 3~15cm，直径 1~4cm。表面棕褐色，有横向环节及纵皱纹，密布点状皮孔，并有凹陷的圆形根痕及残存须根。质坚硬，不易折断。断面淡黄白色或淡棕红色，有放射状纹理，中央髓部色较深。气微，味微涩。以个大、质坚硬者为佳。本品性凉，味微辛、涩。清热解毒，排脓祛瘀。

★ 牛膝 Achyranthis Bidentatae Radix

【别名】怀牛膝、对节草。

【来源】本品为苋科（Amaranthaceae）植物牛膝 *Achyranthes bidentata* Bl. 的干燥根。

【产地】本品主产于河南武陟、沁阳等地。河北、山西、山东、江苏等地亦产。为栽培品。

【采收加工】冬季茎叶枯萎时采挖，除去须根及泥沙，捆成小把，晒至干瘪后，将顶端切齐，晒干。

【性状鉴别】呈细长圆柱形，有的稍弯曲，上端较粗，长 15~70cm，直径 0.4~1cm。表面灰黄色或淡棕色，有稍扭曲的细纵皱纹、横长皮孔样突起及稀疏的侧根痕。质硬而脆，易折断；受潮则变柔软。断面平坦，淡棕色，略呈角质样而油润，中央木心较大，黄白色，其外围散有多数黄白色小点（维管束），排列成 2~4 轮。气微，味微甜而稍苦涩（图 6-7）。

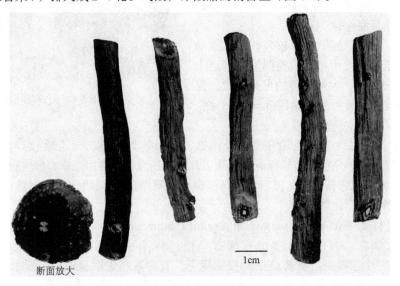

断面放大　1cm

图 6-7　牛膝药材图

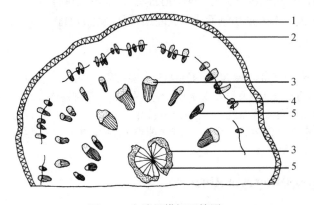

图 6-8　牛膝根横切面简图

1. 木栓层；2. 皮层；3. 韧皮部；4. 形成层；5. 木质部

以根长、肉肥、皮细、黄白色者为佳。

【显微鉴别】根横切面：①木栓层为数列细胞。②栓内层较窄。③异常维管束断续排列成 2~4 轮；外韧型，最外轮维管束较小，有时仅 1 至数个导管；形成层几连接成环；向内维管束较大，束间形成层不明显；木质部主要由导管及小的木纤维组成。④中央有正常维管束，木质部多为 2 原型。薄壁细胞含草酸钙砂晶（图 6-8）。

粉末：土黄色。①木纤维较长，壁微木化，胞腔大，具斜单纹孔。②导管多为具缘纹孔及网纹导管。③草酸钙砂晶散在或存在于薄壁细胞中。另可见木薄壁细胞、木栓细胞等（图6-9）。

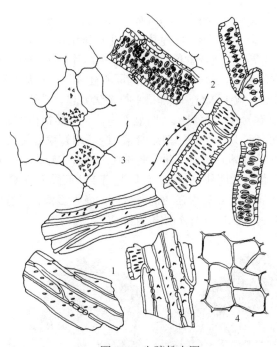

图6-9 牛膝粉末图

1. 木纤维；2. 导管；3. 草酸钙砂晶；4. 木栓细胞

【化学成分】本品含甾类化合物，如蜕皮甾酮、牛膝甾酮等，具有较强的促进蛋白质合成作用。此外，尚含多糖，如牛膝肽多糖ABAB，有免疫活性。另含三萜皂苷、生物碱、香豆素及多种微量元素（以钾的含量高）。

【理化鉴别】取本品80%甲醇浸出液为供试品溶液，以牛膝对照药材、β-蜕皮甾酮对照品和人参皂苷 R_0 对照品为对照，以三氯甲烷-甲醇-水-甲酸（7 : 3 : 0.5 : 0.05）为展开剂，照薄层色谱法试验，喷以5%香草醛硫酸试液显色。供试品色谱中，在与对照药材和对照品色谱相应的位置上，显相同颜色的斑点。

【浸出物】醇溶性浸出物（热浸法，用水饱和正丁醇做溶剂）不得少于6.5%。

【含量测定】照高效液相色谱法测定，本品按干燥品计算，含β-蜕皮甾酮（$C_{27}H_{44}O_7$）不得少于0.030%。

【功效】性平，味苦、甘、酸。逐瘀通经，补肝肾，强筋骨，利尿通淋，引血下行。

川牛膝 Cyathulae Radix

本品为苋科（Amaranthaceae）植物川牛膝 *Cyathula officinalis* Kuan 的干燥根。主产于四川天全县、宝兴县，云南、贵州等地也有栽培。药材呈圆柱形，稍扭曲，向下略细或有少数分枝，长30~60cm，直径0.5~3cm。表面黄棕色或灰褐色，具纵皱纹、侧根痕及多数横向皮孔样突起。质坚韧，不易折断，断面浅黄色或棕黄色，有多数黄白色小点（维管束），排列成4~11轮同心环。气微，味甜。根横切面中柱大，异型维管束外韧型，断续排列成4~11轮；中央次生构造维管束系统常分成2~9股。薄壁细胞含草酸钙砂晶、方晶。根含甾类化合物，如杯苋甾酮、异杯苋甾酮、羟基促蜕皮甾酮等。另含甜菜碱。本品性平，味甘、微苦。逐瘀通经，通利关节，利尿通淋。

商陆 Phytolaccae Radix

本品为商陆科（Phytolaccaceae）植物商陆 *Phytolacca acinosa* Roxb. 及垂序商陆 *P. americana* L. 的干燥根。商陆主产于河南、湖北、安徽等地；垂序商陆主产于山东、浙江、江西等地。本品为横切或纵切的不规则块片，厚薄不等。外皮灰黄色或灰棕色。横切片弯曲不平，边缘皱缩，直径 2~8cm，切面浅黄棕色或黄白色，木部隆起，形成数个突起的同心性环纹（异常维管束），俗称"罗盘纹"。纵切片弯曲或卷曲，长 5~8cm，宽 1~2cm，木部呈平行条状突起。质硬。气微，味稍甜，久嚼麻舌（图6-10）。以片大、色白、有粉性、"罗盘纹"明显者为佳。本品根横切面维管组织为三生构造，有数层同心性形成层环，每环具几十个外韧型维管束；两环维管束之间为薄壁组织。薄壁细胞含草酸钙针晶束，有少数草酸钙方晶或簇晶，并含淀粉粒。根含三萜皂苷，有商陆皂苷 A、商陆皂苷 B、商陆皂苷 C、商陆皂苷 D、商陆皂苷 E、商陆皂苷 F、商陆皂苷 G 等，是商陆扶正固本的主要有效成分之一，其中商陆皂苷 E 有很强的抗炎活性。尚含多糖，具有增强免疫的活性。本品性寒，味苦；有毒。逐水消肿，通利二便；外用解毒散结。

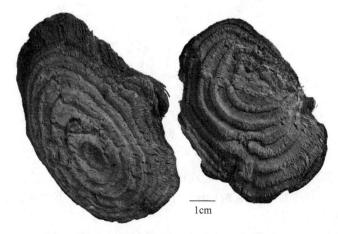

1cm

图 6-10　商陆饮片图

太子参 Pseudostellariae Radix

本品为石竹科（Caryophyllaceae）植物孩儿参 *Pseudostellaria heterophylla*（Miq.）Pax ex Pax et Hoffm. 的干燥块根。主产于江苏、山东、安徽等地。药材呈细长纺锤形或细长条形，略弯曲，长 3~10cm，直径 0.2~0.6cm。表面黄白色，较光滑，微有纵皱纹，凹陷处有须根痕，顶端有茎痕。质硬而脆，易折断，断面平坦，淡黄白色，角质样；直接晒干者断面类白色，显粉性。气微，味微甘。以条粗、黄白色、无须根者为佳。根横切面木质部占大部分，导管稀疏，径向排列，初生木质部 3~4 原型。薄壁细胞中充满淀粉粒，有的含草酸钙簇晶。块根含皂苷、多种氨基酸、棕榈酸、亚油酸及太子参环肽 A、太子参环肽 B。本品性平，味甘、微苦。益气健脾，生津润肺。

银柴胡 Stellariae Radix

本品为石竹科植物银柴胡 *Stellaria dichotoma* L. var. *lanceolata* Bge. 的干燥根。主产于宁夏、甘肃、陕西及内蒙古等地。药材呈类圆柱形，少有分枝，长 15~40cm，直径 0.5~2.5cm。表面浅棕黄色至浅棕色，有多数孔穴状或盘状凹陷的须根痕，习称"砂眼"；根头部略膨大，有多数疣状突起的芽苞、茎或根茎残基，习称"珍珠盘"。质硬而脆，易折断，断面不平坦，有裂隙，木部有黄白相间的放射状纹理。气微，味甘。栽培品有分枝，直径 0.6~1.2cm，表面几无砂眼，折断面质地较紧实，无裂隙，略显粉性，木部放射状纹理不甚明显，味微甜。以根长均匀、外皮淡棕黄色、断面黄白色、质较疏松者为佳。根横切面韧皮部筛管群明显；木质部发达；射线宽 10 余列细胞；薄壁细胞含草酸钙砂晶，以射线细胞中多见。根含甾醇类成分，其中 α-菠菜甾醇有抗感染解热作用。另含肽类化合物、黄酮类成分等。本品性微寒，味甘。清虚热，除疳热。

☆ 威灵仙 Clematidis Radix et Rhizoma

【**别名**】灵仙、黑骨头。

【**来源**】本品为毛茛科（Ranunculaceae）植物威灵仙 *Clematis chinensis* Osbeck、棉团铁线莲 *C. hexapetala* Pall. 或东北铁线莲 *C. manshurica* Rupr. 的干燥根和根茎。

【**产地**】威灵仙主产于江苏、浙江、江西、安徽等地。棉团铁线莲主产于东北及山东地区。东北铁线莲主产于东北地区。

【**采收加工**】秋季采挖，除泥沙，晒干。

【**鉴别**】威灵仙根茎呈柱状，长 1.5~3.5(~10)cm，直径 0.3~1.5cm；表面淡棕黄色；上端残留茎基；质较坚韧，断面纤维性；下面着生多数细根。根呈细长圆柱形，稍弯曲，长 7~15cm，直径 0.1~0.3cm；表面黑褐色，有细纵纹，有的皮部脱落，露出黄白色木部；质硬脆，易折断，断面皮部较广，木部淡黄色，略呈方形，皮部与木部间常有裂隙。气微，味淡。

棉团铁线莲根茎呈短柱状，长 1~4cm，直径 0.5~1cm。根长 4~20cm，直径 0.1~0.2cm；表面棕褐色至棕黑色；断面木部圆形。味咸。

东北铁线莲根茎呈柱状，长 1~4(~11)cm，直径 0.5~2.5cm。根较密集，长 5~23cm，直径 0.1~0.4cm，表面棕黑色；断面木部近圆形。味辛辣。

均以根较粗长、皮黑肉白、无地上残基者为佳（图 6-11）。

威灵仙根横切面表皮细胞外壁增厚，棕黑色。皮层较宽，均为薄壁细胞，外皮层切向延长；内皮层明显。维管束外韧型，老根的韧皮部外侧有纤维束及石细胞；形成层明显；木质部细胞均木化。薄壁细胞含淀粉粒。

棉团铁线莲外皮层多径向延长，紧接外皮层的 1~2 列细胞壁稍增厚，韧皮部外侧无纤维束及石细胞。

东北铁线莲外皮层细胞径向延长，老根略切向延长，韧皮部外侧偶有韧皮纤维和石细胞。

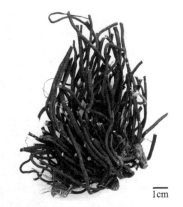

1cm

图 6-11　威灵仙药材图

【**化学成分**】威灵仙根含多种三萜类皂苷，为齐墩果酸或常春藤皂苷元的衍生物。棉团铁线莲根含白头翁素、生物碱等。东北铁线莲根含三萜皂苷，如铁线莲皂苷 A、铁线莲皂苷 A′、铁线莲皂苷 B、铁线莲皂苷 C，皂苷元均为齐墩果酸。

【**功效**】性温，味辛、咸。祛风除湿，通络止痛。

【**附注**】(1) 除正文三种外，尚有同属多种植物的根作威灵仙用，主要有：柱果铁线莲 *Clematis uncinata* Champ.、铁皮威灵仙 *C. finetiana* Lévl. et Vant.、铁线莲 *C. florida* Thunb.、毛柱铁线莲 *C. meyeniana* Walp.、毛蕊铁线莲 *C. lasiandra* Maxim.、锥花铁线莲 *C. paniculata* Thunb. 等。四川、江西等地所用威灵仙为铁线莲属威灵仙等多种植物的地上部分。

(2) 北方商品主要为百合科菝葜属植物，通称"铁丝威灵仙"。为短梗菝葜 *Smilax scobinicaulis* C. H. Wright 或华东菝葜 *S. sieboldii* Miq. 的根及根茎。在我国北方作威灵仙药用已有较长的历史。

短梗菠葜主产于山西、陕西、甘肃等地。根茎呈不规则块状，表面具针状小刺，下侧着生多数细长的根，根长 20~100cm，直径 1~2mm。表面灰褐色或灰棕色，具细小钩状刺及少数须根。质韧，不易折断，有弹性。断面无木心，有微细的导管小孔。华东菝葜主产于山东。性状与上种相似，但表面黑褐色，刺较少。

☆ 川乌 Aconiti Radix

【别名】乌头。

【来源】本品为毛茛科（Ranunculaceae）植物乌头 *Aconitum carmichaelii* Debx. 的干燥母根。

【产地】本品主产于四川江油、平武、青川、安县、布拖等地及陕西，湖北、湖南、云南、河南等地也有栽种。

【采收加工】6 月下旬至 8 月上旬采挖，除去子根、须根及泥沙，晒干。

【鉴别】药材呈不规则圆锥形，顶端有残存的茎基，中部多向一侧膨大，长 2~7.5cm，直径 1.2~2.5cm。表面棕褐色或灰棕色，皱缩，有小瘤状侧根及除去子根后的痕迹。质坚实，断面类白色或浅灰黄色，粉质，有多角形环纹（形成层）。气微，味辛辣而麻舌（图 6-12）。

以饱满、质坚实、断面色白有粉性者为佳。

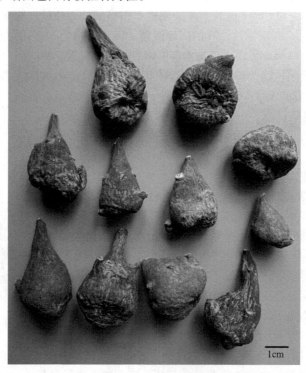

图 6-12　川乌药材图

【化学成分】根含生物碱及乌头多糖。总生物碱含量为 0.82%~1.56%，其中主要为剧毒的双酯类生物碱，如新乌头碱、乌头碱、次乌头碱、杰斯乌头碱等。中乌头碱为镇痛的主要活性成分。

【功效】性热，味辛、苦；川乌有大毒，制川乌有毒。祛风除湿，温经止痛。

草乌 Aconiti Kusnezoffii Radix

本品为毛茛科（Ranunculaceae）植物北乌头 *Aconitum kusnezoffii* Reichb. 的干燥块根。主产于东北、

华北各省，为野生品。药材呈不规则长圆锥形，略弯曲，长 2~7cm，直径 0.6~1.8cm。顶端常有残茎和少数不定根残基，有的顶端一侧有一枯萎的芽，一侧有一圆形或扁圆形不定根残基。表面灰褐色或黑棕褐色，皱缩，有纵皱纹、点状须根痕和数个瘤状侧根（钉角）。质硬，断面灰白色或暗灰色，有裂隙，形成层环纹多角形或类圆形，髓部较大或中空。气微，味辛辣、麻舌。以个大、质坚实、断面色白、有粉性、残茎及须根少者为佳。根含剧毒的双酯类生物碱，如新乌头碱、乌头碱、次乌头碱、杰斯乌头碱、异乌头碱及北草乌碱等。本品性热，味辛、苦；有大毒。祛风除湿，温经止痛。

★ 附子 Aconiti Lateralis Radix Preparata

【来源】本品为毛茛科（Ranunculaceae）植物乌头 *Aconitum carmichaelii* Debx. 子根的加工品。

【产地】本品主产于四川江油。四川布托、陕西、云南等地也有栽培。

【采收加工】6 月下旬至 8 月上旬采挖，除去母根、须根及泥沙，习称"泥附子"，再按大小分类，进行加工。

（1）盐附子：选择个大、均匀的泥附子，洗净，浸入食用胆巴的水溶液中过夜，再加食盐，继续浸泡，每日取出晒晾，并逐渐延长晒晾时间，直到附子表面析出大量盐霜（结晶盐粒）、体质变硬为止。

（2）黑顺片：取泥附子，按大小分别洗净，浸入食用胆巴的水溶液中数日，连同浸液煮至透心，捞出，水漂，纵切成厚约 0.5cm 的片，再用水浸漂，用调色液使附片染成浓茶色，取出，蒸至出现油面光泽后，烘干；或烘至半干，再晒干。

（3）白附片：选择大小均匀的泥附子，洗净，浸入食用胆巴的水溶液中数日，连同浸液煮至透心，捞出，剥去外皮，纵切成厚约 0.3cm 的片，用水浸漂，取出，蒸透，晒干。

【性状鉴别】

盐附子 呈圆锥形，长 4~7cm，直径 3~5cm。表面灰黑色，被盐霜，顶端较宽，中央有凹陷的芽痕，周围有瘤状突起的支根或支根痕。体重而坚实，难折断，夏季易潮解变软。切断面灰褐色，可见充满盐霜的小空隙及多角形环纹（形成层），环纹内侧导管束小点排列不整齐。气微，味咸而麻，刺舌。

黑顺片 为不规则的纵切片，上宽下窄，长 1.7~5cm，宽 0.9~3cm，厚 0.2~0.5cm。外皮黑褐色，切面暗黄色，具油润光泽，半透明状，并有纵向导管束脉纹。质硬而脆，断面角质样。气微，味淡。

白附片 形状、气味与黑顺片相同，但无外皮，全体黄白色，半透明，厚约 0.3cm（图 6-13）。

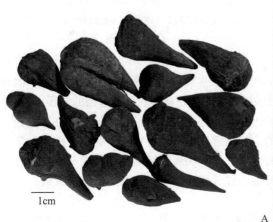

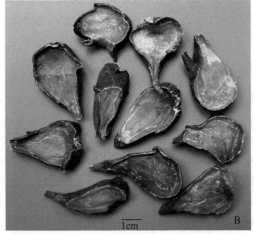

图 6-13 附子药材图

A. 盐附子；B. 黑顺片

盐附子以个大、坚实、灰黑色、表面起盐霜者为佳；黑顺片以片大、厚薄均匀、表面油润光泽者为佳；白附片以片大、色白、半透明者为佳。

【显微鉴别】横切面：①后生皮层为棕色木栓化细胞。②皮层细胞切向延长，偶见石细胞，单个散在或数个成群；内皮层明显。③韧皮部宽广，散有筛管群，内侧偶见纤维束。④形成层类多角形。其内外侧偶有1至数个异型维管束。⑤木质部导管多单列或略呈"V"字形排列。⑥髓部明显（图6-14）。

粉末：灰黄色。①后生皮层细胞深棕色，表面观呈多角形，垂周壁不均匀增厚，有的壁呈瘤状增厚突入细胞腔。②淀粉粒糊化。③导管淡黄色，主要为具缘纹孔，直径20~48μm，末端平截或短尖，穿孔位于端壁或侧壁，有的导管分子粗短拐曲或纵横连接。④石细胞少见，近于无色或淡黄绿色，呈长方形、类方形、多角形或一边斜尖，直径49~117μm，长113~280μm，胞腔较大，壁厚者层纹明显，纹孔较稀疏（图6-15）。

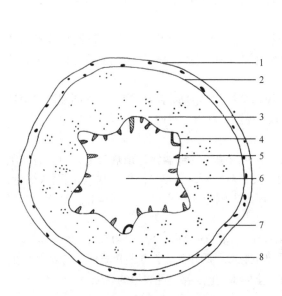

图6-14　附子（盐附子）横切面简图

1.后生皮层；2.内皮层；3.韧皮部；4.形成层；5.木质部；6.髓；7.石细胞；8.筛管群

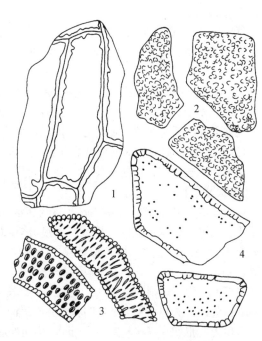

图6-15　附子（黑顺片）粉末图

1.后生皮层细胞；2.含糊化淀粉粒的薄壁细胞；3.导管；4.石细胞

【化学成分】根含总生物碱，其中主要为剧毒的双酯类生物碱，如乌头碱、新乌头碱、次乌头碱等。但附子系加工品，原来生品中所含毒性很强的双酯类生物碱，在加工炮制的过程中易水解，脱乙酰基，生成毒性较小的单酯类生物碱，如苯甲酰乌头胺、苯甲酰新乌头胺和苯甲酰次乌头胺。如果继续水解，又脱苯甲酰基，生成毒性更小的不带酯键的胺醇类生物碱，如乌头胺、新乌头胺和次乌头胺。故附子的毒性较生品小。盐附子尚含少量的乌头碱、新乌头碱及次乌头碱，故其毒性较蒸煮过的黑顺片、白附片为大。此外，尚含强心成分消旋去甲乌药碱、氯化棍掌碱、去甲猪毛菜碱等。

【理化鉴别】取本品二氯甲烷浸出液为供试品溶液，以苯甲酰新乌头原碱对照品、苯甲酰乌头原碱对照品、苯甲酰次乌头原碱对照品、新乌头碱对照品、次乌头碱对照品、乌头碱对照品为对照,以正己烷-乙酸乙酯-甲醇(6.4：3.6：1)为展开剂,照薄层色谱法试验,喷以稀碘化铋钾试液显色。供试品色谱中,盐附子在与新乌头碱、次乌头碱、乌头碱对照品色谱相应的位置上,显相同颜色的斑点;黑顺片或白附片在与苯甲酰新乌头原碱、苯甲酰乌头原碱、苯甲酰次乌头原碱对照品色谱相应的位置上,显相同颜色的斑点。

【检查】双酯型生物碱限量：照高效液相色谱法测定,本品按干燥品计算,含双酯型生物碱以新乌头碱($C_{33}H_{45}NO_{11}$)、次乌头碱($C_{33}H_{45}NO_{10}$)和乌头碱($C_{34}H_{47}NO_{11}$)的总量计,不得超过0.020%。

【含量测定】

总生物碱　照滴定法测定,本品按干燥品计算,含生物碱以乌头碱($C_{34}H_{47}NO_{11}$)计,不得少于1.0%。

单酯型生物碱　照高效液相色谱法测定,本品按干燥品计算,含苯甲酰新乌头原碱($C_{31}H_{43}NO_{10}$)、苯甲酰乌头原碱($C_{32}H_{45}NO_{10}$)和苯甲酰次乌头原碱($C_{31}H_{43}NO_9$)的总量不得少于0.010%。

【功效】性大热,味辛、甘;有毒。回阳救逆,补火助阳,散寒止痛。

白头翁 Pulsatillae Radix

本品为毛茛科(Ranunculaceae)植物白头翁 *Pulsatilla chinensis* (Bge.) Regel 的干燥根。主产于东北、华北、华东等地区。药材呈类圆柱形或圆锥形,稍扭曲,长 6~20cm,直径 0.5~2cm。表面黄棕色或棕褐色,有不规则纵皱纹或纵沟,皮部易脱落,露出黄色的木部,有的有网状裂纹或裂隙,近根头处常有朽状凹洞;根头部稍膨大,有白色绒毛,有的可见鞘状叶柄残基。质硬而脆,折断面稍平坦,黄白色,有时出现皮木分离。气微,味微苦涩。以条粗长、质坚实者为佳。本品粉末灰棕色。韧皮纤维梭形或纺锤形,壁木化。非腺毛单细胞,基部稍膨大,壁大多木化,有的可见螺状或双螺状纹理。导管为具缘纹孔、网纹及螺纹导管。本品含三萜皂苷约9%,为白头翁皂苷 A、白头翁皂苷 B、白头翁皂苷 C 等。本品性寒,味苦。清热解毒,凉血止痢。

★ 白芍 Paeoniae Radix Alba

白芍始载于《神农本草经》,从陶弘景开始,分为白芍药、赤芍药两种。白芍为栽培品种,赤芍则多为野生品种。白芍在我国栽培历史悠久,驰名中外,其根并入药,其花白色,大而美丽,也为观赏植物。主产于浙江、安徽、四川等地。此外,山东、贵州、湖南、湖北、甘肃、陕西、河南、云南等地也产。浙江产者,商品称为杭白芍,品质最佳,为"浙八味"之一;四川产者名川白芍,又名中江芍。安徽产者称为亳白芍,产量最大。

【别名】白芍药。

【来源】本品为毛茛科(Ranunculaceae)植物芍药 *Paeonia lactiflora* Pall. 的干燥根。

【产地】本品主产于浙江、安徽、四川、贵州、山东等地,均系栽培。

【采收加工】夏、秋两季采挖,洗净,除去头尾及须根,置沸水中煮至透心后除去外皮或去皮后再煮,晒干。

【性状鉴别】本品呈圆柱形,平直或稍弯曲,两端平截,长 5~18cm,直径 1~2.5cm。表面类白色或淡红棕色,光洁或有纵皱纹及细根痕,偶有残留的棕褐色外皮。质坚实,不易折断。断面较平坦,类白色或微带棕红色,角质样,形成层环明显,木部有放射状纹理。气微,味微苦、酸(图 6-16)。

以根粗、坚实、无白心或裂隙者为佳。

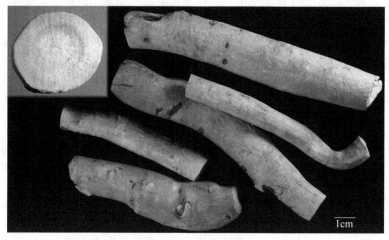

图 6-16　白芍药材图

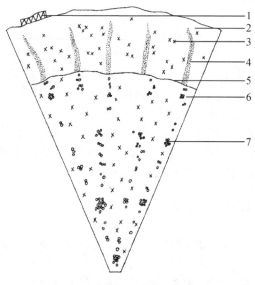

图 6-17　白芍（根）横切面简图

1. 木栓层；2. 皮层；3. 草酸钙簇晶；4. 韧皮部；5. 形成层；6. 木质部；7. 导管

【显微鉴别】根横切面：①偶有残存的木栓层细胞。②栓内层细胞切向延长，常被刮去而残缺。③韧皮部主要由薄壁细胞组成。④形成层环微波状弯曲。⑤木质部束窄，导管群作放射状排列，导管旁有少数木纤维。⑥薄壁细胞含草酸钙簇晶，并含糊化淀粉粒团块（图 6-17）。

粉末：黄白色。①糊化淀粉团块甚多。②草酸钙簇晶较多，直径 11~35μm，常在薄壁细胞中排列成行，或一个细胞中含数个簇晶。③纤维长梭状，直径 15~40μm，壁厚，微木化，具大的圆形纹孔。④具缘纹孔或网纹导管，直径 20~65μm（图 6-18）。

【化学成分】根主要含芍药苷，经加工为白芍后，芍药苷含量显著减少，并含少量羟基芍药苷及苯甲酸、牡丹酚、鞣质等。芍药苷为解痉、镇痛、抗炎的有效成分。

【理化鉴别】取本品乙醇浸出液为供试品溶液。以芍药苷对照品为对照，以三氯甲烷 - 乙酸乙酯 - 甲醇 - 甲酸（40 ∶ 5 ∶ 10 ∶ 0.2）为展开剂，照薄层色谱法试验，喷以 5% 香草醛硫酸溶液显色。供试品色谱中，在与对照品色谱相应的位置上，显相同颜色的斑点。

【检查】重金属及有害元素：铅不得超过百万分之五；镉不得超过千万分之三；砷不得超过百万分之二；汞不得超过千万分之二；铜不得超过百万分之二十。

【浸出物】水溶性浸出物（热浸法）不得少于 22.0%。

【含量测定】照高效液相色谱法测定，本品按干燥品计算，含芍药苷（$C_{23}H_{28}O_{11}$）不得少于 1.6%。

【功效】性微寒，味苦，酸。养血调经，敛阴止汗，柔肝止痛，平抑肝阳。

【附注】安徽亳州栽培的芍药为其变种毛果芍药 *Paeonia lactiflora* Pall. var. *trichocarpa*（Bge.）Stern。过去在陕西曾将毛叶草芍药 *P. obovata* Maxim. var. *willmottiae*（Stapf）Stern，作"宝鸡白芍"使用，其根木性强，质量差，不宜作白芍。此植物的根在四川当川赤芍用，自产自销。

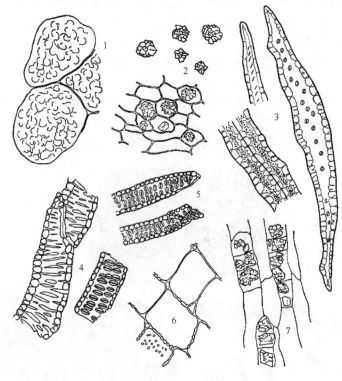

图 6-18　白芍粉末图

1. 含糊化淀粉粒的薄壁细胞；2. 草酸钙簇晶；3. 木纤维；4. 导管；5. 管胞；6. 薄壁细胞；7. 草酸钙方晶

赤芍 Paeoniae Radix Rubra

　　本品为毛茛科（Ranunculaceae）植物芍药 *Paeonia lactiflora* Pall. 及川赤芍 *P. veitchii* Lynch 的干燥根。芍药主产于内蒙古、东北等地；川赤芍主产于四川。药材呈圆柱形，稍弯曲，长 5~40cm，直径 0.5~3cm。表面棕褐色，粗糙，有横向突起的皮孔及纵皱纹，有的外皮易脱落。质硬而脆，易折断，断面粉白色或粉红色，木部放射状纹理明显，有的有裂隙。气微香，味微苦、酸涩。以根粗壮、断面粉白色，粉性大者为佳。根主要含芍药苷、苯甲酸、鞣质等。本品性微寒，味苦。清热凉血，散瘀止痛。

★黄连 Coptidis Rhizoma

　　【来源】本品为毛茛科（Ranunculaceae）植物黄连 *Coptis chinensis* Franch.、三角叶黄连 *C. deltoidea* C. Y. Cheng et Hsiao 或云连 *C. teeta* Wall. 的干燥根茎。以上 3 种分别习称"味连"、"雅连"、"云连"。

　　【产地】

　　味连　主产于重庆石柱县及四川洪雅、峨眉等地；湖北西部、陕西、甘肃等地也产。主要为栽培品，为商品黄连的主要来源。

　　雅连　主产于四川洪雅、峨眉等地，为栽培品，有少量野生。

　　云连　主产于云南德钦、碧江及西藏地区，原系野生，现有栽培。

　　【采收加工】秋季采挖，除去须根及泥沙，干燥，撞去残留须根。

　　【性状鉴别】

　　味连　多分枝，集聚成簇，常弯曲，形如鸡爪，单枝根茎长 3~6cm，直径 0.3~0.8cm。表面灰黄色或黄褐色，粗糙，有不规则结节状隆起、须根及须根残基，有的节间表面平滑如茎秆，习称"过桥"。上部多残留褐色鳞叶，顶端常留有残余的茎或叶柄。质硬，断面不整齐，皮部橙红色或暗棕色，木部鲜黄色或橙黄色，呈放射状排列，髓部有的中空。气微，味极苦。

雅连　多为单枝，略呈圆柱形，微弯曲，长 4~8cm，直径 0.5~1cm。"过桥"较长。顶端有少许残茎。

云连　多为单枝，弯曲呈钩状，较细小。长 2~5cm，直径 2~4mm。表面棕黄色。"过桥"较短，折断面黄棕色（图 6-19）。

均以粗壮、坚实、断面皮部橙红色，木部鲜黄色或橙黄色者为佳。

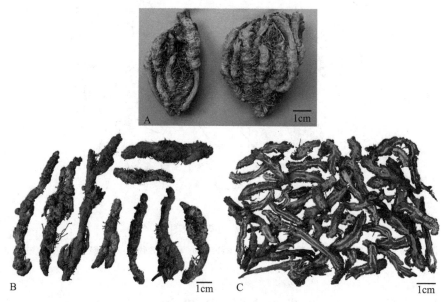

图 6-19　黄连药材图

A. 味连；B. 雅连；C. 饮片

【显微鉴别】

味连　横切面：①木栓层为数列细胞。②皮层较宽，石细胞单个或成群散在，黄色，另有根迹维管束。③中柱鞘纤维成束，木化或伴有少数石细胞，均显黄色。④维管束外韧型，环列，束间形成层不明显；木质部细胞均木化，木纤维较发达。射线宽窄不一。⑤髓部均为薄壁细胞，无石细胞（图 6-20）。

雅连　与味连相似，但髓部有石细胞。

云连　皮层、中柱鞘部位及髓部均无石细胞。

粉末：味连黄棕色或黄色。①石细胞为类方形、类圆形、类长方形或近多角形，直径25~64μm，长至 102μm，黄色，壁厚，壁孔明显。②中柱鞘纤维黄色，纺锤形或梭形，长136~185μm，直径 27~37μm，壁厚。③木纤维较细长，壁较薄，有稀疏点状纹孔。④木薄壁细胞类长方形或不规则形，壁稍厚，有纹孔。⑤鳞叶表皮细胞，绿黄色或黄棕色，细胞长方形或长多角形，壁微波状弯曲，或作连珠状增厚。⑥导管为网纹或孔纹，短节状。⑦淀粉粒多单粒，类圆形（图 6-21）。

雅连与味连相似，但石细胞较多，金黄色。

云连无石细胞和中柱鞘纤维。

【化学成分】本品主要含生物碱，主要为小檗碱，呈盐酸盐存在，含量 5.2%~7.69%；其次为黄连碱、甲基黄连碱、巴马亭、药根碱等，并含酚性成分。据研究黄连碱为黄连的特征性成分。据测定黄连中小檗碱含量以栽培 6 年的最高。

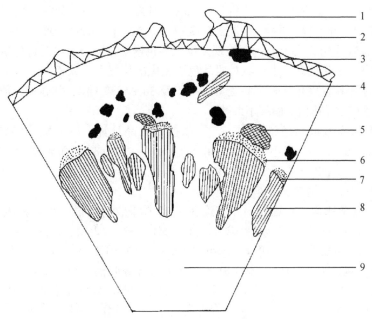

图 6-20　黄连（味连）横切面简图

1. 鳞叶组织；2. 木栓层；3. 石细胞；4. 根迹维管束；5. 中柱鞘纤维；6. 韧皮部；7. 形成层；8. 木质部；9. 髓

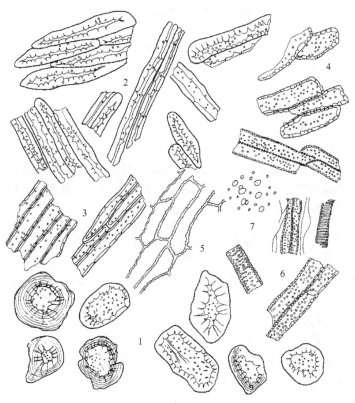

图 6-21　黄连（味连）粉末图

1. 石细胞；2. 中柱鞘纤维；3. 木纤维；4. 木薄壁细胞；5. 鳞叶表皮细胞；6. 导管；7. 淀粉粒

【理化鉴别】①取本品的乙醇煎煮液 5 滴，加稀盐酸 1ml 与含氯石灰少量，即显樱红色；另取滤液 5 滴，加 5% 没食子酸乙醇溶液 2~3 滴，蒸干，趁热加硫酸数滴，即显深绿色（检查小檗碱）。②取本品的甲醇回流液作为供试品溶液，以黄连为对照药材、盐酸小檗碱对照品为对照，以环己烷 - 乙酸乙酯 - 异丙醇 - 甲醇 - 水 - 三乙胺（3：3.5：1：1.5：0.5：1）为展开剂，照薄层色谱法试验。置紫外光灯（365nm）下检视，供试品色谱中，在与对照药材色谱相应的位置上，显四个以上相同颜色的荧光斑点；在与对照品色谱相应的位置上，显相同的一个黄色荧光斑点。③取粉末或薄切片置载玻片上，加 95% 乙醇 1~2 滴及 30% 硝酸 1 滴，加盖玻片放置片刻，镜检，有黄色针状或针簇状结晶析出（硝酸小檗碱）。

【含量测定】照高效液相色谱法测定，本品按干燥品计算，以盐酸小檗碱计，含小檗碱（$C_{20}H_{17}NO_4$）不得少于 5.5%、表小檗碱（$C_{20}H_{17}NO_4$）不得少于 0.8%、黄连碱（$C_{19}H_{13}NO_4$）不得少于 1.6%、巴马汀（$C_{21}H_{21}NO_4$）不得少于 1.5%。

【功效】性寒，味苦。清热燥湿，泻火解毒。

【附注】①黄连全株均含生物碱，如雅连在 9~10 月采收的须根含小檗碱达 5% 左右，有时比根茎含量还高，7~10 月枯死前的老叶含小檗碱 2.5%~2.8%。②除上述 3 种外，还有多种同属植物根茎作黄连用，主要有：峨眉野连 Coptis omeiensis (Chen) C. Y. Cheng，野生于四川、云南地区。根茎结节密集，无"过桥"，鳞叶较多，常带有部分叶柄。短萼黄连 C. chinensis Franch. var. brevisepala W. T. Wang et Hsiao 产于广西、广东、福建等。别名土黄连，主要为野生。根茎略呈连珠状圆柱形，多弯曲，无"过桥"。③含黄连小檗碱成分的植物，主要有毛茛科唐松草属（Thalictrum）多种植物的带根茎的根（习称"马尾黄连"）、小檗科小檗属（Berberis）多种植物的根或根皮以及小檗科十大功劳属（Mahonia）多种植物的根或茎。

升麻 Cimicifugae Rhizoma

本品为毛茛科（Ranunculacea）植物大三叶升麻 Cimicifuga heracleifolia Kom.、兴安升麻 C. dahurica (Turcz.) Maxim. 或升麻 C. foetida L. 的干燥根茎。药材依次称"关升麻"、"北升麻"、"西升麻"。主产于辽宁、吉林、黑龙江。河北、山西、陕西等地也产。本品为不规则的长形块状，多分枝，呈结节状，长 10~20cm，直径 2~4cm。表面黑褐色或棕褐色，粗糙不平，有坚硬的细须根残留，上面有数个圆形空洞的茎基痕，洞内壁显网状沟纹；下面凹凸不平，具须根痕。体轻，质坚硬，不易折断，断面不平坦，有裂隙，纤维性，黄绿色或淡黄白色。气微，味微苦而涩。主要含有多种甾萜类成分，如 β- 谷甾醇、升麻醇、升麻醇木糖苷、北升麻醇；有机酸类成分，如阿魏酸、异阿魏酸、咖啡酸；呋喃香豆素类成分，如齿阿米醇和齿阿米素等。本品性微寒，味辛、微甘。发表透疹，清热解毒，升举阳气。

天葵子 Semiaquilegiae Radix

本品为毛茛科（Ranunculacea）植物天葵 Semiaquilegia adoxoides (DC.) Makino 的干燥块根。主产于江苏、湖南、湖北。本品呈不规则短柱状、纺锤状或块状，略弯曲，长 1~3cm，直径 0.5~1cm。表面暗褐色至灰黑色，具不规则的皱纹及须根或须根痕。顶端常有茎叶残基，外被数层黄褐色鞘状鳞片。质较软，易折断，断面皮部类白色，木部黄白色或黄棕色，略呈放射状。气微，味甘、微苦辛。主要含生物碱、内酯、香豆素、酚性成分及氨基酸等。本品性寒，味甘、苦。清热解毒，消肿散结。

防己 Stephaniae Tetrandrae Radix

本品为防己科（Menispermaceae）植物粉防己 *Stephania tetrandra* S. Moore 的干燥根。主产于浙江、安徽、湖北、湖南等地。本品呈不规则圆柱形、半圆柱形或块片状，屈曲不直，长 5~10cm，直径 1~5cm。表面淡灰黄色，在弯曲处常有深陷横沟而呈结节状的瘤块样。质坚实而重，断面平坦，灰白色，富粉性，木部占大部分，有稀疏的放射状纹理，习称"车轮纹"。气微，味苦。以质坚实、粉性足、去净外皮者为佳。含异喹啉生物碱，主要为粉防己碱（汉防己甲素）、去甲基粉防己碱（汉防己乙素）等。本品性寒，味苦。利水消肿，祛风止痛。

北豆根 Menispermi Rhizoma

本品为防己科（Menispermaceae）植物蝙蝠葛 *Menispermum dauricum* DC. 的干燥根茎。主产于东北、河北、山东及山西等地。本品呈细长圆柱形，弯曲，有分枝，长可达50cm，直径 0.3~0.8cm。表面黄棕色至暗棕色，多有弯曲的细根，并可见突起的根痕及纵皱纹，外皮易剥落。质韧，不易折断，断面不整齐，纤维性，木部淡黄色，呈放射状排列，中心有髓。气微，味苦。含生物碱，主要为北豆根碱。本品性寒，味苦。有小毒。清热解毒，祛风止痛。

乌药 Linderae Radix

本品为樟科（Lauraceae）植物乌药 *Lindera aggregata*(Sims)Kosterm. 的干燥块根。本品多呈纺锤状，略弯曲，有的中部收缩成连珠状，称"乌药珠"，长 6~15cm，直径 1~3cm。表面黄棕色或黄褐色，有纵皱纹及稀疏的细根痕。质坚硬，切片厚 0.2~2mm，切面黄白色或淡黄棕色，射线放射状，可见年轮环纹，中心颜色较深。气香，味微苦、辛，有清凉感。主要含挥发油、异喹啉生物碱及呋喃倍半萜及其内酯三大类。本品性温，味辛。顺气止痛，温肾散寒。

☆ 延胡索 Corydalis Rhizoma

【别名】延胡、玄胡索、元胡索、元胡。

【来源】本品为罂粟科（Papaveraceae）植物延胡索 *Corydalis yanhusuo* W. T. Wang 的干燥块茎。

【产地】本品主产于浙江东阳、磐安。湖北、湖南、江苏等地亦产，多为栽培。

【采收加工】夏初（5~7月）茎叶枯萎时采挖，除去须根，洗净，置沸水中煮至恰无白心时，取出，晒干。

【鉴别】呈不规则扁球形，直径 0.5~1.5cm。表面黄色或黄褐色，有不规则网状皱纹，顶端有略凹陷的茎痕，底部常有疙瘩状突起，或稍凹陷呈脐状。质硬而脆，断面黄色，角质样，有蜡样光泽。气微，味苦（图 6-22）。

以个大、饱满、质坚实、断面色黄者为佳。

粉末：绿黄色。①石细胞淡黄色，类圆形或长圆形，或长多角形，长 88~160μm，直径约至 60μm，壁较厚，纹孔细密。②下皮厚壁细胞绿黄色，细胞多角形、类方形或长条形，壁稍弯曲，木化，有的呈连珠状增厚，纹孔细密。③导管多为螺纹，少数网纹，螺纹导管直径 16~32μm。④薄壁细胞中充满糊化淀粉粒团块，淡黄色或近无色（图 6-23）。

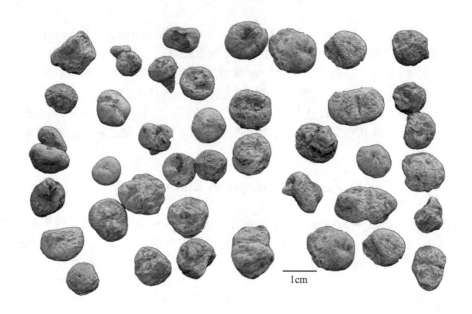

图 6-22　延胡索药材图

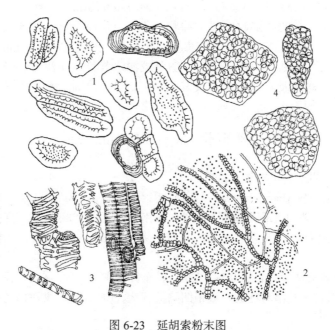

图 6-23　延胡索粉末图

1.石细胞；2.下皮厚壁细胞；3.导管；4.含糊化淀粉粒的薄壁细胞

【化学成分】本品含生物碱，主要有：*d-* 紫堇碱（延胡索甲素）、*dl-* 四氢巴马亭（延胡索乙素）、原鸦片碱（延胡索丙素）、*l-* 四氢黄连碱（延胡索丁素）、去氢紫堇碱（去氢延胡索甲素）等。延胡索乙素为镇痛、镇静主要成分。去氢延胡索甲素对胃及十二指肠溃疡有疗效。

【功效】性温，味苦、辛。理气止痛，活血散瘀。

【附注】除以上种外，尚有多种同属植物的块茎在部分地区也作元胡或土元胡药用。例如：齿瓣延胡索 *Corydalis turtschaninovii* Bess.，主产于东北、河北北部。块茎呈不规则球形，表面黄棕色，皱缩。全叶延胡索 *C. repens* Mandl. et Mühldorf.，主产于东北、河北、河南、山东、江苏等地。块茎呈圆球形、长圆形或圆锥形，表面灰棕色，皱缩。东北延胡索 *C. ambigua* Cham. et Schltd. var. *amurensis* Maxim.，块茎呈球形，内部白色。也含多种生物碱，不含延胡索乙素。以上均非正品。

☆板蓝根 Isatidis Radix

【来源】本品为十字花科（Cruciferae）植物菘蓝 *Isatis indigotica* Fort. 的干燥根。

【产地】本品主产于河北、江苏。河南、安徽、陕西等地均有栽培。

【采收加工】秋季采挖，除去泥沙，晒干。

【鉴别】呈圆柱形，稍扭曲，长 10~20cm，直径 0.5~1cm。表面淡灰黄色或淡棕黄色，有纵皱纹及支根痕，皮孔横长。根头部略膨大，可见暗绿色或暗棕色轮状排列的叶柄残基和密集的疣状突起。质略软而实、易折断，断面皮部黄白色，木部黄色。气微，味微甜而后苦涩（图 6-24）。

以条长、粗大、体实者为佳。

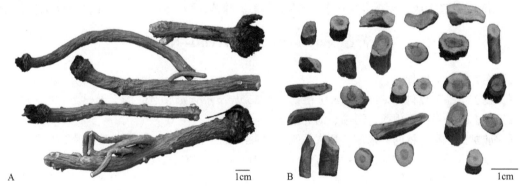

图 6-24 板蓝根药材图

A. 药材；B. 饮片

横切面：①木栓层为数列细胞。②皮层较窄。③韧皮部宽广，韧皮射线宽 5~7 列细胞。④形成层成环。⑤木质部导管黄色，类圆形，直径约至 80μm，导管周围有木纤维束，薄壁细胞含淀粉粒。

【化学成分】含芥子苷、靛蓝、靛玉红等。

【功效】性寒，味苦。清热解毒，凉血利咽。

【附注】① 2010 年版《中国药典》收载南板蓝根，为爵床科植物马蓝 *Baphicacanthus cusia* (Nees) Bremek 的根茎及根。本品根茎呈类圆形，多弯曲，有分枝，长 10~30cm，直径 0.1~1cm。表面灰棕色；节膨大，节上长有细根或茎残基；外皮易剥落，呈蓝灰色。质硬而脆，皮部蓝灰色，木部灰蓝色至淡黄褐色，中央有髓。根粗细不一，弯曲有分枝。气微，味淡。根茎横切面的主要显微特征是：皮层可见石细胞，内皮层明显，韧皮纤维众多。薄壁细胞中含有椭圆形的钟乳体。本品有清热解毒，凉血之功效。②欧菘蓝 *Isatis tinctoria* L. 是欧洲种，我国仅少数植物园有引种栽培。

红景天 Rhodiolae crenulatae Radix et Rhizoma

本品为景天科（Crassulaceae）植物大花红景天 *Rhodiola crenulata* (Hook. f. et Thoms.) H. Ohba

的干燥根及根茎。本品根茎呈圆柱形，粗短，略弯曲，少数分枝，长 5~20cm，直径 2.9~4.5cm。表面棕色或褐色，粗糙有褶皱，剥开外表皮有一层膜质黄色表皮且具粉红色花纹；宿存部分老花茎，花茎基部被三角形或卵形膜质鳞片；节间不规则，断面粉红色至紫红色，有一环纹，质轻，疏松。主根呈圆柱形，粗短，长约 20cm，上部直径约 1.5cm，侧根长 10~30cm；断面橙红色或紫红色，有时具裂隙。气芳香，味微苦涩、后甜。主要含有红景天苷及其苷元酪醇、草质素 -7-O-α-L- 吡喃李糖苷、草质素 -7-O-(3-O-β-D- 吡喃葡萄糖基)-α-L- 吡喃李糖苷；另外还含有黄酮苷、没食子酸、山奈酚、槲皮素等。本品性平，味甘、苦。益气活血，通脉平喘。

地榆 Sanguisorbae Radix

本品为蔷薇科（Rosaceae）植物地榆 *Sanguisorba officinalis* L. 及长叶地榆 *S. officinalis* L. var. *longifolia*（Bert.）Yü et Li 的干燥根。后者习称"绵地榆"。地榆主产于东北地区、内蒙古、山西、陕西等地。长叶地榆主产于安徽、浙江、江苏、江西等地。地榆根呈圆柱形或不规则纺锤形，稍弯曲，长 5~25cm，直径 0.5~2cm。表面灰褐色、棕褐色，粗糙，具纵皱纹、横裂纹及支根痕。质硬脆，折断面较平坦，粉红色或淡黄色，木部稍浅，黄色或黄褐色，有放射状纹理。气微，味苦而涩。长叶地榆根呈长圆柱形，稍弯曲，着生于短粗的根茎上。表面红棕色或棕紫色，有细纵皱纹及横裂纹。质坚韧，不易折断，断面黄棕色或红棕色。皮部有众多的黄白色至黄棕色絮状纤维。均以条粗、质硬、断面色红者为佳。含鞣质类成分。本品性微寒，味苦、酸、涩。凉血止血，解毒敛疮。

☆苦参 Sophorae Flavescentis Radix

【别名】苦骨、地骨。

【来源】本品为豆科（Leguminosae）植物苦参 *Sophora flavescens* Ait. 的干燥根。

【产地】本品主产于山西、河南、河北等地。

【采收加工】春、秋两季采挖，切去根头，除去细根、泥土，晒干；或趁鲜切片，晒干。

【鉴别】本品呈长圆柱形，下部常有分枝，长 10~30cm，直径 1~6.5cm。表面灰棕色或棕黄色，有明显纵皱纹及横长皮孔，栓皮破裂后向外卷曲，剥落处显黄色，光滑。质硬，难折断，折断面纤维性，黄白色；切断面皮部与木部分层明显，具放射状纹理及裂隙，有时可见同心性环纹。气微、味极苦（图 6-25）。

横切面：①木栓层为 8~12 列细胞，有时栓皮剥落。②韧皮部有多数纤维束。③木质部有木纤维束，射线宽 5~15 列细胞。④薄壁细胞含众多淀粉粒及草酸钙方晶（图 6-26）。

粉末：淡黄色。①纤维众多，平直或稍弯曲，直径 11~27μm，壁甚厚，胞腔线形，初生壁多分离；纤维束周围的细胞中含草酸钙方晶，形成晶鞘纤维。②草酸钙方晶呈类双锥形、菱形或多面形，直径约至 23~41μm；含晶细胞壁不均匀增厚。③导管多为具缘纹孔，纹孔排列紧密。④木栓细胞横断面观呈扁长方形，壁微弯曲；表面观呈类多角形，多层重叠，平周壁表面有不规则细裂纹。⑤薄壁细胞呈类圆形或类长方形，壁稍厚，有的呈不均匀连珠状；纹孔大小不一，有的集成纹孔域；有的胞腔内含细小针晶。⑥石细胞偶见，淡

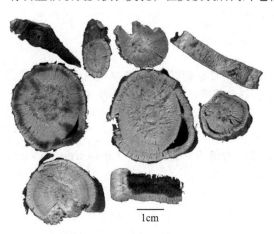

1cm

图 6-25 苦参饮片图

黄绿色，类长方形。⑦淀粉粒单粒类圆形或长圆形，直径 4~20μm，脐点裂缝状，大粒层纹隐约可见；复粒由 2~12 分粒组成（图 6-27）。

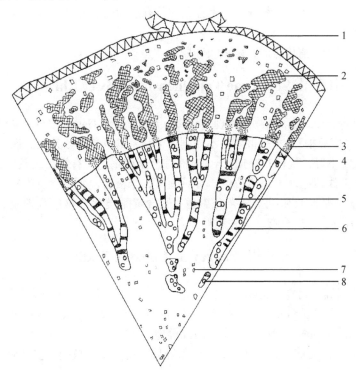

图 6-26　苦参横切面简图

1. 木栓层；2. 韧皮纤维；3. 韧皮部；4. 形成层；5. 射线；6. 木纤维；7. 草酸钙方晶；8. 导管

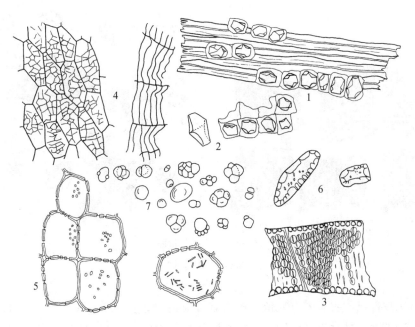

图 6-27　苦参粉末图

1. 晶鞘纤维；2. 草酸钙方晶；3. 导管；4. 木栓细胞；5. 薄壁细胞；6. 石细胞；7. 淀粉粒

【化学成分】本品含生物碱，主要为苦参碱及氧化苦参碱，还有羟基苦参碱、N-甲基金雀花碱、安那吉碱、膺靛叶碱、脱氢苦参碱、氧化槐果碱、槐定碱等。此外，尚含多种黄酮成分。生物碱和黄酮类均为活性成分。苦参碱、氧化苦参碱具有抗肿瘤、升白细胞、抗炎、平喘、抗心律不齐、保肝等作用。

【功效】性寒，味苦。清热燥湿，杀虫，利尿。

山豆根 Sophorae Tonkinensis Radix et Rhizoma

本品为豆科（Leguminosae）植物越南槐 *Sophora tonkinensis* Gagnep. 的干燥根及根茎。主产于广西、广东，习称"广豆根"。本品根茎呈不规则结节状，其下着生数条根。根呈长圆柱形，略弯曲，常有分枝，长短不等，直径 0.7~1.5cm。表面棕色至棕褐色，有纵皱纹及横长皮孔。质坚硬，不易折断，断面皮部浅棕色，木部淡黄色。有豆腥气，味极苦。主要含有生物碱类，如苦参碱、氧化苦参碱、微量安那吉碱和甲基金雀花碱等；另含黄酮类化合物广豆根素、环广豆根素等。本品性寒，味苦；有毒。清热解毒，消肿利咽。

☆葛根 Puerariae Lobatae Radix

【别名】干葛、葛藤、葛蔓、葛藤。

【来源】本品为豆科（Leguminosae）植物野葛 *Pueraria lobata*（Willd.）Ohwi 的干燥根。

【产地】本品主产于湖南、河南、广东、浙江等地。

【采收加工】春季清明前采挖，质佳；秋季霜降后采挖，质量较差，多趁鲜切成厚片或小块，干燥。

【鉴别】本品常为纵切的长方形厚片或小方块片，长 5~35cm，厚 0.5~1cm。外皮淡棕色，有纵皱纹，粗糙。切面黄白色粗糙，纤维性强。质韧。无臭，味微甜（图6-28）。

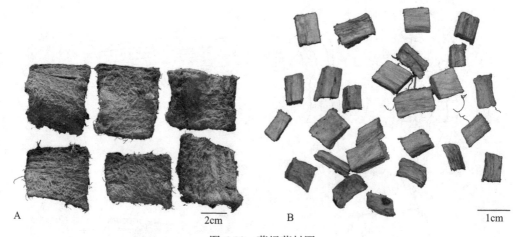

图 6-28　葛根药材图

A. 药材；B. 饮片

横切面：①皮部已除去。若有残留，皮层有石细胞。②木质部导管群与木纤维束相间排列，导管直径可达 300μm；纤维束周围的薄壁细胞中含有草酸钙方晶（晶鞘纤维）。③射线宽 3~8 列细胞。④薄壁细胞含少量淀粉粒（图6-29）。

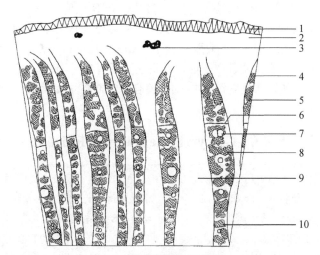

图 6-29　葛根横切面简图

1. 木栓层；2. 皮层；3. 石细胞；4. 韧皮纤维；5. 韧皮部；6. 形成层；7. 导管；8. 木纤维；9. 木射线；10. 草酸钙方晶

粉末：淡棕色、黄白色或淡黄色。①纤维多成束，壁厚，木化，周围细胞大多含草酸钙方晶，形成晶鞘纤维，含晶细胞的壁增厚木化。②石细胞少见，类圆形或多角形，直径 38~70μm。③具缘纹孔导管较大，六角形或椭圆形，排列极为紧密。④淀粉粒甚多，单粒球形、半圆形或多角形，直径 3~37μm，脐点点状、裂缝状或星状；复粒由 2~10 分粒组成。此外，尚有木栓细胞、木薄壁细胞和色素块（图 6-30）。

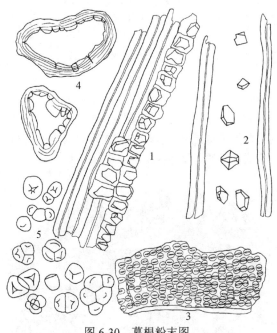

图 6-30　葛根粉末图

1. 晶鞘纤维；2. 纤维及草酸钙方晶；3. 导管；4. 石细胞；5. 淀粉粒

【化学成分】本品含黄酮类成分，总量可达 12%。主要为黄豆苷、黄豆苷元及葛根素等。葛根长霉后总黄酮含量显著下降。

【功效】性凉，味甘，辛。解肌退热，生津，透疹，升阳止泻。

【附注】①除上述两种外，尚有多种同属植物在部分地区作葛根使用，但总黄酮含量较低，一般在 1% 以下，质量较差，如峨眉葛藤 *Pueraria omeiensis* Wang et Tang、三裂叶葛藤 *P. phaseoloides*（Roxb.）Benth. 等，前者产于四川、贵州，后者产于浙江。②葛花为野葛未全开放的花，含多种黄酮类成分，如尼鸢尾立黄素 7- 葡萄糖苷、尼鸢尾立黄素、7- 木糖葡萄糖苷等。性平，味甘，解酒毒，止渴。

★甘草 Glycyrrhizae Radix et Rhizoma

> 甘草是我国著名的大宗中药材，有"十方九草"之称。甘草不仅被广泛应用于中医临床，其制品在食品、保健品、化妆品、烟草、轻工、石油、消防等许多行业也备受青睐。甘草主产于新疆、内蒙古、甘肃、宁夏等地，多为野生，是荒漠化地区最重要的防风固沙植物，对环境资源保护起着不可替代的作用。由于用途广泛，需求量大，特别是近 20 年来，丰厚的利润诱发了对甘草资源毁灭性的采挖，使野生甘草面积锐减，为此，我国政府于 1987 年 10 月公布了《野生药材资源保护管理条例》，将野生甘草列为二级保护物种。近年来，各地政府积极进行甘草野生变家种的试验推广，修复生态环境，达到防风固沙，遏制荒漠化的目标，同时也有效地缓解了市场的供需矛盾。

【别名】蜜甘、国老、灵通、甜草。

【来源】本品为豆科（Leguminosae）植物甘草 *Glycyrrhiza uralensis* Fisch.、胀果甘草 *G. inflata* Bat. 或光果甘草 *G. glabra* L. 的干燥根及根茎。

【产地】甘草主产于内蒙古、甘肃、新疆。以内蒙古伊盟的杭锦旗一带、巴盟的橙口、甘肃及宁夏的阿拉善旗一带所产品质最佳。目前已有人工栽培。光果甘草及胀果甘草主产于新疆、甘肃等地。

【采收加工】春、秋两季均可采挖，以春季产者为佳。趁鲜切去茎基、幼芽、支根及须根，再切成长段后晒干。

【性状鉴别】甘草根呈圆柱形，长 25~100cm，直径 0.6~3.5cm。外皮红棕色或灰棕色，有明显的纵皱纹、沟纹及稀疏的细根痕，皮孔横长，两端切面中央稍下陷。质坚实而重，断面略显纤维性、黄白色，有粉性，具明显的形成层环纹及放射状纹理，有裂隙。根茎呈圆柱形，表面有芽痕，横切面中央有髓。气微，味甜而特殊（图 6-31）。

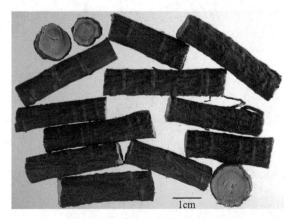

图 6-31 甘草药材图

胀果甘草根及根茎较粗壮，木质性强，有的分枝，表面灰棕色或灰褐色，粗糙。质坚硬，木质纤维多，粉性差。根茎不定芽多而粗大。

光果甘草根及根茎质地较坚实，有的分枝，外皮大多灰棕色，不粗糙，皮孔细小而不明显。

【显微鉴别】根横切面：①木栓层为数列红棕色细胞。②韧皮部及木质部中均有纤维束，其周围薄壁细胞中常含草酸钙方晶，形成晶鞘纤维。③束间形成层不明显。④导管常单个或2~3成群。⑤射线明显，韧皮部射线常弯曲，有裂隙。⑥薄壁细胞含淀粉粒，少数细胞含棕色块状物（图6-32）。

粉末：淡棕黄色。①纤维成束，直径8~14μm，壁厚；晶鞘纤维易察见，草酸钙方晶大至30μm。②具缘纹孔导管较大，直径至160μm，稀有网纹导管。③木栓细胞多角形或长方形，红棕色。④淀粉粒多为单粒，卵圆形或椭圆形，长3~12~20μm，脐点点状。⑤棕色块状物，形状不一（图6-33）。

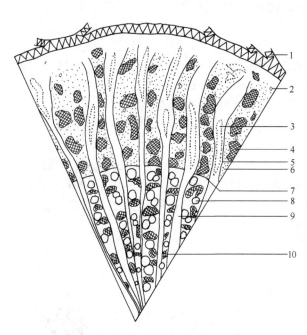

图6-32　甘草（甘草根）横切面简图

1.木栓层；2.草酸钙方晶；3.裂隙；4.韧皮纤维束；5.韧皮射线；6.韧皮部；7.形成层；8.导管；9.木射线；10.木纤维束

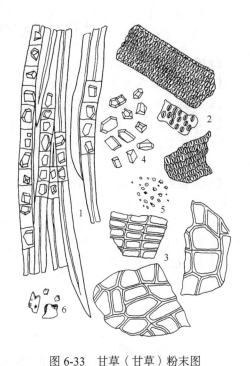

图6-33　甘草（甘草）粉末图

1.晶鞘纤维；2.导管；3.木栓细胞；4.草酸钙方晶；5.淀粉粒；6.棕色块

【化学成分】本品含三萜类化合物甘草甜素，主要是甘草酸的钾、钙盐，为甘草的甜味成分。甘草酸水解后产生两分子葡萄糖醛酸和一分子18β-甘草次酸。主产区甘草中甘草甜素含量5%~11%，甘草次酸含量3%~7%。黄酮类化合物30多个，主要有甘草苷、甘草苷元、异甘草苷等。此外，尚含香豆素类、生物碱类、氨基酸、挥发油及多糖等。

甘草甜素有解毒、抗炎、抗癌、抑制艾滋病病毒复制作用，甘草次酸有抗炎、镇咳、抗癌作用，黄酮类化合物有镇痉、抗溃疡的作用。

【理化鉴别】取本品的甲醇回流液作为供试品溶液，以甘草为对照药材，甘草酸铵为对照品，以乙酸乙酯-甲酸-冰醋酸-水（15：1：1：2）为展开剂，照薄层色谱法试验。置紫外光灯（365nm）下检视，供试品色谱中，在与对照药材色谱相应的位置上，显相同颜色的荧光斑点；在与对照品色谱相应的位置上，显相同的橙黄色荧光斑点。

【检查】重金属及有害元素：铅不得超过百万分之五；镉不得超过千万分之三；砷不得超过百万分之二；汞不得超过千万分之二；铜不得超过百万分之二十。

有机氯农药残留量：六六六（总 BHC）不得超过千万分之二；滴滴涕（总 DDT）不得超过千万分之二；五氯硝基苯（PCNB）不得超过千万分之一。

【含量测定】照高效液相色谱法测定，本品按干燥品计算，含甘草酸（$C_{42}H_{62}O_{16}$）不得少于 2.0%，含甘草苷（$C_{21}H_{22}O_9$）不得少于 0.50%。

【功效】性平，味甘。补脾益气，清热解毒，祛痰止咳，缓急止痛，调和诸药。

【附注】国产甘草尚有黄甘草 *Glycyrrhiza korshiskyi* G. Hrig、粗毛甘草 *G. aspera* Pall. 和云南甘草 *G. yunnanensis* Cheng f.et L. K.Tai，其中，云南甘草中含有云南甘草苷元（A、B、C、E、F、G）、云南甘草次苷 D，马其顿酸等。

★黄芪 Astragali Radix（附：红芪）

【别名】绵黄芪、绵芪。

【来源】本品为豆科（Leguminosae）植物蒙古黄芪 *Astragalus membranaceus*（Fisch.）Bge. var. *mongholicus*（Bge.）Hsiao 或膜荚黄芪 *A. membranaceus*（Fisch.）Bge. 的干燥根。

【产地】本品主产于山西、黑龙江、内蒙古等地。以栽培的蒙古黄芪质量为佳。

【采收加工】春、秋两季采挖，切去根头，除去须根、泥土，晒至六七成干，按大小捆把，晒干。

【性状鉴别】本品呈圆柱形，极少有分枝，上粗下细，长 30~90cm，直径 1~3.5cm。表面灰黄色或淡褐色，有纵皱纹及横向皮孔。栓皮易剥落，露出黄白色皮部，有时可见黄白色网状纤维束。质硬而韧，不易折断，断面纤维性强，并显粉性，皮部黄白色，木部淡黄色，具放射状纹理及裂隙，呈菊花心状。气微，味微甜。嚼之有豆腥味（图 6-34）。

以条粗长、断面色黄白、味甜、有粉性者为佳。

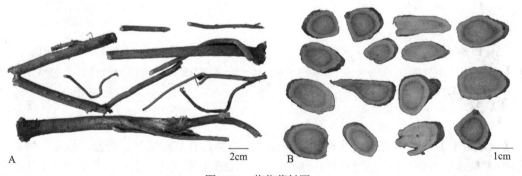

图 6-34 黄芪药材图

A. 药材；B. 饮片

【显微鉴别】横切面：①木栓层细胞数列，栓内层为厚角细胞，切向延长。②韧皮部有纤维束，与筛管群交替排列；近栓内层处有时可见石细胞及纵向管状木栓组织；韧皮射线外侧弯曲，有裂隙。③形成层成环。④木质部导管单个或 2~3 个成群，有木纤维束，木射线明显。⑤薄壁细胞含淀粉粒（图 6-35）。

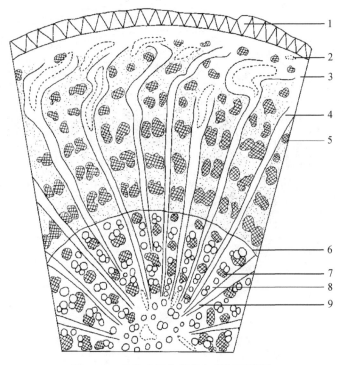

图 6-35　黄芪（蒙古黄芪）横切面简图

1. 木栓层；2. 木栓组织环；3. 皮层；4. 韧皮射线；5. 韧皮纤维束；6. 形成层；7. 导管及木纤维束；8. 木质部；9. 木射线

　　粉末：黄白色。①纤维多成束，细长，直径 8~30μm，壁极厚，非木化，表面有较多不规则纵皱纹，孔沟不明显，初生壁常与次生壁分离，断端常纵裂成帚状。②具缘纹孔导管直径 24~160μm，导管分子甚短，具缘纹孔椭圆形、类方形或类斜方形，排列紧密。③木栓细胞表面观类多角形或类方形，垂周壁薄，有的细波状弯曲。④厚壁细胞稀少，呈类三角形或类方形，壁厚至 10μm，微木化，具层纹。⑤淀粉粒单粒类圆形、椭圆形或类肾形，直径 3~13μm；复粒由 2~4 分粒组成（图 6-36）。

　　膜荚黄芪纤维直径 6~22μm，断端较平截；具缘纹孔导管直径约至 224μm，有的内含橙红色色素块。

　　【化学成分】 本品主要含有三萜皂苷、黄酮类化合物以及多糖。

　　皂苷　从膜荚黄芪中分离出 12 个三萜寡糖皂苷：黄芪皂苷（Ⅰ、Ⅱ、Ⅲ、Ⅳ、Ⅴ、Ⅵ、Ⅶ、Ⅷ），乙酰黄芪皂苷Ⅰ，异黄芪皂苷Ⅰ和Ⅱ，大豆皂苷Ⅰ及膜荚黄芪皂苷Ⅰ和Ⅱ。自蒙古黄芪根中分得黄芪皂苷（Ⅰ、Ⅱ、Ⅵ）和大豆皂苷Ⅰ。正品黄芪三萜皂以黄芪皂苷Ⅰ（也称黄芪甲苷）及Ⅱ为主要成分，特别是黄芪甲苷常用作质量控制的主要指标。

　　黄酮　从蒙古黄芪中分得多种黄酮苷元：山柰酚、槲皮素、异鼠李素、鼠李柠檬素、熊竹素等。从膜荚黄芪中分得芒柄花素和毛蕊异黄酮，从蒙古黄芪中亦分得芒柄花素和毛蕊异黄酮及其葡萄糖苷，并分得 9,10- 二甲氧基紫檀烷 -3-O-β-D- 葡萄糖苷、2′- 羟基 -3′,4′- 二甲氧基异黄烷 -7-O-β-D- 葡萄糖苷及异微凸剑叶莎醇、7-O- 甲基 - 异微凸剑叶莎醇和 3,9- 二 -O- 甲基尼森香豌豆紫檀酚。尚分到两种具抗菌作用的异黄酮：8,2′- 二羟基 -7,4′- 二甲基异黄烷及 7,2′,3′- 三羟基 -4′- 甲氧基异黄烷。

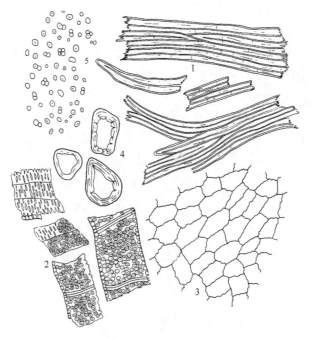

图 6-36 黄芪（蒙古黄芪）粉末图

1.纤维；2.导管；3.木栓细胞；4.厚壁细胞；5.淀粉粒

黄芪多糖　从蒙古黄芪根的水提液中得到两种葡聚糖 AG-1 和 AG-2。并分得两种杂多糖 AH-1 和 AH-2，AG-1 和 AH-1 具有某些免疫促进作用。后又分得黄芪多糖（Ⅰ、Ⅱ、Ⅲ），黄芪多糖Ⅱ和Ⅲ均为葡聚糖，其中黄芪多糖Ⅰ和Ⅱ有增强免疫活性的作用。近期又分得酸性多糖 Amon-S，也有增强免疫功能作用。

【理化鉴别】取本品的甲醇提取液作为供试品溶液，以黄芪甲苷为对照品，以氯仿 - 甲醇 - 水（13∶7∶2）的下层溶液为展开剂，照薄层色谱法试验。供试品色谱中，在与对照品色谱相应位置上，日光下显相同的棕褐色斑点；再置紫外光灯（365nm）下检视，显相同的橙黄色荧光斑点。

取本品乙酸乙酯浸出液为供试品溶液，以黄芪对照药材为对照，以三氯甲烷 - 甲醇（10∶1）为展开剂，照薄层色谱法试验，氨蒸气中熏，后置紫外光灯（365nm）下检视。供试品色谱中，在与对照药材和对照品色谱相应的位置上，显相同颜色的斑点。

【检查】重金属及有害元素：铅不得过百万分之五；镉不得过千万分之三；砷不得过百万分之二；汞不得过千万分之二；铜不得过百万分之二十。

有机氯农药残留量：六六六（总 BHC）不得过千万分之二；滴滴涕（总 DDT）不得过千万分之二；五氯硝基苯（PCNB）不得过千万分之一。

【含量测定】照高效液相色谱法测定，本品按干燥品计算，含黄芪甲苷（$C_{41}H_{68}O_{14}$）不得少于 0.040%，毛蕊异黄酮葡萄糖苷（$C_{22}H_{22}O_{10}$）不得少于 0.020%。

【功效】性微温，味甘。补气固表，利尿，托毒排脓，敛疮生肌。

【附注】①下列同属植物的根，有的地区也作黄芪药用：金翼黄芪 Astragalus chrysopterus Bge.，产于河北、青海、甘肃、山西等地，药材名小黄芪或小白芪。根呈圆柱形，直径 0.5~1cm，上部有细密环纹。多花黄芪 A. floridus Benth. ex Bunge，主产于四川、西藏等地。根淡棕色或灰棕色，横切面皮部淡黄色，木部淡棕黄色，形成层处呈棕色环。味淡，微涩。梭果黄芪 A. ernestii Comb.，主产于四川。根呈圆柱形，少分枝，表面淡棕色或灰棕色。横切面皮部乳白色或淡黄白色，木部淡棕黄色，有的皮部和木部分离。质硬而稍韧，味淡。塘谷耳黄芪 A. tongolensis

Ulbr.，产于甘肃、青海。药材名"白大芪"、"马芪"或"土黄芪"。根圆柱形，表面灰棕色至灰褐色，有纵皱纹，常有栓皮剥落后留下的棕褐色疤痕。折断面粗纤维状。横切面皮部和木部呈淡棕色，形成层处显棕色环。味甜。②黄芪的伪品常见的有：豆科植物锦鸡儿 *Caragana sinica* (Buchoz) Rehd 的根。根圆柱形，栓皮多除去，表面淡黄色，有棕色的残存皮孔。断面皮部淡黄色，木部淡黄棕色。质脆，断面纤维状。气微，味淡。安徽、江苏等地称"上黄芪"。锦葵科植物圆叶锦葵 *Malva rotundifolia* L.、欧蜀葵 *Althaea officinalis* L.、蜀葵 *Althaea rosea* Cav. 的根，个别地区作黄芪使用，应注意鉴别。例如，圆叶锦葵的根呈圆柱形，表面土黄色或棕黄色，韧皮部淡黄色。气微，味淡，因富含黏液而嚼之有黏滑感，可与正品区别。

附　红芪

红芪 Hedysari Radix 为豆科植物多序岩黄芪 *Hedysarum polybotrys* Hand.-Mazz. 的干燥根。主产于甘肃南部地区。药材呈圆柱形，少分枝，长 10~50cm，直径 0.6~2cm。表面灰红棕色，具皱纹及少数支根痕，栓皮易剥落露出浅黄色的皮部及纤维，皮孔横长，略突起。折断面纤维性强，且富粉性；横切面皮部淡棕色，形成层处呈棕色环。质坚而致密，难折断。气微而特异，味微甜，嚼之有豆腥味。含 (-)-3- 羟基 -9- 甲氧基紫檀烷、α- 氨基丁酸、硬脂酸、乌苏酸、β- 谷甾醇、阿魏酸、琥珀酸、木蜡醇酯、3,4,5- 三甲氧基桂皮酸甲酯等。功效同黄芪。

远志 Polygalae Radix

本品为远志科（Polygalaceae）植物远志 *Polygala tenuifolia* Willd. 或卵叶远志 *P. sibirica* L. 的干燥根。主产于山西、陕西、吉林、河南等地。春、秋两季采挖，除去须根和泥沙，晒干，或除去木心后（木质部）晒干，称"远志肉"。本品呈圆柱形或双卷筒状，具支根，略弯曲，长 3~15cm，直径 0.3~0.8cm。表面灰黄色至灰棕色。有较密而深陷的横皱纹及裂纹，略呈结节状，或有细纵纹及细小疙瘩状支根痕。质硬脆，断面皮部棕黄色，木部黄白色，皮部易与木部剥离；去净木心者断面双卷状。气微，味苦、微辛，嚼之有刺喉感。含多种三萜类皂苷，主要有远志皂苷（A、B、C、D、E、F、G），由细叶远志皂苷元等与不同的糖结合而成，皂苷以皮部含量最多。本品性温，味苦、辛。安神，益智，祛痰，消肿。

甘遂 Kansui Radix

本品为大戟科（Euphorbiaceae）植物甘遂 *Euphorbia kansui* T.N.Liou ex T. P. Wang 的干燥块根。主产于陕西、河南、山西等地。本品呈椭圆形、长圆柱形或连珠形，长 1~5cm，直径 0.5~2.5cm。表面类白色或黄白色，凹陷处有棕色外皮残留。质脆，易折断，断面粉性，白色，木部微显放射状纹理；长圆柱状者纤维性较强。气微，味微甘而辣。主要含有 γ- 大戟甾醇、甘遂甾醇、α- 大戟甾醇、尚含 20- 去氧巨大戟萜醇的衍生物，以及甘遂萜酯 A 和 B、大戟酮、棕榈酸、枸橼酸、草酸、鞣质、树脂、葡萄糖、蔗糖、淀粉、维生素 B_1 等。本品性寒，味苦；有毒。泻水逐饮。

★人参 Ginseng Radix et Rhizoma（附：红参，人参叶）

人参始载于《神农本草经》，列为上品，记有"主补五脏，安精神，定魂魄，止惊悸，除邪气，明目，开心益智，久服轻身延年"之功效。此后的《名医别录》、《图经本草》及《本草纲目》等医药著作中对人参均有详细的记载。很多本草都记载人参"生上党及辽东"。经考证，"上党"即现今地处太行山脉的山西省长治和黎城一带，"辽东"则指东北长白山区，两地所产人参均为同种。上党人参发现与应用均早于长白山人参，但由于数代掠夺式采挖，以及大量采伐森林，破坏了生态环境，到明代上党人参就已灭绝，仅长白山人参幸存下来，延续至今。据《石勒列传》记载："初勒家园中生人参，葩茂甚盛。"石勒西晋人可证明我国人参栽培有 1600 余年的历史。据考证，东北长白山人参栽培历史已有 400 多年。人参是我国的珍贵中药材，对人体的滋补强壮作用和对多种疾病的防治效果十分显著，久为世人瞩目，堪称当今天然补益药的代表，享有"中药之王"的美誉。

【别名】黄参、地精、棒槌。

【来源】本品为五加科（Araliaceae）植物人参 *Panax ginseng* C. A. Mey. 的干燥根和根茎。栽培者为"园参"，播种在山林野生状态下自然生长的又称"林下参"，习称"籽海"。

【产地】本品主产于吉林、辽宁、黑龙江等地。主要为栽培品，习称"园参"。野生品产量甚少，习称"野山参"（或山参）。

【采收加工】园参多于秋季采挖，洗净，除去支根，晒干或烘干，称"生晒参"，如果不除去支根晒干，则称"全须生晒参"。取洗净的鲜园参置沸水中浸烫 3~7 分钟，取出，用针将参体扎刺小孔，再浸于浓糖液中 2~3 次，每次 10~12 小时，取出干燥，称"白参"或"糖参"。林下参多加工成全须生晒参。7 月下旬至 9 月野山参果熟变红时易于发现，采挖。挖取时不使支根及须根受伤，保持完整，晒干，称全须生晒参，或加工成白参。

近年来用真空冷冻干燥法加工人参，称"活性参"，可防止有效成分总皂苷的损失，提高产品质量。

【性状鉴别】生晒参主根呈纺锤形或圆柱形，长 3~15cm，直径 1~2cm。表面灰黄色，上部或全体有疏浅断续的粗横纹及明显的纵皱纹，下部有支根 2~3 条，全须生晒参着生多数细长的须根，须根上常有不明显的细小疣状突起。根茎（芦头）长 1~4cm，直径 0.3~1.5cm，多拘挛而弯曲，具不定根（芋）和稀疏的凹窝状茎痕（芦碗）。质较硬，断面淡黄白色，显粉性，形成层环纹棕黄色，皮部有黄棕色的点状树脂道及放射状裂隙。气微香而特异，味微苦、甘。

生晒山参主根与根茎等长或较短，呈"人"字形、菱形或圆柱形，长 1~6cm。表面灰黄色，具纵纹，上端有紧密而深陷的环状横纹，习称"铁线纹"。支根多为两条，须根细长，清晰不乱，有明显的疣状突起，习称"珍珠疙瘩"。根茎细长，习称"雁脖芦"，上部具密集的茎痕，有的靠近主根的一段根茎较光滑而无茎痕，习称"圆芦"。不定根较粗，形似枣核，习称"枣核芋"。

白参　主根长 3~15cm，直径 0.7~3cm。表面淡黄白色，上端有较多断续的环纹，下部有 2~3 条支根，全体可见加工时的点状针刺痕。味较甜（图 6-37）。

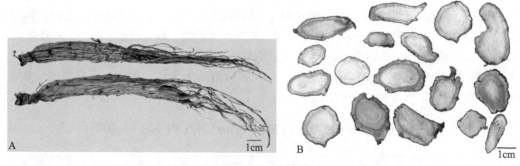

图 6-37　人参药材图

A. 药材；B. 饮片

【显微鉴别】主根横切面：①木栓层为数列细胞，皮层窄。②韧皮部外侧有裂隙，内侧薄壁细胞排列较紧密，有树脂道散在，内含黄色分泌物。韧皮射线宽 3~5 列细胞。③形成层成环。④木质部导管多成单个散在，或数个相聚，径向稀疏排列成放射状，导管旁偶有非木化的纤维。木射线宽广，中央可见初生木质部导管。薄壁细胞含草酸钙簇晶（图 6-38）。

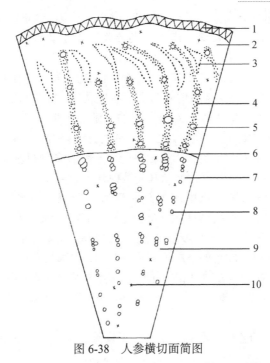

图 6-38　人参横切面简图

1. 木栓层；2. 皮层；3. 裂隙；4. 韧皮部；5. 树脂道；6. 形成层；7. 木质部；8. 导管；9. 射线；10. 草酸钙簇晶

粉末（生晒参）：淡黄白色。①树脂道碎片易见，内含黄色块状或滴状分泌物。②导管多网纹或梯纹，稀有螺纹，直径 10~56μm。③草酸钙簇晶直径 20~68μm，棱角锐尖。④木栓细胞类方形或多角形，壁薄，略波状弯曲。⑤淀粉粒众多，单粒类球形，复粒由 2~6 个分粒组成（图 6-39）。

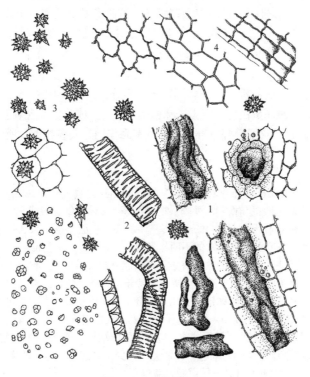

图 6-39　人参粉末图

1. 树脂道；2. 导管；3. 草酸钙簇晶；4. 木栓细胞；5. 淀粉粒

【化学成分】主要含皂苷类成分，根含总皂苷约4%，须根中含量较主根高。主要皂苷种类14种以上，分别称为人参皂苷 R_0、人参皂苷 R_a、人参皂苷 R_{b_1}、人参皂苷 R_{b_2}、人参皂苷 R_{b_3}、人参皂苷 R_c、人参皂苷 R_d、人参皂苷 R_e、人参皂苷 R_f、人参皂苷 R_{g_1}、人参皂苷 R_{g_2}、人参皂苷 R_{g_3}、人参皂苷 R_h 等，以及丙二酰基人参皂苷 R_{b_1}、人参皂苷 R_{b_2}、人参皂苷 R_c、人参皂苷 R_d。均为三萜皂苷。其中以四环三萜的达玛脂烷系皂苷为主要活性成分，加酸水解最后产物为人参二醇，如人参皂苷 R_{a_1}、人参皂苷 R_{a_2}、人参皂苷 R_{b_1} 等；有的水解后产生人参三醇，如人参皂苷人参皂苷 R_e、人参皂苷 R_f、人参皂苷 R_{g_1} 等。其次为五环三萜的齐墩果烷系皂苷，其苷元为齐墩果酸，如人参皂苷 R_0。另含挥发油及人参多糖，尚含多种低分子肽，多种氨基酸、单糖、双糖、三聚糖、有机酸、B族维生素、维生素C、β-谷甾醇及其葡萄糖苷等。

【理化鉴别】取本品粉末加三氯甲烷加热回流后的药渣，加水饱和的正丁醇超声处理的上清液，加三倍量氨试液，上层液加甲醇作为供试品溶液。取人参为对照药材，以人参皂苷 R_{b_1}、人参皂苷 R_e、人参皂苷 R_f 及人参皂苷 R_{g_1} 为对照品，以三氯甲烷-乙酸乙酯-甲醇-水（15：40：22：10）10℃以下放置的下层溶液为展开剂，照薄层色谱法试验。供试品色谱中，在与对照药材色谱相应的位置上，分别显相同颜色的斑点或荧光斑点；在与对照品色谱相应的位置上，日光下显相同的三个紫红色斑点，紫外光灯（365nm）下，显相同的一个黄色和两个橙色荧光斑点。

【含量测定】照高效液相色谱法测定，本品按干燥品计算，含人参皂苷 R_{g_1}（$C_{42}H_{72}O_{14}$）和人参皂苷 R_e（$C_{48}H_{82}O_{18}$）的总量不得少于0.30%，人参皂苷 R_{b_1}（$C_{54}H_{92}O_{23}$）不得少于0.20%。

【功效】性温，味甘、微苦。大补元气，复脉固脱，补脾益肺，生津养血，安神益智。

【附注】①人参总皂苷的含量因药用部位、加工方法、栽培年限和产地而异，据报道，参须、参皮、参叶、花蕾含量较主根高。从人参地上部分分离出多种人参皂苷，在茎叶中以原人参三醇皂苷较多，茎有7种皂苷；芦头有4种皂苷；果实含10种皂苷；花蕾含7种皂苷。人参的组织培养物中含有与栽培人参根中相似的人参皂苷成分。②朝鲜人参，别名"高丽参"。其原植物与国产人参相同。药材呈不规则的方柱形或圆柱形，表面黄棕色、红棕色或黄白色，有的上部显黄色，习称"黄马褂"。主根下部有1~3个分枝。气清香，味微甘。③过去常见的伪充红参或朝鲜红参的伪品有商陆的根、茄科植物华山参 *Physochlaina infundibularis* Kuang 的根。④刺五加为五加科植物刺五加 *Acanthopanax senticosus*（Rupr. et Maxim.）Harms 的干燥根及根茎或茎。本品根茎呈不规则圆柱形，有分枝，下部与根相接，表面灰棕色。根多圆柱形，多分枝，直径0.3~1.5cm，表面有纵皱纹，皮孔明显。质硬，不易折断，断面黄白色。气微，味微辛，稍苦。成分主要含刺五加苷（A、B、B_1、C、D、E）等。性温，味辛、微苦。益气健脾，补肾安神。本品作用与人参相似，所含苷类成分有类似人参根中皂苷的生理活性。

附　红参、人参叶

红参 Ginseng Radix et Rhizoma Rubra 为五加科（Araliaceae）植物人参 *Panax ginseng* C.A.Mey. 的栽培品（习称"园参"）经蒸制后的干燥根和根茎。秋季采挖，洗净，多除去细支根或须根，蒸3小时左右，取出晒干或烘干。主根呈纺锤形或圆柱形，长3~10cm，直径1~2cm。表面半透明，红棕色，偶有不透明的暗褐色斑块，具纵沟、皱纹及细根痕；上部有断续的不明显环纹；下部有2~3条扭曲交叉的支根，并带弯曲的须根或仅具须根残迹。根茎（芦头）长1~2cm，上有数个凹窝状茎痕（芦碗），有的带有1~2条完整或折断的不定根（艼）。质硬而脆，断面平坦，角质样。气微香而特异，味甘、微苦。本品的主要显微鉴别特征与人参相同，不同的是本品淀粉粒已糊化，轮廓模糊。化学成分与人参极相似，在加工过程中成分略有变化，据报道从红参中分得20$_R$-人参皂苷 R_{g_2}、20(s)-人参皂苷 R_{g_3}、20$_R$-人参皂苷 R_{h_1}、人参皂苷 $R_{b_{20}}$、人参皂苷 R_{s_1}、人参皂苷 R_{s_2} 等。照人参项下的【理化鉴别】项试验，应显相同的结果。按高效液相色谱法测定，本品含人参皂苷 R_{g_1}（$C_{42}H_{72}O_{14}$）和人参皂苷 R_e（$C_{48}H_{82}O_{18}$）的总量不得少于0.25%，人参皂苷 R_{b_1}（$C_{54}H_{92}O_{23}$）不得少于0.20%。本品性温，味微苦。大补元气，复脉固脱，益气摄血。

人参叶 Ginseng Folium 为五加科（Araliaceae）植物人参 *Panax ginseng* C.A.Mey. 的干燥叶。秋季采收，晾干或烘干。本品常扎成小把，呈束状或扇状，长 12~35cm。掌状复叶带有长柄，暗绿色，3~6 枚轮生。小叶通常 5 枚，偶有 7 枚或 9 枚，呈卵形或倒卵形，基部的小叶长 2~8cm，宽 1~4cm；上部的小叶大小相近，长 4~16cm，宽 2~7cm，基部楔形，先端渐尖，边缘具细锯齿及刚毛，上表面叶脉生刚毛，下表面叶脉隆起。纸质，易碎。气清香，味微苦而甘。本品粉末黄绿色。上表皮细胞形状不规则，略呈长方形，长 35~92μm，宽 32~60μm，垂周壁波状或深波状。下表皮细胞与上表皮相似，略小，气孔不定式。叶肉无栅栏组织，多由 4 层类圆形薄壁细胞组成，含叶绿体或草酸钙簇晶，草酸钙簇晶直径 12~40μm，棱角锐尖。本品含多种与人参根相同的皂苷类成分，如人参皂苷 R_{g_1}、人参皂苷 R_e 等。据报道，在人参茎叶中以原人参三醇皂苷较多，叶有 10 种皂苷。人参地上部分尚含山柰酚、三叶豆苷和人参黄酮苷。本品性寒，味苦、甘。补气，益肺，祛暑，生津。

☆西洋参 Panacis Quinquefolii Radix

【别名】花旗参。

【来源】本品为五加科（Araliaceae）植物西洋参 *Panax quinquefolium* L. 的干燥根。均系栽培品。

【产地】原产加拿大和美国。我国东北、华北、西北等地引种栽培成功。

【采收加工】秋季采挖，挖出根后，去地上部分及泥土，去芦头、侧根及须根，洗净，晒干或低温干燥。

【鉴别】本品呈纺锤形、圆柱形或圆锥形，长 3~12cm，直径 0.8~2cm。表面浅黄褐色或黄白色，可见横向环纹及线状皮孔，并有细密浅纵皱纹及须根痕。主根中下部有一至数条侧根；多已折断。有的上端有根茎（芦头），环节明显，茎痕（芦碗）圆形或半圆形，具不定根（芋）或已折断。体重，质坚实，不易折断，断面平坦，浅黄白色，略显粉性，皮部可见黄棕色点状树脂道，形成层环纹棕黄色，木部略呈放射状纹理。气微而特异，味微苦、甘（图 6-40）。

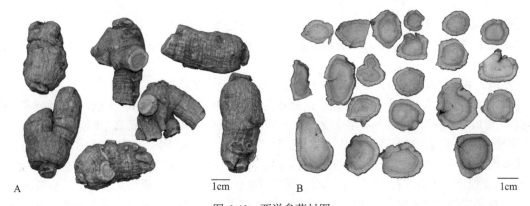

图 6-40　西洋参药材图
A. 药材；B. 饮片

粉末：黄白色。①导管多为网纹，亦有梯纹及螺纹导管。导管直径 23~40μm。②树脂道内含棕色树脂。③草酸钙簇晶直径 23~39（63）μm，棱角较长而尖。④淀粉粒单粒，类圆形，脐点点状，星状，裂缝状（图 6-41）。

【化学成分】本品含皂苷类成分，主要有人参皂苷（R_0、R_{b_1}、R_{b_2}、R_{b_3}、R_C、R_d、R_e、R_f、R_{g_1}、R_{g_2}、R_{g_3}、R_{h_1}、R_{h_2}、R_{A_0}），西洋参皂苷 L_1、西洋参皂苷 R_1、拟人参皂苷 F_{11}。并含挥发油、油脂、氨基酸、微量元素、果胶、多糖等。

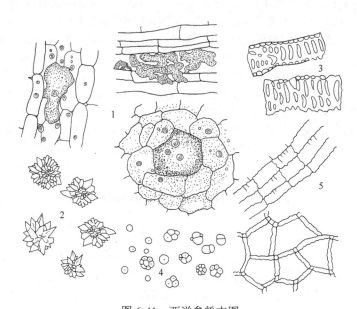

图 6-41　西洋参粉末图

1. 树脂道；2. 草酸钙簇晶；3. 导管；4. 淀粉粒；5. 木栓细胞

【功效】性凉，味甘、微苦。补气养阴，清热生津。

【附注】近几年来，常见用人参伪充西洋参出售，应注意鉴别。

☆三七　Notoginseng Radix et Rhizoma

【别名】山漆、田七、金不换。

【来源】本品为五加科（Araliaceae）植物三七 *Panax notoginseng*（Burk.）F.H.Chen 的干燥根和根茎。

【产地】主产于云南文山，广西田阳、靖西、百色等地。多系栽培。

【采收加工】秋季开花前采挖，洗净，分开主根、支根及根茎，干燥。支根习称"筋条"，根茎习称"剪口"。一般种后第 3~4 年采收，暴晒至半干，反复搓揉，以后每日边晒边搓，待至全干放入麻袋内撞至表面光滑即得。须根习称"绒根"。

【鉴别】主根呈类圆锥形或圆柱形，长 1~6cm，直径 1~4cm。表面灰褐色或灰黄色，有断续的纵皱纹、支根痕及少数皮孔，顶端有茎痕，周围有瘤状突起。体重，质坚实，击碎后皮部与木部常分离。断面灰绿色、黄绿色或灰白色，皮部有细小棕色树脂道斑点。木部微呈放射状排列。气微，味苦回甜（图 6-42）。

筋条呈圆柱形，长 2~6cm，上端直径约 0.8cm，下端直径约 0.3cm。

剪口呈不规则的皱缩块状及条状，表面有数个明显的茎痕及环纹，断面中心灰白色，边缘灰色。

以个大、体重、质坚、表面光滑、断面灰绿色或黄绿色者为佳。

粉末：灰黄色。①树脂道碎片内含黄色分泌物。②草酸钙簇晶稀少，直径 50~80μm，其棱角较钝。③导管有网纹、梯纹及螺纹导管，直径 15~55μm。④淀粉粒众多，单粒呈类圆形、半圆形、多角形或不规则形，直径 4~30μm，脐点点状或裂缝状；复粒由 2~10 分粒组成。⑤木栓细胞呈长方形或多角形，壁薄，棕色（图 6-43）。

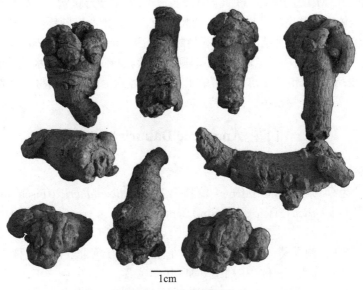

1cm

图 6-42　三七药材图

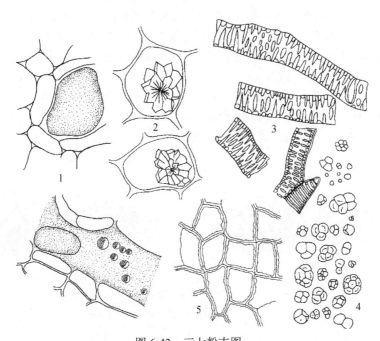

图 6-43　三七粉末图

1. 树脂道；2. 草酸钙簇晶；3. 导管；4. 淀粉粒；5. 木栓细胞

【化学成分】本品含皂苷，总量 9.75%~14.90%，和人参所含皂苷类似，但主要为达玛脂烷系皂苷，有人参皂苷（R_{b_1}、R_{b_2}、R_c、R_d、R_e、R_g、R_{g_2}、R_{h_1}）及三七皂苷（R_1、R_2、R_3、R_4、R_6）。此外，含止血活性成分田七氨酸、挥发油、微量元素和氨基酸等。

【功效】性温，味甘、微苦。散瘀止血，消肿定痛。

【附注】①据报道，三七的"剪口"、"筋条"与"绒根"的醇浸出物的含量较主根为高。三七根据每斤（1 斤 =500g）能称多少个数，习称多少"头"。②三七的混淆品及伪品有：菊科植物菊三七

Gynura segetum (Lour.) Merr. 的根茎，民间习称"土三七"。呈拳形块状，表面灰棕色或棕黄色，鲜品常带紫红色，全体有瘤状突起。质坚实，切断面淡黄色，中心有髓部。韧皮部有分泌道，薄壁细胞含菊糖。无淀粉粒及草酸钙结晶；落葵科植物落葵薯 *Anredera cordifolia* (Tenore) Van Steenis 的块茎，习称"藤三七"。类圆柱形，珠芽呈不规则的块状。断面粉性，经水煮后干燥者角质样。味微甜，嚼之有黏性；近年来市场上出现的伪品以加工的藔术为常见。药材微有香气，表面有环节及根痕，其断面具单子叶植物根茎的构造特点。

☆ 白芷 Angelicae Dahuricae Radix

【别名】芳香、香白芷。

【来源】本品为伞形科（Umbelliferae）植物白芷 *Angelica dahurica* (Fisch. ex Hoffm.) Benth. et Hook. f. 或杭白芷 *A. dahurica* (Fisch. ex Hoffm.) Benth. et Hook. f. var. *formosana* (Boiss.) Shan et Yuan 的干燥根。

【产地】白芷产于河南长葛、禹县者习称"禹白芷"；产于河北安国者习称"祁白芷"。杭白芷产于浙江、福建、四川等地，习称"杭白芷"和"川白芷"。

【采收加工】夏季、秋季间，叶黄时，挖取根部，除去地上部分及须根，洗净泥土，晒干或低温干燥。

【鉴别】白芷根呈圆锥形，头粗尾细，长 10~25cm，直径 1.5~2.5cm，顶端有凹陷的茎痕，具同心性环状纹理。表面灰黄色至黄棕色，有多数纵皱纹；皮孔样横向突起散生，可称"疙瘩丁"；有支根痕。质硬，断面灰白色，显粉性，皮部散有多数棕色油点（分泌腔），形成层环圆形，木质部约占断面的 1/3。气芳香，味辛，微苦。

杭白芷与白芷相似，主要不同点为杭白芷横向皮孔样突起多四纵行排列，使全根呈类圆锥形而具四纵棱；形成层略呈方形，木质部约占断面的 1/2（图 6-44）。

均以条粗壮、体重、粉性足、香气浓郁者为佳。

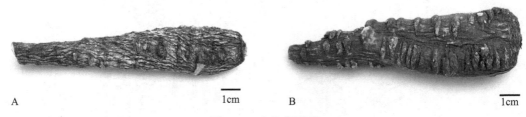

图 6-44　白芷药材图

A. 白芷；B. 杭白芷

粉末：黄白色。①油管多破碎，黄色。分泌细胞中含淡黄棕色分泌物；油管碎片旁的细胞中淀粉粒溶化后留有网格样痕迹。②草酸钙簇晶圆簇状或类圆形，直径 6~18μm。③导管多为网纹，少螺纹及具缘纹孔，直径 10~85μm。④木栓细胞淡黄棕色，呈类多角形，壁薄、木化。⑤淀粉粒极多，单粒圆球形、椭圆形或圆多角形，直径 3~20μm，脐点十字状、裂缝状、点状、三叉状或星状，大粒层纹隐约可见；复粒由 2~8 分粒组成，少数可至 12 分粒（图 6-45）。

【化学成分】本品含香豆素类成分，主要有欧前胡素、异欧前胡素、别欧前胡素等，另含挥发油成分。

【功效】性温，味辛。散风除湿，通窍止痛，消肿排脓。

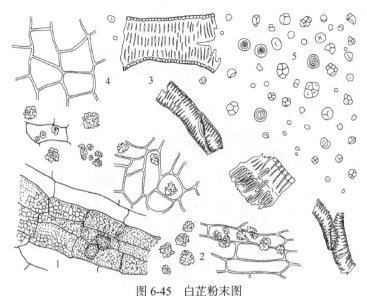

图 6-45　白芷粉末图

1. 油管；2. 草酸钙簇晶；3. 导管；4. 木栓细胞；5. 淀粉粒

★当归 Angelicae Sinensis Radix

【别名】秦归、岷归。

【来源】本品为伞形科 (Umbelliferae) 植物当归 *Angelica sinensis* (Oliv.) Diels 的干燥根。

【产地】本品主产于甘肃岷县、武都、漳县、成县、文县等地。云南、四川等地也产。主要为栽培。

【采收加工】当归一般栽培至第二年秋后采挖，除去茎叶、须根及泥土，放置，待水分稍蒸发后根变软时，捆成小把，上棚，以烟火慢慢熏干。

【性状鉴别】根略呈圆柱形，根上端称"归头"，主根称"归身"，支根称"归尾"，全体称"全归"，全归长 15~25cm。外皮黄棕色至棕褐色，有纵皱纹及横长皮孔；根上端膨大，直径 1.5~4cm，钝圆，有残留的叶鞘及茎基；主根粗短，长 1~3cm，直径 1.5~3cm；下部有支根 3~5 条或更多，上粗下细，多扭曲，有少数须根痕。质柔韧，断面黄白色或淡黄棕色，皮部厚，有棕色油点，形成层呈黄棕色环状，木质部色较淡，具放射状纹理，似菊花心；根头部分断面中心通常有髓和空腔。香气浓郁，味甘、辛、微苦（图 6-46）。

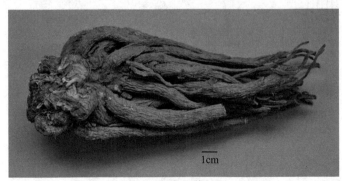

1cm

图 6-46　当归药材图

以主根粗长、油润、外皮色黄棕、断面色黄白、气味浓郁者为佳。柴性大、干枯无油或断面呈绿褐色者不可供药用。

【显微鉴别】主根横切面：①木栓层由 4~7 列细胞组成。②皮层窄，为数列切向延长的细胞。③韧皮部较宽广，散在多数类圆形油室，直径 25~160μm，周围的分泌细胞 6~9 个，近形成层处油室较小。④形成层呈环状。⑤木质部射线宽 3~5 列细胞，导管单个或 2~3 个成群。⑥薄壁细胞中含淀粉粒（图 6-47）。

本品侧根横切面木质部较小；根头部横切面有髓部。

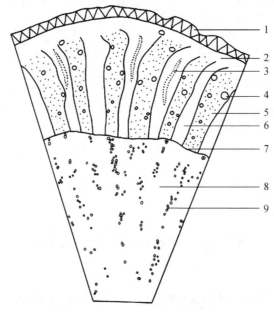

图 6-47　当归（主根）横切面简图

1. 木栓层；2. 皮层；3. 裂隙；4. 油室；5. 韧皮部；6. 韧皮射线；7. 形成层；8. 木射线；9. 导管

粉末：淡黄棕色。①纺锤形韧皮薄壁细胞，单个细胞呈长纺锤形，有 1~2 个薄分隔，壁上常有斜格状纹理。②油室及其碎片时可察见，内含挥发油滴。③梯纹及网纹导管直径 13~80μm，也有具缘纹孔及螺纹导管。此外，有木栓细胞、淀粉粒，偶见木纤维（图 6-48）。

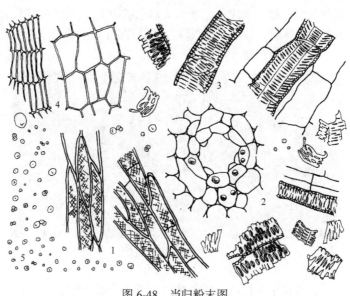

图 6-48　当归粉末图

1. 纺锤形韧皮薄壁细胞；2. 油室；3. 导管；4. 木栓细胞；5. 淀粉粒

【化学成分】本品含挥发油及水溶性成分。挥发油中主要为藁本内酯及正丁烯基酞内酯，为解痉主要活性成分。此外尚含倍半萜 A 及 B、香荆芥酚、当归芳酮、苯戊酮邻羧酸、苯二甲酸酐、对聚伞花素等 29 种以上成分。水溶性成分有阿魏酸、烟酸、丁二酸、棕榈酸、尿嘧啶、腺嘧啶、胆碱等。尚有维生素 E、维生素 B_{12}。并含氨基酸、微量元素及多糖等成分。

【理化鉴别】①取本品粉末，加乙醚超声处理，滤过，残渣加乙醇溶解作为供试品溶液；另取当归对照药材作对照；以正己烷-乙酸乙酯(4：1)为展开剂，照薄层色谱试验，置紫外灯(365nm)下检视。在供试品色谱中，在与对照药材相应的位置上，显相同颜色的荧光斑点。②取本品粉末，加 1% 的碳酸氢钠溶液超声处理，离心、乙醚萃取，残渣加甲醇溶液作为供试品溶液；另取阿魏酸、藁本内酯对照品为对照，以环己烷-二氯甲烷-乙酸乙酯-甲酸(4：1：1：0.1)为展开剂，照薄层色谱法试验，置紫外灯(365nm)下检视。供试品色谱中，在与对照品色谱相应的位置上，显相同颜色的荧光斑点。

【功效】性温，味甘、辛。补血活血，调经止痛，润肠通便。

【附注】① 同属植物东当归 Angelica acutiloba Kitag.，吉林省延边地区有栽培。东北地区以其根作当归入药。主根粗短，有多数支根，主要成分有藁本内酯、正丁烯基酞内酯和挥发油等，功效与当归类似。② 同科植物欧当归 Levisticum officinale Koch.，现在华北地区有引种栽培。主根粗长，顶端常有数个根茎痕。含挥发油，其中亦含藁本内酯、正丁烯基酞内酯等。

☆ 独活 Angelicae Pubescentis Radix

【来源】本品为伞形科（Umbelliferae）植物重齿毛当归 Angelica pubescens Maxim. f. biserrata Shan et Yuan 的干燥根。

【产地】本品主产于湖北、四川等地。

【采收加工】春初苗刚发芽或秋末茎叶枯萎时采挖，除去须根及泥沙，烘至半干，堆置 2~3 天，发软后再炕至全干。

【鉴别】根略呈圆柱形，下部 2~3 分枝或更多，长 10~30cm。根头部膨大，圆锥状，多横皱纹，直径 1.5~3cm，顶端有茎、叶的残基或凹陷。表面灰褐色或棕褐色，具纵皱纹，有横长皮孔样突起及稍突起的细根痕。质较硬，受潮则变软，断面皮部灰白色，有多数散在的棕色油室，木部灰黄色至黄棕色，形成层环棕色。有特异香气，味苦、辛、微麻舌（图 6-49）。

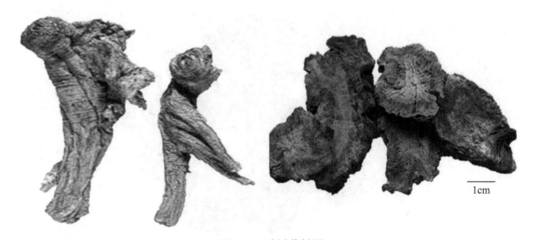

图 6-49 独活药材图

以根条粗壮、油润、香气浓者为佳。

横切面：木栓细胞数列。栓内层窄，有少数油室。韧皮部宽广，约占根的 1/2；油室较多，排成数轮，直径 68~153μm，周围分泌细胞 6~10 个。形成层成环。木质部射线宽 1~2 列细胞；导管稀少，常单个径向排列。薄壁细胞含淀粉粒。

【化学成分】本品含甲基欧芹酚、二氢山芹醇当归酸酯、二氢山芹醇及葡萄糖苷、当归醇、伞花内酯等。

【功效】味辛、苦，性微温。祛风除湿，通痹止痛。

☆ 羌活 Notopterygii Rhizoma et Radix

【来源】本品为伞形科（Umbelliferae）植物羌活 *Notopterygium incisum* Ting ex H. T. Chang 或宽叶羌活 *Notopterygium franchetii* H. de Boiss. 的干燥根茎和根。

【产地】羌活主产于四川、云南、青海、甘肃等地。宽叶羌活主产于四川、青海、陕西、河南等地。

【采收加工】春、秋两季采挖，除去须根及泥沙，晒干。

【鉴别】羌活为圆柱状略弯曲的根茎，长 4~13cm，直径 0.6~2.5cm，顶端具茎痕。表面棕褐色至黑褐色，外皮脱落处呈黄色。节间缩短，呈紧密隆起的环状，形似蚕，习称"蚕羌"；节间延长，形如竹节状，习称"竹节羌"。节上有多数点状或瘤状突起的根痕及棕色破碎鳞片。体轻，质脆，易折断，断面不平整，有多数裂隙，皮部黄棕色至暗棕色，油润，有棕色油点，木部黄白色，射线明显，髓部黄色至黄棕色。气香，味微苦而辛。

宽叶羌活为根茎及根。根茎类圆柱形，顶端具茎及叶鞘残基，根类圆锥形，有纵皱纹及皮孔；表面棕褐色，近根茎处有较密的环纹，长 8~15cm，直径 1~3cm，习称"条羌"。有的根茎粗大，不规则结节状，顶部具数个茎基，根较细，习称"大头羌"。质松脆，易折断，断面略平坦，皮部浅棕色，木部黄白色。气味较淡。

均以条粗、外皮棕褐色、断面朱砂点多、香气浓郁者为佳（图 6-50）。

【化学成分】本品含挥发油 2%~3%，油中主要为 β- 罗勒烯、γ- 萜品烯、柠檬烯等。尚含香豆素类成分，如异欧前胡素、羌活醇、欧前胡素、紫花前胡苷等。

【功效】味辛、苦，性温。解表散寒，祛风除湿，止痛。

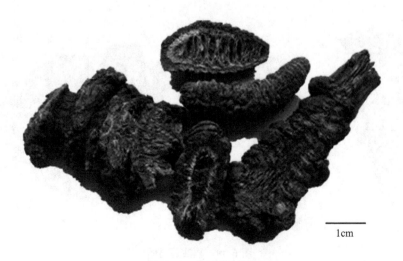

1cm

图 6-50　羌活药材图

前胡 Peucedani Radix

本品为伞形科（Umbelliferae）植物白花前胡 *Peucedanum praeruptorum* Dunn 的干燥根。主产于浙江、江西、四川等地。本品呈不规则的圆柱形、圆锥形或纺锤形，稍扭曲，下部常有分枝，长 3~15cm，直径 1~2cm。表面黑褐色或灰黄色，根头部多有茎痕及纤维状叶鞘残基，上端有密集的细环纹，下部有纵沟、纵皱纹及横向皮孔。质较柔软，干者质硬，可折断，断面不整齐，淡黄白色，皮部散有多数棕黄色油点，形成层环纹棕色，射线放射状。气芳香，味微苦、辛。以根粗壮、皮部肉质厚、质柔软、断面油点多、香气浓者为佳。主要含挥发油及香豆素类化合物，挥发油中主要成分有 4(10)- 侧柏烯、香木兰烯、β- 揽香烯等；香豆素类有白花前胡素（A、B、C、D）及 *d*- 白花前胡素 E 等。本品味苦、辛，性微寒。散风清热，降气化痰。

★ 川芎 Chuanxiong Rhizoma

【来源】本品为伞形科（Umbelliferae）植物川芎 *Ligusticum chuanxiong* Hort. 的干燥根茎。

【产地】本品主产于四川省都江堰、彭州、崇州等地。贵州、云南、湖北、陕西、福建等地也产，但量小。均为栽培。

【采收加工】夏季当茎上的节盘显著突出，并略带紫色时采挖，除去泥沙，晒后烘干，再去须根。

【性状鉴别】不规则结节状拳形团块，直径 2~7cm。表面黄褐色，粗糙皱缩，有多数平行隆起的轮节，顶端有凹陷的类圆形茎痕，下侧及轮节上有多数小瘤状根痕。质坚实，不易折断，断面黄白色或灰黄色，散有黄棕色的油室，形成层环呈波状。气浓香，味苦、辛，稍有麻舌感，微回甜。以个大饱满、质坚实，断面黄折、油性大、香气浓者为佳。味辛、性温。活血行气、祛风止痛。以个大饱满、质坚实，断面黄折、油性大、香气浓者为佳（图 6-51）。

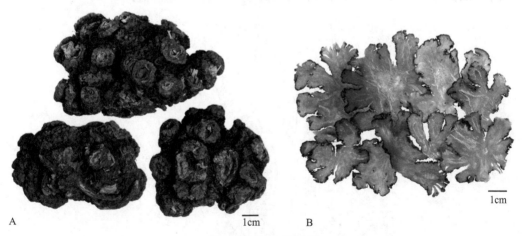

图 6-51　川芎药材图
A. 药材；B. 饮片

【显微鉴别】横切面：①木栓层为 10 余列细胞。②皮层狭窄，散有根迹维管束，形成层明显。③韧皮部宽广，形成层环波状或不规则多角形。④木质部导管多角形或类圆形，大多单列或排成"V"形，偶有木纤维束。⑤髓部较大。⑥薄壁组织中散有多数油室，类圆形、椭圆形或形状不规则，淡黄棕色，靠近形成层的油室小，向外渐大；薄壁细胞中富含淀粉粒，有的薄壁细胞中含草酸钙晶体（图 6-52）。

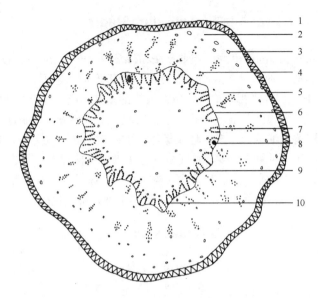

图 6-52　川芎（根茎）横切面简图

1. 木栓层；2. 皮层；3. 油室；4. 筛管群；5. 韧皮部；6. 形成层；7. 木质部；8. 纤维束；9. 髓；10. 射线

粉末：淡黄棕色或灰棕色。①淀粉粒较多，单粒椭圆形、长圆形、类圆形、卵圆形或肾形，直径 5~16μm，长约 21μm，脐点点状、长缝状或人字状；偶见复粒，由 2~4 分粒组成。②草酸钙晶体存在于薄壁细胞中，呈类圆形团块或类簇晶状，直径 10~25μm。③木栓细胞深黄棕色，表面观呈多角形，微波状弯曲。④油室多已破碎，偶可见油室碎片，分泌细胞壁薄，含有较多的油滴。⑤导管主本品要为螺纹导管，也有网纹导管及梯纹导管，直径 14~50μm（图 6-53）。

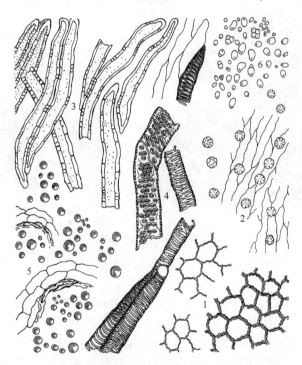

图 6-53　川芎粉末图

1. 木栓细胞；2. 薄壁组织及草酸钙簇晶；3. 木纤维；4. 导管；5. 油室碎片；6. 淀粉粒

【化学成分】本品主要含挥发油类、生物碱，如川芎嗪，此外还含有酚类、有机酸，如阿魏酸等成分。

【理化鉴别】①取本品粉末 1g，加石油醚（30~60℃）5ml，放置 10 小时，时时振摇，静置，取上清液 1ml，挥干后，残渣加甲醇 1ml 使溶解，再加 2% 3,5- 二硝基苯甲酸的甲醇溶液 2~3 滴与甲醇饱和的氢氧化钾溶液 2 滴，显红紫色。②取本品粉末 1g，加乙醚 20ml，加热回流 1 小时，滤过，滤液挥干，残渣加乙酸乙酯 2ml 使溶解，作为供试品溶液。另取川芎对照药材、欧当归内酯 A 对照品为对照。照薄层色谱法试验，吸取上述两种溶液各 10μl，分别点于同一硅胶 GF$_{254}$ 薄层板上，以正己烷 - 乙酸乙酯（3∶1）为展开剂，展开，取出，晾干，置紫外光灯（254nm）下检视。供试品色谱中，在与对照药材色谱和对照品色谱相应的位置上，显相同颜色的荧光斑点。

【含量测定】照高效液相色谱法测定，本品按干燥品计算，本品含阿魏酸（C$_{10}$H$_{10}$O$_4$）不得少于 0.10%。

【功效】味辛，性温。活血行气、祛风止痛。

【附注】①茶芎（抚芎）*Ligusticum chuanxing* Hort.cv.Fuxiong 主要栽培于江西九江地区的武宁、瑞昌、德安一带。江西民间用之和茶叶一起泡开水饮用，故名"茶芎"，可治疗感冒头痛。本品为扁圆形，具结节团块，顶端有乳头状突起的茎痕，在根茎上略排列成一行。香气浓，味辛辣、微苦、麻舌。②东川芎 *Cnidium officinale* Makino 栽培于吉林延边地区，东北少数地方应用。其根茎含挥发油 1%~2%，另含川芎内酯、新川芎内酯及尖叶女贞内酯等，本品在日本作川芎入药。据报道功效同川芎。

藁本 Ligustici Rhizoma et Radix

本品为伞形科（Umbelliferae）植物藁本 *Ligusticum sinense* Oliv. 或辽藁本 *L. jeholense* Nakai et Kitag. 的干燥根茎及根。藁本根茎呈不规则结节状圆柱形，稍扭曲，有分枝，长 3~10cm，直径 1~2cm。表面棕褐色或暗棕色，粗糙，有纵皱纹，上侧残留数个凹陷的圆形茎基，下侧有多数点状突起的根痕及残根。体轻，质较硬，易折断，断面黄色或黄白色，纤维状。气浓香，味辛、苦、微麻。辽藁本较小，根茎呈不规则的团块状或柱状，有多数细长弯曲的根。以身干、整齐、香味浓郁者为佳。主要含挥发油类成分和阿魏酸等。味辛，性温。散风、祛寒、定痛、胜湿。

☆ 防风 Saposhnikoviae Radix

【来源】本品为伞形科（Umbelliferae）植物防风 *Saposhnikovia divaricata*（Turcz.）Schischk. 的干燥根。

【产地】本品主产于黑龙江、吉林等地。

【采收加工】春、秋两季采挖未抽花茎植株的根，除去须根及泥沙，晒干。

【鉴别】本品呈长圆锥形或长圆柱形，下部渐细，有的略弯曲，长 15~30cm，直径 0.5~2cm。表面灰棕色，粗糙，有纵皱纹、多数横长皮孔样突起及点状的细根痕。根头部有明显密集的环纹，习称"蚯蚓头"，有的环纹上残存棕褐色毛状叶基。体轻，质松，易折断，断面不平坦，皮部浅棕色，有裂隙，木部浅黄色。气特异，味微甘（图 6-54）。

以条粗壮、断面皮部色浅棕，木部色浅黄者为佳。

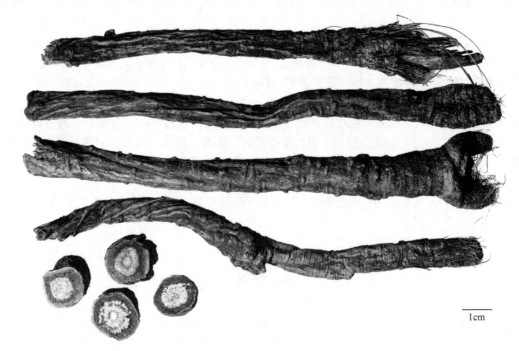

图 6-54　防风药材图

横切面：①木栓层为 5~30 列细胞。②皮层窄，有较大的椭圆形油管。③韧皮部较宽，有多数类圆形油管，周围分泌细胞 4~8 个，管内可见金黄色分泌物；射线多弯曲，外侧常成裂隙。④形成层明显。⑤木质部导管甚多，呈放射状排列。⑥薄壁组织中偶见石细胞（图 6-55）。

粉末：淡棕色。①油管直径 17~60μm，充满金黄色分泌物。②叶基纤维多成束，壁极厚，胞腔狭窄。③导管多为网纹，直径 14~85μm。④石细胞少见，黄绿色，长圆形或类长方形，壁较厚。

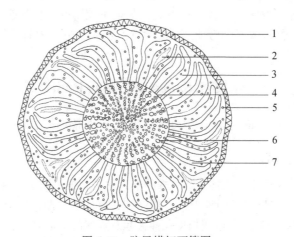

图 6-55　防风横切面简图

1. 木栓层；2. 裂隙；3. 韧皮部；4. 形成层；5. 油管；6. 导管；7. 射线

【化学成分】主要含挥发油类、升麻素苷及 5-O-甲基维斯阿米醇苷。

【功效】味辛、甘，性温。解表祛风，胜湿止痛，止痉。

★ 柴胡 Bupleuri Radix

【来源】本品为伞形科（Umbelliferae）植物柴胡 *Bupleurum chinense* DC. 或狭叶柴胡 *B. scorzonerifolium* Willd. 的干燥根。按性状不同，分别习称"北柴胡"和"南柴胡"。

【产地】北柴胡主产于河北、河南、辽宁和湖北等地；南柴胡主产于湖北、四川、安徽和黑龙江等地。

【采收加工】春、秋两季采挖，除去茎叶及泥沙，干燥。

【性状鉴别】

北柴胡　呈圆柱形或长圆锥形，长6~15cm，直径 0.3~0.8cm。根头膨大，顶端残留 3~15 个茎基或短纤维状叶基，下部分枝。表面黑褐色或浅棕色，具纵皱纹、支根痕及皮孔。质硬而韧，不易折断，断面显纤维性，皮部浅棕色，木部黄白色。气微香，味微苦。

南柴胡　根较细，圆锥形，顶端有多数细毛状枯叶纤维，下部多不分枝或稍分枝。表面红棕色或黑棕色，靠近根头处多具细密环纹。质稍软，易折断，断面略平坦，不显纤维性。具败油气（图 6-56）。

均以身干、根粗长、无茎苗、须根少者为佳。

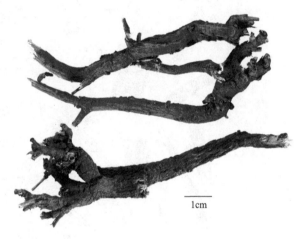

图 6-56　柴胡药材图

【显微鉴别】北柴胡横切面：①木栓层为 7~8 列木栓细胞。②皮层散有油管及裂隙。③韧皮部有油管，射线较宽，筛管不明显。④形成层环状。⑤木质部占大部分，大的导管切向排列，木纤维和木薄壁细胞排成断续的环状。

南柴胡横切面：与北柴胡主要区别为：①木栓层为 6~10 列木栓细胞。②皮层油管较多而大。③木质部中小导管多径向排列，射线宽 3~5 列细胞，木纤维少而散列，多位于木质部外侧（图 6-57）。

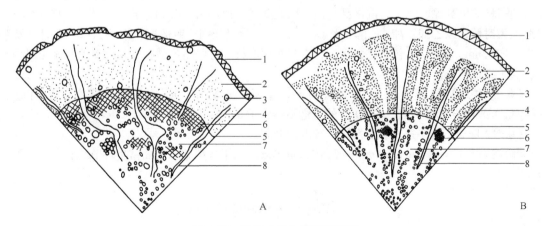

图 6-57　柴胡（根）横切面简图

A. 北柴胡；B. 南柴胡

1. 木栓层；2. 韧皮部；3. 油管；4. 韧部射线；5. 形成层；6. 木纤维；7. 木质部；8. 木射线

北柴胡粉末：灰棕色。①木纤维成束或散在，无色或淡黄色。长梭形，直径 8~17μm，初生壁碎裂成短须状，纹孔稀疏，孔沟隐约可见。②可见茎表皮细胞和气孔。③油管多碎断，管道中含黄棕色或绿黄色条状分泌物。周围薄壁细胞大多皱缩，细胞界限不明显。④木栓细胞黄棕色，表面观呈多角形，壁稍厚，有的微弯曲。⑤可见薄壁细胞。⑥导管多为网纹、双螺纹（图 6-58）。

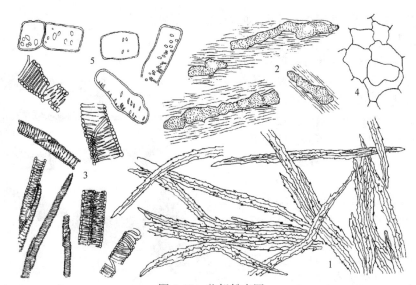

图 6-58　柴胡粉末图

1. 木纤维；2. 油管碎片；3. 导管；4. 木栓细胞；5. 薄壁细胞

南柴胡粉末：黄棕色。木纤维直径 8~26μm，有的初生壁碎裂，并有稀疏螺纹裂缝；油管含淡黄色条状分泌物；双螺纹导管较多见；叶基部纤维直径约至 51μm，有紧密螺状交错裂缝。

【化学成分】本品主要含柴胡皂苷（a、c、d），其次为挥发油类。尚含多元醇、植物甾醇等。地上部分含黄酮类成分。

【理化鉴别】①取本品粉末 0.5g，加水 10ml，用力振摇，产生持久性泡沫（检查皂苷）。②取北柴胡药材的甲醇提取液作为供试品溶液，以北柴胡对照药材、柴胡皂苷 a 对照品、柴胡皂苷 d 对照品为对照，以乙酸乙酯 - 乙醇 - 水（8∶2∶1）为展开剂，照薄层色谱法试验，置日光及紫外光灯（365nm）下检视，供试品色谱中，在与对照药材及对照品色谱相应的位置上，显相同颜色的斑点或荧光斑点。

【含量测定】照高效液相色谱法测定，本品（北柴胡）按干燥品计算，含柴胡皂苷 a$(C_{42}H_{68}O_{13})$ 和柴胡皂苷 d$(C_{42}H_{68}O_{13})$ 的总量不得少于 0.30%。

【功效】味苦，性微寒。和表解里，疏肝，升阳。

【附注】大叶柴胡 *Bupleurum longiradiatum* Turcz. 的干燥根茎，表面密生环节，有毒，不可当柴胡用。

☆ 北沙参 Glehniae Radix

【来源】本品为伞形科（Umbelliferae）植物珊瑚菜 *Glehnia littoralis* Fr. Schmidtex Miq. 的干燥根。

【产地】本品主产于山东、江苏、河北等地。

【采收加工】夏、秋两季采挖，除去须根，洗净，稍晾，置沸水中烫后，除去外皮，干燥。或洗净直接干燥。

【鉴别】本品呈细长圆柱形，偶有分枝，长 15~45cm，直径 0.4~1.2cm。表面淡黄白色，略粗糙，偶有残存外皮，不去外皮的表面黄棕色。全体有细纵皱纹及纵沟，并有棕黄色点状细根痕；顶端常留有黄棕色根茎残基；上端稍细，中部略粗，下部渐细。质脆，易折断，断面皮部浅黄白色，木部黄色。气特异，味微甘。

以根条粗长、均匀、质坚、外皮色白者为佳。

横切面：①外皮已除去，韧皮部宽广，射线明显；外侧筛管群颓废作条状；分泌道散在，直径 20~65μm，内含黄棕色分泌物，周围分泌细胞 5~8 个。②形成层成环。③木质部射线宽 2~5 列细胞；导管大多呈"V"形排列。④薄壁细胞含糊化淀粉粒。

【化学成分】主要含香豆素类，如欧前胡素、佛手柑内酯、花椒毒酚、花椒毒素、补骨脂内酯等。此外，尚含生物碱及微量挥发油等。

【功效】味甘、微苦，性微寒。养阴清肺，益胃生津。

【附注】下列植物的根在部分地区曾发现混作北沙参使用，应注意鉴别：①伞形科田贡蒿 *Carum buriaticum* Turcz 和硬阿魏 *Ferula borealis* Kuan 的根。②石竹科植物麦瓶草 *Melandrium tatarinowii* (Rgl.) Y.W.Tsui 的根。根加工后，多为单支，外皮已除去，表面光洁细腻，有灰棕色的须根痕。③桔梗科植物石沙参 *Adenophora polyantha* Nak. 的根。根加工后呈扭曲状，多单一，根头部有盘结状的茎痕。

明党参 Changii Radix

本品为伞形科（Umbelliferae）植物明党参 *Changium smyrnioides* Wolff 的干燥根。主产于江苏、浙江和安徽等地。本品呈细长圆柱形、长纺锤形或不规则条块，长 6~20cm，直径 0.5~2cm。表面黄白色或淡棕色，光滑或有纵沟纹及须根痕，有的具红棕色斑点。质硬而脆，断面角质样，皮部较薄，黄白色，有的易与木部剥离，木部类白色。气微，味淡。以条匀、体重、质硬脆、色黄白、断面角质样者为佳。主要含有淀粉、有机酸、氨基酸及糖类；并含微量挥发油。本品性微寒，味甘、微苦。润肺化痰，养阴和胃，平肝，解毒。

★ 龙胆 Gentianae Radix et Rhizoma

【来源】本品为龙胆科（Gentianaceae）植物条叶龙胆 *Gentiana manshurica* Kitag.、龙胆 *G. scabra* Bge.、三花龙胆 *Gentiana triflora* pall. 或滇龙胆 *G. rigescens* Franch. 的干燥根和根茎。前三种习称"龙胆"，后一种习称"坚龙胆"。

【产地】龙胆主产于东北地区。三花龙胆主产于东北及内蒙古等省（自治区）。条叶龙胆主产于东北地区。坚龙胆主产于云南。

【采收加工】春、秋两季采挖，除去地上残茎，洗净泥土，干燥。

【性状鉴别】龙胆根茎呈不规则的块状，长 1~3cm，直径 0.3~1cm；表面暗灰棕色或深棕色，上端有茎痕或残留茎基，周围和下端着生多数细长的根。根圆柱形，略扭曲，长 10~20cm，直径 0.2~0.5cm；表面淡黄色或黄棕色，上部多有显著的横皱纹，下部较细，有纵皱纹及支根痕。质脆，易折断，断面略平坦，皮部黄白色或淡黄棕色，木部色较浅，呈点状环列。气微，味甚苦。

坚龙胆表面无横皱纹，外皮膜质，易脱落，木部黄白色，易与皮部分离。

均以条粗长、黄色或黄棕色、味甚苦者为佳（图 6-59）。

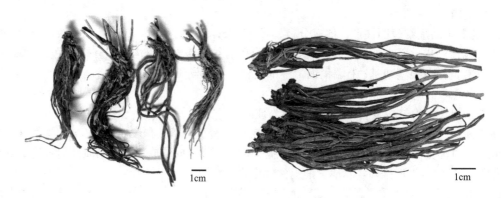

图 6-59　龙胆药材图

【显微鉴别】横切面：①龙胆表皮细胞有时残存，外壁较厚。②皮层窄，外皮层细胞类方形，壁稍厚，木栓化。③内皮层细胞切向延长，每一细胞由纵向壁分隔成数个类方形小细胞。④韧皮部宽广，有裂隙。⑤形成层不甚明显。⑥木质部导管3~10个群束。⑦髓部明显。⑧薄壁细胞含细小草酸钙针晶。⑨坚龙胆内皮层以外组织多已脱落。木质部导管发达，均匀密布。无髓部（图6-60）。

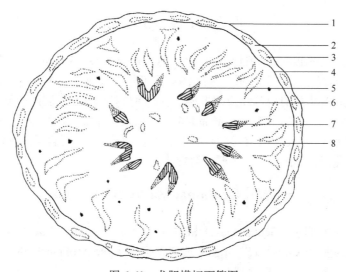

图 6-60　龙胆横切面简图

1. 外皮层；2. 皮层；3. 裂隙；4. 内皮层；5. 筛管群；6. 形成层；7. 木质部；8. 髓

粉末：淡黄棕色。①龙胆外皮层细胞表面观类纺锤形，每一细胞由横壁分隔成数个扁方形的小细胞。②内皮层细胞表面观类长方形，甚大，平周壁观纤细的横向纹理，每一细胞由纵隔壁分隔成数个栅状小细胞，纵隔壁大多连珠状增厚。③薄壁细胞含细小草酸钙针晶。④导管多为网纹及梯纹，直径约45μm。

坚龙胆无外皮层细胞。内皮层细胞类方形或类长方形，平周壁的横向纹理较粗而密，有的粗达3μm，每一细胞分隔成多数栅状小细胞，隔壁稍增厚或呈连珠状（图6-61）。

【化学成分】主要含龙胆苦苷、当药苦苷和当药苷。还含有龙胆黄碱和龙胆碱等成分。

【理化鉴别】取本品甲醇提取液作为供试品溶液。以龙胆苦苷对照品为对照，以乙酸乙酯 - 甲醇 - 水（10∶2∶1）为展开剂，照薄层色谱法试验，置紫外光灯（254nm）下检视。供试品色谱中，在与对照品色谱相应的位置上，显相同颜色的斑点。

【含量测定】照高效液相色谱法测定，本品按干燥品计算，龙胆含龙胆苦苷（$C_{16}H_{20}O_9$）不得少于 3.0%；坚龙胆含龙胆苦苷（$C_{16}H_{20}O_9$）不得少于 1.5%。

【功效】性寒，味苦，清热燥湿，泻肝胆火。

【附注】商品龙胆按产地不同可分为 5 类：①关龙胆为主流商品，原植物为条叶龙胆，龙胆次之，三花龙胆为少量。②滇龙胆原植物为坚龙胆和亚木龙胆 *Gentiana suffrutescens* J.P. Luo et Z.C. Lou。③川龙胆原植物为头花龙胆 *Gentiana cephalantha* Franch.、亚木龙胆和红花龙胆 *Gentiana rhodantha* Franch.。此外德钦龙胆 *Gentiana atuntsiensis* W.W.Sm 也曾作川龙胆原植物。④严龙胆原植物包括条叶龙胆、德钦龙胆和龙胆。⑤苏龙胆原植物为条叶龙胆。头花龙胆、亚木龙胆和德钦龙胆以及红花龙胆根中央无髓，皮层多脱落。

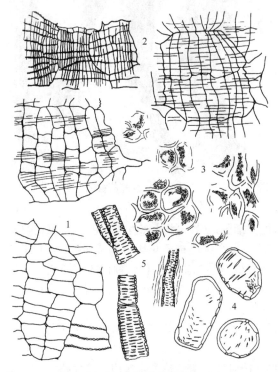

图 6-61　龙胆粉末图

1. 外皮层细胞；2. 内皮层细胞；3. 草酸钙针晶；4. 石细胞；5. 导管

☆ 秦艽 Gentianae Macrophyllae Radix

【来源】本品为龙胆科（Gentianaceae）植物秦艽 *Gentiana macrophylla* Pall.、麻花艽 *G. straminea* Maxim.、粗茎秦艽 *G. crassicaulis* Duthie ex Burk. 或小秦艽 *G. dahurica* Fisch. 的干燥根。前三种按性状不同分别习称"秦艽"和"麻花艽"，后一种习称"小秦艽"。

【产地】秦艽主产于甘肃、陕西、山西。以甘肃产量最大，质量最好。粗茎秦艽主产于西南地区。麻花艽主产于四川、甘肃、青海和西藏等地。小秦艽主产于河北、内蒙古及陕西等地。

【采收加工】春、秋两季采挖，除去泥沙；秦艽及麻花艽晒软，堆置"发汗"至表面呈红黄色或灰黄色时，摊开晒干，或不经"发汗"直接晒干；小秦艽趁鲜时搓去黑皮，晒干。

【鉴别】秦艽呈类圆柱形，上粗下细，扭曲不直，长 10~30cm，直径 1~3cm。表面黄棕色或灰黄色，有纵向或扭曲的纵皱纹，顶端有残存茎基及纤维状叶鞘。质硬而脆，易折断，断面略显油性，皮部黄色或棕黄色，木部黄色。气特异，味苦、微涩。麻花艽呈类圆锥形，多由数个小根纠聚而膨大呈麻花状，长 8~30cm，直径可达 7cm。表面棕褐色，粗糙，有多数旋转扭曲的纹理及网眼状裂隙。质松脆，易折断，断面多呈枯朽状。

小秦艽呈类圆锥形或类圆柱形，长 8~15cm，直径 0.2~1cm。表面棕黄色。主根通常 1 个，残存的茎基有纤维状叶鞘，下部多分枝。断面黄白色（图 6-62）。

均以质实、色棕黄、气味浓厚者为佳。

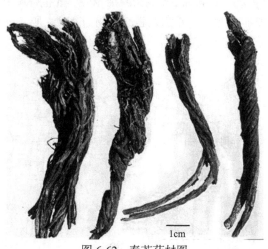

1cm

图 6-62　秦艽药材图

粉末：黄棕色。①木栓化细胞成片，淡黄棕色或无色，表面观类多角形、类长方形或不规则形，平周壁有横向微细纹理，每个细胞被不规则分隔成 3~12 个子细胞。②草酸钙针晶较多，细小，散在于薄壁细胞中；另有少数结晶呈细梭状、颗粒状、杆状或片状。③内皮层细胞偶见，巨大，多破碎，每个细胞被纵隔壁分隔成 2~10 个栅状子细胞，子细胞又被横隔壁分成 2~5 个小细胞。④导管主要为网纹和螺纹。

【化学成分】含生物碱，如秦艽甲素、秦艽乙素和秦艽丙素等，为主要活性成分。此外，还含有挥发油和糖类等。

【功效】味苦辛，性平。祛风湿，清湿热，止痹痛，退虚热。

【附注】①龙胆属还有数种植物的根在少数地区也作秦艽入药，主要有：西藏秦艽 *Gentiana tibetica* King ex Hook.f.，西藏、云南、四川等地作秦艽入药，称为藏秦艽。根呈扁圆柱形，多数主根短，有 2~4 个分枝，或主根内部枯朽而分裂为数个扁圆柱形的支根。②毛茛科乌头属植物西伯利亚乌头（展毛牛扁）*Aconitum barbatum* Pers var. *hispidum* DC.、两色乌头 *A. alboviolaceum* Kom.、草地乌头 *A. umbrosum*（Korsh）Kom、高帽乌头 *A. longecassidatum* Nakai、牛扁 *A.barbatum* Pers var.*puberulum* Ledeb. 等植物的根在内蒙古、东北等地伪充秦艽，称黑秦艽、黑大艽、辫子艽等。

白前 Cynanchi Stauntonii Rhizoma et Radix

本品为萝藦科（Asclepiadaceae）植物柳叶白前 *Cynanchum stauntonii*（Decne.）Schltr.ex Lévl. 或芫花叶白前 *C. glaucescens*（Decne.）Hand. -Mazz. 的干燥根茎和根。主产于浙江、江苏和安徽等地。柳叶白前根茎呈细长圆柱形，有分枝，稍弯曲，长 4~15cm，直径 1.5~4mm。表面黄白色或黄棕色，节明显，节间长 1.5~4.5cm，顶端有残茎。质脆，断面中空。节处簇生纤细弯曲的根，长可达 10cm，直径不及 1mm，有多次分枝呈毛须状，常盘曲成团。气微，味微甜。芫花叶白前根茎较短小或略呈块状；表面灰绿色或灰黄色，节间长 1~2cm。质较硬。根稍弯曲，直径约 1mm，分枝少。均以根茎粗者为佳。柳叶白前根茎中含有 β- 谷甾醇、高级脂肪酸和华北白前醇。芫花叶白前主要含有三萜皂苷，海罂粟苷元 A 和 B，海罂粟苷 A 及海罂粟苷 C- 黄花夹竹桃单糖苷等。本品性微温，味辛、苦，降气，消痰，止咳。

白薇 Cynanchi Atrati Radix et Rhizoma

本品为萝藦科（Asclepiadaceae）植物白薇 *Cynanchum atratum* Bge. 或蔓生白薇 *C. versicolor* Bge. 的干燥根及根茎。主产于山东、安徽、辽宁和湖北等地。本品根茎粗短，有结节，多弯曲。上面有圆形的茎痕，下面及两侧簇生多数细长的根，根长 10~25cm，直径 0.1~0.2cm。表面棕黄色。质脆，易折断，断面皮部黄白色，木部黄色。气微，味微苦。以根粗长、色棕黄者为佳。根的横切面：表皮细胞 1 列，通常仅部分残留。下皮细胞 1 列，径向稍延长，分泌细胞长方形或略弯曲，内含黄色分泌物。皮层宽广，内皮层明显。木质部细胞均木化，导管大多位于两侧，木纤维位于中央。薄壁细胞含草酸钙簇晶及大量淀粉粒。粉末灰棕色。草酸钙簇晶较多，直径 7~45μm。分泌细胞类长方形，常内含黄色分泌物。木纤维长 160~480μm，直径 14~24μm。石细胞长 40~50μm，直径 10~30μm。导管主要为网纹及具缘纹孔。单粒淀粉粒脐点点状、裂缝状或三叉状，直径 4~10μm；复粒由 2~6 分粒组成。主要含挥发油、强心苷和白薇醇。本品性寒，味苦、咸。清热凉血，利尿通淋，解毒疗疮。

徐长卿 Cynanchi Paniculati Radix

本品为萝藦科（Asclepiadaceae）植物徐长卿 *Cynanchum paniculatum*（Bge.）Kitag. 的干燥根及根茎。全国各地均产。根茎呈不规则柱状，有盘节，长 0.5~3.5cm，直径 2~4mm；顶端带有残茎；四周着生多数细长的根。根呈圆柱形，弯曲，长 10~16cm，直径 1~1.5mm；表面淡黄白色或淡棕黄色或棕色；具微细的纵皱纹，并有纤细的须根。质脆易折断，断面皮部粉性、黄白色，形成层环淡黄色，木部黄棕色、细小。具丹皮酚特异香气，味辛，有麻舌感。以香气浓者为佳。主要含有牡丹酚、异丹皮酚、β- 谷甾醇、硬脂酸，并含甾体及其糖苷，如肉珊瑚苷元，直立白薇苷（甲、乙、丙），徐长卿苷（甲、乙、丙），新徐长卿苷元等。本品性温，味辛。祛风化湿，止痛止痒。

紫草 Arnebiae Radix

本品为紫草科（Boraginaceae）植物新疆紫草 *Arnebia euchroma*（Royle）Johnst. 或内蒙紫草 *A. guttata* Bunge 的干燥根。依次称为"软紫草"、"内蒙紫草"。新疆紫草主产于新疆、西藏等地，内蒙紫草主产于内蒙古、甘肃。新疆紫草呈不规则的长圆柱形，多扭曲，长 7~20cm，直径 1~2.5cm。表面紫红色或紫褐色，皮部疏松，呈条形片状，常 10 余层重叠，易剥落。顶端有的可见分歧的茎残基。体轻，质松软，易折断，断面不整齐，木部较小，黄白色或黄色。气特异，味微苦、涩。内蒙紫草呈圆锥形或圆柱形，扭曲，长 6~20cm，直径 0.5~4cm。根头部略粗大，顶端有残茎 1 个或多个，被短硬毛。表面紫红色或暗紫色，皮部略薄，常数层相叠，易剥离。质硬而脆，易折断，断面较整齐，皮部紫红色，木部较小，黄白色。气特异，味涩。均以条粗大、色紫、皮厚为佳。主要含羟基萘醌色素类成分，如 β, β- 二甲基丙烯酰紫草素、紫草素、乙酰紫草素等。本品性寒，味甘、咸，清热凉血，活血解毒，透疹消斑。

★ 丹参 Salviae Miltiorrhizae Radix et Rhizoma

【别名】赤参、紫丹参。

【来源】本品为唇形科（Labiatae）植物丹参 *Salvia miltiorrhiza* Bge. 的干燥根及根茎。

【产地】本品主产于安徽、江苏、山东和四川等地。

【采收加工】春、秋两季采挖，除去茎叶、泥沙、须根，干燥。

【性状鉴别】本品根茎短粗，顶端有时残留茎基。根数条，长圆柱形，略弯曲，有的分枝并具须状细根，长 10~20cm，直径 0.3~1cm。表面棕红色或暗棕红色，粗糙，具纵皱纹。老根外皮疏松，多显紫棕色，常呈鳞片状剥落。质硬而脆，断面疏松，有裂隙或略平整而致密，皮部棕红色，木部灰黄色或紫褐色，导管束黄白色，呈放射状排列。气微，味微苦涩（图 6-63）。

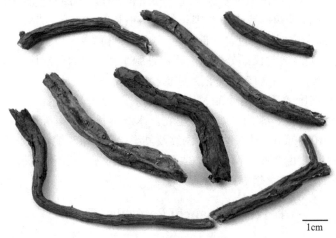

图 6-63　丹参药材图

栽培品较粗壮，直径 0.5~1.5cm。表面红棕色，具纵皱纹，外皮紧贴不易剥落。质坚实，断面较平整，略呈角质样。

以条粗壮、紫红色者为佳。

【显微鉴别】根横切面：①木栓层为 4~6 列细胞，有时可见落皮层组织存在。②皮层宽广。③韧皮部狭窄，呈半月形。④形成层成环，束间形成层不甚明显。⑤木质束 8~10 余束，呈放射状，导管在近形成层处较多呈切向排列，渐至中央导管呈单列。⑥木纤维常成束存在于中央的初生木质部旁（图 6-64）。

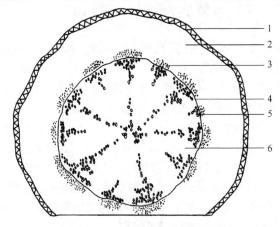

图 6-64　丹参（根）横切面简图

1. 木栓层；2. 皮层；3. 韧皮部；4. 形成层；5. 木质部；6. 射线

粉末：红棕色。①木栓细胞黄棕色，表面观类方形或多角形，壁稍厚。②导管为网纹和具缘纹孔纹孔，网纹导管分子长梭形，网孔狭细，穿孔多位于侧壁。③木纤维长梭形，多成束，纹孔斜裂缝状或十字状。④石细胞类圆形、类长方形或不规则形，直径17~70μm，长至257μm，壁厚5~16μm，有的含棕色物（图6-65）。

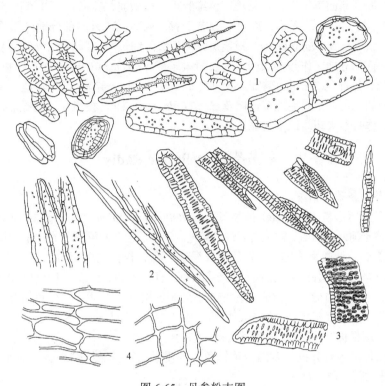

图6-65 丹参粉末图

1. 石细胞；2. 木纤维；3. 导管；4. 木栓细胞

【化学成分】含结晶性菲醌类化合物：丹参酮Ⅰ、丹参酮ⅡA、丹参酮ⅡB、隐丹参酮、羟基丹参酮ⅡA、丹参酸甲酯、异丹参酮Ⅰ、异丹参酮ⅡA、异隐丹参酮、丹参新酮。其中隐丹参酮是抗菌的主要有效成分。此外，还含鼠尾草酚、二氢丹参酮Ⅰ、丹参新醌甲、丹参新醌乙及丹参新醌丙等成分。水溶性成分中含酚酸类化合物，主要有丹参素甲、丹参素乙、丹参素丙以及原儿茶醛、原儿茶酸、丹酚酸A等。

【理化鉴别】①取本品乙酸乙酯浸出液作为供试品溶液。以丹参对照药材、丹参酮ⅡA对照品为对照，以石油醚（60~90℃）-乙酸乙酯（4：1）为展开剂，照薄层色谱法试验。供试品色谱中，在与对照品色谱相应的位置上，显相同颜色的斑点。②取本品75%甲醇浸出液为供试品溶液。以丹酚酸B对照品为对照，以甲苯-三氯甲烷-乙酸乙酯-甲醇-甲酸（2：3：4：0.5：2）为展开剂，照薄层色谱法试验，置紫外光灯（254nm）下检视。供试品色谱中，在与对照品色谱相应的位置上，显相同颜色的斑点。

【检查】重金属及有害元素 铅不得超过百万分之五；镉不得超过千万分之三；砷不得超过百万分之二；汞不得超过千万分之二；铜不得超过百万分之二十。

【含量测定】照高效液相色谱法测定，本品按干燥品计算，含丹参酮ⅡA（$C_{19}H_{18}O_3$）不得少于0.20%，含丹酚酸B（$C_{36}H_{30}O_{16}$）不得少于3.0%。

【功效】味苦，性微寒。活血祛瘀，通经止痛，清心除烦，凉血消痈。

【附注】同属的一些植物在部分地区或民间也作丹参入药。①南丹参 *Salvia bowleyana* Dunn，根圆柱形，长 5~8cm，直径 0.5cm。表面灰红色。质坚硬，易折断，断面不平坦。气微弱，味微苦。②甘肃鼠尾 *S. przewalskii* Maxim.，根呈圆锥形，上粗下细，长 10~20cm，直径 1~ 4cm。表面暗棕红色，根头部常见 1 至数个茎基丛生，根部呈辫子状或扭曲状，外皮常有部分脱落而显红褐色。质松而脆，易折断，断面不平坦，可见浅黄色维管束。气微弱，味微苦。③滇丹参 *S. yunnanensis* C.H.Wright，根茎短，根呈纺锤形，红色。分布于我国西南。在云南部分地区作丹参入药，民间多用之。④三叶鼠尾草 *S.trijuga* Diels，根茎短，下生数条细长圆柱形的根，砖红色。分布于四川、云南、西藏。云南部分地区作丹参入药。⑤长冠鼠尾草 *S.plectranthoides* Griff.，根茎短而近木质，根圆柱状或棱形，灰红色。分布于湖北、陕西、广西、四川、云南、贵州等地。在云南部分地区作丹参入药，民间也用之。⑥毛地黄鼠尾草 *S. digitaloides* Diels，根粗壮，圆锥形，红色。分布于云南部分地区，作丹参入药。以上均非正品。

★ 黄芩 Scutellariae Radix

【别名】子芩、条芩、枯芩。

【来源】本品为唇形科（Labiatae）植物黄芩 *Scutellaria baicalensis* Georgi 的干燥根。

【产地】主产于河北、山西、内蒙古、辽宁等地。河北承德产的黄芩质量较好，山西的产量较大。

【采收加工】春、秋两季采挖，除去须根及泥沙，晒至半干，撞去粗皮，晒干。

【性状鉴别】本品呈圆锥形，扭曲，长 8~25cm，直径 1~3cm。表面棕黄色或深黄色，有稀疏的疣状细根痕，上部较粗糙，有扭曲的纵皱或不规则的网纹，下部有顺纹和细皱。质硬而脆，易折断，断面黄色，中心红棕色；老根中心呈枯朽状或中空，暗棕色或棕黑色，枯朽状或已成空洞者称为"枯芩"。新根称"子芩"或"条芩"。气微，味苦。

栽培品较细长，多有分枝。表面浅黄棕色，外皮紧贴，纵皱纹较细腻。断面黄色或浅黄色，略呈角质样。味微苦（图 6-66）。

以条长、质坚实、色黄者为佳。

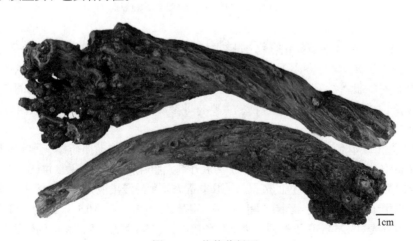

1cm

图 6-66　黄芩药材图

【显微鉴别】横切面：①木栓层外缘多破裂，一般为 8~20 列扁平细胞，其中有石细胞散在。②栓内层狭窄，与韧皮部界限不明显。韧皮部宽广，有多数石细胞与韧皮纤维，单个或数个成群散在，石细胞多分布于外缘，韧皮纤维多分布于内侧。③形成层多成环。木质部在老根中央有栓化细胞环形成，栓化细胞有单环的，有数个同心环的。④薄壁细胞中含淀粉粒（图 6-67）。

粉末：黄色。①韧皮纤维单个散在或数个成束，梭形，长 60~250μm，直径 9~33μm，壁厚，孔沟细。②石细胞类圆形、类方形或长方形，壁较厚或甚厚。③木栓细胞棕黄色，多角形。④网纹导管多见，直径 24~72μm。⑤木纤维多碎断，壁不甚厚，有稀疏斜纹孔。⑥淀粉粒甚多，单粒类球形，直径 2~10μm，脐点明显，复粒由 2~3 分粒组成（图6-68）。

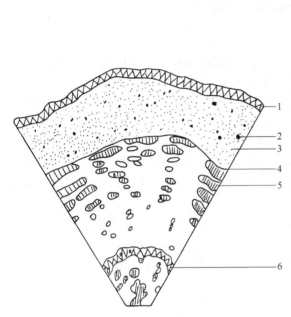

图 6-67　黄芩（根）横切面简图

1. 木栓层；2. 纤维和石细胞；3. 韧皮部；4. 形成层；
5. 木质部；6. 木栓化细胞

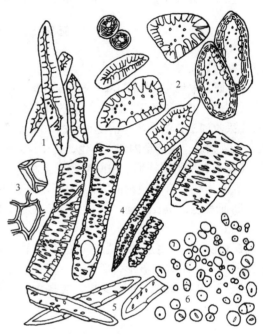

图 6-68　黄芩粉末图

1. 韧皮纤维；2. 石细胞；3. 木栓细胞；4. 网纹导管；
5. 木纤维；6. 淀粉粒

【化学成分】本品含多种黄酮类衍生物：主要有黄芩苷、汉黄芩苷、千层纸素 A 葡萄醛酸苷、黄芩素、汉黄芩素、黄芩黄酮 Ⅰ 及 Ⅱ、千层纸素 A、白杨黄素等。此外，尚含挥发油、多种氨基酸、糖类、β-谷甾醇、油菜甾醇、豆甾醇等。

【理化鉴别】取本品乙酸乙酯-甲醇提取液作为供试品溶液。以黄芩对照药材、黄芩苷对照品、黄芩素对照品、汉黄芩素对照品为对照，以甲苯-乙酸乙酯-甲醇-甲酸（10：3：1：2）为展开剂，照薄层色谱法试验，置紫外光灯（365nm）下检视。供试品色谱中，在与对照药材色谱相应的位置上，显相同颜色的斑点；在与对照品色谱相应的位置上，显三个相同的暗色斑点。

【含量测定】照高效液相色谱法测定，本品按干燥品计算，含黄芩苷（$C_{21}H_{18}O_{11}$）不得少于 9.0%。

【功效】性寒，味苦。清热燥湿，泻火解毒，止血，安胎。

【附注】除上述黄芩外，尚有同属其他植物在各地区作黄芩入药。主要有：①滇黄芩 *Scutellaria amoena* C. H. Wright 的根，在云南、贵州、四川等地使用。根呈圆锥形的不规则条状，常有分枝，长 5~20cm，直径 1~1.6cm。表面黄褐色或棕黄色，常有粗糙的栓皮，有皱纹。下端有支根痕，断面纤维状，鲜黄色或微带绿色。根横切面木栓层无石细胞，韧皮部有纤维和石细胞，中央无木栓环。根中含黄酮类成分，主要有汉黄芩素、黄芩素、汉黄芩苷、黄芩苷和滇黄芩素，即 5,7,4'-三羟基-6-甲氧基黄酮。②粘毛黄芩 *S. viscidula* Bge. 的根，主产于河北、山西、山东、内蒙古等地。表面与黄芩相似，很少中空或腐朽。根横切面木栓层无石细胞，韧皮部无石细胞，有纤维束分布，中央有木栓环，环外侧有石细胞散在。从粘毛黄芩中分离出黄芩苷、黄芩素、汉黄芩苷、汉黄芩素、千层纸素 A、黄芩新素、穿心莲黄酮及粘毛黄芩素（Ⅰ、Ⅱ、Ⅲ）等成分。③甘肃黄芩 S.rehderiana Diels 的根，分布于山西、甘肃、陕西等地。根较细瘦，老根中央暗褐色，枯朽。根横切面木栓层无石细胞，皮层有纤维及石细胞，韧皮部无石细胞和纤维束分布，中央无木栓环。从甘肃黄芩中分离出多种黄酮类成分：黄芩苷、汉黄芩苷、黄芩黄素、千层纸甲素 A、甘肃黄芩素Ⅰ、甘肃黄芩苷元等。

☆ 玄参 Scrophulariae Radix

【别名】元参。

【来源】本品为玄参科（Scrophulariaceae）植物玄参 Scrophularia ningpoensis Hemsl. 的干燥根。

【产地】主产于浙江、湖北、江苏和江西等地。主要为栽培品。

【采收加工】冬季茎叶枯萎时采挖，除去根茎、幼芽、须根及泥沙，晒或烘至半干，堆放 3~6 天，反复数次，发汗至内部变黑色，再干燥。

【鉴别】呈类圆柱形，中间略粗或上粗下细，有的微弯曲；长 6~20cm，直径 1~3cm。表面灰黄色或灰褐色，有不规则的纵沟、横长皮孔样突起及稀疏的横裂纹和须根痕。质坚实，不易折断，断面黑色，微有光泽。气特异，似焦糖，味甘、微苦。以条粗壮、坚实、断面乌黑色者为佳（图 6-69）。

横切面：①后生皮层细胞棕黄色，微木栓化。②皮层较宽，石细胞单个散在或 2~5 个成群，多角形、类圆形或类方形，壁较厚，层纹明显。③韧皮射线多裂隙。④形成层成环。⑤木质部射线宽广，亦多裂隙；导管少数，类多角形，直径约至 113μm，伴有木纤维。薄壁细胞含核状物（图 6-70）。

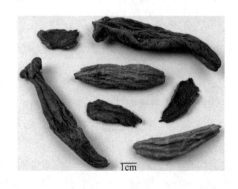

图 6-69　玄参药材图

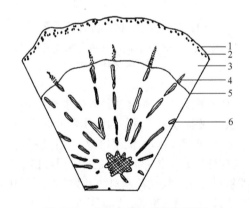

图 6-70　玄参（根）横切面简图

1. 后生皮层；2. 石细胞；3. 皮层；4. 韧皮部；5. 形成层；
6. 木质部

粉末：灰棕色。①石细胞较多，大多散在或 2~5 成群，形状不一，呈长方形、类方形、类圆形、三角形、梭形或不规则形，较大，直径 22~94μm，罕至 128μm，壁厚 5~26μm，有的孔沟有分叉，胞腔一般较大。②薄壁组织碎片甚多，细胞内含核状物。③木纤维细长，壁微木化。④木薄壁细胞壁薄，纹孔较明显。⑤网纹与孔纹导管均可见。⑥后生皮层细胞可见（图 6-71）。

【化学成分】含环烯醚萜苷类成分，如哈巴俄苷、哈巴苷、8-（邻甲基 - 对 - 香豆酰）- 哈巴俄苷，均系易变黑的物质。此外，还含微量挥发油、植物甾醇、油酸、亚麻酸、硬脂酸、糖类、左旋天冬酰胺及生物碱。哈巴俄苷具有抗炎、滋阴及免疫促进作用。

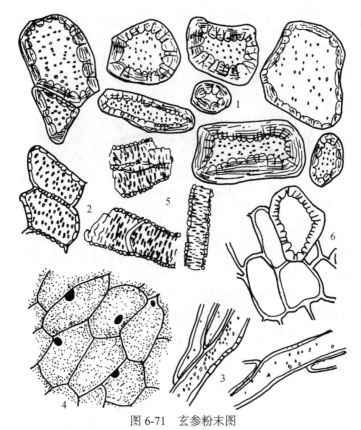

图 6-71 玄参粉末图

1. 石细胞；2. 木薄壁细胞；3. 木纤维；4. 薄壁细胞；5. 导管；6. 后生皮层细胞

【功效】性微寒，味甘、苦、咸。清热凉血，滋阴降火，解毒散结。

【附注】北玄参 *Scrophularia buergeriana* Miq. 的根在华北和东北地区也作玄参使用。根呈圆锥形，较小，有纵皱纹，表面灰褐色，有细根及细根痕。横切面皮层无石细胞。根含环烯醚萜类成分，以哈巴俄苷为主。此种非正品。

★ 地黄 Rehmanniae Radix

【来源】本品为玄参科（Scrophulariaceae）植物地黄 *Rehmannia glutinosa* Libosch. 的新鲜或干燥块根。

【产地】主产于河南省温县、博爱、武陟、孟县等地，产量大，质量佳。

【采收加工】秋季采挖，除去芦头、须根及泥沙，鲜用，称"鲜地黄"；或将地黄缓缓烘焙至内部变黑，约八成干，捏成团块，习称"生地黄"。

【性状鉴别】鲜地黄呈纺锤形或条状，长 8~24cm，直径 2~9cm。外皮薄，表面浅红黄色，具弯曲的纵皱纹、芽痕、横长皮孔样突起及不规则疤痕。肉质，易断，断面皮部淡黄白色，可见橘红色油点，木部黄白色，导管呈放射状排列。气微，味微甜、微苦。

生地黄多呈不规则的团块状或长圆形，中间膨大，两端稍细，有的细小，长条状，稍扁而扭曲，长 6~12cm，直径 2~6cm。表面棕黑色或棕灰色，极皱缩，具不规则的横曲纹。体重，质较软而韧，不易折断，断面棕黑色或乌黑色，有光泽，具黏性。气微，味微甜（图 6-72）。

鲜生地以粗壮、色红黄者为佳。生地黄以块大、体重、断面乌黑色者为佳。

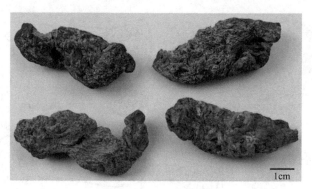

图 6-72　地黄药材图

【显微鉴别】 横切面：①木栓细胞数列。②皮层薄壁细胞排列疏松，散有较多分泌细胞，含橘黄色油滴，偶有石细胞。③韧皮部较宽，分泌细胞较少。④形成层成环。⑤木质部射线宽广，导管稀疏，排列成放射状（图6-73）。

生地黄粉末：深棕色。①木栓细胞淡棕色。②薄壁细胞类圆形，内含棕色类圆形核状物。③分泌细胞形状与一般薄壁细胞相似，内含橙黄色或橙红色油滴状物。④导管主要为网纹及具缘纹孔，直径约至92μm。⑤草酸钙方晶细小，直径约5μm，在薄壁细胞中有时可见（图6-74）。

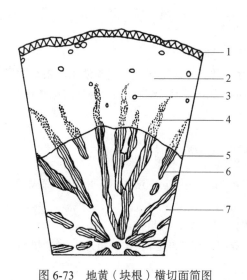

图 6-73　地黄（块根）横切面简图

1.木栓层；2.皮层；3.分泌细胞；4.韧皮部；5.形成层；6.木质部；7.射线

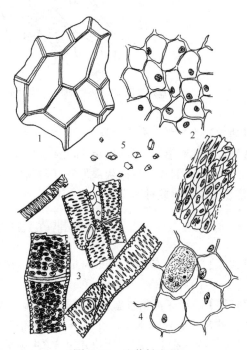

图 6-74　地黄粉末图

1.木栓细胞；2.薄壁组织；3.导管；4.分泌细胞；5.草酸钙方晶

【化学成分】 本品主要含环烯醚萜苷类，如梓醇、二氢梓醇、毛蕊花糖苷等。水溶性成分中含多种糖，其中以水苏糖含量最高。并含多种氨基酸，其中以精氨酸含量最高。

环烯醚萜类成分为主要活性成分，地黄加工后内部变黑与该类成分有关。半乳糖及地黄多糖为兼具免疫与抑制肿瘤活性的有效成分。

【理化鉴别】①取本品甲醇浸出液为供试品溶液。以梓醇对照品为对照，以三氯甲烷 - 甲醇 - 水（14：6：1）为展开剂，照薄层色谱法试验，喷以茴香醛试液。供试品色谱中，在与对照品色谱相应的位置上，显相同颜色的斑点。②取本品甲醇浸出液为供试品溶液。以毛蕊花糖苷对照品为对照，以乙酸乙酯 - 甲醇 - 甲酸（16：0.5：2）为展开剂，照薄层色谱法试验，以 0.1% 的 2,2- 二苯基 -1- 苦肼基无水乙醇溶液浸板。供试品色谱中，在与对照品色谱相应的位置上，显相同颜色的斑点。

【含量测定】照高效液相色谱法测定，生地黄按干燥品计算，含梓醇（$C_{15}H_{22}O_{10}$）不得少于 0.20%，含毛蕊花糖苷（$C_{29}H_{36}O_{15}$）不得少于 0.020%。

【功效】鲜地黄性寒，味甘、苦。清热生津，凉血，止血。生地黄性寒，味甘。清热凉血，养阴生津。

【附注】熟地黄为本品生地黄的炮制加工品。性微温、味甘。滋阴补血，益精填髓。

胡黄连 Picrorhizae Rhizoma

本品为玄参科（Scrophulariaceae）植物胡黄连 *Picrorhiza scrophulariiflora* Pennell 的干燥根茎。主产于西藏南部、云南西北部及四川西部。本品呈圆柱形，略弯曲，偶有分枝，长 3~12cm，直径 0.3~1cm。表面灰棕色至暗棕色，粗糙，有较密的环状节，具稍隆起的芽痕或根痕，上端密被暗棕色鳞片状的叶柄残基。体轻，质硬而脆，易折断，断面略平坦，淡棕色至暗棕色，木部有 4~10 个类白色点状维管束排列成环。气微，味极苦。主要含环烯醚萜苷类，如胡黄连苷 I 、胡黄连苷 II 及胡黄连苷 III 等。本品性寒，味苦，退虚热，除疳热，清湿热。

巴戟天 Morindae Officinalis Radix

本品为茜草科（Rubiaceae）植物巴戟天 *Morinda officinalis* How 的干燥根。主产于广东、广西和福建等地。本品为扁圆柱形，略弯曲，长短不等，直径 0.5~2cm。表面灰黄色或暗灰色，具纵纹及横裂纹，有的皮部横向断离露出木部；质韧，断面皮部厚，紫色或淡紫色，易与木部剥离；木部坚硬，黄棕色或黄白色，直径 1~5mm。气微，味甘、微涩。本品横切面木栓层为数列细胞。栓内层外侧石细胞单个或数个成群，断续排列成环；薄壁细胞含有草酸钙针晶束，切向排列。韧皮部宽广，内侧薄壁细胞含草酸钙针晶束。形成层环明显。木质部导管单个散在或 2~3 个相聚，呈放射状排列；木纤维（纤维管胞）较发达；木射线宽 1~3 列细胞；偶见非木化的木薄壁细胞群。粉末淡紫色或紫褐色。石细胞淡黄色，类圆形、类方形、类长方形、长条形或不规则形，有的一端尖，直径 21~96μm，壁厚至 39μm，有的层纹明显，纹孔及孔沟明显。草酸钙针晶多成束存在于薄壁细胞中，针晶长至 184μm。具缘纹孔导管淡黄色，直径至 105μm，具缘纹孔细密。纤维管胞长梭形，具缘纹孔较大，纹孔口斜缝状或相交呈人字形、十字形。主要含蒽醌类化合物，如甲基异茜草素、甲基异茜草素 -1- 甲醚、大黄素甲醚等，尚含糖类、多种氨基酸、挥发性成分及环烯醚萜类等。本品性微温，味甘、辛，补肾阳，强筋骨，祛风湿。

茜草 Rubiae Radix et Rhizoma

本品为茜草科（Rubiaceae）植物茜草 *Rubia cordifolia* L. 的干燥根及根茎。主产于陕西、山西和河南等地。本品根茎呈结节状，丛生粗细不等的根。根呈圆柱形，略弯曲，长 10~25cm，直径 0.2~1cm。表面红棕色或暗棕色，具细纵皱纹及少数细根痕，皮部脱落处呈黄红色。质脆，易折断，断面平坦，皮部狭，紫红色，木部宽广，浅黄红色，导管孔多数。气微，味微苦，久嚼刺舌。以条粗、表面红棕色、断面红黄色、无茎基及泥土者为佳。本品根横切面木栓细胞 6~12 列，含棕色物。栓内层薄壁细胞有的含红棕色颗粒。韧皮部细胞较小。形成层不甚明显。木质部占根的主要部分，全部木化，射线不明显。薄壁细胞含草酸钙针晶束。主要含蒽醌类成分，如羟基茜草素、异茜草素、茜草素及茜草酸等。本品性寒，味苦，凉血，止血，祛瘀，通经。

红大戟 Knoxiae Radix

本品为茜草科（Rubiaceae）植物红大戟的 *Knoxia valerianoides* Thorel et Pitard 的干燥块根。主产于福建、广东、广西、云南等地。药材略呈纺锤形或长圆锥形，多不分枝，稍弯曲，长 3~10cm，直径 0.6~1.2cm。表面红褐色或红棕色，有扭曲的纵皱纹。顶端可见茎痕。质坚实而易折断。断面皮部红褐色，木质部棕黄色。气微，微辛。以水湿润显黏性。以个大、红褐色、质坚实无须根者为佳。主要含游离蒽醌及结合蒽醌，游离蒽醌，如虎刺醛、甲基异茜草素、3-羟基橄榄素、红大戟素。本品性寒，味苦。有小毒。泻水逐饮，消肿散结。

续断 Dipsaci Radix

本品为川续断科（Dipsacaceae）植物川续断 *Dipsacus asper* Wall.et Henry 的干燥根。主产于湖北、四川、云南、贵州等地。药材呈长圆柱形，略扁，微弯曲，长 5~15cm，直径 0.5~2cm。外表灰褐色或黄褐色，全体有明显扭曲的纵皱纹及沟纹，可见皮孔及少数须根痕。质软，久置干燥后变硬，易折断，断面不平坦，皮部外缘呈褐色或淡褐色，内呈墨绿色或棕色，木部黄褐色，呈放射状花纹。气微香，味苦、微甜而后涩。以条粗、质软、内呈墨绿色者为佳。根横切面木栓细胞数列。栓内层较窄。韧皮部筛管群稀疏散在。木质部导管近形成层处分布较密，常单个散在或 2~4 个相聚。薄壁细胞含草酸钙簇晶。粉末黄棕色，草酸钙簇晶甚多，有的存在于皱缩的薄壁细胞中，有时数个排列成紧密的条状。纺锤形薄壁细胞有斜向交错的细纹理。本品主要含三萜皂苷及其酯苷，如川续断皂苷Ⅵ、川续断皂苷 B、川续断皂苷 F 和川续断皂苷 H 等。本品性微温，味苦、辛。补肝肾，续筋骨，续折伤，止崩漏。

☆ 天花粉 Trichosanthis Radix

【来源】本品为葫芦科（Cucurbitaceae）植物栝楼 *Trichosanthes kirilowii* Maxim. 或双边栝楼 *T. rosthornii* Harms 的干燥根。

【产地】栝楼根主产于河南、山东、江苏、安徽等地。双边栝楼根主产于四川省。

【采收加工】秋、冬两季采挖，洗去泥土，刮去粗皮，切成段、块片或纵剖成瓣，晒干或烘干。

【鉴别】呈不规则圆柱形、纺锤形或瓣块状，长 8~16cm，直径 1.5~5.5cm。表面黄白色或淡棕黄色，有纵皱纹、细根痕及略凹陷的横长皮孔，有的有黄棕色外皮残留。质坚实，断面白色或淡黄色，富粉性，横切面可见黄色木质部，略呈放射状排列，纵切面可见黄色条纹状木质部。气微，味微苦（图 6-75）。

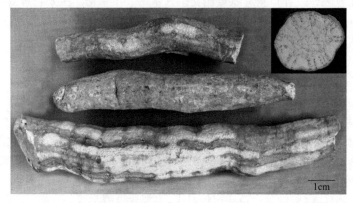

图 6-75 天花粉药材图

以色白、质坚实、粉性足者为佳。

栝楼根横切面：①木栓层内侧有断续排列的石细胞环。②韧皮部狭窄。③木质部甚宽广，导管3~5（10）成群，也有单个散在，初生木质部导管附近常有小片内涵韧皮部。④薄壁细胞内富含淀粉粒。

粉末：类白色。①石细胞黄绿色，长方形、椭圆形、类方形、多角形或纺锤形，直径27~72μm，壁较厚，纹孔细密。②具缘纹孔导管大，多破碎，有的具缘纹孔呈六角形或方形，排列紧密。③淀粉粒甚多，单粒类球形、半圆形或盔帽形，直径6~48μm，脐点点状、短缝状或人字状，层纹隐约可见；复粒由2~14分粒组成。④木纤维多为纤维管胞，较粗，具缘纹孔较稀疏，纹孔口斜裂缝状。

【化学成分】含蛋白质、氨基酸、多糖、酶类、植物凝集素。

新鲜天花粉根中的蛋白质制成针剂，用于中期妊娠引产，对于恶性葡萄胎和绒癌有效。

【功效】性微寒，味甘、微苦。清热生津，消肿排脓。

【附注】下列同属植物的根在少数地区作天花粉用：①同属植物日本栝楼 *Trichosanthes japonica* Regel 的根，主产于江西、湖北。②同属植物长萼栝楼 *T. laceribractea* Hayata 的根，称"广花粉"，在广东、广西等地曾使用。③同属植物湖北栝楼 *T. hupehensis* C. Y. Cheng et C.H. Yueh 的根，称"苦花粉"，有毒，因其含有毒成分葫芦素B，服后有恶心、呕吐等不良反应，应注意鉴别。以上均非正品。

☆ 桔梗 Platycodonis Radix

【来源】本品为桔梗科（Campanulaceae）植物桔梗 *Platycodon grandiflorum*（Jacq.）A. DC. 的干燥根。

【产地】全国大部分地区均产，以东北、华北产量较大，华东地区质量较好。

【采收加工】春、秋两季采挖，去净泥土、须根，趁鲜刮去外皮或不去外皮，晒干。

【鉴别】呈圆柱形或略呈长纺锤形，下部渐细，有的有分枝，略扭曲，长7~20cm，直径0.7~2cm。表面白色或淡黄白色，不去外皮者表面黄棕色至灰棕色，具有不规则扭曲纵向皱沟，并有横长的皮孔样斑痕及支根痕，上部有横纹。顶端有较短的根茎（"芦头"），其上有数个半月形的茎痕。质脆，易折断，断面不平坦，可见放射状裂隙，皮部类白色，形成层环棕色，木部淡黄白色。气微，味微甜后苦（图6-76）。

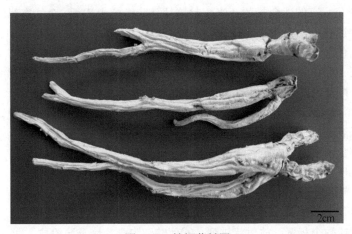

图 6-76　桔梗药材图

以根肥大、色白、质坚实、味苦者为佳。

横切面：①木栓细胞多列，黄棕色（药材多已除去）。②皮层窄，常见裂隙。③韧皮部宽广，乳管群散在，内含微细颗粒状黄棕色物。④形成层成环。⑤木质部导管单个散在或数个相聚，呈放射状排列。⑥薄壁细胞含菊糖及淀粉粒，菊糖呈扇形或类圆形的结晶。

粉末：黄白色。①乳管常互相连接，直径 14~25μm，管中含黄色油滴样颗粒状物。②具梯纹、网纹导管，少有具缘纹孔导管。③菊糖众多（稀甘油装片），呈扇形或类圆形的结晶。

【化学成分】根含多种皂苷，主要为桔梗皂苷 D、桔梗皂苷 A、桔梗皂苷 B、桔梗皂苷 D_2、桔梗皂苷 D_3、桔梗皂苷 E 等。另含黄酮及其苷类、甾醇类、大量的多糖，如菊糖。

【功效】性平，味苦、辛。宣肺，利咽，祛痰，排脓。

【附注】①桔梗的变种白花桔梗 *Platycodon grandiflorus* (Jacq.) A.DC .var. *album* Hort. 的根在有的地区作桔梗用。②石竹科植物霞草 *Gypsophylla oldhamiana* Miq. 的根曾伪充桔梗药用，应注意鉴别。

★ 党参 Codonopsis Radix

党参为中国常用的补益药，古代以山西上党地区出产的党参为上品，具有补中益气，健脾益肺之功效。现代研究表明，党参含多种糖类、甾醇、挥发油、皂苷及微量生物碱和微量元素等，具有增强免疫力、扩张血管、降压、改善微循环、增强造血功能等作用。体质虚弱、气血不足、面色萎黄及病后产后体虚者宜食。

【来源】本品为桔梗科（Campanulaceae）植物党参 *Codonopsis pilosula* (Franch.) Nannf.、素花党参 *C. pilosula* Nannf. var. *modesta* (Nannf.) L. T. Shen 或川党参 *C. tangshen* Oliv. 的干燥根。

【产地】党参主产于山西、陕西、甘肃、四川等地及东北各地。潞党（栽培品）产于山西平顺、长治、壶关等地。素花党参又称西党参，主产于甘肃文县，四川南坪、松潘等地。川党参主产于四川、湖北及与陕西接壤地区。

【采收加工】秋季采挖，除去地上部分及须根，洗净泥土，晒至半干，反复搓揉 3~4 次，晒至七八成干时，捆成小把，晒干。

【性状鉴别】

党参　呈长圆柱形，稍弯曲，长 10~35cm，直径 0.4~2cm。表面黄棕色至灰棕色，根头部有多数疣状突起的茎痕及芽，每个茎痕的顶端呈凹下圆点状，习称"狮子盘头"；根头下有致密的环状横纹，向下渐稀疏，有的达全长的一半，栽培品环状横纹少或无；全体有纵皱纹及散在的横长皮孔样突起，支根断落处常有黑褐色胶状物。质稍硬或略带韧性，断面稍平坦，有裂隙或放射状纹理，皮部淡黄白色至淡棕色，木质部淡黄色，呈"菊花心"状。有特殊香气，味微甜。

素花党参　长 10~35cm，直径 0.5~2.5cm。表面黄白色至灰黄色，根头下致密的环状横纹常达全长的一半以上。断面裂隙较多，皮部灰白色至淡棕色，木部淡黄色。

川党参　长 10~45cm，直径 0.5~2cm。表面灰黄色至黄棕色，有明显不规则的纵沟。顶端有较稀的横纹，大条者亦有"狮子盘头"，但茎痕较少；小条者根头部较小，称"泥鳅头"。质较软而结实，断面裂隙较少。皮部黄白色，木部淡黄色（图 6-77）。

均以条粗壮、质柔润、气味浓、嚼之无渣者为佳。

【显微鉴别】横切面：①木栓细胞数列至 10 数列，外侧有石细胞，单个或成群。②皮层窄。③韧皮部宽广，外侧常现裂隙，散有淡黄色乳管群，并常与筛管交互排列。④形成层成环。⑤木质部导管单个散在或数个相聚，放射状排列。⑥薄壁细胞含菊糖及淀粉粒（图 6-78）。

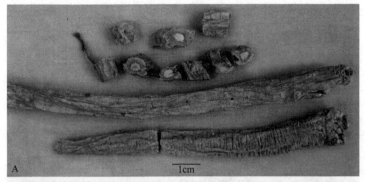

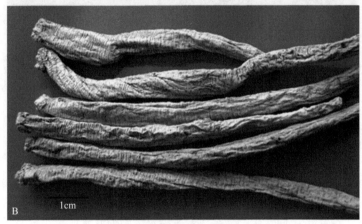

图 6-77　党参药材图

A. 党参；B. 素花党参

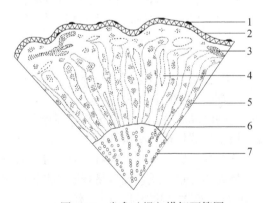

图 6-78　党参（根）横切面简图

1. 石细胞；2. 木栓层；3. 乳汁管群；4. 裂隙；5. 韧皮部；6. 形成层；7. 木质部

　　粉末：淡黄色。①石细胞呈方形、长方形或多角形，壁不甚厚。②木栓细胞表面观呈类多角形，垂周壁薄，微弯曲。③有菊糖，用水合氯醛装片不加热观察，可见菊糖结晶呈扇形，表面现放射状纹理。④节状乳管碎片甚多；含淡黄色颗粒状物，直径 16~24μm。⑤网纹导管易察见（图 6-79）。

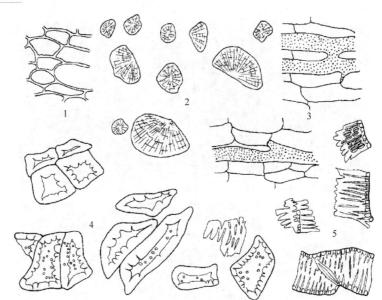

图 6-79　党参粉末图

1. 木栓细胞；2. 菊糖；3. 乳管；4. 石细胞；5. 导管

【化学成分】 含苷类：主要为党参炔苷、党参苷 I ~ IV 等。甾醇类：有 α- 菠甾醇、α- 菠甾酮、α- 菠甾醇 -β-*D*- 葡萄糖苷、豆甾酮、Δ⁷- 豆甾烯醇等。另含大量糖类，如菊糖、果糖、党参酸性多糖（Cp-1、Cp-2、Cp-3、Cp-4）等。尚含生物碱类、氨基酸及三萜类成分。

【理化鉴别】 ① 取粉末 1g，置带塞三角瓶中，加乙醚 10ml，密塞，振摇数分钟，冷浸 1 小时，滤过，滤液置蒸发皿中，挥去乙醚，残渣加 1ml 醋酐溶解，倾取上清液于干燥试管中，沿管壁加硫酸 1ml，两液接界面呈棕色环，上层蓝色立即变为污绿色（检查皂苷及植物甾醇）。② 取本品甲醇浸出液为供试品溶液，以党参炔苷对照品为对照，以正丁醇 - 冰醋酸 - 水（7 : 1 : 0.5）为展开剂，照薄层色谱法试验，喷以 10% 硫酸乙醇试液显色。供试品色谱中，在与对照药材和对照品色谱相应的位置上，显相同颜色的斑点。

【浸出物】 按醇溶性浸出物热浸法测定，45% 乙醇浸出物不得少于 55.0%。

【功效】 性平，味甘。健脾益肺，养血生津。

【附注】 管花党参 *Codonopsis tubulosa* Kom. 产于云南、贵州、四川等地。商品称为白党或叙党，性状与党参较为类似。根呈长圆柱形，少有分枝，长 15~30cm，直径 0.8~1.5（3）cm。根头部有密集的小疙瘩，呈"狮子盘头"状，颈部较狭缩。全体有多数不规则的纵沟和纵棱，及横长或点状显著突起的皮孔。外皮黄白色。质较硬，易折断，断面不平坦，皮部类白色，木部浅黄色，形成层不呈明显的深色环。气微，味微甜，嚼之有渣，质较次。此种非正品。

南沙参　Adenophorae Radix

本品为桔梗科（Campanulaceae）植物轮叶沙参 *Adenophora tetraphylla* (Thunb.) Fisch. 或沙参 *A. stricta* Miq. 的干燥根。主产于安徽、江苏、浙江、贵州等地。药材呈圆锥形，略弯曲，长 7~27cm，直径 0.8~3cm。顶端具 1 个或 2 个根茎（芦头）。除去栓皮后表面黄白色或淡棕黄色，凹陷处常有残留粗皮，上部多有深陷横纹，呈断续的环状，下部有纵纹及纵沟。体轻，质松泡，易折断，断面不平坦，具黄白色交错的纹理，多裂隙。以色白、根粗细均匀、肥壮、味甘淡者为佳。根横切面维管组织为异常构造，维管束交错排列。韧皮部筛管群径向排列，乳汁管多分布于筛管群上方。薄壁细胞中含菊糖。轮叶沙参的根中含南沙参皂苷、蒲公英萜酮等三萜皂苷类成分，此外，尚含 β-谷甾醇、胡萝卜苷、糖苷类、多糖类等。本品性微寒，味甘。养阴清肺，益胃生津，化痰，益气。

★ 木香　Aucklandiae Radix（附：川木香）

【来源】本品为菊科（Compositae）植物木香 *Aucklandia lappa* Decne. 的干燥根。

【产地】本品主产于云南省，又称"云木香"；四川、西藏也产，为栽培品。

【采收加工】秋、冬两季采挖 2~3 年生的根，除去茎叶、须根及泥土，切段或纵剖为块，晒干或风干，撞去粗皮。

【性状鉴别】呈圆柱形或半圆柱形，形如枯骨，长 5~10cm，直径 0.5~5cm。表面黄棕色至灰褐色，栓皮多已除去，有显著的皱纹、纵沟及侧根痕。质坚实，体重，不易折断，断面略平坦，灰褐色至暗褐色，形成层环棕色，有放射状纹理及散在的褐色点状油室。老根中心常呈朽木状。气香特异，味微苦（图 6-80）。

以质坚实，香气浓，油性大者为佳。

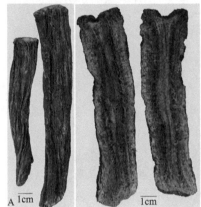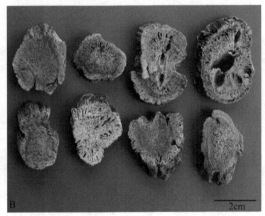

图 6-80　木香药材图

A. 药材；B. 饮片

【显微鉴别】横切面：①木栓层由多列木栓细胞组成。皮层狭窄。②韧皮部宽广，射线明显，纤维束散在。③形成层成环。④木质部由导管、木纤维及木薄壁细胞组成。导管单行径向排列。⑤根的中心为四原型初生木质部。⑥薄壁组织中有大型油室散在，常含有黄色分泌物。⑦薄壁细胞中含有菊糖（图 6-81）。

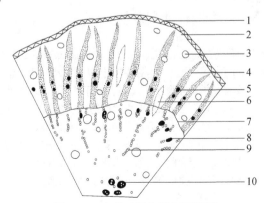

图 6-81　木香（根）横切面简图

1. 木栓层；2. 皮层；3. 油室；4. 韧皮部；5. 韧皮纤维；6. 裂隙；7. 形成层；8. 木纤维；9. 木质部束；10. 初生木质部

　　粉末：黄绿色。①菊糖多见，表面可见放射状纹理。②木纤维黄色，长梭状，多成束，直径 16~24μm，纹孔口横裂缝状、十字状或人字状。③导管以网纹较多，也有具缘纹孔，直径 30~90μm。④油室多破碎，内含黄色或棕色分泌物。⑤木栓细胞淡黄棕色，表面观呈类多角形，排列不甚整齐，垂周壁有的波状弯曲。⑥薄壁细胞含有小型草酸钙方晶（图 6-82）。

　　【化学成分】含挥发油，油中主成分为木香内酯、去氢木香内酯、木香烃内酯、二氢木香内酯、α- 木香酸、α- 木香醇等。

　　【理化鉴别】①取木香挥发油少许于试管中，加入异羟肟酸铁试剂 2~3 滴，呈橙红色反应（检查内酯类）。②取本品粉末 0.5g，加甲醇溶液超声处理后作为供试品溶液。另取去氢木香内酯对照品、木香烃内酯对照品为对照，以环己烷 - 甲酸乙酯 - 甲酸（15 ： 5 ： 1）的上层溶液为展开剂，在硅胶 G 薄层板上，照薄层色谱法试验。喷以 1% 香草醛硫酸溶液，加热至斑点显色清晰。供试品色谱中，在与对照品色谱相应的位置上，显相同颜色的斑点。

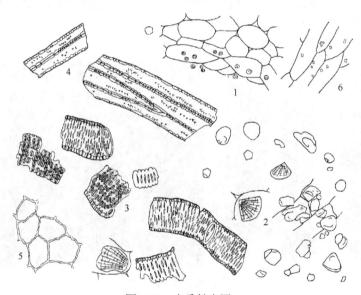

图 6-82　木香粉末图
1. 油室碎片；2. 菊糖；3. 导管；4. 纤维；5. 木栓细胞；6. 草酸钙方晶

　　【检查】总灰分不得超过 4.0%。

　　【含量测定】照高效液相色谱法测定，本品按干燥品计算含木香烃内酯（$C_{15}H_{20}O_2$）和去氢木香内酯（$C_{15}H_{18}O_2$）的总量不得少于 1.8%。

　　【功效】性温，味辛，苦，行气止痛，健脾消食。

　　附　川木香

　　川木香 Vladimiriae Radix 为菊科（Compositae）植物川木香 *Vladimiria souliei*（Franch.）Ling 或灰毛川木香 *V. souliei*（Franch.）Ling var. *cinerea* Ling 的干燥根。川木香主产于四川省及西藏自治区，灰毛川木香产于四川省。药材呈圆柱形（习称铁杆木香）或有纵槽的半圆柱形（习称槽子木香），稍弯曲，长 10~30cm，直径 1~3cm。表面黄褐色或棕褐色，具纵皱纹，外皮脱落处可见丝瓜络状细筋脉；根头偶有黑色发黏的胶状物，习称"油头"。体较轻，质硬脆，易折断，断面黄白色或黄色，有深黄色稀疏油点及裂隙，木质部宽广，有放射状纹理；有的中心呈枯朽状。气微香，味苦，嚼之黏牙。以条粗、质硬、香气浓者为佳。根横切面韧皮部和木质部有纤维束，与筛管或导管相间排列，呈整齐的放射状；纤维束黄色，木化，并伴有石细胞；韧皮射线、木射线和髓部组织中散有油室；薄壁细胞含菊糖。主要含有挥发油，挥发油中含川木香内酯，并含土木香内酯。本品性温，味辛、苦。行气止痛。

★ 白术 Atractylodis Macrocephalae Rhizoma

【来源】本品为菊科（Compositae）植物白术 *Atractylodes macrocephala* Koidz. 的干燥根茎。

【产地】本品主产于浙江、安徽、湖北、湖南等地。多为栽培。

【采收加工】霜降前后，挖取 2~3 年生的根茎，除去茎叶及细根，烘干，称烘术；晒干，称生晒术。

【性状鉴别】呈不规则肥厚团块，长 3~13cm，直径 1.5~7cm。表面灰黄色或灰棕色，有不规则的瘤状突起及断续的纵皱纹和沟纹，并有须根痕，顶端有残留茎基和芽痕。质坚硬，不易折断，断面不平坦，生晒术断面淡黄白色至淡棕色，略有菊花纹及分散的棕黄色点状油室散在，烘术断面角质样，色较深或有裂隙。气清香，味甘、微辛，嚼之略带黏性（图 6-83）。

以个大、质坚实、断面色黄白、香气浓者为佳。

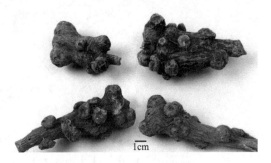

图 6-83　白术药材图

【显微鉴别】横切面：①木栓层为数列扁平细胞，其内侧常有断续的石细胞环。②皮层、韧皮部及木射线中有大型油室散在，油室圆形至长圆形，长径 180~340μm，短径 135~180μm。根茎顶端的韧皮部外侧有纤维束。③形成层环明显。④木质部呈放射状排列，中部和内侧的木质部束的附近有较多的纤维束，以初生木质部附近的纤维束最发达。⑤中央有髓部。⑥薄壁细胞中含菊糖及草酸钙针晶（图 6-84）。

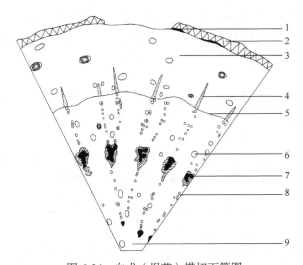

图 6-84　白术（根茎）横切面简图

1. 石细胞；2. 木栓层；3. 皮层；4. 韧皮部；5. 形成层；6. 油室；7. 木纤维束；8. 木质部；9. 髓部

粉末：淡黄棕色。①草酸钙针晶细小，长 10~32μm，不规则地聚集于薄壁细胞中，少数针晶直径至 4μm。②纤维黄色，大多成束，长梭形，直径约至 40μm，壁甚厚，木化，孔沟明显。③石细胞淡黄色，类圆形、多角形、长方形或少数纺锤形，直径 37~64μm，胞腔明显，有不规则孔沟。④导管分子较短小，为网纹及具缘纹孔，直径至 48μm。⑤薄壁细胞含菊糖（图 6-85）。

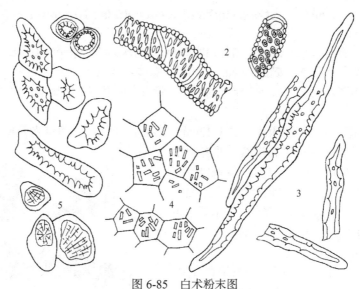

图 6-85 白术粉末图

1. 石细胞；2. 导管；3. 纤维；4. 草酸钙针晶；5. 菊糖

【化学成分】本品含挥发油，油中主要成分为苍术酮、苍术醇、白术内酯 A 和 B、3-β- 乙酰氧基苍术酮等多种成分。此外，尚含多糖类，如白术多糖 PM、甘露聚糖 Am-3 等。

【理化鉴别】①取粉末 2g，置 100ml 具塞锥形瓶中，加乙醚 20ml，振摇 10min，滤过，取滤液 10ml 挥干，加 10% 香草醛硫酸溶液，显紫色；另取滤液 1 滴，点于滤纸上，挥干，喷洒 1% 香草醛硫酸溶液，显桃红色（检查挥发油）。②取本品正己烷提取液作为供试品溶液，以白术对照药材为对照，以石油醚（60~90℃）- 乙酸乙酯（50：1）为展开剂，照薄层色谱法试验。供试品色谱中在与对照药材色谱相应的位置上，显相同颜色的斑点，并应显一桃红色主斑点（苍术酮）。

【检查】色度：精密称取本品最粗粉 1g，置具塞烧瓶中，加 55% 乙醇溶液 200ml，用稀盐酸调节 pH 到 2~3，连续振摇 1 小时，滤过，吸取滤液 10ml，置比色管中，照溶液颜色检查法试验，与黄色 9 号标准比色液比较，不得更深。

【浸出物】照醇溶性浸出物测定法项下的热浸法测定，用 60% 乙醇做溶剂，不得少于 35.0%。

【功效】性温，味苦、甘。健脾益气，燥湿利水，止汗，安胎。

★ 苍术 Atractylodis Rhizoma

【来源】本品为菊科（Compositae）植物茅苍术 *Atractylodes lancea*（Thunb.）DC. 或北苍术 *A. chinensis*（DC.）Koidz. 的干燥根茎。

【产地】茅苍术主产于江苏、湖北、河南等地。北苍术主产于河北、山西、陕西、内蒙古等地。

【采收加工】春、秋两季挖取根茎，除去茎、叶、细根、泥土，晒干，撞去须根。

【性状鉴别】

茅苍术 呈不规则连珠状或结节状圆柱形，略弯曲，偶有分枝，长 3~10cm，直径 1~2cm。表面灰棕色，有皱纹、横曲纹及残留的须根，顶端具茎痕及残留的茎基。质坚实，断面黄白色或灰白色，散有多数橙黄色或棕红色油室，习称"朱砂点"，暴露稍久，常可析出白色细针状结晶，习称"起霜"。气香特异，味微甘、辛、苦（图 6-86）。

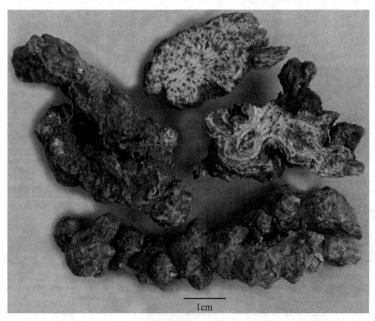

图 6-86 苍术药材图

北苍术 呈疙瘩块状或结节状圆柱形，长 4~9cm，直径 1~4cm。表面黑棕色，除去外皮者黄棕色。质较疏松，断面散有黄棕色油室，无白色细针状结晶析出。香气较淡，味微甘、辛、苦。

均以个大、质坚实、断面朱砂点多、香气浓者为佳。

【显微鉴别】茅苍术根茎横切面：①木栓层内夹有石细胞带 3~8 条不等，每一石细胞带由 2~3 层类长方形的石细胞集成。②皮层宽广，其间散有大型油室，长径 225~810μm，短径 135~450μm。③韧皮部狭小。④形成层成环。⑤木质部有纤维束，和导管群相间排列。⑥射线较宽，中央为髓部，射线和髓部均散有油室。⑦薄壁细胞含有菊糖和细小的草酸钙针晶（图 6-87）。

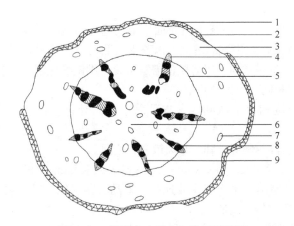

图 6-87 茅苍术（根茎）横切面简图

1. 木栓层；2. 石细胞带；3. 皮层；4. 韧皮部；5. 形成层；6. 髓部；7. 油室；8. 木纤维束；9. 木质部

北苍术根茎横切面：皮层有纤维束，木质部纤维束较大，和导管群相间排列。

茅苍术粉末：棕黄色。①草酸钙针晶细小，长 5~30μm，不规则地充塞于薄壁细胞中。②纤维常成束，长梭形，直径约至 40μm，壁甚厚，木化。③石细胞甚多，类圆形、类长方形或多角形，直径 20~80μm，壁极厚，木化，常和木栓细胞连在一起。④菊糖结晶扇形或块状，表面有放射状纹理。⑤油室碎片多见。⑥导管主要为网纹，也有具缘纹孔（图 6-88）。

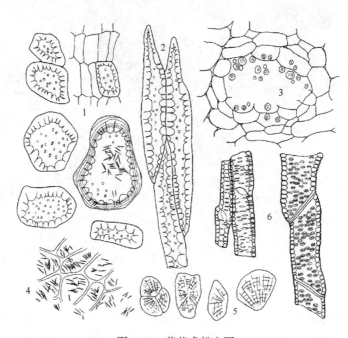

图 6-88　茅苍术粉末图

1. 石细胞；2. 纤维；3. 油室；4. 草酸钙针晶；5. 菊糖；6. 导管

【化学成分】茅苍术根茎含挥发油 5%~9%，油中主要成分为苍术素、茅术醇、β- 桉油醇、榄香醇、苍术醇、苍术酮等。另含糖苷类化合物。

北苍术根茎含挥发油 3%~5%，油中主要成分为苍术素、茅术醇、β- 桉油醇、苍术醇及苍术酮等。尚含多种糖类。

【理化鉴别】①置紫外灯下，茅苍术横断面不显亮蓝色荧光；北苍术横断面显亮蓝色荧光。②取本品的甲醇超声处理液作为供试品溶液，以苍术对照药材、苍术素对照品为对照，以石油醚（60~90℃）- 丙酮（9：2）为展开剂，照薄层色谱法试验。供试品色谱中，在与对照药材色谱及对照品色谱相应位置上，显相同颜色的斑点。

【含量测定】照高效液相色谱法测定，本品以干燥品计算，含苍术素（$C_{13}H_{10}O$）不得少于 0.30%。

【功效】性温，味辛、苦。燥湿健脾，祛风散寒，明目。

【附注】同属植物关苍术 *Atractylodes japonica* Koidz.ex Kitam. 的根茎，在东北地区曾作苍术入药，日本药局方作白术使用。主产于东北地区。本品根茎呈结节状圆柱形，长 4~12cm，直径 1~2.5cm。表面深棕色。质较轻，折断面不平坦，纤维性强。气特异，味辛、微苦。横切面皮层有大型纤维束疏列；木质部导管疏列，最内侧纤维束发达，纤维束中夹杂少数石细胞；针晶较长，达 40μm。本品挥发油中含苍术酮、芹烷二烯酮、二乙酰苍术二醇、乙醛、糠醛、苍术烯内酯Ⅰ及少量苍术素，挥发油中成分接近白术。此种非正品苍术。

紫菀 Asteris Radix et Rhizoma

本品为菊科（Compositae）植物紫菀 *Aster tataricus* L. f. 的干燥根及根茎。主产于河北、安徽、河南、黑龙江等地。药材根茎呈不规则块状，大小不一，顶端有茎基及叶的残基。细根多数，簇生于根茎上，长 3~15cm，直径 0.1~0.3cm，多编成辫状；表面紫红色或灰红色，有纵皱纹；质较柔韧；断面灰白色，有紫边。气微香，味甜、微苦。以根长、色紫红、质柔韧者为佳。本品主要含有齐墩果烷型三萜皂苷，如紫菀皂苷，紫菀皂苷经水解得紫菀次皂苷，再水解可得等分子的常春藤皂苷元和葡萄糖。另含紫菀酮、无羁萜、表无羁萜槲皮素和挥发油等。本品性温，味辛、苦。润肺下气，消痰止咳。

漏芦 Rhapontici Radix

本品为菊科（Compositae）植物祁州漏芦 *Rhaponticum uniflorum* (L.) DC. 的干燥根，商品药材又称为"祁州漏芦"。主产于河北、辽宁、山西等地。药材呈圆锥形或破裂成片块状，多扭曲，长短不一，完整者长 10~30cm，直径 1~2.5cm。表面黑褐色或暗棕色，粗糙，具纵沟及菱形的网状裂隙。外层易剥落。根头部膨大，有残茎及鳞片状叶基，顶端有灰白色绒毛。体轻，质脆，易折断，断面不整齐，常呈不规则片状，灰黄色，中心有的呈星状裂隙，常枯朽，灰黑色或棕黑色，气特异，味微苦。根横切面后生皮层木栓化。韧皮部宽广，射线宽。木质部大型导管群与小型导管群相间排列，木射线常有裂隙，中央有时呈星状裂隙，其周围细胞壁木栓化。薄壁组织中有分泌管分布，内含红棕色分泌物。主要含有挥发油、甾体类，如蜕皮甾酮、漏芦甾酮等，以及 β- 谷甾醇和硬脂酸乙酯等。本品性寒，味苦、咸。清热解毒，排脓通乳。

三棱 Sparganii Rhizoma

本品为黑三棱科（Sparganiaceae）植物黑三棱 *Sparganium stoloniferum* Buch.-Ham. 削去外皮的干燥块茎。药材商品称"荆三棱"。主产于江苏、河南、山东、江西、安徽等地。药材呈圆锥形，略扁，长 2~6cm，宽 2~4cm。表面黄白色或灰黄色，有刀削痕，须根痕小点状，略呈横向环状排列。体重，质坚实，断面黄白色。气微，味淡，嚼之微有麻辣感。以体重、质坚、去净外皮、表面黄白色者为佳。块茎横切面皮层为通气组织，薄壁细胞分枝状，枝端彼此相连形成大的腔隙。中柱内散生周木型及外韧型维管束。皮层及中柱均散有分泌细胞，内含棕红色分泌物。块茎含挥发油、黄酮类成分等。本品性平，味辛、苦。破血行气，消积止痛。

☆ 泽泻 Alismatis Rhizoma

【来源】本品为泽泻科（Alismataceae）植物东方泽泻 *Alisma orientalis* (Sam.) Juzep. 的干燥块茎。

【产地】本品主产于福建浦城、建阳，四川、江西等地，多系栽培。

【采收加工】冬季采挖，除去茎叶、须根，削去粗皮，洗净，炕干，或装入竹筐中撞去须根及粗皮，晒干。

【鉴别】本品呈类球形、椭圆形或倒卵形，长 2~7cm，直径 2~6cm，表面黄白色或淡黄棕色，未去尽粗皮者显淡棕色，有不规则横向环状浅沟纹及多数细小突起的须根痕，于块茎底部尤密。质坚实，破折面黄白色，粉性，有多数细孔。气微，味微苦（图 6-89）。

以个大、色黄白、光滑、粉性足者为佳。

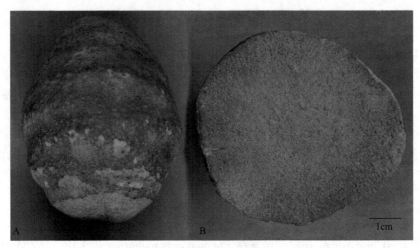

图 6-89 泽泻药材图
A. 药材；B. 饮片

横切面：①外皮多除去，有残留的皮层通气组织，细胞间隙甚大，内侧可见 1 列内皮层细胞，壁增厚，木化，有纹孔。②中柱通气组织中散有周木形维管束和淡黄色的油室，薄壁细胞中充满淀粉粒。

粉末：米黄色。①淀粉粒较多，单粒长卵形、类球形或椭圆形，直径 3~14μm，脐点人字形、裂缝状、十字形或三叉状；复粒由 2~3 分粒组成。②薄壁细胞类圆形，具多数椭圆形纹孔，集成纹孔群。③内皮层细胞表面观垂周壁波状弯曲，较厚，木化，孔沟纤细。④油室大多破碎。完整者类圆形，直径 54~110μm，分泌细胞中可见油滴。

【化学成分】本品含多种四环三萜酮醇类衍生物：泽泻醇（A、B、C）及泽泻醇 A 乙酸酯、泽泻醇 B 乙酸酯、泽泻醇 C 乙酸酯、表泽泻醇 A、24- 乙酰基泽泻醇 A、23- 乙酰基泽泻醇 B 等。尚含生物碱、胆碱、糖类及多种微量元素等。

【功效】性寒，味甘。利水渗湿，泄热，化浊降脂。

香附 Cyperi Rhizoma

本品为莎草科（Cyperaceae）植物莎草 *Cyperus rotundus* L. 的干燥根茎。我国大部分地区均产。主产于山东、浙江、湖南等地。药材多呈纺锤形，或稍略弯曲，长 2~3.5cm，直径 0.5~1cm。表面棕褐色或黑褐色，有纵皱纹，并有数个略隆起的环节，"毛香附"在节上常有棕色的毛须及须根痕；"光香附"较光滑，环节不明显。质硬，蒸煮者断面黄棕色或红棕色，角质样；生晒者断面色白显粉性，内皮层环纹明显，点状维管束散在。气香，味微苦。主要含挥发油，油中主成分为香附烯、香附醇、β- 芹子烯、α- 香附酮及 β- 香附酮、广藿香酮等。本品性平，味微苦、微甘。疏肝解郁，理气宽中，调经止痛。

☆ 天南星 Arisaematis Rhizoma

【来源】本品为天南星科（Araceae）植物天南星 *Arisaema erubescens*（Wall.）Schott、东北天南星 *Arisaema amurense* Maxim. 或异叶天南星 *Arisaema heterophyllum* Bl. 的干燥块茎。

【产地】天南星与异叶天南星产于全国大部分地区；东北天南星主产于东北、内蒙古、河北等地。

【采收加工】秋季采挖，除去须根及外皮，晒干或烘干。

【鉴别】呈扁球形，高 1~2cm，直径 1.5~6.5cm，表面类白色或淡棕色，较光滑，有的皱缩，顶端有凹陷的茎痕，周围有麻点状根痕，有的块茎周边具小扁球状侧芽。质坚硬，不易破碎，断面不平坦，色白，粉性。气微辛，味麻辣（图 6-90）。

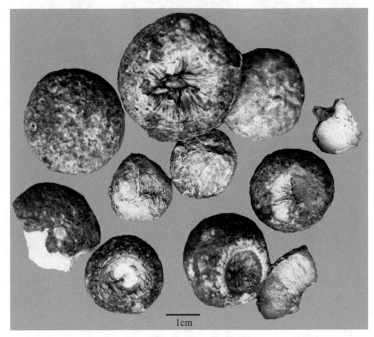

图 6-90 天南星药材图

均以个大、色白、粉性足者为佳。

粉末：类白色。①淀粉粒极多，单粒为主，圆球形、类圆形或长圆形，直径 2~17μm，脐点点状、裂缝状或人字形，大粒层纹隐约可见；复粒少数，由 2~12 分粒组成。②草酸钙针晶单个或成束散在，或成束存在于椭圆形的黏液细胞中，长 63~131μm。③草酸钙方晶多见于导管旁的薄壁细胞中，直径 3~20μm。④导管螺纹及环纹。⑤棕色块棕色、红棕色或金黄色，略呈长圆形或圆形。

【化学成分】含黄酮类成分，如芹菜素、芹菜素 -6-C- 阿拉伯糖 -8-C- 半乳糖苷、芹菜素 -6-C- 阿拉伯糖 -8-C- 阿拉伯糖苷等。另含氨基酸，有鸟氨酸、瓜氨酸、精氨酸、谷氨酸、γ- 氨基丁酸、天冬氨酸等。尚含生物碱、脂肪酸及甾醇类。

【功效】性温，味苦、辛；有毒。散结消肿。外用治痈肿、蛇虫咬伤。

【附注】同科植物掌叶半夏 *Pinellia pedatisecta* Schott 的干燥块茎，商品作"虎掌南星"入药。主产于河南、山东、安徽等地。块茎呈扁平而不规则，由主块茎及多数附着的小块茎组成，形似虎类脚掌，每一块茎中心都有一茎痕，周围有麻点状根痕。

☆ 半夏 Pinelliae Rhizoma

【来源】本品为天南星科（Araceae）植物半夏 *Pinellia ternata*（Thunb.）Breit. 的干燥块茎。

【产地】本品主产于四川、湖北、河南、贵州等地。

【鉴别】呈类球形，有的稍扁斜，直径 1~1.5cm。表面白色或浅黄色，顶端有凹陷的茎痕，周围密布麻点状根痕；下面钝圆，较光滑。质坚实，断面洁白，富粉性，气微，味辛辣、麻舌而刺喉（图 6-91）。

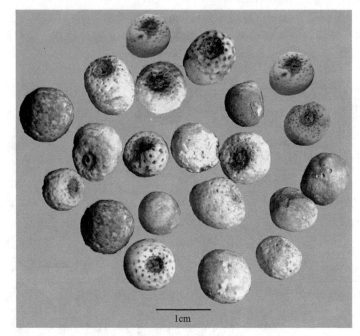

图 6-91　半夏药材图

以色白、质坚实、粉性足者为佳。

粉末：类白色。①淀粉粒极多，单粒类球形或圆多角形，直径 2~20μm，脐点短缝状、人字状或星状；复粒由 2~6 分粒组成。②草酸钙针晶较多，散在或成束存在于椭圆形黏液细胞中，针晶长 20~110μm。③导管为螺纹及环纹。

【化学成分】含 β- 谷甾醇 -D- 葡萄糖苷、黑尿酸（高龙胆酸）、胆碱、烟碱、棕榈酸、油酸、微量挥发油、原儿茶醛等。尚含多种氨基酸，有天冬氨酸、谷氨酸、β- 氨基丁酸与 γ- 氨基丁酸等。

【功效】性温，味辛。有毒。燥湿化痰，降逆止呕，消痞散结。

【附注】①水半夏为同科植物鞭檐犁头尖 *Typhonium flagelliforme* (Lodd.) Blume 的块茎。主产于广西贵县、横县。除自销外，也销外省。气微，味辛辣，麻舌而刺喉。本品与半夏不同，不可代半夏使用。②河北、河南、山西、江苏、四川等省及个别地区用掌叶半夏 *Pinellia pedatisecta* Schott 的小型块茎作半夏入药。

白附子 Typhonii Rhizoma

本品为天南星科（Araceae）植物独角莲 *Typhonium giganteum* Engl. 的干燥块茎，习称"禹白附"。主产于河南、甘肃、湖北等地。药材呈椭圆形或卵圆形，长 2~5cm，直径 1~3cm。表面白色或黄白色，略粗糙，有环纹及须根痕，顶端具茎痕或芽痕。质坚硬，断面白色，粉性。气微，味淡，嚼之麻辣刺舌。以个大、质坚实、色白、粉性足者为佳。主要含 β- 谷甾醇、β- 谷甾醇 -D- 葡萄糖苷、胆碱、酪氨酸、缬氨酸、琥珀酸、棕榈酸、亚油酸，并含有白附子凝集素。本品性大温，味辛、甘。有毒。祛风痰，镇痉。

千年健 Homalomenae Rhizoma

本品为天南星科（Araceae）植物千年健 *Homalomena occulta* (Lour.) Schott 的干燥根茎。主产

于云南、广西等地。药材呈圆柱形，稍弯曲，有的略扁，长 15~40cm，直径 0.8~1.5cm。表面黄棕色或红棕色。粗糙，可见多数扭曲的纵沟纹、圆形根痕及黄色针状纤维束。质硬而脆，断面红褐色，黄色针状纤维束多而明显，相对另一端呈多数针眼状纤维束，可见深褐色具光泽的油点。气香，味辛，微苦。主要含有挥发油，油中含 α-蒎烯、β-蒎烯、柠檬烯、芳樟醇、α-松油醇、橙花醇、香叶醇、丁香油酚、香叶醛、β-松油醇、异龙脑、松油烯-4-醇、文藿香醇等。本品性温，味苦、辛。祛风湿，壮筋骨。

★ 石菖蒲 Acori Tatarinowii Rhizoma

【来源】本品为天南星科（Araceae）植物石菖蒲 *Acorus tatarinowii* Schott 的干燥根茎。

【产地】本品主产于四川、浙江、江西、江苏等地。

【采收加工】秋、冬两季挖取根茎，除去叶及须根，洗净泥土，晒干。

【性状鉴别】呈扁圆柱形，多弯曲，常有分枝，长 3~20cm，直径 0.3~1cm。表面棕褐色或灰棕色，粗糙，有疏密不均的环节，节间长 0.2~0.8cm，具细纵纹，一面残留须根或圆点状根痕；叶痕呈三角形，左右交互排列，有的其上有毛鳞状的叶基残余。质硬，断面纤维性，类白色或微红色，内皮层环明显，可见多数维管束小点及棕色油细胞。气芳香，味苦、微辛（图 6-92）。

以条粗、断面色类白、香气浓者为佳。

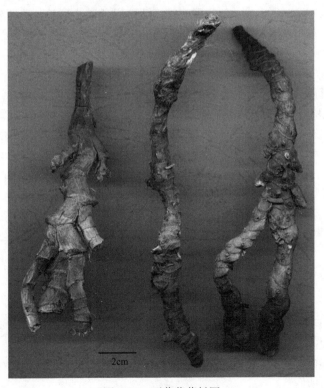

图 6-92　石菖蒲药材图

【显微鉴别】横切面：①表皮细胞类方形，外壁增厚，棕色，有的含红棕色物。②皮层宽广，散有纤维束及叶迹维管束；叶迹维管束外韧型，维管束鞘纤维成环，木化；内皮层明显。③中柱维管束周木型及外韧型，维管束鞘纤维较少，纤维束及维管束鞘纤维周围细胞中含草酸钙方晶，形成晶纤维。薄壁组织中散有类圆形油细胞；含淀粉粒（图 6-93）。

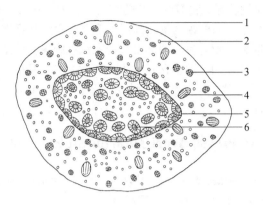

图 6-93　石菖蒲（根茎）横切面简图

1. 表皮；2. 油细胞；3. 纤维束；4. 叶迹维管束；5. 内皮层；6. 维管束

【化学成分】根茎含挥发油，主要有菖脑、α- 细辛醚、β- 细辛醚、坎烯、β- 揽香烯、丁香酚、吉马烯 -B 等。另含水溶性成分，如 2,3- 二氢 -3,5- 二羟基 -6- 甲基 -4H- 吡喃 -4- 酮、5- 羟甲基糠醛、细辛酮等。此外，尚含糖类、有机酸及氨基酸等。

【理化鉴别】取本品石油醚（60~90℃）浸出液为供试品溶液，以石菖蒲对照药材为对照，以石油醚（60~90℃）- 乙酸乙酯（4∶1）为展开剂，照薄层色谱法试验，置紫外光灯（365nm）下检视。供试品色谱中，在与对照药材色谱相应的位置上，显相同颜色的斑点。

【含量测定】按挥发油测定法测定，本品挥发油含量不得少于 1.0%（ml/g）。

【功效】性温，味辛、苦。开窍豁痰，醒神益智，化湿开胃。

【附注】①毛茛科植物阿尔泰银莲花 Anemone altaica Fisch. ex C.A. Mey. 的干燥根茎，习称九节菖蒲或节菖蒲。根茎呈细长纺锤形，表面棕黄色，具多数半环状突起的节，断面白色，气微，味微酸而稍麻舌。其成分与石菖蒲不同，不能代石菖蒲用。②天南星科植物菖蒲 Acorus calamus L. 的干燥根茎，药材名为"水菖蒲"。主产于湖北、湖南、辽宁、四川等地。药材呈扁圆柱形，少有分枝，长 5~15cm，直径 1~1.5cm，表面黄棕色，具环节，节间距 1~3cm，上方有大型三角形的叶痕，左右交互排列，下方具多数凹陷的圆点状根痕。质硬，断面海绵样，类白色或淡棕色，内皮层环明显，有多数小空洞及维管束小点。气较浓而特异，味辛。主要含有挥发油。性温，味辛，芳香开窍，和中辟浊。③石菖蒲新鲜叶含挥发油约 0.5%，油中主成分胡椒酚甲醚可达 93.6%。

☆ 百部　Stemonae Radix

【来源】本品为百部科（Stemonaceae）植物直立百部 Stemona sessilifolia（Miq.）Miq.、蔓生百部 S. japonica（B1.）Miq. 或对叶百部 S. tuberosa Lour. 的干燥块根。

【产地】直立百部和蔓生百部均主产于安徽、江苏、浙江、湖北等地。对叶百部主产于湖北、广东、福建、四川等地。

【采收加工】春、秋两季采挖，除去须根，蒸或在沸水中烫至无白心，取出，晒干。

【鉴别】

直立百部　呈纺锤形，上端较细长，皱缩弯曲，长 5~12cm，直径 0.5~1cm。表面黄白色或淡棕黄色，有不规则的深纵沟，间或有横皱纹。质脆，易折断，断面平坦，角质样，淡黄棕色或黄白色，皮部较宽，中柱扁缩。气微，味甘、苦（图 6-94）。

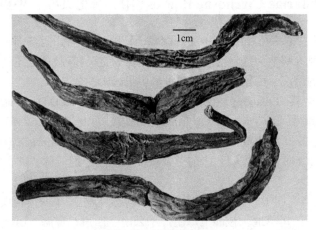

图 6-94 百部药材图

蔓生百部 两端稍狭细，表面多不规则皱褶及横皱纹。

对叶百部 块根粗大，长纺锤形或长条形，长 8~24cm，直径 0.8~2cm。表面浅黄棕色至灰棕色，具浅纵皱纹或不规则纵槽。质坚实，断面黄白色至暗棕色，中柱较大，髓部类白色。

均以根粗壮、质坚实、色黄白者为佳。

直立百部块根横切面：①根被为 3~4 列细胞，壁木栓化及木化，具细致的条纹。②皮层宽广，外皮层细胞排列整齐，薄壁细胞有的含草酸钙针晶，内皮层细胞隐约可见凯氏点。③中柱韧皮部束及木质部束各 19~27 个，相间排列；韧皮部束内侧有少数非木化纤维；木质部束有导管 2~5 个，并有少数木纤维及管胞，导管类多角形，径向直径约至 48μm，偶有导管深入髓部外缘，作 2 轮状排列。④髓部散有单个或 2~3 个成束的细小纤维。

蔓生百部块根横切面：①根被为 3~6 列细胞。②韧皮部纤维木化。③导管较大，径向直径至 184μm。通常深入至髓部，与外侧导管作 2~3 轮状排列。

对叶百部块根横切面：①根被为 3 列细胞，细胞壁强木化，无细条纹，其内层细胞的内壁特厚。②皮层外缘散有纤维，呈类方形，壁微木化。③中柱韧皮部束 36~40 个；木质部导管呈圆多角形，直径约至 107μm，其内侧与木化纤维及微木化的薄壁细胞连接成环。④髓部纤维少，常单个散在。薄壁细胞中含糊化淀粉粒。

本品 70% 乙醇提取液，蒸去乙醇，残留液加氨水调节 pH 至 10~11，用氯仿萃取，氯仿液蒸干后加 1% 盐酸溶液溶解，滤过。滤液分作两份，一份滴加碘化铋钾试液，产生橙红色沉淀；另一份滴加硅钨酸试液，产生乳白色沉淀（检查生物碱）。

【化学成分】主要含生物碱类。直立百部块根含百部碱、直立百部碱、霍多林碱、对叶百部碱、原百部碱等。蔓生百部块根含百部碱、次百部碱、异次百部碱、蔓生百部碱、异蔓生百部碱及原百部碱等。对叶百部块根含对叶百部碱、异对叶百部碱、次对叶百部碱、氧化对叶百部碱、斯替明碱及百部次碱等。另含甾醇类、多种有机酸等。

【功效】性微温，味甘、苦。润肺，下气，止咳，杀虫灭虱。

【附注】①据报道，蔓生百部的叶和茎含有百部螺碱，具杀虫作用。②百部混淆品较多，约 14 科 14 种植物的根混作百部用，百合科植物肥厚石刁柏（*Asparagus officinalis* L.var.*altilis* L.）的块根称湖北大百部。同科植物羊齿天门冬（*A .filicinus* Buch.-Ham.ex D.Don）的块根在云南、四川个别地区作百部用，别名"滇百部"、"小百部"。

★ 川贝母 Fritillariae Cirrhosae Bulbus（附：湖北贝母、平贝母、伊贝母）

川贝母始载于《神农本草经》，列为中品。《本草纲目拾遗》将川贝与浙贝分开，谓川贝味甘而补肺，不若用象贝治风火痰嗽为佳，治虚寒咳嗽以川贝为宜。《轩歧救正论伪药必辨》指出当时有以浙贝母伪充川贝母的情况。可见自古即以川贝母为贝母中的佳品。

【来源】本品为百合科（Liliaceae）植物川贝母 *Fritillaria cirrhosa* D.Don、暗紫贝母 *F. unibracteata* Hsiao et K.C.Hsia、甘肃贝母 *F. przewalskii* Maxim. 或梭砂贝母 *F. delavayi* Franch.、太白贝母 *F. taipaiensis* P.Y.Li 或瓦布贝母 *F. unibracteata* Hsiao et K.C.Hsia var. *wabuensis*（S.Y.Tang et S.C.Yue）Z.D.Liu,S.Wang et S.C.Chen 的干燥鳞茎。前三者按性状不同分别习称"松贝"和"青贝"，后者习称"炉贝"和栽培品。

【产地】川贝母主产于四川、西藏、云南等地。暗紫贝母主产于四川阿坝藏族自治州。甘肃贝母主产于甘肃、青海、四川等地。梭砂贝母主产于云南、四川、青海、西藏等地。太白贝母主产于陕西。瓦布贝母主要栽培于四川。

【采收加工】夏、秋两季或积雪融化后采挖，除去须根、粗皮及泥沙，晒干或低温干燥。

【性状鉴别】松贝呈类圆锥形或近球形，高 0.3~0.8cm，直径 0.3~0.9cm。表面类白色。外层鳞叶 2 瓣，大小悬殊，大瓣紧抱小瓣，未抱部分呈新月形，习称"怀中抱月"；顶部闭合，内有类圆柱形、顶端稍尖的心芽和小鳞叶 1~2 枚；先端钝圆或稍尖，底部平，微凹入，中心有一灰褐色的鳞茎盘，偶有残存须根。质硬而脆，断面白色，富粉性。气微，味微苦。

青贝呈类扁球形，高 0.4~1.4cm，直径 0.4~1.6cm。外层鳞叶 2 瓣，大小相近，相对抱合，顶端开裂，内有心芽和小鳞叶 2~3 枚及细圆柱形的残茎。

炉贝呈长圆锥形，高 0.7~2.5cm，直径 0.5~2.5cm，表面类白色或浅棕黄色，有的具棕色斑点，习称"虎皮斑"。外面鳞叶 2 瓣大小相近，顶端开裂而略尖，开口称"马牙嘴"，露出内部细小的鳞叶及心芽。基部稍尖或较钝（图 6-95）。

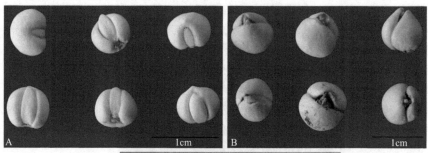

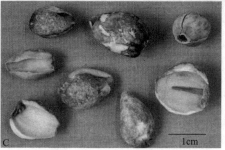

图 6-95　川贝母药材图

A. 松贝；B. 青贝；C. 炉贝

栽培品类扁球形或短圆柱形，高 0.5~2cm，直径 1~2.5cm，表面类白色或浅棕黄色，稍粗糙，有的具浅黄色斑点。外层鳞叶 2 瓣大小相近，顶部多开裂而较平。

均以质坚实、粉性足、色白者为佳。

【显微鉴别】粉末：类白色。松贝、青贝粉末：①淀粉粒甚多，广卵形、长圆形、不规则形或圆形，有的边缘不平整，直径 10~60μm，脐点呈点状、短缝状，少数人字形或马蹄形，层纹隐约可见。多脐点单粒可见，脐点 2~5(~7) 个。复粒少数，由 2~3 分粒组成，半复粒脐点 2~5 个。②表皮细胞类长方形，垂周壁波状弯曲，偶见不定式气孔，副卫细胞 5~7 个。③螺纹导管直径 5~26μm（图 6-96）。

炉贝粉末：①淀粉粒广卵形、贝壳形、肾形或椭圆形，边缘略不平整，直径约至 60μm，脐点明显，层纹隐约可见。多脐点单粒较多，脐点 2~4(~5) 个。复粒少数，半复粒较多。②螺纹及网纹导管直径可达 64μm。

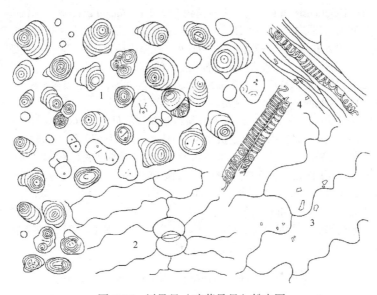

图 6-96　川贝母（暗紫贝母）粉末图

1. 淀粉粒；2. 表皮细胞及气孔；3. 表皮细胞及草酸钙小结晶；4. 螺纹导管

【化学成分】川贝母商品药材含多种甾体生物碱，如贝母辛、贝母素乙、西贝碱等。暗紫贝母尚含松贝辛、松贝甲素、松贝乙素。甘肃贝母尚含岷贝碱甲、岷贝碱乙等。梭砂贝母尚含梭砂贝母素甲、梭砂贝母酮碱、川贝母酮碱、贝母辛碱等。瓦布贝母尚含鄂贝乙素、异浙贝甲素、西贝素 -β-氮氧化物等。

【理化鉴别】取本品甲醇浸出液为供试品溶液，以贝母辛对照品和贝母素乙对照品为对照，以乙酸乙酯 - 甲醇 - 浓氨试液 - 水（18：2：1：0.1）为展开剂，照薄层色谱法试验。供试品色谱中，在与对照药材和对照品色谱相应的位置上，显相同颜色的斑点。

【含量测定】照高效液相色谱法测定，以干燥品计算，含总生物碱以西贝母碱（$C_{27}H_{43}NO_3$）计，不得少于 0.050%。

【功效】性微寒，味苦、甘。清热润肺，化痰止咳。

【附注】①据报道约有 38 种贝母属植物的鳞茎作贝母用，常见的有安徽贝母，为安徽贝母 *Fritillaria anhuiensis* S.C.Chen et S.F.Yin 的干燥鳞茎。主要含有浙贝乙素、异浙贝甲素（isoverticine）、贝母辛及皖贝甲素（wanpeinine A）等生物碱，并含 β- 谷甾醇及胡萝卜苷。②在云南和四川有一种"土贝母"，又称"草贝母"，有误当贝母服用造成中毒死亡的事例，为同科植物益辟坚（丽江山慈菇）*Iphigenia indica* Kunth.et Benth. 的球茎。球茎呈短圆锥形，高 1~1.5cm，直径 0.7~2cm，顶端渐尖，基部常呈脐状凹入或平截。表面黄白色或黄棕色，光滑，一侧有自基部伸至顶端的纵沟。质坚硬，断面角质或略带粉质，类白色或黄白色。味苦而微麻，球茎中含秋水仙碱约 0.1%。本品目前用作提取秋水仙碱的原料。

附 湖北贝母、平贝母及伊贝母

湖北贝母 Fritillariae Hupehensis Bulbus 为百合科植物湖北贝母 *Fritillaria hupehensis* Hsiao et K.C.Hsia. 的干燥鳞茎。药材呈扁圆球形，高 0.8~2.2cm，直径 0.8~3.5cm，表面类白色至淡棕色，外层鳞叶 2 瓣，肥厚，略呈肾形，或大小悬殊，大瓣紧抱小瓣，顶端闭合或开裂。内有鳞叶 2~6 枚及干缩的残茎。基部凹陷呈窝状，残留有淡棕色表皮及少数须根。外层单瓣鳞叶呈元宝状，长 2.5~3.2cm，直径 1.8~2cm。质脆，断面类白色，富粉性。气微味苦。粉末棕黄色，淀粉粒甚多，广卵形或长椭圆形，直径 7~54μm，脐点人字形或裂缝状，层纹明显而细密；偶见复粒。表皮细胞垂周壁呈连珠状增厚，具草酸钙方晶或簇状结晶。主要含有浙贝甲素、浙贝乙素、湖北贝母甲素、湖北贝母甲素苷、湖贝辛、湖贝啶等生物碱成分。本品性凉，味苦。清热化痰，止咳，散结。

平贝母 Fritillariae Ussuriensis Bulbus 为百合科植物平贝母 *Fritillaria ussuriensis* Maxim. 的干燥鳞茎。主产于东北。药材呈扁圆形，高 0.5~1cm，直径 0.8~2cm。表面乳白色或淡黄色，外层鳞叶 2 瓣，肥厚，大小相近，互抱，顶端略平或微凹入，常稍开裂；中央鳞片小。质坚实而脆，断面粉性，气微，味苦。粉末类白色。淀粉粒单粒多为圆三角形、卵形、圆贝壳形，直径 6~58(~74)μm，长约至 67μm，脐点明显，层纹细密；半复粒稀少，脐点 2 个；多脐点单粒可见，脐点 2~4 个。气孔类圆形，副卫细胞 4~6 个。主要含有生物碱。本品性微寒，味苦、甘。清热润肺，止咳，化痰。

伊贝母 Fritillariae Pallidiflorae Bulbus 为百合科植物新疆贝母 *Fritillaria walujewii* Regel 或伊犁贝母 *F. pallidiflora* Schrenk 的干燥鳞茎。主产于新疆维吾尔自治区。药材新疆贝母呈扁球形，高 0.5~1.5cm。表面类白色，光滑。外层鳞叶 2 瓣，月牙形，肥厚，大小相近而紧靠。顶端平展而开裂，内有较大的鳞片及残茎、心芽各 1 枚，基部钝圆。质硬而脆，断面白色，粉性。气微，味微苦。伊犁贝母呈圆锥形，较大。表面粗糙，淡黄白色。外层鳞叶 2 瓣，心脏形，肥大，大小相近抱合。顶端稍尖，少有开裂，基部微凹陷。新疆贝母淀粉粒单粒呈广卵形、贝壳形，直径 5~54μm，脐点点状、人字形，层纹明显；复粒少，由 2 分粒组成；表皮细胞含细小草酸钙方晶，气孔不定式；伊犁贝母淀粉粒广卵形、贝壳形或不规则形，直径约至 60μm，脐点明显；主要含生物碱。本品性微寒，味微苦、甘。清肺，化痰，散结。

☆ 浙贝母 Fritillariae Thunbergii Bulbus

> 浙贝母始载于《本草纲目拾遗》，赵学敏引《百花镜》谓："浙贝出象山，俗呼象贝母。"又引叶暗斋云："宁波象山所出贝母，亦分两瓣，味苦而不甜，其顶平而不尖，不能如川贝之象荷花蕊也。"但张璐的《本经逢原》就提到了象贝，曰："川者味甘最佳，西产味薄次之，象山贝微苦又次之。"以上所述与现今所用浙贝一致。
>
> 链 接

【来源】本品为百合科（Liliaceae）植物浙贝母 *Fritillaria thunbergii* Miq. 的干燥鳞茎。

【产地】本品主产于浙江鄞县。江苏、安徽、湖南也产。多系栽培。

【采收加工】初夏植株枯萎后采挖，洗净，按大小分两种规格，大者摘除心芽加工成"大贝"。小者不摘除心芽加工成"珠贝"。分别置于特制的木桶内，撞去表皮，拌以煅过的贝壳粉，使均匀涂布于贝母表面，吸去撞出的浆汁，晒干或烘干。或取鳞茎，大小不分，洗净，除去心芽，趁鲜切成厚片，洗净，干燥，习称"浙贝片"。

【鉴别】珠贝为完整的鳞茎。扁圆形，高 1~1.5cm，直径 1~2.5cm。表面类白色，外层鳞叶 2 瓣，肥厚，略似肾形，互相抱合，内有小鳞叶 2~3 枚及干缩的残茎。质硬而脆，易折断，断面白色至黄白色，富粉性，气微，味微苦。

大贝为鳞茎外层单瓣肥厚的鳞叶，略呈新月形，高 1~2cm，直径 2~3.5cm。外表面类白色至淡黄色，内表面白色或淡棕色，被白色粉末。余同上（图 6-97）。

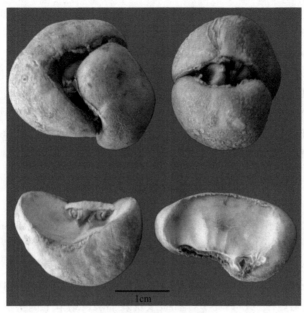

图 6-97　浙贝母药材图

浙贝片为鳞茎外层的单瓣鳞叶切成片，椭圆形或类圆形，直径 1~2cm，边缘表面淡黄色，切面平坦，粉白色。余同上。

以鳞叶肥厚、质坚实、粉性足、断面色白者为佳。

粉末：类白色。①淀粉粒甚多，单粒卵形、广卵形或椭圆形，边缘较平整，直径 6~56μm，脐点呈点状、裂缝状或马蹄形，位于较小端；层纹明显而细密。偶见复粒及半复粒。②表皮细胞表面观呈类多角形或长方形，垂周壁连珠状增厚，气孔扁圆形，副卫细胞 4~5 个。③草酸钙方晶存在于表皮细胞及导管旁的薄壁细胞中，方形、梭形或细杆状，直径约 20μm。④导管为螺纹或环纹，直径约为 18μm（图 6-98）。

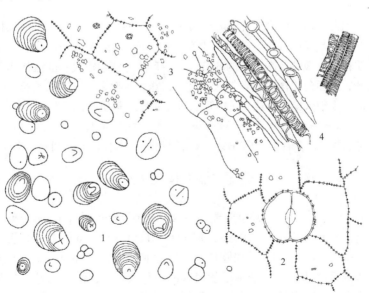

图 6-98　浙贝母粉末图

1.淀粉粒；2.表皮细胞及气孔；3.表皮细胞及草酸钙小结晶；4.螺纹导管

【化学成分】含甾醇类生物碱，主要为贝母素甲（浙贝甲素）、去氢浙贝母素甲（浙贝乙素）、浙贝宁、浙贝丙素、浙贝酮等。浙贝母所含生物碱为祛痰、镇咳有效成分。

【功效】性微寒，味苦。清热化痰止咳，解毒散结消痈。

【附注】①浙贝母花，3~4月当浙贝植物开花时采摘，亦有止咳化痰作用。制剂有贝母花流浸膏及浸膏片。②东贝母 *Fritillaria thunbergii* Miq. var.*chekiangensis* Hsiao et K.C.Hsia 浙江东阳一带栽培。鳞茎在浙江亦作浙贝母用。东贝母植株较小，高 15~30cm，叶以对生为主。鳞茎也较小，略呈"梯形"或"倒卵圆形"，顶端钝圆，微裂。质坚实，气微，味苦。其主要镇咳成分浙贝甲素、浙贝乙素含量均高于浙贝。

黄精 Polygonati Rhizoma

本品为百合科（Liliaceae）植物滇黄精 *Polygonatum kingianum* Coll.et Hemsl.、黄精 *P. sibiricum* Red. 或多花黄精 *P. cyrtonema* Hua 的干燥根茎。按药材形状不同，习称"大黄精"、"鸡头黄精"、"姜形黄精"。滇黄精主产于贵州、广西、云南等地；黄精主产于河北、内蒙古、陕西等地；多花黄精主产于贵州、湖南、云南等地。大黄精呈肥厚肉质的结节状，结节长达 10cm 以上，宽 3~6cm，厚 2~3cm；表面淡黄色至黄棕色，具环节，有皱纹及须根痕，结节上侧茎痕呈圆盘状，圆周凹入，中部突出；质硬而韧，不易折断，断面角质，淡黄色至棕黄色；气微，味甜，嚼之有黏性。鸡头黄精呈结节状弯柱形，长 3~10cm，直径 0.5~1.5cm，结节长 2~4cm，略呈圆锥形，常有分枝；表面黄白色或灰黄色，半透明，有纵皱纹，茎痕圆形，直径 5~8mm。姜形黄精呈长条结节状，长短不等，常数个块状结节相连；表面灰黄色或黄褐色，粗糙，结节上侧有凸出的圆盘状茎痕，直径 0.8~1.5cm。以块大、肥润、色黄、断面透明者为佳。味苦者不可药用。根茎横切面：大黄精表皮细胞外壁较厚，黏液细胞含草酸钙针晶束，维管束散列，多为周木型；鸡头黄精、姜形黄精维管束为外韧型。主要含有黄精多糖（A、B、C），黄精低聚糖（A、B、C），尚含黄精皂苷（A、B）等。本品性平，味甘。补气养阴，健脾，润肺，益肾。

玉竹 Polygonati Odorati Rhizoma

本品为百合科（Liliaceae）植物玉竹 *Polygonatum odoratum* (Mill.) Druce 的干燥根茎。主产于湖南、河南、浙江等地。本品呈长圆柱形，略扁，少有分枝，长 4~18cm，直径 0.3~1.6cm。表面黄白色或淡黄棕色，半透明，具纵皱纹及微隆起的环节，有白色圆点状须根痕和圆盘状茎痕。质硬而脆，受潮后变韧，易折断，断面角质样或显颗粒状。气微，味甘，嚼之发黏。以条长、肥壮、色黄白色者为佳。根茎横切面表皮细胞扁圆形或扁长方形，外壁稍厚，角质化；薄壁组织中散有多数黏液细胞，直径 80~140μm，内含草酸钙针晶束，维管束外韧型，稀有周木型，散列。主要含有黏多糖、玉竹果聚糖（A、B、C、D），还含有甾体皂苷等。本品性微寒，味甘。养阴润燥，生津止渴。

重楼 Paridis Rhizoma

本品为百合科（Liliaceae）植物云南重楼 *Paris polyphylla* Smith var. *yunnanensis* (Franch.) Hand.-Mazz. 或七叶一枝花 *P. polyphylla* Smith var. *chinensis* (Franch.) Hara 的干燥根茎。主产于云南、四川、广西、陕西等地。本品呈结节状扁圆柱形，略弯曲，长 5~12cm，直径 1.0~4.5cm。表面黄棕色或灰棕色，外皮脱落处呈白色；密生层状突起的粗环纹，一面结节明显，具椭圆性凹陷茎痕；另一面有疏生的须根或疣状须根痕；顶端具鳞叶及茎的残基。质坚实，断面平坦，白色至浅棕色，粉性或角质。气微，味微苦、麻。粉末类白色。淀粉粒甚多，直径 3~18μm。草酸钙针晶成束或散在，长 80~250μm。导管梯纹及网纹。主要含有甾体皂苷，如重楼皂苷（Ⅰ、Ⅱ、Ⅵ、Ⅶ），偏诺皂苷元的皂苷及薯蓣皂苷等。本品性微寒，味苦；有小毒。清热解毒，消肿止痛，凉肝定惊。

土茯苓　Smilacis Glabrae Rhizoma

本品为百合科（Liliaceae）植物光叶菝葜 *Smilax glabra* Roxb. 的干燥根茎，主产于广东、湖南、湖北等地。本品略呈圆柱形，稍扁或呈不规则条块，有结节状隆起，具短分枝，长 5~22cm，直径 2~5cm；表面黄棕色或灰褐色，凹凸不平，有坚硬的须根残基，分枝顶端有圆形芽痕，有的外皮现不规则裂纹，并有残留的鳞叶；质坚硬，切片呈长圆形或不规则，厚 1~5mm，边缘不整齐；切面类白色至淡红棕色，粉性，可见点状维管束及多数小亮点；质略韧，折断时有粉尘飞扬，以水湿润后有黏滑感；气微，味微甘、涩。粉末淡棕色。淀粉粒甚多，单粒或复粒；草酸钙针晶成束存在于黏液细胞中或散在；石细胞类椭圆形、类方形或三角形，孔沟细密；另有长条形深棕色石细胞，壁三面极厚，一面菲薄；纤维成束或散在；具缘纹孔导管及管胞多见。主要含有落新妇苷、异落新妇苷、土茯苓苷等化合物。本品性平，味甘、淡。解毒，除湿，通利关节。

天冬　Asparagi Radix

本品为百合科（Liliaceae）植物天冬 *Asparagus cochinchinensis*（Lour.）Merr. 的干燥块根。主产于贵州、四川、广西等地，湖北、浙江、江西等地也产。本品呈长纺锤形，两端渐细，略弯曲，长 5~18cm，直径 0.5~2cm；表面黄白色至淡黄棕色，半透明，光滑或具深浅不等的纵皱纹，偶有残存的灰棕色外皮；对光透视，可见一条细小木心；质硬或柔润，有黏性；断面角质样，中柱黄白色；气微，味甜、微苦。以条粗壮、色黄白、半透明者为佳。横切面根被有时残存，细胞壁稍增厚；皮层宽广，约占横切面的 2/3，外侧常有石细胞断续排列成环；黏液细胞散在，内含草酸钙针晶束；内皮层环明显；中柱鞘为 1~2 列薄壁细胞；木质部及韧皮部束各 31~135 个，相互间隔排列，少数导管深入到髓部；髓部细胞也含草酸钙针晶束。主要含天冬苷（Ⅳ、Ⅴ、Ⅵ、Ⅶ）等甾体皂苷，天门冬多糖（A、B、C、D）等糖类，以及多种氨基酸。本品性寒，味甘、苦。养阴润燥，清肺生津。

★ 麦冬　Ophiopogonis Radix（附：山麦冬）

【别名】麦门冬、寸冬、浙麦冬、川麦冬。

【来源】本品为百合科（Liliaceae）植物麦冬 *Ophiopogon japonicus*（L.f）Ker-Gawl. 的干燥块根。

【产地】主产于浙江省慈溪、余姚、萧山、杭州及江苏产者称"杭麦冬"，主产于四川绵阳地区三台县者称"川麦冬"。此外，贵州、云南、广西、安徽等地也有生产。

【采收加工】浙江于栽培后第三年小满至夏至采挖。四川于栽培第二年清明至谷雨采挖，洗净，反复暴晒，堆放，至七八成干，除去须根，干燥。

【性状鉴别】呈纺锤形，两端略尖，长 1.5~3cm，中部直径 0.3~0.6cm。表面黄白色或淡黄色，有细纵纹。质柔韧，断面黄白色，半透明，中柱细小。气微香，味甘、微苦，嚼之发黏（图 6-99）。

以块根肥大、色黄白、半透明、木心小、香气浓、嚼之发黏者为佳。

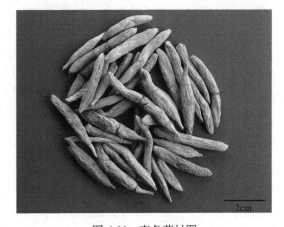

图 6-99　麦冬药材图

【显微鉴别】块根膨大部分横切面：①表皮细胞1列或脱落，根被为3~5列木化细胞。②皮层宽广，散有含草酸钙针晶束的黏液细胞，有时针晶直径至10μm；内皮层细胞壁均匀增厚，木化，有通道细胞；外侧为1列石细胞，其内壁及侧壁均增厚，纹孔细密。③中柱较小，中柱鞘为1~2列薄壁细胞；辐射型维管束，韧皮部束16~22个，均位于2个木质部束的弧角处，木质部束由导管、管胞、木纤维及内侧的木化细胞连接成环状。④髓小，薄壁细胞类圆形（图6-100）。

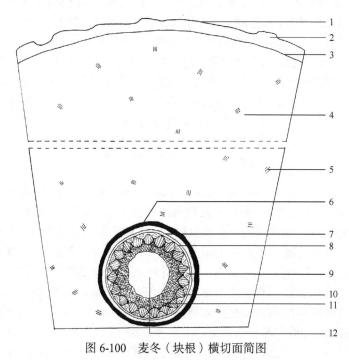

图6-100　麦冬（块根）横切面简图

1.表皮；2.根被；3.外皮层；4.皮层；5.草酸钙针晶束；6.石细胞层；7.内皮层；8.中柱鞘；9.韧皮部；10.木质部；11.纤维；12.髓

粉末：白色或黄白色。①草酸钙针晶散在或成束存在于黏液细胞中，针晶长25~50μm；柱状针晶长至88μm，直径8~13μm。②石细胞类方形、类多角形或长方形，直径22~96μm，长至170μm，壁厚，有的一边甚薄，纹孔密，孔沟明显。③内皮层细胞呈长方形或长条形，壁厚至7μm，木化，纹孔点状，较稀疏，孔沟明显。此外可见木纤维、导管、管胞（图6-101）。

【化学成分】本品含甾体皂苷类化合物：麦冬皂苷（A、B、C、D），苷元均为鲁斯皂苷元；麦冬皂苷（B′、C′、D′），苷元为薯蓣皂苷元。还含有黄酮类化合物、挥发油、麦冬多糖等。

【理化鉴别】①荧光检查：取本品切片置紫外光灯（365nm）下观察，显浅蓝色荧光。②薄层色谱：取本品三氯甲烷 - 甲醇（7：3）提取液为供试品溶液，以麦冬对照药材为对照，以甲苯 - 甲醇 - 冰醋酸（80：5：0.1）为展开剂，照薄层色谱法试验。供试品色谱在与对照药材色谱相应的位置上，显相同颜色的斑点。

【浸出物】水溶性浸出物（冷浸法）不得少于60.0%。

【含量测定】照紫外 - 可见分光光度法测定，按干燥品计算，含麦冬总皂苷以鲁斯可皂苷元（$C_{27}H_{42}O_4$）计，不得少于0.12%。

【功效】性微寒，味甘、微苦。养阴生津，润肺清心。

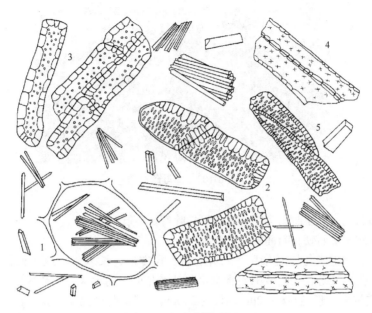

图 6-101 麦冬粉末图

1. 草酸钙针晶束及细柱状结晶；2. 石细胞；3. 内皮层细胞；4. 木纤维；5. 管胞

附 山麦冬

山麦冬 Liriopes Radix 为百合科植物湖北麦冬 *Liriope spicata*（Thunb.）Lour. var. *prolifera* Y. T. Ma 或短葶山麦冬 *Liriope muscari*（Decne.）Baily 的干燥块根，主产于湖北、福建等地。湖北麦冬块根呈纺锤形，两端略尖，长 1.2~3cm，直径 0.4~0.7cm；表面淡黄色至棕黄色，具不规则纵皱纹；质柔韧，干后质硬脆，易折断，断面淡黄色至棕黄色，角质样，中柱细小；气微，味甜，嚼之发黏。短葶山麦冬块根稍扁，长 2~5cm，直径 0.3~0.8cm，具粗纵纹；味甘、微苦。湖北麦冬块根横切面：①表皮为 1 列薄壁细胞；②外皮层为 1 列细胞；③皮层宽广，薄壁细胞含草酸钙针晶束；④内皮层细胞壁增厚，木化，有通道细胞，外侧为 1~2 列石细胞，其内壁及侧壁增厚，纹孔细密；⑤中柱甚小，韧皮部束 7~15 个，各位于木质部束的星角间，木质部束内侧的木化细胞连接成环层；⑥髓小，薄壁细胞类圆形。短葶山麦冬：①根被为 3~6 列木化细胞；②针晶束长 25~46μm；③内皮层外侧为 1 列石细胞；④韧皮部束 16~20 个。含多种甾体皂苷及多糖等化学成分。本品性微寒，味甘、微苦。养阴生津，润肺清心。

☆ 知母 Anemarrhenae Rhizoma

【别名】毛知母、知母肉、光知母、肥知母。

【来源】本品为百合科（Liliaceae）植物知母 *Anemarrhena asphodeloides* Bge. 的干燥根茎。

【产地】本品主产于河北、山西、内蒙古，陕西及东北的西部也产。以河北易县产者最佳，习称"西陵知母"。

【采收加工】春、秋两季采挖，除去残基及须根，去掉泥土晒干者，习称"毛知母"；鲜时剥取外皮晒干者，习称"知母肉"（光知母）。

【鉴别】毛知母呈长条状，微弯曲，略扁，偶有分枝，长 3~15cm，直径 0.8~1.5cm。顶端有浅黄色的叶痕及茎基，习称"金包头"；上面有一凹沟，具紧密排列的环状节，节上密生黄棕色的残存叶基，由两侧向根茎上方生长；下面隆起而略皱缩，并有凹陷或突起的点状根痕。质硬，易折断，断面黄白色。气微，味微甜、略苦，嚼之带黏性（图 6-102）。

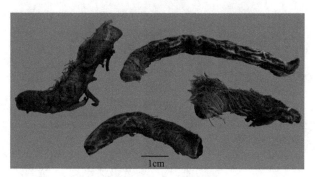

图 6-102　知母药材图

知母肉表面白色，有扭曲的沟纹，有的可见叶痕及茎痕。

以条粗长、质充实而硬、断面黄白色者为佳。

粉末：黄白色。①木化厚壁细胞（鳞叶）呈类长方形、长多角形或延长作短纤维状。壁厚5~8μm，木化，孔沟较密。②黏液细胞含有草酸钙针晶束。用无水乙醇装置观察，完整的黏液细胞呈类圆柱形或梭形，直径60~192μm，长约340μm，壁不明显或较明显，黏液质一般无溶化现象，或稍溶化呈稀颗粒状。③草酸钙针晶成束或散在，针晶长36~110μm。④木栓细胞壁薄，常多层上下重叠。⑤纤维细长，直径8~14μm，壁稍厚，木化，纹孔稀疏。⑥导管为具缘纹孔、网纹导管及螺纹导管。

【化学成分】含甾体皂苷：有知母皂苷 A- Ⅰ、知母皂苷 A- Ⅱ、知母皂苷 A- Ⅲ、知母皂苷A- Ⅳ、知母皂苷 B- Ⅰ、知母皂苷 B- Ⅱ。黄酮类：芒果苷、异芒果苷等。尚含知母多糖、多种有机酸、胆碱等。

【功效】性寒，味苦、甘。清热泻火，滋阴润燥。

菝葜　Smilacis Chinae Rhizoma

本品为百合科（Liliaceae）植物菝葜 *Smilax china* L. 的干燥根茎。主产于浙江、江苏、广西等地。本品为不规则块状或弯曲扁柱形，有结节状隆起，长 10~20cm，直径 2~4cm；表面黄棕色或紫棕色，具圆锥状突起的茎基痕，并残留坚硬的刺状须根残基或细根；质坚硬，难折断，断面呈棕黄色或红棕色，纤维性，可见点状维管束和多数小亮点；切片呈不规则形，厚 0.3~1cm，边缘不整齐，切面粗纤维性；质硬，折断时有粉尘飞扬；气微，味微苦、涩。粉末红棕色。淀粉粒多为单粒，类圆形，直径 5~30μm，脐点点状、裂缝状或飞鸟状；石细胞单个散在或数个成群，淡黄色或红棕色，呈类圆形、长椭圆形、类方形或不规则形，具明显分枝状孔沟，胞腔较小，具椭圆形纹孔，有的胞腔中含红棕色物；纤维易见，成束或散在，淡黄色或深棕色；草酸钙针晶多散在，长75~140μm。主要含有落新妇苷、黄杞苷、薯蓣皂苷等化学成分。本品性平，味甘、微苦、涩。利湿去浊、祛风除痹，解毒散瘀。

薤白　Allii Macrostemonis Bulbus

本品为百合科（Liliaceae）植物小根蒜 *Allium macrostemon* Bge. 或薤 *A. chinense* G.Don 的干燥鳞茎。主产于东北、河北、江苏、湖北等地。小根蒜呈不规则卵圆形，高 0.5~1.5cm，直径0.5~1.8cm；表面黄白色或淡黄棕色，皱缩，半透明，有类白色膜质鳞片包被，底部有突起的鳞茎盘；质硬，角质样；有蒜臭，味微辣。薤呈略扁的长卵形，高 1~3cm，直径 0.3~1.2cm；表面淡黄棕色或棕褐色，具浅纵皱纹；质较软，断面可见鳞叶 2~3 层，嚼之黏牙。主要含有薤白苷 A 和 F 等化学成分。本品性温，味辛、苦。通阳散结，行气导滞。

绵萆薢 Dioscoreae Spongiosae Rhizoma（附：粉萆薢）

本品为薯蓣科（Dioscoreaceae）植物绵萆薢 *Dioscorea spongiosa* J. Q. Xi, M. Mizuno et W. L. Zhao 或福州薯蓣 *D. futschauensis* Uline ex R. Kunth 的干燥根茎。主产于浙江、江西、福建等地。本品为不规则的斜切片，边缘不整齐，大小不一，厚 2~5mm；外皮黄棕色至黄褐色，有稀疏的须根残基，呈圆锥状突起；质疏松，略呈海绵状，切面灰白色至浅灰棕色，黄棕色点状维管束散在；气微，味微苦。粉末淡黄棕色。淀粉粒多单粒；草酸钙针晶多成束，长 90~210μm；薄壁细胞壁略增厚，纹孔明显；具缘纹孔导管直径 17~84μm，纹孔明显；木栓细胞棕黄色，多角形。主要含有薯蓣皂苷、纤细薯蓣皂苷等。皂苷水解后，主要得薯蓣皂苷元。本品性平，味苦。利湿去浊，祛风除痹。

附　粉萆薢

粉萆薢 Dioscoreae Hypoglaucae Rhizoma 为薯蓣科植物粉背薯蓣 *Dioscorea hypoglauca* Palibin 的干燥根茎。秋、冬两季采挖，除去须根，洗净，切片，晒干。主产于浙江、安徽、江西等地。本品为不规则的薄片，边缘不整齐，大小不一，厚约 0.5mm；有的有棕黑色或灰棕色的外皮；切面黄白色或淡灰棕色，维管束呈小点状散在；质松，略有弹性，易折断，新断面近外皮处显淡黄色；气微，味辛、微苦。根茎横切面，外层为多列木栓化细胞；皮层较窄，细胞多切向延长，壁略增厚，纹孔明显；黏液细胞散在，内含草酸钙针晶束；中柱散生外韧型维管束和周木型维管束；薄壁细胞壁略增厚，具纹孔，细胞中含淀粉粒。粉末黄白色，淀粉粒单粒或复粒；厚壁细胞众多，壁木化，孔沟明显，有的类似石细胞，多角形、梭形或类长方形，直径 40~80μm，长至 224μm；草酸钙针晶束长 64~84μm。主要含薯蓣皂苷元、粉背皂苷 A、原粉背皂苷 A 等。本品性平，味苦。利湿去浊，祛风除痹。

☆ 山药 Rhizoma Dioscoreae

山药原名薯蓣，据《本草纲目》记载，由于唐代宗名李豫，为避讳而改为薯药，又因为宋英宗名赵曙，为避讳而改为山药。山药因其营养丰富，自古以来就被视为物美价廉的补虚佳品，既可作主粮，又可作蔬菜。其中以古怀庆府（今河南焦作境内，含博爱、沁阳、武陟、温县等县）所产山药名贵，习称"怀山药"，素有"怀参"之称，为全国之冠。目前国内已经有三个地方的山药申请了国家地理标志保护产品，分别是"铁棍山药"，产自河南省焦作市温县；"陈集山药"，产自山东省菏泽市陈集镇；以及"佛手山药"，产自湖北省武穴市。

链接

【别名】薯蓣、毛山药、光山药、怀山药。

【来源】本品为薯蓣科（Dioscoreaceae）植物薯蓣 *Dioscorea opposita* Thunb. 的干燥根茎。

【产地】本品主产于河南、湖南、江西，广东、广西等地也产。河南产者量大质优，习称"怀山药"，为"四大怀药"之一。

【采收加工】冬季茎叶枯萎后采挖，切去根头，除去外皮及须根，干燥；也有选择肥大顺直的干燥山药，置清水中，浸至无干心，闷透，切齐两端，用木板搓成圆柱状，晒干，打光，习称"光山药"。

【鉴别】本品略呈圆柱形，弯曲而稍扁，长 15~30cm，直径 1.5~6cm。表面黄白色或淡黄色，有纵沟、纵皱纹及须根痕，偶有浅棕色外皮残留。体重，质坚实，不易折断，断面白色，粉性。气微，味淡、微酸，嚼之发黏（图 6-103）。

光山药呈圆柱形，两端平齐，长 9~18cm，直径 1.5~3cm。表面光滑，白色或黄白色。

以条粗、质坚实、粉性足、色白者为佳。

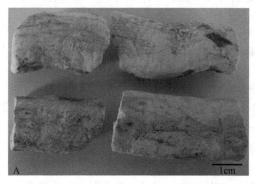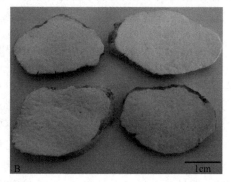

图 6-103　山药药材图

A. 药材；B. 饮片

粉末：类白色。①淀粉粒众多，多为单粒，呈扁卵形、三角状卵形、类圆形或矩圆形，直径 8~35μm，脐点呈点状、人字形、十字形或短缝状，可见层纹；复粒稀少，由 2~3 分粒组成。②草酸钙针晶束存在于黏液细胞中，长 80~240μm，针晶粗 2~5μm。③具缘纹孔及网纹导管，也有螺纹及环纹导管，直径 12~48μm。④纤维少数，细长，直径约 14μm，壁厚，木化。

【化学成分】本品含山药多糖、山药素（Ⅰ、Ⅱ、Ⅲ、Ⅳ、Ⅴ）等。尚含黏液质、胆碱、山药碱、多巴胺及多种氨基酸。

【功效】性平，味甘。补脾养胃，生津益肺，补肾涩精。

☆ 射干 Belamcandae Rhizoma

【别名】寸干。

【来源】本品为鸢尾科（Iridaceae）植物射干 *Belamcanda chinensis* （L.）DC. 的干燥根茎。

【产地】本品主产于河南、湖北、江苏等地。

【采收加工】春初刚发芽或秋末茎叶枯萎时采挖，除去须根和泥沙，干燥。

【鉴别】本品呈不规则结节状，长 3~10cm，直径 1~2cm。表面黄褐色、棕褐色或黑褐色，皱缩，有较密的环纹。上面有数个圆盘状凹陷的茎痕，偶有茎基残存；下面有残留细根及根痕。质硬，断面黄色，颗粒性。气微，味苦、微辛（图 6-104）。

以粗壮、质硬、断面色黄者为佳。

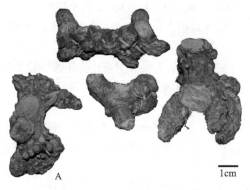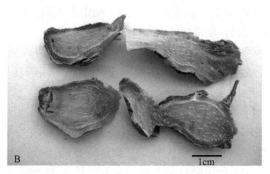

图 6-104　射干药材图

A. 药材；B. 饮片

横切面：①表皮有时残存，内外壁均增厚，角质化。②木栓细胞多列。③皮层稀有叶迹维管束；内皮层不明显。④中柱维管束为周木型和外韧型，靠外侧排列较紧密。⑤薄壁组织中含有草酸钙柱晶、淀粉粒及油滴。

粉末：橙黄色。①草酸钙柱晶较多，棱柱形，多已破碎，完整者长49~240（315）μm，直径约至49μm。②淀粉粒单粒圆形或椭圆形，直径2~17μm，脐点点状；复粒极少，由2~5分粒组成。③薄壁细胞类圆形或椭圆形，壁稍厚或连珠状增厚，有单纹孔。④木栓细胞棕色，垂周壁微波状弯曲，有的含棕色物。

【化学成分】本品主要含鸢尾苷、鸢尾黄素、野鸢尾苷、次野鸢尾黄素等异黄酮类成分，该类成分具有明显的抗感染及抗病毒作用。

【功效】性寒，味苦。清热解毒，消痰，利咽。

【附注】2010年版《中国药典》收载川射干，为鸢尾科植物鸢尾 Iris tectorum Maxim. 的干燥根茎。呈不规则条状或圆锥形，略扁，一端膨大，另一端缩小。表面灰黄褐色或棕色，有纵沟及横环纹，有须根残基及圆点状突起的须根痕。质松脆，易折断，断面黄白色或黄棕色。气微，味干、苦。含异黄酮苷，如鸢尾苷（射干苷）、鸢尾甲苷A和B等。

莪术 Curcumae Rhizoma

本品为姜科（Zingiberaceae）植物蓬莪术 Curcuma phaeocaulis Val.、广西莪术 C. kwangsiensis S.G.Lee et C.F.Liang 或温郁金 C. wenyujin Y.H.Chen et C.Ling 的干燥根茎。后者习称"温莪术"。蓬莪术主产于四川，广西莪术主产于广西，温郁金主产于浙江。蓬莪术呈卵圆形、长卵形、圆锥形或长纺锤形，顶端多钝尖，基部钝圆，长2~8cm，直径1.5~4cm；表面灰黄色至灰棕色，上部环节突起，有圆形微凹的须根痕或残留的须根，有的两侧各有1列下陷的芽痕和类圆形的侧生根茎痕，有的可见刀削痕；体重，质坚实，断面灰褐色至蓝褐色，蜡样，常附有灰棕色粉末，皮层与中柱易分离，内皮层环纹棕褐色；气微香，味微苦而辛。广西莪术环节稍突起，断面黄棕色至棕色，常附有淡黄色粉末，内皮层环纹黄白色。温莪术断面黄棕色至棕褐色，常附有淡黄色至黄棕色粉末，气香或微香。均含挥发油，为多种倍半萜衍生物，如吉马酮、莪术醇、莪术二酮、姜黄酮和安油精等。本品性温，味辛、苦。行气破血，消积止痛。

☆ 姜黄 Curcumae Longae Rhizoma

【别名】黄姜、毛姜黄、姜黄子。

【来源】本品为姜科（Zingiberaceae）植物姜黄 Curcuma longa L. 的干燥根茎。

【产地】本品主产于四川、福建、江西等地。

【采收加工】冬季茎叶枯萎时，挖取根茎，去净泥土和茎叶，洗净，蒸或煮至透心，晒干，撞去须根。

【鉴别】本品呈不规则卵圆形、圆柱形或纺锤形，常弯曲，有的具短叉状分枝，长2~5cm，直径1~3cm。表面深黄色，粗糙，有皱缩纹理和明显环节，并有圆形分枝痕及须根痕。质坚实，不易折断，断面棕黄色至金黄色，角质样，有蜡样光泽，内皮层环纹明显，维管束呈点状散在。气香特异，味苦、辛（图6-105）。

以质坚实、断面色金黄、气味浓者为佳。

根茎横切面：①表皮细胞扁平，壁薄。②皮层宽广，有叶迹维管束。③外侧近表皮处有6~8列木栓细胞，扁平。④内皮层细胞凯氏点明显。⑤中柱鞘为1~2列薄壁细胞；维管束外韧型，散列，近中柱鞘处较多，向内渐少。⑥薄壁细胞含油滴、淀粉粒及红棕色色素。

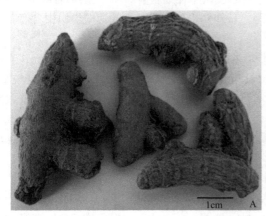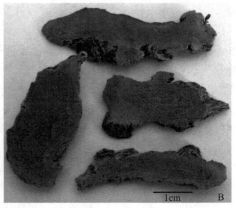

图 6-105　姜黄药材图

A. 药材；B. 饮片

【化学成分】本品主要含挥发油，油中主成分为姜黄酮、姜烯、姜黄稀、莪术醇、莪术二酮等。另含酚性成分，如姜黄素、去甲氧基姜黄素等。

【功效】性温，味辛、苦。破血行气，通经止痛。

☆ 郁金 Curcumae Radix

【别名】温郁金、黄丝郁金、桂郁金、绿丝郁金。

【来源】本品为姜科（Zingiberaceae）植物温郁金 *Curcuma aromatica* cv. *wenyujin* Y.H. Chen et C.Ling、姜黄 *C. longa* L.、广西莪术 *C. kwangsiensis* S.G. Lee et C. F. Liang 或蓬莪术 *C. phaeocaulis* Val. 的干燥块根。前两者分别习称"温郁金"和"黄丝郁金"，其余按性状不同习称"桂郁金"或"绿丝郁金"。

【产地】温郁金主产于浙江，姜黄主产于四川，广西莪术主产于广西，蓬莪术主产于四川。

【采收加工】冬季茎叶枯萎后采挖，除去泥沙和细根，蒸或煮至透心，干燥。

【鉴别】

温郁金　呈长圆形或卵圆形，稍扁，有的微弯曲，两端渐尖，长 3.5~7cm，直径 1.2~2.5cm。表面灰褐色或灰棕色，具不规则的纵皱纹，纵纹隆起处色较浅。质坚实，断面灰棕色，角质样；内皮层环明显。气微香，味微苦。

黄丝郁金　呈纺锤形，有的一端细长，长 2.5~4.5cm，直径 1~1.5cm。表面棕灰色或灰黄色，具细皱纹。断面橙黄色，外周棕黄色至棕红色。气芳香，味辛辣。

桂郁金　呈长圆锥形或长圆形，长 2~6.5cm，直径 1~1.8cm。表面具疏浅纵纹或较粗糙网状皱纹。气微，味微辛、苦。

绿丝郁金　呈长椭圆形，较粗壮，长 1.5~3.5cm，直径 1~1.2cm。气微，味淡（图 6-106）。

以个大、肥满、外皮皱纹细、断面色黄者为佳。

温郁金块根横切面：①表皮细胞有时残存，外壁稍厚。②根被狭窄，为 4~8 列细胞，壁薄，略呈波状，排列整齐。③皮层宽约为根直径的 1/2，油细胞难察见，内皮层明显。④中柱韧皮部束与木质部束各 40~55 个，间隔排列；木质部束导管 2~4 个，并有微木化的纤维，导管多角形，壁薄，直径 20~90μm。⑤薄壁细胞中可见糊化淀粉粒。

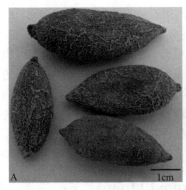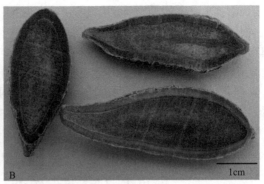

图 6-106　郁金药材图

A. 药材；B. 饮片

黄丝郁金块根横切面：①根被最内层细胞壁增厚。②中柱韧皮部束与木质部束各 22~29 个，间隔排列；有的木质部导管与纤维连接成环。③油细胞众多。④薄壁组织中随处散有色素细胞。

桂郁金块根横切面：①根被细胞偶有增厚，根被内方有 1~2 列厚壁细胞，成环，层纹明显。②中柱韧皮部束与木质部束各 42~48 个，间隔排列；导管类圆形，直径可达 160μm。

绿丝郁金块根横切面：①根被细胞无增厚。②中柱外侧的皮层处常有色素细胞。③韧皮部皱缩，木质部束 64~72 个，导管扁圆形。

【化学成分】本品均含挥发油，油中主成分与各自的根茎相似。另含姜黄素、去甲氧基姜黄素等酚性成分。

【功效】性寒，味辛、苦。活血止痛，行气解郁，清心凉血，利胆退黄。

片姜黄 Wenyujin Rhizoma Concisum

本品为姜科（Zingiberaceae）植物温郁金 *Curcuma aromatica* cv. *wenyujin* Y.H.Chen et C.Ling 的干燥根茎。冬季茎叶枯萎后采挖，洗净，除去须根，趁鲜纵切厚片，晒干。主产于浙江。本品呈长圆形或不规则的片状，大小不一，长 3~6cm，宽 1~3cm，厚 0.1~0.4cm；外皮灰黄色，粗糙皱缩，有时可见环节及须根痕；切面黄白色至棕黄色，有一圈环纹及多数筋脉小点；质脆而坚实；断面灰白色至棕黄色，略粉质；气香特异，味微苦而辛凉。横切面：表皮有残留，外壁稍厚；木栓细胞多列；皮层散有叶迹维管束；内皮层明显；中柱大，维管束外韧型，靠外侧的较小，排列紧密，有的木质部仅 1~2 个导管；皮层及中柱薄壁组织中散有油细胞；薄壁细胞含淀粉粒。主要含挥发油、姜黄素、去甲氧基姜黄素等酚性成分。本品性温，味辛、苦。破血行气，通经止痛。

干姜 Zingiberis Rhizoma

本品为姜科（Zingiberaceae）植物姜 *Zingiber officinale* Rosc. 的干燥根茎。冬季采挖，除去须根和泥沙，晒干或低温干燥。趁鲜切片晒干或低温干燥者称为"干姜片"。主产于四川、贵州等地。干姜呈扁平不规则块状，具指状分枝，长 3~7cm，厚 1~2cm；表面灰黄色或浅灰棕色，粗糙，具纵皱纹和明显的环节；分枝处常有鳞叶残存，分枝顶端有茎痕或芽；质坚实，断面黄白色或灰白色，显粉性或颗粒性，有一明显环纹（内皮层）和筋脉点（维管束）散在，可见黄色油点；气香、特异，味辛辣。干姜片呈不规则纵切片或斜切片，具指状分枝，长 1~6cm，宽 1~2cm，厚 0.2~0.4cm；外皮灰黄色或浅黄棕色，粗糙，具纵皱纹及明显的环节；切面灰黄色或灰白色，略显粉性，可见较多的纵向纤维，有的呈毛状；质坚实，断面纤维性；气香、特异，味辛辣。根茎横切面：木栓层为多列扁平木栓细胞；皮层散有叶迹维管束，油细胞随处可见；内皮层明显，可见凯氏带；中柱占根茎大部分，散列多数外韧型维管束，近中柱鞘处维管束较小，排列较紧密；木质部内侧或周围有非木化纤维，并有油细胞；薄壁组织中含淀粉粒。粉末淡黄棕色。薄壁组织中散有含淡黄色油滴或暗红棕色物质的油细胞及树脂细胞；纤维先端钝尖，有的分叉，有的一边呈波状或锯齿状，常可见菲薄的横隔；梯纹导管、螺纹导管及网纹导管多见；淀粉粒众多，卵圆形、椭圆形、类圆形或不规则形。含挥发油 1.2%~2.8%，油中主成分为 α-姜烯、1,8-桉叶素、姜醇等。辛辣成分主要为 6-姜辣醇（6-姜辣素）、4-姜辣醇等。本品性热，味辛。温中散寒，回阳通脉，温肺化饮。

高良姜 Alpiniae officinarum Rhizoma

本品为姜科（Zingiberaceae）植物高良姜 *Alpinia officinarum* Hance 的干燥根茎。夏末秋初采挖，除去须根和残留的鳞片，洗净，切段，晒干。主产于广东、海南、广西等地。本品呈圆柱形，多弯曲，有分枝，长 5~9cm，直径 1~1.5cm；表面棕红色至暗褐色，有细密的纵皱纹和灰棕色的波状环节，节间长 0.2~1cm，一面有圆形的根痕；质坚韧，不易折断，断面灰棕色或红棕色，纤维性，中柱约占 1/3；气香，味辛辣。横切面：表皮细胞外壁增厚，有的含红棕色非晶形物；皮层中叶迹维管束较多，外韧型；内皮层明显；中柱外韧型维管束甚多，束鞘纤维成环，木化；皮层及中柱薄壁组织中散有多数分泌细胞，内含黄色或红棕色树脂状物；薄壁细胞充满淀粉粒。主要含有姜黄素、二氢姜黄素等多种二苯基庚烷类化合物，以及高良姜素、槲皮素、山柰酚等黄酮类成分，尚含挥发油等。本品性热，味辛。温胃止呕，散寒止痛。

山柰 Kaempferiae Rhizoma

本品为姜科（Zingiberaceae）植物山柰 *Kaempferia galanga* L. 的干燥根茎。冬季采挖，洗净，除去须根，切片，晒干。主产于广西。本品多为圆形或近圆形的横切片，直径 1~2cm，厚 0.3~0.5cm。外皮浅褐色或黄褐色，皱缩，有的有根痕或残存须根。切面类白色，粉性，常鼓凸。质脆，易折断。气香特异，味辛辣。粉末类黄白色。淀粉粒众多，主要为单粒，圆形、椭圆形或类三角形，多数扁平，直径 5~30μm，脐点、层纹均不明显；油细胞类圆形或椭圆形，直径 40~130μm，内含浅黄绿色或浅紫红色油滴。螺纹导管直径 18~37μm。色素块不规则形，黄色或黄棕色。含挥发油，油中主要成分为桂皮酸乙酯、龙脑、莰烯等。尚含山柰酚、山柰素等黄酮类成分。本品性温，味辛。行气温中，消食，止痛。

★ 天麻 Gastrodiae Rhizoma

天麻始载于《神农本草经》，列为上品。是一味较名贵的中药，临床多用于头痛眩晕、肢体麻木、小儿惊风、癫痫、抽搐、破伤风等症。《唐本草》记载："赤箭，此芝类，茎似箭杆，赤色，端有花叶，远看如箭有羽……"。天麻虽然是植物，但却与众不同，它没有茂密的绿叶，其叶片已退化，不能进行光合作用，远望其茎秆直立，花序呈穗状，全体黄赤色，似箭羽。又有人形容其"有风不动，无风自摇"，所以天麻又被称作"定风草"。研究发现，天麻是一种寄生植物，其寄主是密环菌。天麻过去一直以野生资源为主，20 世纪 70 年代野生变家种成功后，家种天麻成为主要的商品来源。

链接

【别名】赤箭、定风草、赤天麻、明天麻。

【来源】本品为兰科（Orchidaceae）植物天麻 *Gastrodia elata* Bl. 的干燥块茎。

【产地】野生品主产于贵州、云南、四川等地。药材中尤以"贵天麻"最为驰名，云南昭通产者习称"云天麻"。

目前全国多数省（自治区）均有栽培，以陕西的商品量大。

【采收加工】立冬后至翌年清明前采挖，立即洗净，蒸透，敞开低温（不超过60℃）干燥。

【性状鉴别】呈椭圆形或长条形，略扁，皱缩而稍弯曲，长 3~15cm，宽 1.5~6cm，厚 0.5~2cm。表面黄白色至淡黄棕色，有纵皱纹及由潜伏芽排列而成的横环纹多轮，有时可见棕褐色菌索。顶端有红棕色至深棕色干枯芽苞，习称"鹦哥嘴"或"红小辫"；或为残留茎基。另一端有自母麻脱落后的圆脐形疤痕，习称"肚脐眼"。质坚硬，不易折断。断面较平坦，黄白色至淡棕色，半透明，角质样。气微，味甘（图 6-107）。

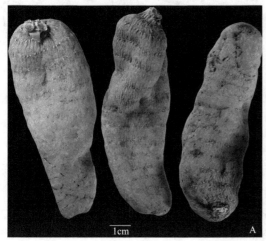
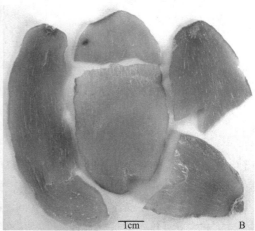

图 6-107　天麻药材图

A. 药材；B. 饮片

野生品　呈扁椭圆形，大小不等；表面纵皱褶纹（习称"姜皮"）明显。

冬麻皱纹较细，饱满，有鹦哥嘴或较长的芽（红小辫）；表面淡黄棕色或灰黄色；体重质坚实。春麻皱纹粗大，常残留茎基；表面灰褐色，外皮多未除净；体轻，易折断，断面常中空。

栽培品　呈扁椭圆形或长条形，大小较均匀。表面黄白色，半透明，质较细嫩。

以质地坚实沉重、有鹦哥嘴、断面明亮、无空心者（冬麻）质佳；质地轻泡、有残留茎基、断面色晦暗、空心者（春麻）质次。

【显微鉴别】横切面：①表皮有残留，下皮由 2~3 列切向延长的栓化细胞组成。②皮层为 10 数列多角形细胞，有的含草酸钙针晶束。③较老块茎皮层与下皮相接处有 2~3 列椭圆形厚壁细胞，木化，纹孔明显。④中柱占绝大部分，有小型周韧维管束散在。⑤薄壁细胞含有多糖类团块状物，遇碘液显暗棕色，有的薄壁细胞内含草酸钙针晶束（图 6-108）。

粉末：黄白色至黄棕色。①厚壁细胞椭圆形或类多角形，直径 70~180μm，壁厚 3~8μm，木化，纹孔明显。②草酸钙针晶成束或散在，长 25~75~93μm。③用乙酸甘油装片观察含糊化的多糖类物质的薄壁细胞无色，有的细胞可见长卵形、长椭圆形或类圆形颗粒状物质，遇碘液显棕色或淡棕紫色。④螺纹导管、网纹导管及环纹导管直径 8~30μm（图 6-109）。

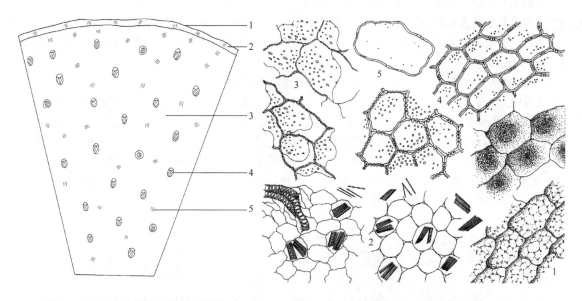

图 6-108 天麻（块茎）横切面简图

1.表皮；2.皮层；3.中柱；4.维管束；5.草酸钙针晶

图 6-109 天麻粉末图

1.薄壁细胞（示含糊化多糖类物）；2.薄壁细胞（示含草酸钙针晶）；3.薄壁细胞（示纹孔）；4.木化厚壁细胞；5.单个厚壁细胞

【化学成分】含天麻素（天麻苷、对羟基苯甲醇 -β-D- 葡萄吡喃糖苷）、天麻醚苷、对羟基苯甲醇（天麻苷元）、对羟基苯甲醛以及柠檬酸、柠檬酸甲酯、天麻多糖等成分。

【理化鉴别】①取本品粉末 1g，加水 10ml，浸渍 4 小时，随时振摇，滤过，滤液加碘试液 2~4 滴。显紫红色至酒红色。②取粉末 1g，加 45% 乙醇溶液 10ml，浸泡 4 小时，随时振摇，过滤。滤液加硝酸汞试液 0.5ml，加热，溶液显玫瑰红色，并发生黄色沉淀。③取本品 70% 甲醇提取液作为供试品溶液，以天麻对照药材、天麻素对照品为对照，以乙酸乙酯 - 甲醇 - 水（9：1：0.2）为展开剂，照薄层色谱法试验。供试品色谱在与对照药材色谱和对照品色谱相应的位置上，显相同颜色的斑点。

【浸出物】醇溶性浸出物（热浸法，用乙醇作溶剂）不得少于 10.0%。

【含量测定】照高效液相色谱法测定，按干燥品计算，含天麻素（$C_{13}H_{18}O_7$）不得少于 0.20%。

【功效】性平，味甘。息风止痉，平抑肝阳，祛风通络。

☆ 白及 Bletillae Rhizoma

【别名】大白及。

【来源】本品为兰科（Orchidaceae）植物白及 *Bletilla striata*（Thunb.）Reichb.f. 的干燥块茎。

【产地】本品主产于贵州、四川、湖南、湖北等地。以贵州、四川产者最佳。

【采收加工】夏、秋两季采挖，除去须根，洗净，立即加工，否则易变黑色，置沸水中煮或蒸至无白心，晒至半干，除去外皮，晒干。

【鉴别】本品呈不规则扁圆形或菱形，多有 2~3 个爪状分枝，长 1.5~5cm，厚 0.5~15cm。表面灰白色或黄白色，有数圈同心环节和棕色点状须根痕。上面有突起的茎痕，下面有连接另一块茎的痕迹。质坚硬，不易折断，断面类白色，半透明，角质样，可见散在的点状维管束。气微，味苦，嚼之有黏性。

以个大、饱满、色白、质坚者为佳。

粉末：淡黄白色。①表皮细胞表面观垂周壁波状弯曲，略增厚，木化，孔沟明显。②草酸钙针晶束存在于大的类圆形黏液细胞中，或随处散在，针晶长18~88μm。③纤维成束，直径11~33μm，壁木化，具人字形或椭圆形纹孔。④含硅质块细胞小，位于纤维周围，排列纵行。⑤梯纹导管、具缘纹孔导管及螺纹导管，直径10~32μm。⑥糊化淀粉粒团块无色。

【化学成分】本品主要含白及胶质，为白及甘露聚糖，由4分子甘露糖和1分子葡萄糖组成的葡萄糖配甘露聚糖。并含抗菌活性化合物2,4,7-3-甲氧基菲、4,7-二羟基-1-对羟苄基-2-甲氧基-9,10-二氢菲等。

【功效】性微寒，味苦、甘、涩。收敛止血，消肿生肌。

山慈菇 Cremastrae Pseudobulbus Pleiones Pseudobulbus

本品为兰科（Orchidaceae）植物杜鹃兰 *Cremastra appendiculata* (D. Don) Makino、独蒜兰 *Pleione bulbocodioides* (Franch.) Rolfe 或云南独蒜兰 *Pleione yunnanensis* Rolfe 的干燥假鳞茎。前者习称"毛慈菇"，后两者习称"冰球子"。主产于贵州、四川、云南等地。毛慈菇呈不规则扁球形或圆锥形，顶端渐突起，基部有须根痕。长1.8~3cm，膨大部直径1~2cm。表面黄棕色或棕褐色，有纵皱纹或纵沟，中部有2~3条微突起的环节，节上有鳞片叶干枯腐烂后留下的丝状纤维。质坚硬，难折断，断面灰白色或黄白色，略呈角质。气微，味淡，带黏性。冰球子呈圆锥形、瓶颈状或不规则团块。直径1~2cm，高1.5~2.5cm。顶端渐尖，尖端断头处呈盘状，基部膨大且圆平，中央凹入，有1~2条环节，多偏向一侧。撞去外皮者表面黄白色，带表皮者浅棕色，光滑，有不规则皱纹。断面浅黄色，角质半透明。横切面：毛慈菇最外层为一层扁平的表皮细胞，其内有2~3列厚壁细胞，浅黄色，再向内为大的类圆形薄壁细胞，含黏液质，并含淀粉粒；近表皮处的薄壁细胞中含有草酸钙针晶束，长70~150μm；维管束散在，外韧型。冰球子表皮细胞切向延长，淀粉粒存在于较小的薄壁细胞中；维管束鞘纤维半月形，偶有两半月形。杜鹃兰主要含杜鹃兰素Ⅰ和Ⅱ等成分；独蒜兰主要含独蒜兰素C和D，独蒜兰醇（bulbocol）等成分。本品性凉，味甘、微辛。清热解毒，化痰散结。

小结

　　根及根茎是植物的两种不同器官。根类中药通常为圆柱形、圆锥形和纺锤形，有双子叶植物根及单子叶植物根之分。双子叶植物的根多为直根系，少数为须根系。外表较粗糙，双子叶植物根横断面有一圈形成层环纹，环内的木质部较环外的皮部大；中央无髓部，自中心向外有放射状纹理，木部尤为明显。单子叶植物根较细腻，横断面有一圈内皮层环纹，皮部宽广，中柱较小；中央有髓部，无放射状纹理。在显微构造上，应根据维管束类型、形成层有无等，区分为双子叶或单子叶植物根。双子叶植物根一般均具次生构造，最外层多为周皮，由木栓层、木栓形成层及栓内层组成。维管束一般为无限外韧型，由初生韧皮部、次生韧皮部、形成层、次生木质部和初生木质部组成。大多为正常构造，少数为异常构造，常见的有：多环性同心维管束，如牛膝、商陆；皮层维管束，如何首乌；木间木栓，如黄芩。单子叶植物的根一般均具初生构造。最外层通常为一列表皮细胞，中柱较小，维管束为辐射型，髓部通常明显。

　　根茎类中药包括根状茎、块茎、球茎及鳞茎等，是一类地下茎的变态。多呈结节状圆柱形，常具分枝，纺锤形或不规则团块状或拳形团块。双子叶植物根茎横断面可见形成层环，木部有明显的放射状纹理，中央有明显的髓部。单子叶植物根茎通常可见内皮层环纹，皮层及中柱均有维管束小点散布，髓部不明显。在显微构造上，双子叶植物根茎一般均具次生构造，大多为正常构造，少数为异常构造，常见的有：髓维管束，如大黄。单子叶植物根茎一般均具初生构造。外表通常为一列表皮细胞，维管束大多为有限外韧型或周木型。

　　蕨类植物的根茎外表通常为一列表皮，一般具网状中柱，由断续环状排列的周韧型维管束组成，每一维管束外围有内皮层，网状中柱的一个维管束又称分体中柱，分体中柱的形状、数目和排列方式是鉴定品种的重要依据。

目 标 检 测

一、单选题

A 型题

1. 双子叶植物根的横断面有一圈环纹，此环纹是
   A. 形成层　　B. 纤维层　　　　C. 木质部　　　　　D. 内皮层　　　　E. 石细胞环带
2. 单子叶植物根的横断面有一圈环纹，此环纹是
   A. 形成层　　B. 纤维群　　　　C. 木质部　　　　　D. 内皮层　　　　E. 石细胞层
3. 下列含有间隙腺毛的药材是
   A. 绵马贯众　B. 大黄　　　　　C. 狗脊　　　　　　D. 牛膝　　　　　E. 何首乌
4. 药材大黄主要含有以下哪类化学成分
   A. 挥发油类　B. 生物碱类　　　C. 蒽醌类　　　　　D. 皂苷类　　　　E. 强心苷类
5. 髓部有异常维管束的药材是
   A. 商陆　　　B. 大黄　　　　　C. 牛膝　　　　　　D. 何首乌　　　　E. 川牛膝
6. 断面可见"云锦花纹"的药材是
   A. 商陆　　　B. 绵马贯众　　　C. 牛膝　　　　　　D. 何首乌　　　　E. 狗脊
7. 药材白芍中解痉的有效成分是
   A. 芍药苷　　B. 羟基芍药苷　　C. 芍药内酯苷　　　D. 苯甲酰芍药苷　E. 苯甲酸
8. 下列粉末镜检可见乳汁管的药材是
   A. 防风　　　B. 川芎　　　　　C. 桔梗　　　　　　D. 人参　　　　　E. 柴胡
9. 下列药用部位**不是**根茎的药材是
   A. 姜黄　　　B. 天麻　　　　　C. 知母　　　　　　D. 莪术　　　　　E. 山药
10. 下列最外为后生皮层的药材是
    A. 大黄　　　B. 白术　　　　　C. 麦冬　　　　　　D. 石菖蒲　　　　E. 附子
11. 雅连的原植物为
    A. 黄连　　　B. 雅连　　　　　C. 云南黄连　　　　D. 峨眉野连　　　E. 三角叶黄连
12. 下列**不含有**草酸钙针晶的药材是
    A. 山药　　　B. 甘草　　　　　C. 半夏　　　　　　D. 麦冬　　　　　E. 天麻
13. 药材三七的主产地是
    A. 四川　　　B. 甘肃　　　　　C. 河南　　　　　　D. 云南　　　　　E. 贵州
14. 下列哪种药材不含菊糖
    A. 党参　　　B. 白术　　　　　C. 麦冬　　　　　　D. 木香　　　　　E. 桔梗
15. 药材秦艽的原植物科名是
    A. 桔梗科　　B. 秦艽科　　　　C. 菊科　　　　　　D. 龙胆科　　　　E. 唇形科
16. 药材川乌的剧毒成分类型是
    A. 异喹啉类生物碱　　　　B. 双酯类生物碱　　C. 双蒽酮苷类
    D. 单酯类生物碱　　　　　E. 挥发油
17. 药材党参石细胞的存在部位是
    A. 木质部　　　　　　　　B. 韧皮部　　　　　C. 木栓层内侧
    D. 木栓层的外侧　　　　　E. 皮层
18. 药材牛膝的薄壁细胞含草酸钙
    A. 棱晶　　　B. 簇晶　　　　　C. 砂晶　　　　　　D. 针晶束　　　　E. 柱晶
19. 下列药用部位**不是**根的药材是
    A. 黄连　　　B. 牛膝　　　　　C. 川牛膝　　　　　D. 板蓝根　　　　E. 银柴胡
20. 药材延胡索的原植物科名是
    A. 蓼科　　　B. 毛茛科　　　　C. 豆科　　　　　　D. 罂粟科　　　　E. 十字花科

21. 鉴别术语"怀中抱月"是形容
A. 川贝中青贝外层两鳞叶大小相近，相对抱合的形态
B. 川贝中炉贝外面两鳞叶大小相近，顶端瘦尖的形态
C. 川贝中松贝外层两鳞片大小悬殊，大瓣紧抱小瓣的形态
D. 浙贝中的大贝鳞叶一面凹入，一面凸出，呈新月状的形态
E. 浙贝中的珠贝外层两鳞叶略呈肾形，互相对合，其内有 2~3 枚小鳞叶

22. 下列**除**哪项外均为板蓝根的性状特征
A. 根头部略膨大，可见轮状排列的暗绿色叶柄残基和密集的疣状突起
B. 木质部黄色　　　C. 断面皮部黄白色
D. 质坚实，不易折断　E. 气微，味微甜而后苦涩

23. 药材甘草的甜味成分是
A. 甘草次酸甲酯　　B. 甘草次酸　　C. 甘草酸的钾、钙盐　　D. 甘草苷　　E. 异甘草苷

24. 下列哪一种药材粉末镜检**无**草酸钙结晶
A. 大黄　　　B. 黄芪　　　C. 甘草　　　D. 牛膝　　　E. 人参

25. 药材麦冬的原植物是百合科的
A. 山麦冬　　　B. 湖北麦冬　　C. 短葶山麦冬　　D. 阔叶山麦冬　　E. 麦冬

26. 下列属于"四大怀药"的药材是
A. 麦冬　　　B. 知母　　　C. 山药　　　D. 天麻　　　E. 郁金

27. 药材知母的原植物科名是
A. 兰科　　　B. 姜科　　　C. 百合科　　　D. 鸢尾科　　　E. 菊科

28. 药材射干的原植物科名是
A. 兰科　　　B. 姜科　　　C. 百合科　　　D. 鸢尾科　　　E. 菊科

B 型题

A. 蓼科　　　B. 伞形科　　　C. 兰科　　　D. 桔梗科　　　E. 五加科
29. 药材三七的原植物科名是
30. 药材何首乌的原植物科名是
31. 药材当归的原植物科名是
32. 药材南沙参的原植物科名是

A. 块根　　　B. 块茎　　　C. 根　　　D. 根茎　　　E. 鳞茎
33. 浙贝母的药用部位是
34. 郁金的药用部位是
35. 半夏的药用部位是
36. 苍术的药用部位是

A. 伞形科　　　B. 蓼科　　　C. 豆科　　　D. 毛茛科　　　E. 防己科
37. 黄芪的原植物科名是
38. 柴胡的原植物科名是
39. 白芍的原植物科名是
40. 虎杖的原植物科名是

A. 东北及内蒙古东部　B. 河北、山西　　C. 河南　　　D. 浙江　　　E. 新疆
41. 地黄主产于
42. 玄参主产于
43. 防风主产于

A. 地黄　　　　　　B. 大黄　　　　　　C. 黄芩　　　　　　D. 黄连　　　　　　E. 丹参

44. 含生物碱类成分的药材是

45. 含环烯醚萜苷类成分的药材是

46. 含黄酮类成分的药材是

A. 草酸钙簇晶　　B. 草酸钙针晶　　C. 草酸钙柱晶　　D. 草酸钙砂晶　　E. 草酸钙方晶

47. 甘草粉末镜检可见

48. 白术粉末镜检可见

49. 大黄粉末镜检可见

50. 麦冬粉末镜检可见

二、X 型题

1. 下列含皂苷类成分的药材有

A. 西洋参　　　　　B. 人参　　　　　　C. 牛膝　　　　　　D. 黄芪　　　　　　E. 三七

2. 下列来源于姜科的药材有

A. 姜黄　　　　　　B. 知母　　　　　　C. 蓬莪术　　　　　D. 射干　　　　　　E. 温郁金

3. 下列主产于河南的道地药材有

A. 党参　　　　　　B. 板蓝根　　　　　C. 牛膝　　　　　　D. 地黄　　　　　　E. 山药

4. 下列味极苦的药材有

A. 龙胆　　　　　　B. 苦参　　　　　　C. 北豆根　　　　　D. 胡黄连　　　　　E. 山豆根

5. 下列横断面异型维管束成数轮同心环状排列的药材有

A. 牛膝　　　　　　B. 黄芩　　　　　　C. 何首乌　　　　　D. 白芍　　　　　　E. 商陆

6. 下列药用部位为块茎的药材有

A. 半夏　　　　　　B. 三棱　　　　　　C. 泽泻　　　　　　D. 延胡索　　　　　E. 射干

7. 下列含挥发油类成分的药材有

A. 郁金　　　　　　B. 知母　　　　　　C. 石菖蒲　　　　　D. 莪术　　　　　　E. 天麻

8. 下列药用部位为根茎的药材有

A. 玉竹　　　　　　B. 百部　　　　　　C. 香附　　　　　　D. 续断　　　　　　E. 莪术

9. 天麻的特征是

A. 为兰科植物天麻的干燥块茎

B. 草酸钙针晶成束或散在

C. 中柱内维管束周韧型或外韧型

D. 薄壁细胞含淀粉粒

E. 粉末的水提取液遇碘试液显紫红色至酒红色

10. 川木香与木香性状特征区别点有

A. 根头偶有黑色发黏的胶状物，习称"油头"

B. 外皮脱落处可见丝瓜络状细筋脉，体较轻

C. 表面都有皮孔

D. 气微香，味苦，嚼之黏牙

E. 为苦涩味

三、填空题

1. 药材当归的主产地是 _____。

2. 药材麦冬来源于 _____ 科植物麦冬的干燥 _____，呈 _____ 形，断面 _____ 色，中央有 _____。

3. 生狗脊片近外皮 2~5mm 处有一条突起的棕黄色环纹是 _____。

4. 药材大黄星点的存在部位是 _____。

5."蚯蚓头"是形容药材 _____ 的性状鉴别特征。

四、名词解释

1.星点 2.罗盘纹 3.云锦花纹 4.过桥 5.疙瘩丁 6.狮子盘头

7.怀中抱月 8.金包头 9.鹦哥嘴

五、简答题

1.简述三种黄连性状、显微特征的异同点。

2.简述白芷和杭白芷性状特征的异同点。

3.简述当归横切面的显微鉴别特征。

4.简述莪术、姜黄及郁金三者在来源上的关系。

六、论述题

1.试述药材大黄的来源、性状特征、显微特征及主要的化学成分。

2.试述药材园参的来源、性状特征、显微特征及主要的化学成分。

3.试述药材天麻的来源、性状特征、显微特征及主要的化学成分。

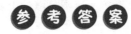

一、单选题

1.A 2.D 3.A 4.C 5.B 6.D 7.A 8.C 9.B 10.E 11.E 12.B 13.D 14.C 15.D 16.B 17.D 18.C 19.A 20.D 21.C 22.D 23.C 24.B 25.E 26.C 27.C 28.D 29.E 30.A 31.B 32.D 33.E 34.A 35.B 36.D 37.C 38.A 39.D 40.B 41.C 42.D 43.A 44.D 45.A 46.C 47.E 48.B 49.A 50.B

二、X型题

1.ABCDE 2.ACE 3.CDE 4.ABDE 5.AE 6.ABCD 7.ACD 8.ACE 9.ABCE 10.ABD

余略。

第七章　茎木类中药

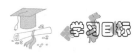

　　1. 掌握药材鸡血藤、沉香的来源、主产地、性状鉴别、显微鉴别、化学成分、理化鉴别等内容
　　2. 熟悉药材川木通（附：关木通）、苏木、大血藤、钩藤的来源、性状鉴别、显微鉴别等内容
　　3. 了解药材海风藤、木通、降香、通草（附：小通草）、络石藤、青风藤的来源、性状鉴别等内容

第一节　概　　述

　　茎木类中药是茎（caulis）类中药和木（lignum）类中药的总称。
　　茎类中药，主要是指木本植物的茎。包括茎藤，如鸡血藤等；茎枝（ramulus），如桂枝等；带叶茎枝，如槲寄生等；茎刺（spina），如皂角刺等；茎髓（medulla），如通草等；茎的翅状附属物，如鬼箭羽等。
　　木类中药，是指木本植物茎形成层以内的部分，通称木材。木材又分边材和心材，边材形成较晚，含水分较多，颜色稍浅，又称液材；心材形成较早，位于木质部内方，蓄积了较多的物质，如树脂、挥发油、鞣质、树胶等，颜色较深，质地致密。木类中药多用心材，如沉香等。

一、性　状　鉴　别

　　应注意观察其形状、大小、粗细、表面、颜色、皱纹、质地、折断现象和气味等。
　　茎类中药多呈圆柱形或扁圆柱形，有的扭曲。表面多呈棕黄色，少数具特殊颜色。外表粗糙，有裂纹及皮孔，节膨大，具叶痕及枝痕。质地坚实。断面纤维性或裂片状，放射状的木质部与射线相间排列，习称"车轮纹"、"菊花心"等；有的导管孔明显，如关木通；有的有特殊环纹，如鸡血藤；中央大多有髓部，有时呈空洞状。气味常有助于鉴别，如海风藤味苦，有辛辣感，青风藤苦而无辛辣感。
　　木类中药多呈不规则的块状、厚片状或长条状。表面有的具有棕褐色树脂状条纹或斑块；有的可见年轮。质地、气味、水试（是否沉于水底或水浸颜色）或火试（有无特殊香气及其他特殊现象）有助于鉴别。

二、显微鉴别

茎木类中药，一般作横切片、纵切片、解离组织片及粉末制片等，观察其显微鉴别特征。

（一）茎类中药的组织构造

1.周皮或表皮 木栓细胞的形状、层数、增厚情况，落皮层有无等；幼嫩茎的周皮不发达，有表皮。

2.皮层 注意其存在与否及在横切面所占比例。木栓形成层如果发生在皮层以内，则初生皮层就不存在，而由栓内层（次生皮层）所代替；木栓形成层如果发生在皮层，则初生皮层部分存在，其外方常分化为厚角组织或厚壁组织。注意观察细胞的形态及内含物等。

3.中柱鞘部位 是否明显存在，有无厚壁组织，如石细胞或纤维分布。

4.韧皮部 韧皮薄壁组织和韧皮射线细胞的形态及排列情况，厚壁组织、分泌组织及细胞内含物的有无及其分布。

5.形成层 多呈环状。

6.木质部 导管、木纤维、木薄壁细胞、木射线细胞的形态和排列情况。木质茎木部发达，射线细胞常木化，具壁孔。

7.髓部 大多为薄壁细胞，排列疏松，有的具壁孔；有的髓周围具厚壁细胞，散在或形成环髓纤维或环髓石细胞。木质茎髓部较小。

茎类中药显微鉴别，除应注意各类组织的排列，各种细胞的分布，特别是石细胞和纤维外，还应注意草酸钙结晶和淀粉粒的有无及其形状特点。对于存在于不同部位的厚壁组织，如下皮纤维、中柱鞘纤维、韧皮纤维、木纤维和环髓纤维等，可通过解离组织仔细观察厚壁组织的细胞形态、细胞壁的厚度和木化程度，有无壁孔、层纹和分隔。

双子叶植物木质茎藤，维管束常被射线分隔成明显的放射状；少数为异常构造，有的韧皮部和木质部层状排列成数轮，如鸡血藤；有的具髓部维管束，如海风藤；有的具内生韧皮部，如络石藤；有的具内涵韧皮部，如萝藦科植物；有的具多环性同心环维管束，如防己科植物。

（二）木类中药的组织构造

多为木质茎的木质部构造，次生木质部是由形成层纺锤状原始细胞和射线原始细胞形成的轴向系统的导管、管胞、纤维、木薄壁细胞和径向系统的射线薄壁细胞。常观察三切面：

1.横切面 年轮呈同心状，射线放射状。主要观察木射线宽度、密度；导管与木薄壁细胞的比例及分布形式（离管薄壁组织或傍管薄壁组织）；导管和木纤维的形状、直径、壁厚度等。

2.径向纵切面 射线呈横向带状，年轮为垂直平行带状。主要观察木射线高度及类型（同型射线或异型射线）；导管类型、分子长度、直径及有无侵填体；木纤维大小、壁厚度及纹孔等。

3.切向纵切 主要观察木射线的宽度、高度及类型（非叠生射线或叠生射线）。

木类药材除三切面外，亦配以解离组织及粉末观察下列组织特征。

（1）导管：导管分子的形状、宽度及长度，导管壁上纹孔类型。导管多为具缘纹孔及网纹导管，注意具缘纹孔的形状、大小、密度、排列方式及纹孔口形状；导管分子的端壁倾斜或横生，纹孔呈圆形穿孔或斜梯形。导管中有无侵填体及侵填体的形状和颜色。

松柏科无导管，有管胞。管胞两端较狭细，无明显末梢壁（纤维状管胞），即使有斜形末梢壁，无穿孔，有纹孔（导管状管胞）。管胞侧壁上的纹孔为具缘纹孔。

（2）木纤维：主韧型纤维，纵切面观狭长，末端尖锐，细胞腔狭小，壁厚，有斜裂隙状的单纹孔；有些纤维腔中具中隔，形成分隔纤维。横切面观呈类三角形，具胞腔。有的呈晶纤维，如苏木等。

（3）木薄壁细胞：呈短柱形，壁木化增厚或有单纹孔。有的含淀粉粒或草酸钙结晶。

（4）木射线：射线细胞的长轴是半径向的，和导管及纤维的长轴相垂直。它由薄壁细胞组成，细胞壁木化，有的可见壁孔，胞腔内常见淀粉粒或草酸钙结晶。

此外，还应注意分泌组织、细胞内含物的分布和类型。

木类中药，少数为异常构造，有的具内涵韧皮部，如沉香。

第二节　茎木类中药鉴定

海风藤 Piperis Kadsurae Caulis

本品为胡椒科（Piperaceae）植物风藤 *Piper kadsura* (Choisy) Ohwi 的干燥藤茎。主产于福建、浙江、广东、台湾等地。本品呈扁圆柱形，微弯曲，长 15~60cm，直径 0.3~2cm。表面灰褐色或褐色，粗糙，有纵向棱状纹理及明显的节，节间长 3~12cm，节部膨大，上生不定根。体轻，质脆，易折断，断面不整齐，皮部窄，木部宽广，灰黄色，导管孔多数，射线灰白色，放射状排列，皮部与木部交界处常有裂隙，中心有灰褐色髓。气香，味微苦、辛。以香气浓郁者为佳。主要含细叶青蒌藤素、细叶青蒌藤烯酮、细叶青蒌藤醌醇、细叶青蒌藤酰胺等，以细叶青蒌藤素含量最高，是一种具有抑制肿瘤作用的成分。本品性微温，味辛、苦。祛风湿，通经络，止痹痛。

☆ 川木通 Clematidis Armandii Caulis

【来源】本品为毛茛科（Ranunculaceae）植物小木通 *Clematis armandii* Franch. 或绣球藤 *Clematis montana* Buch.-Ham. 的干燥藤茎。

【产地】小木通主产于四川、湖南；绣球藤主产于四川。

【采收加工】春、秋两季采收，除去粗皮，晒干，或趁鲜切薄片，晒干。

【鉴别】本品呈长圆柱形，略扭曲，长 50~100cm，直径 2~3.5cm。表面黄棕色或黄褐色，有纵向凹沟及棱线；节处多膨大，有叶痕及侧枝痕。残存皮部易撕裂。质坚硬，不易折断。切片厚 0.2~0.4cm，边缘不整齐，残存皮部黄棕色，木部浅黄棕色或浅黄色，有黄白色放射状纹理及裂隙，其间布满导管孔，髓部较小，类白色或黄棕色，偶有空腔。气微，味淡（图 7-1）。

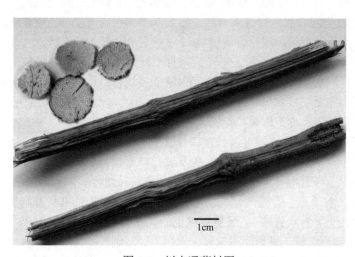

图 7-1　川木通药材图

横切面：绣球藤落皮层和木柱层多已除去，有的残存。韧皮纤维束与射线厚壁细胞相连接构成厚壁组织环带，通常为两层，同心排列，每条环带有 1~3 层细胞；射线厚壁细胞向内延伸，使整个厚壁组织环带呈波浪形，有时其各部不连接，两条环带间有切向排列的纤维和颓废的筛管群。形成层环不明显。木质部占绝大部分，除射线细胞外，壁均木化。年轮明显，春材导管大型，环状排列，秋材主要为纤维和木薄壁细胞；初生射线约 12 条，次生射线少而短。髓部较小，细胞壁木化。

小木通韧皮部有两条波浪状弯曲的厚壁组织环带与韧皮薄壁组织相间排列，环带的峰部为纤维束，谷部为厚壁细胞，处于射线部位；峰部的内侧有一条切向的韧皮纤维束带与弓形框径向排列，射线处厚壁细胞径向延长。木质部年轮不明显，导管散在。

【化学成分】小木通主要含黄酮类化合物、木脂素类成分。绣球藤主要含皂苷类成分，其苷元为齐墩果酸皂苷元及常春藤皂苷元。

【功效】性寒，味淡、苦。清热利尿，通经下乳。

附 关木通

关木通 Aristolochiae Manshuriensis Caulis 为马兜铃科（Aristolochiaceae）植物东北马兜铃 *Aristolochia manshuriensis* Kom. 的干燥藤茎。主产于吉林、辽宁、黑龙江等地。药材长圆柱形，稍扭曲，长约 1m，直径 1.5~3cm。表面灰黄色或浅黄色，有浅纵沟及棕褐色残余栓皮。节部稍膨大，有一明显的枝痕。质坚硬，体轻，不易折断。断面黄色或淡黄色，皮部狭窄，木部宽广，有整齐的导管小孔，呈多层同心环状排列，与类白色射线交叉成蜘蛛网状。髓部不明显。气微，摩擦残余粗皮，有樟脑样臭，味苦。含马兜铃酸、齐墩果酸及常春藤皂苷元等。本品性寒，味苦。清心火，利尿，通乳。因本品所含马兜铃酸有肾脏累积毒性，故现已取消关木通的药用标准。

木通 Akebiae Caulis

本品为木通科（Lardizabalaceae）植物木通 *Akebia quinata* (Thunb.) Decne.、三叶木通 *A. trifoliata* (Thunb.) Koidz. 或白木通 *A. trifoliata* (Thunb.) Koidz. var. *australis* (Diels) Rehd. 的干燥藤茎。木通主产于江苏、浙江、安徽、江西等地；三叶木通主产于浙江；白木通主产于四川。本品呈圆柱形，常稍扭曲，长 30~70cm，直径 0.5~2cm。表面灰棕色至灰褐色，外皮粗糙而有许多不规则的裂纹或纵沟纹，具突起的皮孔。节部膨大或不明显，具侧枝断痕。体轻，质坚实，不易折断，断面不整齐，皮部较厚，黄棕色，可见淡黄色颗粒状小点，木部黄白色，射线呈放射状排列，髓小或有时中空，黄白色或黄棕色。气微，味微苦而涩。含苯乙醇苷类化合物，如木通苯乙醇苷 B 等。尚含齐墩果酸、常春藤皂苷元、白桦脂醇、木通皂苷等成分。本品性微寒，味苦。清心火，利小便，通经下乳。

☆ 大血藤 Sargentodoxae Caulis

【别名】血藤、血木通、红藤。

【来源】本品为木通科（Lardizabalaceae）植物大血藤 *Sargentodoxa cuneata* (Oliv.) Rehd. et Wils. 的干燥藤茎。

【产地】本品主产于湖北、四川、江西、河南。

【采收加工】秋、冬两季采其藤茎，去细枝及叶，切成小段或厚片，晒干。

【鉴别】呈圆柱形，略弯曲，直径 1~3cm。表面灰棕色，粗糙，有浅纵沟和明显的横裂纹及疣状突起，栓皮有时呈片状剥落而露出暗红棕色内皮，有的可见膨大的节及略凹陷的枝痕或叶痕。质硬，断面皮部呈红棕色，有数处向内嵌入木部，木部黄白色，有多数细孔及红棕色放射状纹理。气微，味微涩（图 7-2）。

以条匀、粗如拇指者为佳。

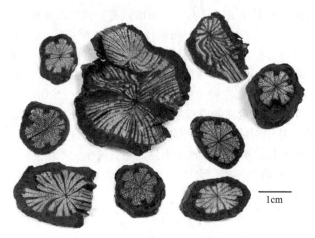

图 7-2 大血藤药材图

横切面：①木栓层由多列细胞组成，内壁常木化增厚，细胞内含红棕色物质。②栓内层及皮层散有石细胞群，有的胞腔内有时含草酸钙方晶。③维管束约 12 个，外韧型，射线宽广。④韧皮部含黄棕色物质的分泌细胞较多，常切向排列，与筛管群相间隔，有少数石细胞。⑤束内形成层明显。⑥木质部导管多单个散在，类圆形，直径约至 400μm，周围有木纤维，壁厚木化。⑦髓部较小，可见石细胞群。⑧薄壁细胞均含棕色或红棕色物质（图 7-3）。

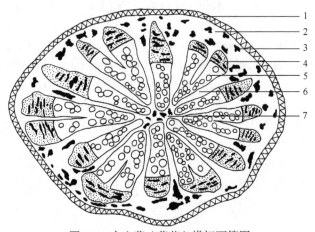

图 7-3 大血藤（藤茎）横切面简图

1. 木栓层；2. 皮层；3. 石细胞群；4. 韧皮部；5. 木质部；6. 射线；7. 髓部

【化学成分】本品含鞣质约 7.7%。另含蒽醌类，如大黄素、大黄素甲醚等。尚含右旋二氢愈创木脂酚、胡萝卜苷、毛柳苷等。

【功效】性平，味苦。清热解毒，活血，祛风。

☆苏木 Sappan Lignum

时珍曰："海岛有苏方国，其地产此木，故名。今人省呼为苏木尔。"苏方国似为古时苏苏国，今之苏门答腊等地。取苏木碎片投于热水，水染成红色，加酸变成黄色，再加碱液，仍变成红色。市场上发现用木材染色伪制苏木，该品置热水中，水显浅黄色、黄色、橙黄色等，应注意鉴别。

【别名】苏方木。

【来源】本品为豆科（Leguminosae）植物苏木 *Caesalpinia sappan* L. 的干燥心材。

【产地】本品主产于中国台北、广东、广西、贵州等地。

【采收加工】全年均可采收，一般多在 5~7 月，将树砍下，除去粗皮及边材，取其黄红色或红棕色的心材，晒干。用时刨成薄片或劈成小块片。

【鉴别】呈圆柱形或半圆柱形，有的连接根部则呈不规则稍弯曲的长条状或疙瘩状，长短不一，直径 3~12cm。表面黄红色或棕红色，可见红黄相间的纵向条纹，有刀削痕及细小的凹入油孔。质坚硬沉重，致密。断面略具光泽，横断面有显著的类圆形同心环纹（年轮），有的中央具暗棕色带亮星的髓。气微香，味微甘涩（图 7-4）。

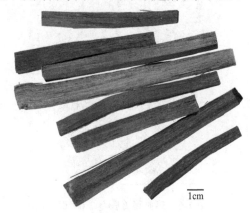

图 7-4　苏木药材图

粉末：黄红色。①纤维及晶纤维极多，成束，橙黄色或无色，细长，具稀疏的单斜孔，晶纤维的含晶细胞壁不均匀增厚，木化。②射线细胞长方形，细胞壁连珠状增厚，木化，具单纹孔，纹孔较密，孔沟明显；切向纵断面射线宽 1~2（~3）列细胞，细胞类圆形。③具缘纹孔导管大小不一，纹孔排列紧密，导管中常含棕色块状物。④薄壁细胞长方形或狭长，壁稍厚，木化，纹孔明显。⑤草酸钙结晶类方形、长方形、双锥形。

【化学成分】本品含巴西苏木素约 2%，在空气中易氧化成巴西苏木色素，即为苏木的红色色素成分。尚含苏木酚，可做有机试剂，检查铅离子。又含挥发油，油中主成分为 *d*-α- 菲兰烃、罗勒烯，为苏木的香气成分。此外，尚含鞣质。

【功效】性平，味甘、咸。行血祛瘀，消肿止痛。

★ 鸡血藤 Spatholobi Caulis

【别名】血风藤、血藤。

【来源】本品为豆科（Leguminosae）植物密花豆 *Spatholobus suberectus* Dunn 的干燥藤茎。

【产地】本品主产于广东、广西、云南等地。

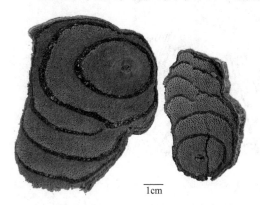

图 7-5　鸡血藤药材图

【采收加工】秋、冬两季采收，除去枝叶、切片或切段晒干。

【性状鉴别】本品为椭圆形、长矩圆形或不规则的斜切片，厚 0.3~1cm。栓皮灰棕色，有的可见灰白色斑，栓皮脱落处显红棕色。质坚硬。切面木部红棕色或棕色，导管孔多数；韧皮部有树脂状分泌物，呈红棕色至黑棕色，与木部相间排列，呈 3~8 个偏心性半圆形环；髓部偏向一侧。气微，味涩（图 7-5）。

以树脂状分泌物多者为佳。

【显微鉴别】横切面：①木栓层为数列细胞，内含棕红色物。②皮层较窄，散有石细胞群，细

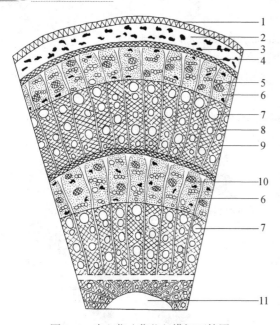

图 7-6 鸡血藤（藤茎）横切面简图

1. 木栓层；2. 皮层；3. 石细胞群；4. 厚壁细胞带；5. 分泌细胞；6. 韧皮部；7. 木质部；8. 射线；9. 木纤维；

10. 韧皮纤维；11. 髓部

胞内充满棕红色物；薄壁细胞含草酸钙方晶。③维管束异型，由韧皮部与木质部相间排列成数轮。④韧皮部最外侧为石细胞群与纤维束组成的厚壁细胞层，射线多被挤压，分泌细胞甚多，充满棕红色物，常数个至十多个切向排列成层；纤维束较多，非木化至微木化，周围细胞含草酸钙方晶，形成晶鞘纤维；含晶细胞壁木化增厚；石细胞群散在。⑤木质部射线有时含红棕色物；导管多单个散在，类圆形，直径约400μm；木纤维束亦为晶鞘纤维；少数木薄壁细胞含棕红色物（图 7-6）。

粉末：棕黄色。①石细胞多成群，呈长方形、类圆形、三角形或方形，直径 14~75μm，有的胞腔内含红棕色色素。②纤维成束，纹孔及胞腔不明显，纤维束周围的细胞束含草酸钙方晶，形成晶鞘纤维。③分泌细胞众多，内含红棕色树脂状色素，排列成条状或不规则块状。④导管碎片主要为具缘纹孔。⑤木栓细胞表面观多角形，壁有长圆状纹孔（图 7-7）。

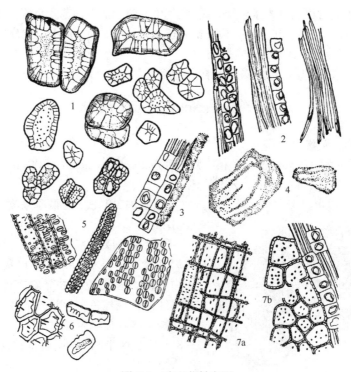

图 7-7 鸡血藤粉末图

1. 石细胞；2. 纤维及晶鞘纤维；3. 分泌细胞；4. 棕色块；5. 导管；6. 木栓细胞；7. 木射线细胞（a. 径向；b. 切向）

【化学成分】本品含多种异黄酮，如刺芒柄花素、芒柄花素、二氢黄酮、查耳酮等。此外，尚含鞣质类、三萜类及拟雌内酯类。

【理化鉴别】取本品的乙醇提取液，依次用石油醚（60~90℃）30ml、甲醇 - 三氯甲烷（1∶9）40ml 在硅胶柱上洗脱，以甲醇 - 三氯甲烷（1∶9）洗脱液作为供试品溶液，以芒柄花素对照品为对照，以三氯甲烷 - 甲醇（20∶1）为展开剂，照薄层色谱法试验。供试品色谱在与对照品色谱相应的位置上显相同颜色的荧光斑点。

【浸出物】醇溶性浸出物（热浸法，用乙醇作溶剂）不得少于 8.0%。

【功效】性温，味苦、辛。补血，活血，通络。

降香 Dalbergiae Odoriferae Lignum

本品为豆科（Leguminosae）植物降香檀 *Dalbergia odorifera* T. Chen 树干和根的干燥心材。主产于广东、海南等省，福建、广西、云南等省（自治区）也产。本品呈类圆柱形或不规则块状。表面紫红色或红褐色，切面有致密的纹理。质硬，有油性。气微香，味微苦。火烧有黑烟及油冒出，残留白色灰烬。以色紫红、质坚实、富油性、香气浓者为佳。主要含挥发油，并含黄酮等成分。本品性温，味辛。行气活血，止痛，止血。

★ 沉香 Aquilariae Lignum Resinatum

沉香是一种名贵的中药材，始载于《名医别录》。沈怀远《南越志》谓："交趾蜜香树，彼人取之，先断其积年老木根，经年其外皮干俱朽烂，木心与枝节不坏，坚黑沉水者，即沉香也。半浮半沉与水面平者，为鸡骨香。细枝坚实未朽烂者，为清桂香。其干为栈香，其根为黄熟香。其根节轻而大者，为马蹄香。此六物同出一树，有精粗之异尔。"由此可见，沉香的质量与其所含的树脂有关。在中医临床上，沉香、木香、丁香、檀香，均为辛香温通，调中止痛之品。但沉香专纳真气，偏治肾阳虚寒之疾；木香专调滞气，偏治脾胃气滞之疾；丁香专疗寒气，偏治脾胃虚寒之疾；檀香专升理上焦气，偏治胸膈凝气滞之疾。近年来，越来越多的人把沉香作为一种收藏品，由于其资源稀少，多为进口，所以价格飘升，质量也良莠不齐。一般从看、闻、摸、烧几个方面去鉴别沉香的真伪优劣。

链接

【别名】沉水香。

【来源】本品为瑞香科（Thymelaeaceae）植物白木香 *Aquilaria sinensis*（Lour.）Gilg 含有树脂的木材。

【产地】本品主产于广东、海南、广西、福建等省（自治区）。

【采收加工】选择树干直径在 30cm 以上的白木香树，在距地面 1.5~2m 处顺砍数刀，刀距 30~50cm，深 3~4cm，又称开香门，促使结香。伤面及附近的木材逐渐被一种真菌侵入而腐烂，此真菌可刺激沉香酶使细胞内淀粉解体并逐渐消失，继而出现黄色物，腐烂面脱落，其下方露出聚积了黄褐色或赤褐色香脂的木材，即可采割沉香。采香形成的伤口，又可形成新的香脂，也有人在已枯死的树干或根内觅取沉香。本品全年均可采收。

【性状鉴别】呈不规则块片或长条状，有的为小碎块。表面凹凸不平，有加工的刀痕，有棕黑色微显光泽的树脂和黄白色不含树脂部分交互形成的斑纹。质疏松，大多不沉于水。断面刺状。有特异香气，味微苦。燃烧时有浓烟及强烈香气，并有黑色油状物渗出（图 7-8）。

以色黑、质坚硬、油性足、香气浓而持久者为佳。

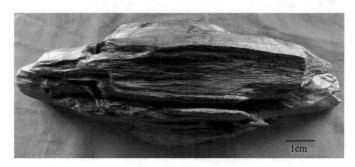

图 7-8　沉香药材图

【显微鉴别】横切面：①木射线 1~2 列细胞，充满棕色树脂。②导管圆多角形，常 2~10 个成群，有的含棕色树脂。③木纤维占大部分，细胞呈多角形，壁稍厚，木化。④木间韧皮部扁长椭圆状或条带状，常与射线相交，细胞内含棕色树脂，有的薄壁细胞含草酸钙柱晶（图 7-9）。

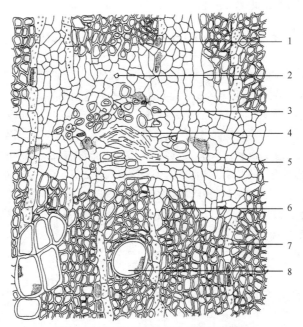

图 7-9　沉香（白木香）横切面详图

1. 树脂块；2. 草酸钙方晶；3. 纤维；4. 颓废筛管；5. 内涵韧皮部；6. 纤维管胞；7. 射线；8. 导管

切向纵切面：①射线宽 1~2 列细胞，高 4~20 个细胞。②导管为具缘纹孔，长短不一，多为短节导管，两端平截。③具缘纹孔排列紧密，互列。纤维细长，有单纹孔。④木间韧皮部细胞长方形。

径向纵切面：①射线细胞同型，为方形或略长方形，高 4~20 层细胞，细胞呈方形或长方形。②纤维径向壁上有单纹孔，余同切向纵切面（图 7-10）。

粉末：黑棕色。①纤维状管胞长梭形，多成束，壁薄，有具缘纹孔。②韧型纤维直径 25~45μm，径向壁上有单斜纹孔。③具缘纹孔导管多见，直径约至 130μm，具缘纹孔排列紧密，导管内棕色树脂团块常破碎脱出。④木间韧皮部细胞壁薄，有时可见纵斜交错纹理及菌丝。⑤木射线细胞单纹孔较密。⑥草酸钙柱晶，长 68μm，直径 9~15μm（图 7-11）。

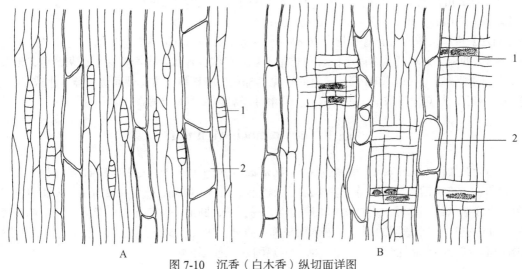

图 7-10　沉香（白木香）纵切面详图

A. 切向纵切面；B. 径向纵切面

1. 木射线；2. 导管

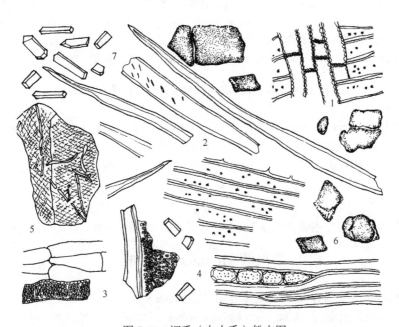

图 7-11　沉香（白木香）粉末图

1. 纤维管胞；2. 韧型纤维；3. 导管；4. 木射线细胞；5. 内涵韧皮部薄壁细胞（示纹理及菌丝）；6. 树脂团块；
7. 草酸钙柱晶

【化学成分】本品含挥发油及树脂。挥发油中含沉香螺萜醇、白木香酸及白木香醛，具有镇静作用。

【理化鉴别】①取热浸法之乙醇浸出物，进行微量升华，得黄褐色油状物，香气浓郁，于油状物上加盐酸 1 滴与香草醛颗粒少量，再滴加乙醇 1~2 滴，渐显樱红色，放置后颜色加深。②取本品的乙醚提取液作为供试品溶液，以沉香对照药材为对照，以三氯甲烷 - 乙醚（10∶1）为展开剂，照薄层色谱法试验。供试品色谱在与对照药材色谱相应的位置上显相同颜色的荧光斑点。

【浸出物】醇溶性浸出物（热浸法，用乙醇作溶剂）不得少于 10.0%。

【功效】性微温，味辛、苦。行气止痛，温中止呕，纳气平喘。

【附注】进口沉香为瑞香科植物沉香 *Aquilaria agallocha* Roxb. 含树脂的心树。主产于印度尼西亚、马来西亚、柬埔寨及越南等国。药材呈不规则棒状、片状。表面黄棕色或灰黑色，密布断续棕黑色的细纵纹（含树脂的部分）；有时可见黑棕色树脂斑痕。质坚硬而重，能沉水或半沉水。气较浓，味苦。燃烧时发浓烟，香气浓烈。醇溶性浸出物为 35%~50%。

通草 Tetrapanacis Medulla

本品为五加科（Araliaceae）植物通脱木 *Tetrapanax papyrifer*（Hook.）K. Koch 的干燥茎髓。主产于贵州、云南、四川、湖北等省。本品呈圆柱形，长 20~40cm，直径 1~2.5cm。表面白色或淡黄色，有浅纵沟纹。体轻，质松软，稍有弹性，易折断，断面平坦，显银白色光泽，中部有直径0.3~1.5cm 的空心或半透明的薄膜，纵剖面呈梯状排列，实心者少见。无臭，无味。主要含肌醇、多聚戊糖等成分。本品性微寒，味甘、淡。清热利尿，通气下乳。

附　小通草

小通草 Stachyuri / Medulla Helwingiae Medulla 为旌节花科植物喜马山旌节花 *Stachyurus himalaicus* Hook. F. et Thoms. 及中国旌节花 *S. chinensis* Franch 或山茱萸科植物青荚叶 *Helwingia japonica*（Thunb.）Dietr. 的干燥茎髓。喜马山旌节花主产于西南地区及陕西、甘肃、湖南、福建、广西等地。青荚叶主产于湖北、湖南、云南等地。旌节花茎髓呈圆柱形，长 30~50cm，直径 0.5~1cm。表面白色或淡黄色，平滑，附有胶质发亮的物质。体轻，质松软，捏之能变形，有弹性，易折断，断面平坦，实心，显银白色光泽。水浸后有黏滑感。气微，味淡。青荚叶茎髓表面有浅纵条纹。质较硬，捏之不易变形。水浸后无黏滑感。本品性寒，味甘、淡。清热，利尿，下乳。

络石藤 Trachelospermi Caulis et Folium

本品为夹竹桃科（Apocynaceae）植物络石 *Trachelospermum jasminoides*（Lindl.）Lem. 的干燥带叶藤茎。主产于华东、华北、华南等地区。药材呈圆柱形，弯曲，多分枝，长短不一，直径 1~5mm；表面红褐色，有点状皮孔及不定根；质硬，断面淡黄白色，常中空。叶对生，有短柄；展平后叶片呈椭圆形或卵状披针形，长 1~8cm，宽 0.7~3.5cm；全缘，略反卷，上表面暗绿色或棕绿色，下表面色较淡，革质。气微，味微苦。茎切面可见内生韧皮部。皮层、髓部具有石细胞，韧皮部、木质部均有纤维，周围薄壁细胞内草酸钙方晶。主要含牛蒡苷、络石苷等成分。本品性微寒，味苦。祛风通络，凉血消肿。

青风藤 Sinomenii Caulis

本品为防己科（Menispermaceae）植物青藤 *Sinomenium acutum*（Thunb.）Rehd et Wils. 及毛青藤 *S. acutum*（Thunb.）Rehd. et Wils. var. *cinereum* Rehd. et Wils. 的干燥藤茎。主产于江苏、浙江、湖北等地。药材呈长圆柱形，微弯曲，长 20~70cm 或更长，直径 0.5~2cm。表面绿褐色至棕褐色，有的灰褐色，有细纵纹及皮孔。节部稍膨大，有分枝。体轻，质硬而脆，易折断，断面不平坦，灰黄色或淡灰棕色，皮部窄，木部射线呈放射状排列，髓部淡黄白色或黄棕色。气微，味苦。主要含青藤碱、异青藤碱等生物碱类成分。本品性平，味苦、辛。祛风湿，通经络，利小便。

☆ 钩藤 Uncariae Ramulus cum Uncis

【来源】本品为茜草科植物钩藤 *Uncaria rhynchophylla*（Miq.）Miq. ex Havil.、大叶钩藤 *U. macrophylla* Wall.、毛钩藤 *U. hirsuta* Havil.、华钩藤 *U. sinensis*（Oliv.）Havil. 或无柄果钩藤 *U. sessilifructus* Roxb. 的干燥带钩茎枝。

【产地】钩藤主产于广西、广东、湖北、湖南等地。大叶钩藤主产于广西、广东、云南等地。华钩藤主产于广西、贵州、湖南、湖北等地。毛钩藤主产于福建、广东、广西、台湾等地。无柄钩藤主产广东、广西、云南等地。

【采收加工】秋、冬两季采收有钩的嫩枝，剪成短段，晒干或蒸后晒干。

【鉴别】茎枝呈圆柱形或类方柱形，长2~3cm，直径0.2~0.5cm。表面红棕色至紫红色者具细纵纹，光滑无毛；黄绿色至灰褐色者有的可见白色点状皮孔，被黄褐色柔毛。多数枝节上对生两个向下弯曲的钩（不育花序梗），或仅一侧有钩，另一侧为突起的疤痕；钩略扁或稍圆，先端细尖，基部较阔；钩基部的枝上可见叶柄脱落后的窝点状痕迹和环状的托叶痕。质坚韧，断面黄棕色，皮部纤维性，髓部黄白色或中空。气微，味淡（图7-12）。

以双钩、茎细、钩结实、光滑、色紫红、无枯枝钩者为佳。

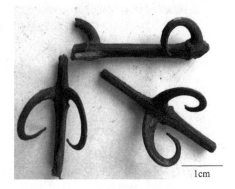

图7-12　钩藤药材图

粉末：淡红棕色。①韧皮纤维大多成束，直径16~42μm，非木化或微木化，孔沟不明显。②韧型纤维大多成束，甚长，直径15~24μm，壁稍厚，木化，具明显的单斜孔。③导管为螺纹、网纹、梯纹及具缘纹孔，后者直径至68μm。④韧皮薄壁细胞中含有草酸钙砂晶。⑤微木化的薄壁组织碎片众多（包括木射线、髓及木薄壁细胞），细胞呈类方形、类圆形、不规则形或细长方形，直径17~72μm，壁稍增厚，具多数椭圆形或圆形单纹孔。⑥表皮细胞棕黄色，类方形、多角形或稍延长，直径至32μm，壁稍增厚，细胞内有油滴状物，断面观可见较厚的角质层。⑦纤维状管胞少见，大多与韧型纤维成束存在，有具缘纹孔。

取本品三氯甲烷提取液蒸干，残渣用甲醇溶解作为供试品溶液，以异钩藤碱对照品为对照，以石油醚（60~90℃）- 丙酮（6：4）为展开剂，照薄层色谱法试验，喷以改良碘化铋钾试液。供试品色谱在与对照品色谱相应的位置上显相同颜色的斑点。

【化学成分】本品主要含钩藤碱、异钩藤碱，是降血压的有效成分。还含有去氢钩藤碱、去氢异钩藤碱、柯南因等。

【功效】性凉，味甘。清热平肝，息风定惊。

小结

　　茎类中药包括茎藤（川木通、鸡血藤、大血藤）、茎枝（桂枝、桑枝）、茎刺（皂角刺）、茎翅（鬼箭羽）、茎髓（通草、小通草）；木类中药包括心材（沉香、降香、苏木）和边材（因形成较晚含水分较多，较少入药）。

　　在性状鉴别上，一般木质藤茎和茎枝，多呈圆柱形或扁圆柱形，表面大多为棕黄色。外表粗糙，节膨大。质地坚实，断面纤维性或裂片状，木部占大部分，可见放射状排列纹理；有的可见明显小孔（川木通、青风藤）；有的可见特殊的环纹（鸡血藤）。木类中药多呈不规则的块状、厚片状或长条状。表面颜色不一，有的具有棕褐色树脂状条纹或斑块；有的因形成的季节不同而出现年轮。质地气味常可以帮助鉴别，如沉香质重，具香气；白木香质轻，香气较淡。

　　在显微鉴别上，对于茎类中药，一般应制成横切片、纵切片、解离组织片、粉末制片等，观察其周皮或表皮、皮层、韧皮部、形成层、木质部和髓的形态特征。双子叶植物木质茎藤，有的为异常构造：韧皮部和木质部层状排列成数轮（鸡血藤）；有的髓部具数个维管束（海风藤）；有的具内生韧皮部（络石藤）。对于木类中药，一般分别制作三个方向的切片，即横切面、径向纵切面、切向纵切面，观察导管、木纤维、木薄壁细胞、木射线的形态特征，少数木类中药具有异常结构，如沉香，具有木间韧皮部（内涵韧皮部）。

目 标 检 测

一、单选题

A 型题

1. 沉香的药用部位是
A. 茎髓　　B. 茎刺　　　　C. 茎枝　　　　D. 边材　　　　E. 含树脂的木材
2. 钩藤的降压有效成分为
A. 挥发油类　B. 生物碱类　　C. 有机酸类　　D. 黄酮类　　　E. 木脂素类
3. 川木通的原植物科名是
A. 木通科　B. 马兜铃科　　C. 毛茛科　　　D. 防己科　　　E. 豆科
4. 习称"红藤"的药材是
A. 鸡血藤　B. 钩藤　　　　C. 大血藤　　　D. 苏木　　　　E. 降香
5. 大血藤的断面特征为
A. 髓部偏向一侧
B. 皮部厚，有棕色油点
C. 红棕色皮部与黄白色木部交互排列成 3~8 轮半圆形环
D. 形成层环呈多角形
E. 皮部红棕色，有数处向内嵌入木部
6. 取某药材碎片投于热水，水被染成红色；加酸变成黄色，再加碱液，仍变成红色。此药材是
A. 降香　　B. 苏木　　　　C. 大血藤　　　D. 鸡血藤　　　E. 桂枝
7. 沉香的原植物科名是
A. 毛茛科　B. 木通科　　　C. 豆蔻　　　　D. 茜草科　　　E. 瑞香科
8. 具有偏心性髓部的茎木类药材是
A. 大血藤　B. 钩藤　　　　C. 鸡血藤　　　D. 川木通　　　E. 关木通
9. 通草的药用部位为
A. 心材　　B. 茎枝　　　　C. 茎刺　　　　D. 茎藤　　　　E. 茎髓

B 型题

A. 木通科　　B. 毛茛科　　C. 豆科　　　　D. 茜草科　　　E. 瑞香科
10. 川木通的原植物科名是
11. 钩藤的原植物科名是
12. 大血藤的原植物科名是

A. 草酸钙方晶　　　　　　B. 草酸钙针晶　　　　　　　C. 草酸钙柱晶
D. 草酸钙砂晶　　　　　　E. 草酸钙簇晶
13. 钩藤粉末镜检可见
14. 沉香粉末镜检可见
15. 鸡血藤粉末镜检可见

二、X 型题

1. 药材木通的原植物有
A. 白木通　B. 小木通　　　C. 绣球藤　　　D. 三叶木通　　E. 木通
2. 木类药材的显微鉴别一般制作哪几种切片
A. 横切面　B. 径向纵切面　C. 解离组织片　D. 斜向切面　　E. 切向纵切面
3. 下列来源于豆科植物的药材有
A. 大血藤　B. 鸡血藤　　　C. 钩藤　　　　D. 苏木　　　　E. 降香

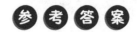

一、单选题

1. E　2. B　3. C　4. C　5. E　6. B　7. E　8. C　9. E　10. B　11. D　12. A　13. D　14. C　15. A

二、X 型题

1. ADE　2. ABE　3. BDE

第八章 皮 类 中 药

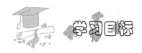
1. 掌握药材牡丹皮、厚朴（附：厚朴花）、肉桂（附：桂枝）、黄柏（附：关黄柏）的来源、主产地、性状鉴别、显微鉴别、化学成分、理化鉴别等内容
2. 熟悉药材杜仲、秦皮的来源、性状鉴别、显微鉴别等内容
3. 了解药材桑白皮（附：桑枝、桑叶、桑椹）合欢皮、白鲜皮、苦楝皮、五加皮、香加皮、地骨皮的来源、性状鉴别等内容

第一节 概   述

皮（cortex）类中药通常是指以被子植物（主要为双子叶植物）或裸子植物的茎干、枝和根的形成层以外部分入药的药材，大多为木本植物茎的干皮，少数为根皮或枝皮。由外内向依次为周皮、皮层、初生韧皮部和次生韧皮部等部分。

一、性 状 鉴 别

皮类中药因植物来源、取皮部位、采集和加工干燥方法的不同，形成表面及形态等的变化特征。鉴定时，应特别注意观察其内表面、外表面和断面特征及气味等。同时还要正确运用鉴别术语。

1. 形状　由粗大老树上剥的皮，大多呈长条状或板片状；枝皮多呈细条状或卷筒状；根皮则呈短片状或短小筒状。常用描述术语有以下两种。

（1）平坦：皮片呈板片状，较平整，如杜仲等。

（2）弯曲：皮片多向内弯曲，根据弯曲程度的不同，又分反曲，皮片向外表面卷曲，如石榴树皮；槽状或半管状，皮片向内卷曲呈半圆形，如合欢皮；管状或筒状，皮片向内卷曲呈管状，如牡丹皮；单卷状，皮片向一侧卷曲，以至两侧重叠，如肉桂；双卷筒状，皮片两侧各自向内卷曲呈筒状，如厚朴；复卷筒状，几个单卷或双卷状皮片重叠在一起呈筒状，如锡兰桂皮（图 8-1）。

2. 外表面　多为灰黑色、灰褐色、棕褐色或棕黄色等，有的常有斑片状的地衣、苔藓等物附生。有的常有片状剥离的落皮层和纵横深浅不同的裂纹，有时亦有各种形状的突起物而使外表面显示不同程度的粗糙；多数树皮可见皮孔，皮孔的形状、颜色、分布的密度，常是鉴别皮类中药的特征之一。例如，牡丹皮皮孔横长略凹陷状，灰褐色；杜仲皮孔斜方形横裂。少数有刺毛，如红毛五加皮；或有钉状物，如海桐皮等。除去栓皮的皮片则外表面较光滑，如川黄柏等。

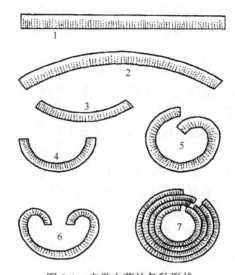

图 8-1 皮类中药的各种形状

1. 平坦；2. 弯曲；3. 反曲；4. 槽状；5. 单卷筒；6. 双卷筒；7. 复卷筒

3. 内表面 一般较平滑或具粗细不等的纵向皱纹或显网状皱纹。颜色不一，如肉桂呈红棕色，杜仲呈紫褐色，黄柏呈黄色，苦楝皮呈黄白色。有些含油的皮类中药，经刻画出现油痕，可根据油痕的情况并结合气味等判断其药材的质量，如肉桂等。

4. 折断面 皮类中药横向折断面的特征和皮的各组织的组成和排列方式有密切关系，因此是皮类中药的重要鉴别特征，折断面性状主要有以下几种。

（1）平坦状：较平坦，无显著突起物，组织中富有薄壁细胞而无石细胞群或纤维束，如牡丹皮。

（2）颗粒状：呈颗粒状突起，组织中富有石细胞群，如肉桂。

（3）纤维状：多显细的纤维状物或刺状物凸出，组织中富含纤维，如桑白皮。

（4）层状：组织构造中的纤维束和薄壁组织呈层状排列，折断时呈明显的层片状，如黄柏、苦楝皮等。

有的外层呈颗粒状，内层显纤维状，说明外侧有石细胞群，纤维主要存在于内侧，如厚朴。有的折断时有银白色胶质丝状物相连，如杜仲。有的折断时有粉尘，说明组织细胞中富含淀粉，如白鲜皮。

5. 气味 与药材所含成分有密切关系，有些皮类中药外形很相似，但其气味却完全不同。例如，肉桂与桂皮外形亦较相似，但肉桂味甜而微辛，桂皮则味辛辣而凉；香加皮和地骨皮，前者有特殊香气，味苦而有刺激感，后者气味较微弱。因此气味也是鉴别皮类中药的重要方面。

二、显微鉴别

皮类中药的构造一般可分为周皮、皮层、中柱鞘部位及韧皮部。观察横切面各部分组织的界限和宽厚度，注意各部位细胞的形态，排列情况，有无分泌组织、厚壁组织，细胞内含物的有无、类型及其特点。

1. 周皮 包括木栓层、木栓形成层与栓内层。木栓细胞多整齐排列成行，细胞扁平，切向延长，壁栓化或木化。注意木栓细胞层次、形状、大小，细胞壁色质、有无增厚及增厚形式、是否木化、有无内含物及其性质。栓内层细胞壁不栓化，有的含叶绿体，又称绿皮层；栓内层较发达时，细胞多为不规则形，类似于皮层细胞，又称次生皮层。还要注意木栓形成层的发生部位、有无落皮层及皮孔形态。

2. 皮层　木栓形成层早期发生于表皮下或初生皮层，则初生皮层、次生皮层同时存在，木栓形成层发生于中柱鞘或韧皮部，则初生皮层不存在。皮类药材主要为栓内层积累的次生皮层，多为薄壁细胞，略切向延长，常有细胞间隙，靠外常分化成厚角组织。皮层中常可见厚壁组织（纤维、石细胞）、分泌组织（如油细胞、乳管、黏液细胞等）以及细胞内含物（常有淀粉粒和草酸钙结晶）。

3. 中柱鞘部位　为一至数列细胞，有时为由纤维束或石细胞群构成的环带，如桂皮。较厚的树皮，木栓形成层发生于中柱鞘或韧皮部部位，故中柱鞘不存在。

4. 韧皮部　占皮大部分，包括韧皮部束和射线。初生韧皮部已被推向外侧，其筛管群等常颓废皱缩呈条状。次生韧皮部占大部分，被韧皮射线径向分隔为若干韧皮部束。韧皮部束主要为筛管、伴胞及韧皮薄壁细胞，有时有厚壁组织、分泌组织，应注意其分布位置、分布特点和细胞特征，其厚壁组织细胞壁厚度、纹孔、木化程度、存在形式及排列情况有鉴别意义。韧皮部常有纤维束或石细胞群呈切向排列成断续的环带，与韧皮薄壁组织及筛管群互成层状排列，形成硬韧部和软韧部，如黄柏等。韧皮薄壁细胞内常含结晶体或淀粉粒，以草酸钙簇晶、方晶多见，砂晶较少。

射线分髓射线和韧皮射线。髓射线较长，常呈弯曲状，外侧渐宽呈喇叭口状，区分韧皮部与其外方组织；韧皮射线较短，区分初生韧皮部和次生韧皮部，即有韧皮射线通过的部分全为次生韧皮部——内皮部；韧皮射线所达以外的组织——外皮部。射线一般由薄壁细胞构成，不木化，细胞中常含有草酸钙结晶和淀粉粒。射线的宽度、形状、细胞壁厚、纹孔、细胞内含物，在鉴别时较为重要。

皮类中药粉末鉴别较常用，各种组织细胞的形状、长度、宽度，细胞壁的性质、厚度、壁孔和壁沟的情况及层纹清楚否，都是鉴定的重要依据。

第二节　皮类中药鉴定

桑白皮 Mori Cortex（附：桑枝、桑叶、桑椹）

本品为桑科（Moraceae）植物桑 *Morus alba* L. 的干燥根皮。全国各地大都有野生或栽培。本品呈扭曲的卷筒状、槽状或板片状，长短宽狭不一，厚 1~4mm。外表面白色或淡黄白色，平坦，偶有残留未除净的橙黄色或棕黄色鳞片状粗皮；内表面黄白色或淡黄色，有细纵纹。体轻，质韧，纤维性强，难折断，易纵向撕裂，撕裂时有白色粉尘飞扬。气微，味微甘。根皮横切面：韧皮部射线宽 2~6 列细胞，散有乳汁管；纤维单个散在或成束。薄壁细胞含淀粉粒，有的含草酸钙方晶。老根皮在皮层、韧皮部内侧有石细胞群。主含黄酮类，有桑根皮素、桑皮色烯素、环桑根皮素等。尚含三萜类、香豆精类。本品性寒，味甘。泻肺平喘，利水消肿。

附　桑枝、桑叶、桑椹

桑枝 Mori Ramulus 为桑科植物（Moraceae）桑的干燥嫩枝。药材呈长圆柱形，少分枝，长短不一，直径 0.5~1.5cm。表面灰黄色或黄褐色，有多数黄褐色点状皮孔及细纵纹，并有灰白色略呈半月形的叶痕和黄棕色的小芽。质坚韧，不易折断。断面黄白色，具纤维性。切片厚 2~5mm，皮部较薄，木部有放射状纹理，髓部白色，海绵状。气微，味淡。主要含桑木素、二氢桑木素、桑橙素及二氢山柰素等。本品性平，味微苦。祛风湿，利关节。

桑叶 Mori Folium 为桑科（Moraceae）植物桑的干燥叶片。药材多皱缩、破碎。完整的叶片有柄，展平后呈卵形或宽卵形，长 8~15cm，宽 7~13cm；先端渐尖，基部截形、圆形或心脏形，边缘有锯齿或钝锯齿，有的作不规则分裂。上表面黄绿色或浅黄棕色，有时可见小疣状突起；下表面色较浅，叶脉突起，小脉网状，脉上被疏毛，叶脉具簇毛。气微，味淡，微苦涩。主要含黄酮类成分，如芦丁、桑苷、异槲皮苷等。此外，尚含生物碱、香豆素、多种氨基酸、有机酸、甾体化合物及三萜类等。本品性寒，味甘、苦。散风热，清肝明目。

桑椹 Mori Fructus 为桑科（Moraceae）植物桑的干燥果穗。药材略呈圆柱状，长 1~2cm，直径 5~8mm，具总果柄，长约 1cm。每个果穗由 30~60 枚瘦果集成，小瘦果卵圆形，稍扁，长约 2mm，宽约 1mm，无果柄，外表黄棕色、棕红色至暗紫色，外被花被片 4 枚，果实边缘有棱线，果皮薄，种子淡黄色。气微，味微酸而甜。主要含芦丁、花青素、胡萝卜素、糖类等，另含脂肪油，油中主要为亚油酸。本品性温，味甘、酸。补肝肾，养血生津。

★ 牡丹皮 Moutan Cortex

【来源】本品为毛茛科（Ranunculaceae）植物牡丹 *Paeonia suffruticosa* Andr. 的干燥根皮。

【产地】本品主产于安徽、四川、河南、山东等省。

【采收加工】栽培 3~5 年后采收。常在 10~11 月挖出根部，除去须根及茎基，剥取根皮，晒干，习称"原丹皮"。趁鲜刮去外皮，纵剖，抽取木心，习称"刮丹皮"或"粉丹皮"。

【性状鉴别】原丹皮呈筒状或半筒状，有纵剖开的裂缝，向内卷曲或略外翻，长短不一，通常长 5~25cm，直径 0.5~1.2cm，皮厚 1~4mm。外表面灰褐色，有多数横长略凹陷的皮孔及细根痕。内表面淡灰黄色或浅棕色，有明显的细纵纹理，常见发亮的结晶（丹皮酚）。质硬脆，折断面较平坦，粉性，灰白色至粉红色。有特殊香气，味微苦而涩（图 8-2）。

刮丹皮外表面淡棕色或粉红色，其他特征同原丹皮。

以条粗长、皮厚、无木心、断面白色、粉性足、结晶多、香气浓者为佳。

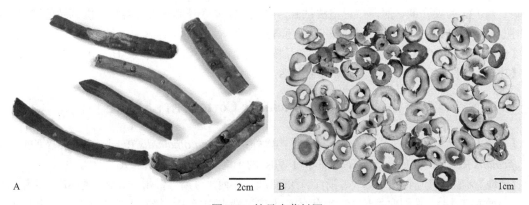

A   2cm   B   1cm

图 8-2　牡丹皮药材图
A. 药材；B. 饮片

【显微鉴别】粉末：淡红棕色。①淀粉粒众多，单粒呈类球形或多角形，直径 3~16μm，脐点点状、裂缝状、三叉状或星状；复粒由 2~6 粒复合而成。②草酸钙簇晶甚多，直径 9~45μm，有时含晶薄壁细胞排列成行；也有一个薄壁细胞中含有数个簇晶，或簇晶充塞于细胞间隙中。③木栓细胞长方形，壁稍厚，浅红色（图 8-3）。

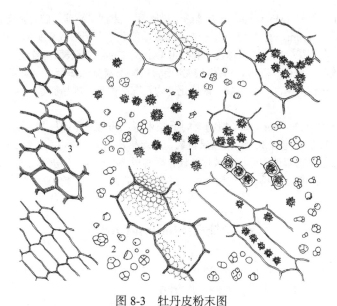

图 8-3　牡丹皮粉末图

1. 草酸钙簇晶；2. 淀粉粒；3. 木栓细胞

【化学成分】本品主要含丹皮酚、牡丹酚苷、丹皮酚原苷、丹皮酚新苷等酚类成分，另含芍药苷等单萜苷类及挥发油。牡丹酚具有镇痛、解痉作用，也有一定的抑菌作用。

【理化鉴别】①取粉末 0.15g，加无水乙醇 25ml，振摇数分钟，滤过。取滤液 1ml，用无水乙醇稀释至 25ml，在 274nm 波长处，有最大吸收。②取粉末进行微量升华，升华物在显微镜下呈长柱形、针状、羽状结晶，于结晶上滴加三氯化铁醇溶液，则结晶溶解而呈暗紫色（检查牡丹酚）。③取本品的乙醚浸出液作为供试品溶液，以牡丹酚对照品为对照，以环己烷 - 乙酸乙酯 - 冰醋酸（4：1：0.1）为展开剂，照薄层色谱法试验，喷以 2% 香草醛硫酸乙醇溶液。供试品色谱中，在与对照品色谱相应的位置上，显相同的蓝褐色斑点。

【含量测定】照高效液相色谱法测定，本品按干燥品计算，含丹皮酚（$C_9H_{10}O_3$）不得少于 1.2%。

【功效】性微寒，味苦、辛。清热凉血，活血散瘀。

★ 厚朴 Magnoliae Officinalis Cortex（附：厚朴花）

【来源】本品为木兰科（Magnoliaceae）植物厚朴 *Magnolia officinalis* Rehd. et Wils. 及凹叶厚朴 *M. officinalis* Rehd. et Wils. var. *biloba* Rehd. et Wils. 的干燥干皮、枝皮和根皮。

【产地】本品主产于四川、湖北、浙江、江西等地。陕西、甘肃、贵州、云南等地亦产。多为栽培。

【采收加工】4~6 月剥取生长 15~20 年的树干皮，沸水中微煮，堆置土坑里使之"发汗"，待水分自内部渗出后，内表面变紫褐色或棕褐色时，再蒸软，取出，卷成筒状，晒干或炕干。根皮及枝皮剥下后可直接阴干。

【性状鉴别】

干皮　呈卷筒状或双卷筒状，长 30~35cm，厚 0.2~0.7cm，习称"筒朴"；近根部的干皮一端展开如喇叭口，长 13~25cm，厚 0.3~0.8cm，习称"靴筒朴"。外表面灰棕色或灰褐色，粗糙，有时呈鳞片状，较易剥落，有明显椭圆形皮孔和纵皱纹，刮去粗皮者显黄棕色。内表面紫棕色或深紫褐色，较平滑，具细密纵纹，划之显油痕。质坚硬，不易折断，断面颗粒性，外层灰棕色，内层紫褐色或棕色，有油性，有的可见多数小亮星。气香，味辛辣、微苦（图 8-4）。

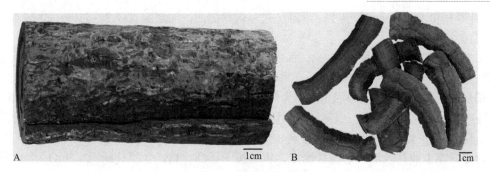

图 8-4　厚朴药材图

A. 药材；B. 饮片

　　根皮（根朴）　呈单筒状或不规则块片；有的弯曲似鸡肠，习称"鸡肠朴"，长 8~32cm，厚 1~3mm。质硬，较易折断，断面纤维性。

　　枝皮（枝朴）　呈单筒状，长 10~20cm，厚 0.1~0.2cm。质脆，易折断，断面纤维性。

　　以皮厚、肉细、油性足、内表面紫棕色且有发亮结晶物、香气浓者为佳。

　　【显微鉴别】干皮横切面：①木栓层由多列细胞组成，木栓形成层中含黄棕色物质，栓内层为石细胞环层。②皮层较宽厚，散有多数石细胞群，石细胞多呈分枝状，稀有纤维束，靠内层有切向延长的椭圆形油细胞存在，有时干皮的皮层中可见新的木栓层形成。③韧皮部占极大部分，射线宽 1~3 列细胞，向外渐宽，韧皮纤维束众多，壁极厚，油细胞颇多，单个散在或 2~5 个相连。④薄壁细胞中含黄棕色物质或充满淀粉粒，另含少数草酸钙方晶（图 8-5）。

　　粉末：棕色。①石细胞众多，呈长圆形、类方形或不规则分枝状，直径 11~65μm，有时可见层纹，木化。②纤维直径 15~32μm，壁甚厚，有的呈波浪形或一边呈锯齿状，孔沟不明显，木化。③油细胞呈椭圆形，直径 50~85μm，含黄棕色油状物。④木栓细胞呈多角形，壁薄微弯曲。⑤草酸钙方晶及棱晶少见（图 8-6）。

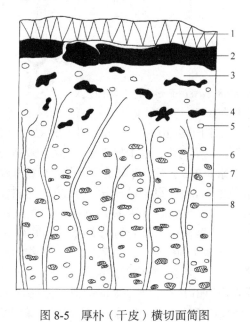

图 8-5　厚朴（干皮）横切面简图

1. 木栓层；2. 石细胞环带；3. 皮层；4. 异型石细胞；
5. 油细胞；6. 韧皮射线；7. 韧皮部；8. 纤维束

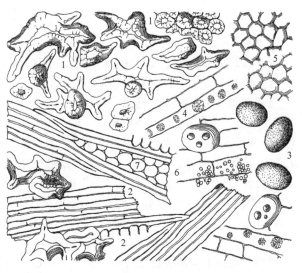

图 8-6　厚朴粉末图

1. 石细胞；2. 纤维；3. 油细胞；4. 筛管分子；5. 木栓细胞；
6. 淀粉粒；7. 射线细胞

凹叶厚朴粉末与以上区别点为：纤维一边呈齿状凹凸，油细胞直径 27~75μm，木栓细胞壁菲薄而平直，常多层重叠。

【化学成分】本品含挥发油约 1%，油中主要有 α- 桉油醇、β- 桉油醇，有镇静作用。另含新木酯素类，主要有厚朴酚及其异构体——和厚朴酚，有抗菌作用。尚含生物碱、鞣质类成分。

【理化鉴别】取本品的甲醇浸出液作为供试品溶液，以厚朴酚与和厚朴酚对照品为对照，以甲苯 - 甲醇（17 ：1）为展开剂，照薄层色谱法试验，喷以 1% 香草醛硫酸溶液。供试品色谱在与对照品色谱相应的位置上显相同颜色的斑点。

【含量测定】照高效液相色谱法测定，本品按干燥品计算，含厚朴酚（$C_{18}H_{18}O_2$）与和厚朴酚（$C_{18}H_{18}O_2$）的总量不得少于 2.0%。

【功效】性温，味苦、辛。燥湿消痰，下气除满。

【附注】我国曾作药用的厚朴植物计有 6 科 30 多种，其中有的是地区或民间用药，有的属于伪品。①滇缅厚朴：为木兰科植物滇缅厚朴 *Magnolia rostrata* W. W. Sm. 的树皮，已收入《卫生部颁药品标准》。药材表面灰白色或灰棕色，断面颗粒状，可见发亮的细小结晶，气微香，味微苦。②四川产威氏木兰 *Magnolia wilsonii* Rehd.、湖北木兰 *Magnolia sprengeri* Pamp.、凹叶木兰 *Magnolia sargentiana* Rehd.et Wils. 的树皮曾以"川姜朴"之名收入地方标准，现已不用。

附 厚朴花

厚朴花 Magnoliae Officinalis Flos 为厚朴和凹叶厚朴的干燥花蕾。药材呈长圆锥形，长 4~7cm，基部直径 1.5~2.5cm。外表面红棕色至棕褐色，顶尖或钝圆，底部带有花柄，花柄具棕色短细茸毛；花瓣未开者层层覆盖；已开者，花瓣多为 12 片，花瓣肉质肥厚，呈匙形；花蕊外露，棕黄色；花药条形；心皮多数，分离，螺旋状排列于圆锥形的花托上。质脆，易碎。气香，味淡。也含厚朴酚与和厚朴酚。本品性微温，味苦。芳香化湿，理气宽中。

★ 肉桂 Cinnamomi Cortex（附：桂枝）

肉桂是生长在亚热带的常绿乔木，是世界主要的香料植物之一。盛产于广西北回归线以南地区，多为人工种植。广西是肉桂的故乡，栽种肉桂已有 1000 多年的历史。其日照足，夏无酷暑，冬无严寒，最适合肉桂生长。

链　接

【别名】玉桂。

【来源】本品为樟科（Lauraceae）植物肉桂 *Cinnamomum cassia* Presl 的干燥树皮。

【产地】本品主产于广东、广西等地。云南、福建等地也产，多为栽培。

【采收加工】每年分两期采收，第一期于 4~5 月，第二期于 9~10 月，以第二期产量大，香气浓，质量佳。采收时选取适龄肉桂树，按一定的长度、宽度剥下树皮，放于阴凉处，按各种规格修整，或置于木质的"桂夹"内压制成型，阴干或先放置阴凉处 2~3 天后，于弱光下晒干。根据采收加工方法不同，有如下加工品：①桂通（官桂）：为剥取栽培 5~6 年生幼树的干皮和粗枝皮、老树枝皮，不经压制，自然卷曲呈筒状，长约 30cm，直径 2~3cm。②企边桂：为剥取 10 年生以上的干皮，将两端削成斜面，突出桂心，夹在木制的凹凸板中间，压成两侧向内卷曲的浅槽状。长约 40cm，宽 6~10cm。③板桂：剥取老年树最下部近地面的干皮，夹在木制的桂夹内，晒至九成干，经纵横堆叠，加压，约 1 个月完全干燥，成为扁平板状。④桂碎：在肉桂加工过程中的碎块。

【性状鉴别】呈槽状或卷筒状，长 30~40cm，宽或直径为 3~10cm，厚 2~8mm。外表面灰棕色，有不规则的细皱纹及横向突起的皮孔，有时可见灰白色的地衣斑；内表面红棕色，较平滑，有细纵纹，用指甲刻画可见油痕。质硬而脆，易折断。断面不平坦，外侧呈棕色而较粗糙，内侧红棕色而油润，中间有一条浅黄棕色的线纹。有浓烈的香气，味甜、辣（图 8-7）。

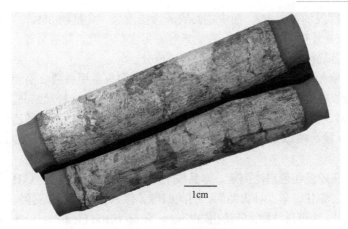

图 8-7　肉桂药材图

以不破碎、体重、外皮细、肉厚、断面色紫、油性大、香气浓郁、味甜辣、嚼之渣少者为佳。

【显微鉴别】横切面：①木栓细胞数列，最内层细胞外壁特厚，木化。②皮层散有石细胞和分泌细胞。中柱鞘部位有石细胞群，断续排列成环，外侧伴有纤维束，石细胞通常外壁较薄。③韧皮部射线宽 1~2 列细胞，含细小草酸钙针晶；纤维常 2~3 个成束；油细胞、黏液细胞随处可见。④薄壁细胞中充满淀粉粒（图 8-8）。

粉末：红棕色。①纤维大多单个散在，长梭形，长 195~920μm，直径约至 50μm，壁厚，木化，纹孔不明显。②石细胞类圆形、类方形或多角形，直径 32~88μm，壁常三面增厚，一面菲薄，木化。③油细胞类圆形或长圆形，直径 45~108μm，含黄色油滴状物。④草酸钙针晶细小，散在于射线细胞中。⑤木栓细胞多角形，含红棕色物质（图 8-9）。

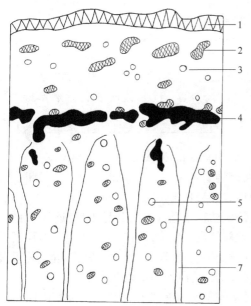

图 8-8　肉桂（树皮）横切面简图

1. 木栓层；2. 纤维束；3. 皮层；4. 石细胞群；
5. 油细胞；6. 韧皮部；7. 韧皮射线

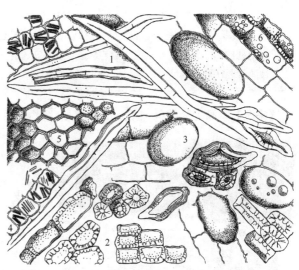

图 8-9　肉桂粉末图

1. 纤维；2. 石细胞；3. 油细胞；4. 射线细胞及草酸钙针晶；
5. 木栓细胞；6. 薄壁细胞及淀粉粒

【化学成分】含挥发油 1%~2%，油中主要成分为桂皮醛，含量约 85%，以及乙酸桂皮酯、少量的苯甲醛、桂皮酸、桂皮酸、水杨酸、香兰素等。另含鞣质类、黏液质等。

桂皮醛是肉桂的镇静、镇痛、解热作用的有效成分。

【理化鉴别】①取粉末少许，加三氯甲烷振摇后，吸取三氯甲烷液 2 滴滴于载玻片上，待干，再滴加 10% 的盐酸苯肼液 1 滴，加盖玻片镜检，可见桂皮醛苯腙的杆状结晶。②取本品的乙醇浸出液作为供试品溶液，以桂皮醛对照品为对照，以石油醚（60~90℃）- 乙酸乙酯（17：3）为展开剂，照薄层色谱法试验，喷以二硝基苯肼乙醇试液。供试品色谱中，在与对照品色谱相应的位置上，显相同颜色的斑点。

【含量测定】照高效液相色谱法测定，本品按干燥品计算，含桂皮醛（C_9H_8O）不得少于 1.5%。

【功效】性大热，味甘、辛。补火助阳，引火归源，散寒止痛，活血通经。

【附注】①南玉桂：为樟科植物大叶清化桂 Cinnamomum cassia Presl. var. macrophyllum Chu 的树皮。主要栽培于广西、广东。树皮与肉桂相似。组织上与肉桂的区别为皮层石细胞较少，初生韧皮部石细胞带较窄。本品挥发油以及挥发油中桂皮醛的含量均较肉桂高。②伪品：同属植物天竺桂 Cinnamomum japonicum Sieb.、阴香 C. burmanni（C. G. et Th.Nees）Bl.、细叶香桂 C. chingii M. et Calf 等的树皮称"桂皮"，一般作香料或调味品使用，不供药用。皮薄，质硬，干燥不油润；断面线纹不明显；味辛凉微甜、涩。另有樟科植物大叶钩樟 Lindera umbellata Thumb. 和三钻风 L. obtusiloba Bl. 的树皮误用，外表面灰褐色，内表面红棕色，质坚而脆，断面不平坦，内层红棕色而略带油性，气微香，味淡。应注意区别。

附 桂枝

桂枝 Cinnamomi Ramulus 为肉桂的干燥嫩枝。药材呈长柱形，有分枝，最细的略呈四棱形，直径 2~9mm。表面红棕色或棕色，有纵皱纹，并可见断枝残迹、叶痕、芽痕及细点状皮孔。质硬而脆，易折断。切面皮部薄，红棕色，木部黄白色或灰黄色，髓部略呈方形。有清香气，味甜微辛，皮部较浓。主要含挥发油 0.2%~0.9%，油中主要含桂皮醛 70%~80%，以 5~6 年生的植株含油量高，油中不含芳樟醇，故也可作提取桂皮油的原料。本品性温，味辛、甘。发汗解肌，温经通脉，助阳化气，平冲降气。

☆ 杜仲 Eucommiae Cortex

杜仲是一种独特的资源树种，各组织中富含杜仲硬胶，在耐酸碱腐蚀、高温变换及高压绝缘、强力黏接等方面，性能显著优于三叶橡胶和其他合成橡胶材料。中国科学院化学研究所采用硫化方法把杜仲制成高弹性体，成为航空、航天、军工、化工、医疗、体育、电力、通信交通、水利等领域的重要功能材料。

链接

【来源】本品为杜仲科（Eucommiaceae）植物杜仲 Eucommia ulmoides Oliv. 的干燥树皮。

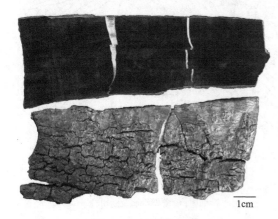

1cm

图 8-10 杜仲药材图

【产地】本品主产于湖北、四川、贵州、云南等地。多为栽培。

【采收加工】春、夏两季剥取栽培近 10 年的树皮，趁新鲜刮去粗皮，将树皮内表面相对层层叠放，严密埋藏于稻草内，使之"发汗"至内皮呈紫褐色时，取出晒干。有的地方采用环剥方法取皮。

【鉴别】呈扁平的板片状或两边稍向内卷的块片，厚 3~7mm。外表面淡灰棕色或灰褐色，未刮净粗皮者可见纵沟或裂纹，具斜方形皮孔，有的可见地衣斑，刮去粗皮者淡棕色而平滑。内表面红紫色或紫褐色，光滑。质脆，易折断。断面有细密银白色富弹性的胶丝相连。气微，味稍苦（图 8-10）。

以皮厚、块大、去净粗皮、内表面暗紫色、断面丝多者为佳。

横切面：①落皮层残存，内侧有数个木栓组织层带，每层带为排列整齐、内壁增厚且木化的木栓细胞。两层带间为颓废的皮层组织，细胞壁木化。②韧皮部有 5~7 层石细胞环带，每环有 3~5 列石细胞，纤维少数，与石细胞伴生。③白色橡胶丝或团随处可见，以韧皮部较多，常存在于分泌细胞内，在近石细胞处多见。

粉末：棕色。显微镜下①橡胶丝成条或扭曲成团，表面显颗粒性。②石细胞众多，大多成群，类长方形、类圆形或不规则形，壁厚，胞腔小，孔沟明显，有的胞腔内含橡胶团块。③木栓细胞成群或单个，表面观呈多角形，壁不均匀增厚，侧面观长方形，一面壁薄，三面壁增厚。

【化学成分】主要含木脂素类，如松脂醇二葡萄糖苷、松脂素、杜仲素 A 等；环烯醚萜苷类，如桃叶珊瑚苷、京尼平苷、杜仲苷等；橡胶类，如杜仲胶（为一种硬质橡胶）。尚含三萜类、树脂、鞣质及还原糖等。

【功效】性温，味甘。补肝肾，强筋骨，安胎。

【附注】①杜仲叶：为杜仲的干燥叶。收载于 2010 年版《中国药典》。药材多破碎，完整者展平后呈椭圆形或卵形。表面黄绿色或黄褐色，先端渐尖，边缘有锯齿。质脆易碎，折断面有少量银白色橡胶丝相连。气微，味微苦。本品性温，味微辛。补肝肾，强筋骨。②伪品：夹竹桃科植物杜仲藤 *Parabarium micranthum*、毛杜仲藤 *P. huaitingii* Chun et Tsiang、红杜仲藤 *P. chunianum* Tsiang 的树皮，广东、广西、四川部分地区称"红杜仲"，认为有祛风活络、强筋壮骨的功效。药材粗细不一，外表面黄褐色，内表面黄棕色或红褐色，折断面有少数银白色富有弹性的橡胶丝。卫矛科植物丝棉木 *Euonymus bungeanus* Maxim.、云南卫矛 *E. yunnanensis* Franch.、游藤卫矛 *E. vagans* Wall. 的干皮，浙江、贵州、湖北、云南、四川部分地区称"土杜仲"。外表面灰色、灰褐色或橙黄色，内表面淡黄色，折断面白色胶丝无弹性，易折断。均不可作杜仲用，应注意鉴别。

合欢皮 Albiziae Cortex

本品为豆科（Leguminosae）植物合欢 *Albizia julibrissin* Durazz. 的干燥树皮。主产于湖北、江苏、安徽、浙江等地。药材呈卷曲筒状或半筒状，长 40~80cm，厚 1~3mm。外表面灰棕色至灰褐色，稍有纵皱纹，有的成浅裂纹，密生明显的椭圆形横向皮孔，棕色或棕红色，偶有突起的横棱或较大的圆形枝痕，常附有地衣斑；内表面淡黄棕色或黄白色，平滑，有细密纵纹。质硬而脆，易折断，断面呈纤维性片状，淡黄棕色或黄白色。气微香，味淡、微涩、稍刺舌，而后喉头有不适感。以皮细嫩、皮孔明显者为佳。本品含木脂素类（木脂体糖苷），如左旋 - 丁香树脂酚 -4-*O*-β-*D*- 呋喃芹菜糖基 -(1 → 2)-β-*D*- 吡喃葡萄糖苷等。尚含皂苷及黄酮类成分。本品性平，味甘。解郁安神，活血消肿。

★ 黄柏 Phellodendri Chinensis Cortex（附：关黄柏）

【来源】本品为芸香科（Rutaceae）植物黄皮树 *Phellodendron chinense* Schneid. 的干燥树皮。习称"川黄柏"。

【产地】本品主产于四川、贵州等地。重庆、湖北、湖南、云南、陕西等地也产。

【采收加工】3~6 月采收，选 10 年以上树龄的树，剥取树皮，晒干。

【性状鉴别】呈板片状或浅槽状，长宽不一，厚 1~6mm。外表面黄褐色或黄棕色，平坦或具纵沟纹，有的可见皮孔痕及残存的灰褐色粗皮；内表面暗黄色或淡棕色，具细密的纵棱纹。体轻，质硬，断面纤维性，呈裂片状分层，深黄色。气微，味极苦，嚼之有黏性（图 8-11）。

以皮厚、断面深黄色、味极苦者为佳。

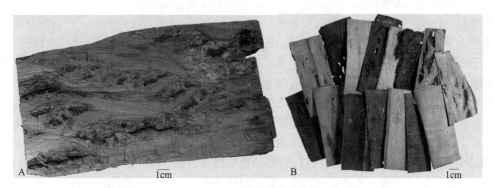

图 8-11　黄柏药材图

【显微鉴别】横切面：①未去净外皮者，木栓层由多列长方形细胞组成，内含棕色物质，栓内层细胞中含草酸钙方晶。②皮层比较狭窄，散有纤维群及石细胞群，石细胞大多分枝状，壁极厚，层纹明显。③韧皮部较宽广，外侧有少数石细胞，纤维束切向排列呈断续的层带（又称硬韧部），纤维束周围薄壁细胞中常含草酸钙方晶，形成晶鞘纤维。④射线宽 2~4 列细胞，常弯曲而细长。⑤薄壁细胞中含有细小的淀粉粒和草酸钙方晶，黏液细胞随处可见（图 8-12）。

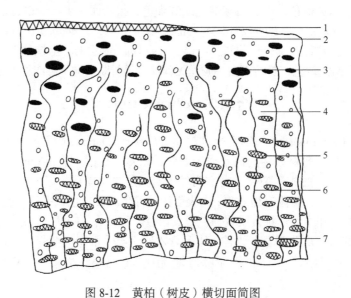

图 8-12　黄柏（树皮）横切面简图

1. 木栓层；2. 皮层；3. 石细胞；4. 韧皮部；5. 纤维束；6. 韧皮射线；7. 黏液细胞

粉末：黄色。①纤维鲜黄色，直径 16~38μm，常成束，周围细胞含草酸钙方晶，形成晶纤维；含晶细胞壁木化增厚。②石细胞鲜黄色，类圆形或纺锤形，直径 35~128μm，有的呈分枝状，枝端锐尖，壁厚，层纹明显；有的可见大型纤维状的石细胞，长可达 900μm。③黏液细胞多单个散在，遇水膨胀呈圆形或矩圆形，直径 40~70μm，壁薄。④草酸钙方晶众多，呈正方形、多面形或双锥形。⑤筛管端壁倾斜，多由 6~7 个筛域组成（图 8-13）。

【化学成分】本品含多种生物碱，主要含小檗碱 1.4%~5.8%，并含少量黄柏碱、木兰碱、掌叶防己碱等。

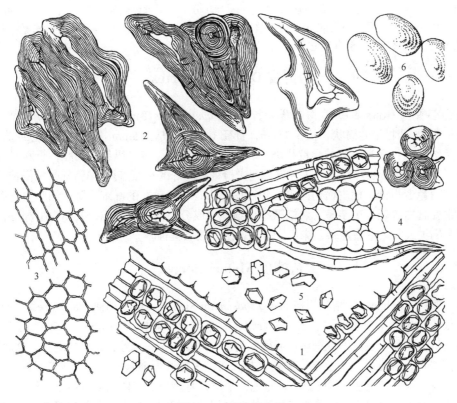

图 8-13 黄柏粉末图

1. 纤维及晶纤维；2. 石细胞；3. 木栓细胞；4. 射线细胞；5. 草酸钙方晶；6. 黏液细胞

【理化鉴别】①取黄柏断面，置紫外光灯下观察，显亮黄色荧光。②取本品的甲醇浸出液作为供试品溶液，以盐酸黄柏碱为对照品、黄柏对照药材为对照，以三氯甲烷-甲醇-水（30：15：4）为展开剂，照薄层色谱法试验。供试品色谱在与对照品色谱相应的位置上显相同颜色的荧光斑点。

【含量测定】照高效液相色谱法测定，本品按干燥品计算，含小檗碱以盐酸小檗碱（$C_{20}H_{18}ClNO_4$）计，不得少于3.0%，含黄柏碱以盐酸黄柏碱（$C_{20}H_{23}NO_4 \cdot HCl$）计，不得少于0.34%。

【功效】性寒，味苦。清热燥湿，泻火除蒸，解毒疗疮。

【附注】①黄皮树的变种秃叶黄皮树 *Phellodendron chinense* Schneid. var. *glabriusculum* Hsiao（分布于湖北、四川、贵州、陕西），峨眉黄皮树 *P. chinese* Schneid. var. *omeiense* Huang（分布于四川）、云南黄皮树 *P. chinese* Schneid. var. *yunnanense* Huang（分布于云南）、镰刀叶黄皮树 *P. chinese* Schneid. var. *falcatum* Huang（分布于云南）等的树皮在产地也入药。秃叶黄皮树树皮含四氢小檗碱、四氢巴马汀、四氢药根碱、黄柏碱等。②黄柏果实含少量小檗碱、巴马汀。另含挥发油约2.16%，油中主要成分为香叶烯，约92%，是镇咳祛痰的主要成分。此外，还含有5,5-二甲基糠醛醚和少量甲基壬酮等。③黄柏叶中含多种黄酮类成分，达10%左右。

附 关黄柏

关黄柏 Phellodendri Amurensis Cortex 为芸香科（Rutaceae）植物黄檗 *Phellodendron amurense* Rupr. 的干燥树皮。主产于辽宁、吉林等地，内蒙古、河北、黑龙江等地也产。通常药材呈板片状或浅槽状，薄，厚

2~4mm。外表面黄绿色或淡黄棕色，具不规则的纵裂纹，偶有暗灰色的栓皮残留，栓皮厚，有弹性；内表面黄绿色或黄棕色。体轻，质硬。断面纤维性，有的呈裂片状分层，鲜黄色或黄绿色。气微，味极苦，嚼之有黏性。含多种生物碱，主要为小檗碱（0.6%~2.5%），少量黄柏碱、木兰碱、巴马汀、药根碱等。本品性寒，味苦。清热燥湿，泻火除蒸，解毒疗疮。

白鲜皮 Dictamni Cortex

本品为芸香科（Rutaceae）植物白鲜 *Dictamnus dasycarpus* Turcz. 的干燥根皮。主产于辽宁、河北、山东等地。药材呈卷筒状，长 5~15cm，直径 1~2cm，厚 2~5mm。外表面灰白色或淡灰黄色，具细皱纹及细根痕，常有突起的颗粒状小点。内表面类白色，有细纵纹。质脆，折断时有白粉飞扬，断面不平坦，略带层片状，剥去外皮，迎光检视有闪烁的小亮点。有羊膻气，味微苦。以条大、皮厚、色灰白色者为佳。根皮横切面皮层和韧皮部均有单个散在的纤维，薄壁细胞中含多数草酸钙簇晶。主要含白鲜碱、茵芋碱、崖椒碱等生物碱类成分。尚含黄柏酮、黄柏内酯等三萜类成分及梣酮等黄酮类成分。本品性寒，味苦。清热燥湿，祛风解毒。

苦楝皮 Meliae Cortex

本品为楝科（Meliaceae）植物川楝 *Melia toosendan* Sieb. et Zucc. 和楝 *Melia azedarach* L. 的干燥树皮和根皮。川楝主产于四川、云南、贵州、甘肃等地；楝主产于山西、甘肃、山东、江苏等地。野生或栽培。本品干皮呈不规则块片或槽状卷片，厚 2~6mm。未除去粗皮的老皮，外表面粗糙，灰棕色至棕褐色，有宽纵裂纹及细横裂纹，并有灰棕色椭圆形横长皮孔，栓皮常呈鳞片状剥离；已除去外皮者，表面淡黄色；幼皮表面紫棕色，平滑，有蜡质层。内表面黄白色。质韧，难折断，断面纤维性。用手折叠揉搓，可分成多层薄片，层层黄白相间，剥下的薄片有极细的网纹。无臭、味苦。根皮呈不规则片状或卷片，厚 1~5mm。外表面灰棕色或棕紫色，微有光泽，粗糙，多裂纹。以除净粗皮及幼嫩的树皮为佳。川楝干皮未除净栓皮者常见木栓层与死皮层相间排列，死皮层内可见草酸钙簇晶。韧皮纤维束与韧皮薄壁细胞及筛管群相间排列，呈 10~20 层断续环层。纤维壁厚，其周围薄壁细胞含草酸钙方晶，形成晶鞘纤维。射线喇叭形，在喇叭开口处的薄壁细胞中有草酸钙簇晶分布。楝皮与川楝的不同点为纤维旁的含晶细胞壁稍增厚，微木化，有稀疏不一的纹孔，草酸钙方晶较多，簇晶较少。主要含川楝素，为驱虫的有效成分。本品性寒，味苦；有小毒。杀虫，疗癣。

☆秦皮 Fraxini Cortex

【来源】本品为木犀科（Oleaceae）植物苦枥白蜡树 *Fraxinus rhynchophylla* Hance、白蜡树 *F. chinensis* Roxb.、尖叶白蜡树 *F. szaboana* Lingelsh.、宿柱白蜡树 *F. stylosa* Lingelsh. 的干燥枝皮或干皮。

【产地】苦枥白蜡树主产于东北三省。白蜡树主产于四川。尖叶白蜡树、宿柱白蜡树主产于陕西。

【采收加工】春季或秋季整枝时，剥下干皮或枝皮，晒干。

【鉴别】枝皮呈卷筒状或槽状，皮厚 1.5~3mm。外表面灰白色、灰棕色至黑棕色或相间呈斑状，平坦或稍粗糙，密布圆点状灰白色的皮孔，并可见马蹄形或新月形叶痕；内表面较平滑，黄白色或黄棕色。质硬而脆，折断面纤维性。气微，味苦（图 8-14）。

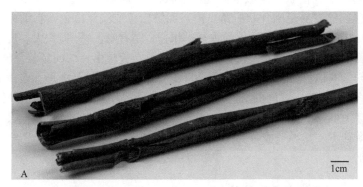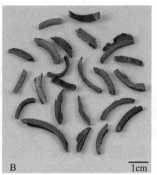

图 8-14　秦皮药材图

A. 外形；B. 饮片

干皮为长条状块片，厚 3~6mm。外表面灰棕色，具龟裂状沟纹及红棕色圆形或横长的皮孔。质坚硬，断面纤维性较强，易成层剥离呈裂片状。

本品热水浸出液呈黄绿色，日光下显碧蓝色荧光。

苦枥白蜡树树皮横切面：①木栓细胞为 5~10 列细胞，部分内壁增厚，木栓化。②栓内层为数列多角形厚角细胞，内含黄棕色物质。③皮层较宽，有纤维及石细胞单个散在或成群。④韧皮部外侧有石细胞及纤维束组成的切向排列的断续环带，内方纤维束及少数石细胞成层状排列，被射线分隔形成井字形。射线宽 1~3 列细胞。⑤薄壁细胞中含多数淀粉粒、草酸钙砂晶。

【化学成分】苦枥白蜡树树皮中含有秦皮乙素（七叶树素，在碱液中显蓝色荧光）、秦皮甲素（七叶树苷）（在 pH 大于 5.8 的水液中呈蓝色荧光）等香豆精类成分，尚含鞣质、甘露醇及生物碱。

【含量测定】照高效液相色谱法测定，本品按干燥品计算，含秦皮甲素（$C_{15}H_{16}O_9$）和秦皮乙素（$C_9H_6O_4$）的总量不得少于 1.0%。

【功效】性微寒，味苦。清热，燥湿，止痢。

【附注】有些地区曾用胡桃科植物胡桃楸 *Juglans mandshurica* Maxim. 的树皮作秦皮用。药材厚 1~2mm，呈卷筒状或扭曲呈绳状。外表面平滑，灰棕色，皮孔少，有大型叶痕。内表面暗棕色。不易横断，易纵裂。味微苦略涩。镜检，薄壁细胞含草酸钙簇晶。水浸液显浅黄棕色，无荧光。本品不应作秦皮用。

五加皮 Acanthopanacis Cortex

本品为五加科（Araliaceae）植物细柱五加 *Acanthopanax gracilistylus* W. W. Smith 的干燥根皮。主产于湖北、河南、四川、湖南、安徽等地。药材呈不规则卷筒状，长 5~15cm，直径 0.4~1.4cm，厚约 2mm。外表面灰褐色，有稍扭曲的纵皱纹及横长皮孔，内表面淡黄色或灰黄色，有细纵纹。体轻，质脆，易折断。断面不整齐，灰白色。气微香，味微辣而苦。以皮厚、粗大、断面灰白色、气香、无木心者为佳。根皮横切面的皮层、韧皮部均散有树脂道，薄壁细胞中有草酸钙簇晶及淀粉粒。主要含挥发油、树脂及紫丁香苷等成分。本品性温，味辛、苦。祛风除湿，补益肝肾，强筋壮骨，利水消肿。

香加皮 Periplocae Cortex

本品为萝藦科（Asclepiadaceae）植物杠柳 *Periploca sepium* Bge. 的干燥根皮。主产于山西、河

南、河北、山东等地。本品呈卷筒状或槽状，少数呈不规则片状，长 3~10cm，直径 1~2cm，厚 2~4mm。外表面灰棕色或黄棕色，栓皮易呈鳞片状脱落。内表面黄白色或淡红棕色，有细纵纹。质地疏松而脆，易折断。断面黄白色，不整齐。有浓郁的香气，味苦，稍有麻舌感。以块大、皮厚、香气浓、无木心者为佳。横切面栓内层有石细胞及乳汁管；韧皮部乳汁管较多，切向延长呈椭圆形；薄壁细胞中含草酸钙方晶。粉末淡棕色，石细胞长方形或类多角形；草酸钙结晶方形、多面形、锥形或簇状；乳汁管碎片含无色油滴状物；木栓细胞棕黄色，表面观呈类多角形。含北五加苷（A、B、C、D、E、F、G、H、I、J、K）。其中北五加苷 G，又名杠柳毒苷，属强心苷类。而杠柳皂苷 K、杠柳皂苷 H_1、杠柳皂苷 E 为 C_{21} 甾苷类。其香气成分为 4-甲氧基水杨酸。本品性温，味辛、苦；有毒。利水消肿、祛风湿，强筋骨。

地骨皮 Lycii Cortex

本品为茄科（Solanaceae）植物枸杞 *Lycium chinense* Mill. 或宁夏枸杞 *L. barbarum* L. 的干燥根皮。枸杞主产于河北、河南、山西等地，宁夏枸杞主产于宁夏、甘肃等地。药材呈筒状或槽状或不规则卷片，长 3~10cm，直径 0.5~1.5cm，厚 1~3mm。外表面灰黄色至棕黄色，粗糙，具纵皱纹或裂纹，易呈鳞片状剥落。内表面黄白色或灰黄色，有细纵纹。体轻，质脆，易折断。断面不平坦，外层黄棕色，内层灰白色。气微，味微甘而后苦。以块大、肉厚、无木心者为佳。枸杞根皮横切面落皮层有 2~3 条木栓组织层带，韧皮部有纤维及石细胞散在，薄壁细胞中含草酸钙砂晶。主要含桂皮酸和多量酚性物质。尚含生物碱、香豆素类、蒽醌类、枸杞酰胺、β-谷甾醇等。本品性寒，味甘。凉血除蒸，清肺降火。

> **小结**
>
> 　　皮类中药通常是指以裸子植物或被子植物（其中主要是双子叶植物）的茎干、枝和根的形成层以外部位入药的药材。
>
> 　　在性状鉴别上，应注意观察皮类中药的形状，如平坦状（杜仲、黄柏），根据弯曲程度不同，有槽状或半管状（合欢皮）、管状或筒状（牡丹皮）、单卷筒状（肉桂）、双卷筒状（厚朴）；外表面皮孔的特征，如横长略凹陷（牡丹皮）、椭圆形（厚朴）、横向突起（肉桂）、斜方形（杜仲），外表面的附属物特征，如地衣苔藓斑痕（肉桂、杜仲）、钉状物（海桐皮）；内表面特征，如肉桂呈红棕色、杜仲呈紫褐色、黄柏呈黄色，有的划之有油痕（厚朴、肉桂）；折断面特征与组织排列方式有密切的关系，如平坦（牡丹皮）、颗粒状（肉桂）、纤维状（桑白皮、秦皮、合欢皮）、层片状（苦楝皮、黄柏）、有的折断时有胶丝相连（杜仲）；气味特征，如牡丹皮香气特异、味微苦而涩；厚朴气香，味辛辣、微苦；肉桂香气浓烈、味甜、辣。
>
> 　　在显微鉴别上，皮类中药的构造一般可分为周皮、皮层、韧皮部。应注意在皮类中药中，不应观察到木质部及髓部的组织和细胞。

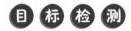

目 标 检 测

一、单选题

A 型题

　　1.断面有细密、银白色、富弹性的橡胶丝相连的药材为

A. 杜仲　　　　B. 秦皮　　　　　C. 肉桂　　　　　D. 厚朴　　　　　E. 牡丹皮

2. 秦皮水浸液在日光下的荧光呈

A. 绿色　　B. 黄色　　C. 碧蓝色　　D. 红色　　E. 橙黄色

3. 皮类中药通常是指来源于裸子植物或被子植物茎、枝和根的

A. 木栓形成层以外的部分　　B. 形成层以外的部分

C. 皮层以外的部分　　D. 周皮部分

E. 落皮层部分

4. 易纵向撕裂，撕裂时有白色粉尘飞出的药材是

A. 秦皮　　B. 桑白皮　　C. 香加皮　　D. 牡丹皮　　E. 地骨皮

5. 含晶细胞连接，草酸钙簇晶排列成行，也有一个薄壁细胞中含有数个簇晶，或簇晶充塞于薄壁细胞间隙中的药材是

A. 厚朴　　B. 杜仲　　C. 牡丹皮　　D. 秦皮　　E. 肉桂

6. 药用部位是干燥干皮、枝皮和根皮的药材是

A. 厚朴　　B. 地骨皮　　C. 香加皮　　D. 秦皮　　E. 肉桂

7. 粉末镜检可见分枝状石细胞、纤维、油细胞的药材是

A. 厚朴　　B. 秦皮　　C. 牡丹皮　　D. 杜仲　　E. 肉桂

8. 肉桂粉末少许放于载玻片上，加三氯甲烷2滴，待干再加10%盐酸苯肼液1滴，镜检可见

A. 针簇状结晶　　B. 淡黄色针晶　　C. 红色羽状结晶

D. 黄色方晶　　E. 杆状结晶

9. 粉末镜检可见分枝状石细胞、晶纤维、黏液细胞的药材是

A. 黄柏　　B. 杜仲　　C. 厚朴　　D. 秦皮　　E. 肉桂

10. 药材黄柏的原植物是

A. 黄檗　　B. 黄皮树　　C. 苦枥白蜡树　　D. 白蜡树　　E. 尖叶白蜡树

B 型题

A. 樟科　　B. 毛茛科　　C. 木兰科　　D. 芸香科　　E. 木犀科

11. 厚朴的原植物科名是

12. 肉桂的原植物科名是

13. 牡丹皮的原植物科名是

14. 黄柏的原植物科名是

15. 秦皮的原植物科名是

A. 分枝状石细胞及油细胞　　B. 分枝状石细胞及晶纤维

C. 三面增厚的石细胞　　D. 三面增厚的木栓细胞　　E. 草酸钙砂晶

16. 黄柏粉末镜检可见

17. 厚朴粉末镜检见

18. 肉桂粉末镜检见

19. 秦皮粉末镜检见

20. 杜仲粉末镜检可见

二、X 型题

1. 内表面为紫色、紫棕色的药材是

A. 黄柏　　B. 杜仲　　C. 秦皮　　D. 厚朴　　E. 牡丹皮

2. 肉桂的商品规格有

A. 桂皮　　B. 桂碎　　C. 板桂　　D. 企边桂　　E. 桂通

3. 皮类中药的粉末中，一般不应含有的特征是

A. 石细胞　　B. 木质部组织和石细胞

C. 髓部的组织和石细胞　　D. 淀粉粒　　E. 筛管、分泌组织

4.下列含晶纤维的药材有

A. 大黄　　　B. 甘草　　　　C. 黄芪　　　　D. 黄柏　　　　E. 石菖蒲

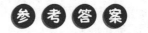

一、单选题

1.A　2.C　3.B　4.B　5.C　6.A　7.A　8.E　9.A　10.B　11.C　12.A.　13.B　14.D　15.E　16.B　17.A　18.C　19.E　20.D

二、X 型题

1.BD　2.BCDE　3.BC　4.BDE

第九章 叶类中药

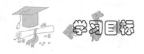 学习目标

1. 掌握叶类中药的含义及鉴别方法；掌握药材大青叶、番泻叶的来源、主产地、性状鉴别、显微鉴别、化学成分、理化鉴别等内容
2. 熟悉药材蓼大青叶、紫苏叶、淫羊藿的来源、性状鉴别、显微鉴别等内容
3. 了解药材石韦、侧柏叶、枇杷叶、枸骨叶、艾叶的来源、性状鉴别等内容

第一节 概　　述

叶（folium）类中药是指以植物叶入药的药材。一般多用完整而已长成的叶，也有的只用嫩叶，如苦竹叶。大多为单叶，少数为复叶的小叶片，如番泻叶。有时为带叶的嫩枝梢，如侧柏叶等。

一、性 状 鉴 别

首先应观察大量叶片的颜色和形态。由于其质地多较薄，经采制、干燥、包装和运输等过程，一般均皱缩或破碎，观察特征时常用水湿润展开后才能识别。应注意叶片的形状、大小、长度及宽度；叶端、叶缘及叶基的情况；叶片的表面色泽及有无毛茸、腺点、角质层、粉霜等附属物；叶脉的类型、凹凸和分布情况；叶片的质地；叶柄的有无、长短；叶翼、叶轴及茎枝的有无；叶鞘和托叶有无，以及托叶的形状（叶状、鞘状、刺状、卷须状等）；气味等。观察表面特征时，可借助解剖镜或放大镜仔细观察，或对光透视。

二、显 微 鉴 别

主要观察叶的表皮、叶肉及叶脉3个部分的特征。除作叶中脉部分的横切片外，同时还应作叶片的表面制片或粉末制片。叶横切面：主要观察上下表皮细胞特征及附属物，如角质层、蜡被、结晶体、毛茸的种类和形态、细胞内含物等；叶肉栅栏组织的特点，根据栅栏组织的分布位置和分化程度判断其为等面叶或异面叶；中脉维管束的类型、数目等。叶表面制片或粉末观察：上下表皮细胞的形状；垂周壁的弯曲程度及增厚情况；平周壁有无角质层纹理、皱纹或突起；气孔的类型、排列方式、数量、分布情况等；毛茸的类型、形态特点、表面特征、细胞数目、排列情况、分布密度等，以及毛茸基部或毛痂周围表皮细胞的数目、形状和排列形式；厚壁组织、分泌组织及结晶体的有无、类型及分布情况。

（一）表皮

表皮包括表皮细胞、气孔、毛茸，分上、下表皮。

1. 表皮细胞　注意细胞列数、形状、外壁增厚情况、角质层及细胞内含物。

表皮多为一层排列整齐的细胞，少数为多列细胞组成的复表皮，如夹竹桃叶；单子叶禾本科植物叶上表皮有长细胞、短细胞（分硅质细胞和栓质细胞）及泡状（运动）细胞，如淡竹叶等。表皮细胞横切面观呈扁长方形、类方形；表面观上表皮细胞多角形，垂周壁较平直，下表皮细胞不规则形，垂周壁常波状弯曲；有的表皮细胞垂周壁均匀增厚或呈念珠状增厚。表皮细胞外壁薄或稍厚，平整或有不同程度的突起，有的凸出呈乳头状，表面观呈双圈状，如荷叶；有的不规则凸出呈倒锥形，如灯台树叶。表皮外壁具角质层，横切面观角质层厚度、有无肋状物伸入垂周壁间、平滑或有齿状、波状弯曲；表面观常显不同的纹理，有的呈波状、放射状、点状、条状等，注意纹理的粗细、密度及走向。细胞内含物，如桑叶的表皮细胞内含葡萄状钟乳体，穿心莲叶的表皮细胞内含螺旋状钟乳体；薄荷叶的表皮细胞内含簇状橙皮苷结晶体；紫苏叶的表皮细胞内含紫红色素；番泻叶表皮细胞内则含黏液质。

2. 气孔　横切面观注意气孔与表皮细胞位置在同一水平面，或为高出于表皮水平面的拱起气孔，或为低于表皮水平面的下陷（内陷）气孔；有的几个气孔一起凹入气孔窝内，如夹竹桃叶。表面观注意气孔的类型、排列方式、数量及分布情况等。

气孔类型　苔藓型（moss type）：保卫细胞成熟时，隔壁溶解而连成一环圈。裸子植物型（gymnospermous type）：保卫细胞横切面观卵圆形常凹入，与表皮水平面呈45°角。禾本科型（gramineous type）：保卫细胞狭长，两端圆大而中间狭细，呈并排的一对哑铃状，两侧各有一个略呈三角形的副卫细胞。双子叶植物型（dicotyledonous type）：气孔表面观呈卵圆形或圆形，保卫细胞呈半圆形，互相对合，根据保卫细胞和副卫细胞排列方式及副卫细胞的形状、数目分为不定式、不等式、平轴式、直轴式及环式（环状围绕式和环状辐射式）几种类型，它和植物的科、属、种之间有一定的关系，有的代表科特征，如唇形科多直轴式，有的有不止一种类型的气孔。

排列方式大多为不规则散生，少数为规则的纵列或横列，如柽柳叶气孔为横列，横切面观只可见气孔纵断面。单子叶和松柏科植物叶的气孔排列成行。

气孔数量在植物不同种间差别很大，同一植物的上、下表皮气孔数目也可不同，通常以下表皮较多。气孔数量常用气孔数、气孔指数来衡量，气孔数（stomatal number）是指每平方毫米表皮面积上的气孔平均数，气孔指数（stomatal index）是指单位面积表皮内气孔数所占表皮细胞数（包括气孔）的百分比 [$I=S/(E+S)$，I 为气孔指数，S 为单位面积上的气孔数，E 为单位面积上的表皮细胞数]。一种植物叶的单位面积上气孔数与表皮细胞数的比例有一定的范围，且较为恒定，故气孔指数常可用来区别不同种的植物药。

3. 毛茸　分腺毛（腺鳞）和非腺毛。注意其形态特点、细胞组成、排列情况、表面特征、壁是否木化、分布密度及其基部周围表皮细胞的数目和排列形式。

非腺毛为保护毛，末端一般狭尖，先观察其为单细胞还是多细胞毛，多细胞毛为单列或多列，以及有无星状毛（多细胞集合毛）、盾状毛、分枝毛（叠生星状毛）、T 字形毛、锚状毛、钩状毛、刺状毛。单列多细胞非腺毛，可分体部和足部，注意体部的颜色、形状、细胞数、长度、中间直径、平直或弯曲、先端及基部情况、壁厚度、表面有无壁疣或角质层纹理、胞腔有无色素或结晶等；足部埋在表皮下的深度、形状、壁厚、有无纹孔及孔沟。例如，番泻叶的具壁疣单细胞非腺毛，马兰叶的单列多细胞非腺毛，蓼蓝叶的多列多细胞非腺毛，艾叶的 T 字形非腺毛，桑寄生叶的叠生星状毛等。

腺毛为分泌毛，有腺头和腺柄。注意其腺头的形状、大小、细胞数、角质层与分泌细胞间的距离以及分泌物颜色；腺柄的长度、细胞数、单列或多列，以单列多见。例如，广藿香叶的单细胞头、单细胞柄腺毛，颠茄叶的多细胞头、单细胞柄腺毛，豨莶草叶的多列腺柄腺毛等。此外，注意有无腺鳞（唇形科型腺毛）、无柄腺毛、珠状腺、盘状腺毛、律果腺毛等。

（二）叶肉

叶肉位于上、下表皮之间，常分化成栅栏组织和海绵组织。

（1）栅栏组织由一至数列长圆柱形细胞组成，细胞内含大量叶绿体，排列紧密，其细胞长轴与表皮垂直，形似栅栏。多分布于上表皮下方，形成异面叶，如薄荷叶；有的上下表皮内方均有栅栏组织（如番泻叶）或栅栏组织与海绵组织分化不明显（如大青叶），称为等面叶。栅栏组织一般不通过主脉，有的栅栏组织通过主脉，如番泻叶。鉴定时，首先要区分异面叶或等面叶，还要注意栅栏细胞形状、大小、长宽比例、列数、分布（是否通过主脉）以及所占叶肉比例。栅栏细胞与表皮细胞之间有一定的关系，栅表比（palisade radio）是指一个表皮细胞下的平均栅栏细胞数目，对同属不同种的鉴定具有一定意义。

（2）海绵组织常占叶肉的大部分，细胞多类圆形或不规则形，排列疏松，有的有分枝（短臂），细胞间隙大，分枝间相互连接成网状结构，多分布在下表皮内方，气孔处有气室分布。注意海绵组织占叶肉的比例。叶肉组织中厚壁组织、分泌组织（如油细胞、黏液细胞、油室、间隙腺毛）、异型细胞及结晶体（钟乳体、草酸钙结晶）的有无、形状及分布等都是重要的鉴别特征。

（三）叶脉

叶脉为叶的维管组织，主脉是叶中最发达的维管束所在，叶主脉上、下表皮的凹凸程度在鉴定上有其特殊性。主脉处上、下表皮内方大多有数层厚角组织，少数叶的主脉部分有栅栏组织通过，如番泻叶。主脉维管束多为外韧型，木质部位于上方，排列呈槽状或新月形至半月形；韧皮部在下方；少数植物主脉维管束为双韧型，如罗布麻叶。有的叶主脉维管束分裂成数个，如大青叶。维管束的外围有时有纤维等厚壁组织，如蓼大青叶。单子叶植物（如禾本科）叶为有限外韧维管束，有柱鞘纤维，侧脉上、下表皮内方有纤维束。

叶类中药尚有测定脉岛数、细脉末端数来帮助鉴定。脉岛数（vein-islet number）是指每平方毫米面积中脉岛（最微细叶脉所包围的叶肉单位）的数目；细脉末端数（veinlet termination number）是指每平方毫米面积内最细小叶脉末端（最终游离的尖端）的数目。同种植物叶的脉岛数、细脉末端数是固定不变的，且不随植物生长年龄和叶片大小而变化，可作为叶类中药的鉴别特征之一。

第二节　叶类中药鉴定

石韦 Pyrrosiae Follum

本品为水龙骨科（Polypodiaceae）植物庐山石韦 *Pyrrosia sheareri* (Bak.) Ching、石韦 *P. lingua* (Thunb.) Farwell 或有柄石韦 *P. petiolosa* (Christ) Ching 的干燥叶。庐山石韦主产于江西、湖南、贵州、四川；石韦主产于长江以南各省；有柄石韦主产于东北、华北、华中等地。庐山石韦叶片略卷缩，展平后呈披针形，长 10~25cm，宽 3~5cm。先端渐尖，基部耳状偏斜，不对称，全缘，边缘常内卷；上表面黄绿色或灰绿色，散有黑色圆形小凹点；下表面密生红棕色星状毛，有的侧脉间有棕色圆点状孢子囊群，排成数行或布满叶背。叶柄具四棱，长 10~20cm，直径 1.5~3mm，略扭曲，有纵槽。叶片革质。气微，味微涩、苦。石韦叶片披针形或长圆状披针形，长 8~12cm，宽 1~3cm。基部楔形，对称。孢子囊群在侧脉间排列紧密整齐。叶柄长 5~10cm，直径约 1.5mm。有柄石韦叶片多卷曲成筒状，展平后呈长圆形或卵状长圆形，长 3~8cm，宽 1~2.5cm。基部楔形，对称。叶背侧脉不明显，布满孢子囊群。叶柄长 3~12cm，直径约 1mm。均以叶厚、完整者为佳。

粉末黄棕色。星状毛体部 6~12 细胞，作辐射状排列成上、下两轮，每个细胞呈披针形，柄部 1~9 个细胞；孢子极面观椭圆形，赤道面观肾形，外壁具疣状突起。三种石韦均含绿原酸等有机酸。另含黄酮类、皂苷类及蒽醌类等。本品性微寒，味甘、苦。利尿通淋，清肺止咳，凉血止血。

侧柏叶 Platycladi Cacumen（附：柏子仁）

本品为柏科（Cupressaceae）植物侧柏 *Platycladus orientalis* (L.) Franco 的干燥枝梢及叶。为我国特产，除新疆、青海外，全国各地多有栽培。本品多分枝，小枝扁平。叶呈细小鳞片状，交互对生，贴伏于枝上；深绿色或黄绿色。质脆，易折断，断面黄白色。气清香，味苦涩、微辛。以枝嫩、色深绿、无碎末者为佳。粉末黄绿色。叶上表皮细胞长方形，壁略厚。下表皮细胞类方形，气孔甚多，凹陷型，保卫细胞较大，侧面观呈哑铃状。薄壁细胞含油滴。纤维细长，单个或成束。含槲皮苷等黄酮类成分及挥发油。本品性寒，味苦、涩。凉血止血，化痰止咳，生发乌发。

附　柏子仁

柏子仁 Platycladi Semen 为侧柏的干燥成熟种仁。呈长卵形或长椭圆形，长 4~7mm，直径 1.5~3mm。表面淡黄白色或淡黄棕色，久贮泛油，呈棕色或棕褐色。外有膜质的内种皮包被，顶端略尖，有深褐色的小点，基部钝圆，质软油润，断面黄白色，富油性。气微香，味淡。含脂肪油及皂苷等。本品性平，味甘。养心安神，润肠通便，止汗。

☆ 蓼大青叶 Polygoni Tinctorii Folium

【别名】靛蓝叶（天津）、大青叶（东北、华北、甘肃）。

【来源】本品为蓼科（Polygonaceae）植物蓼蓝 *Polygonum tinctorium* Ait. 的干燥叶。

【产地】本品主产于河北、辽宁、山西、江苏、安徽、山东等地。

【采收加工】夏、秋两季枝叶茂盛时采收叶片，除去茎枝及杂质，晒干。一年可采两次。

【鉴别】本品多皱缩、破碎。完整者展开后，呈长椭圆形，长 3~8cm，宽 2~5cm。蓝绿色或黑蓝色，先端钝，基部渐狭，全缘。叶脉浅黄棕色，于下表面略突起。叶柄扁平，基部偶有膜质托叶鞘。质脆易碎。气微，味微涩、稍苦。

以叶厚、完整、蓝绿色者为佳。

叶表面观：①表皮细胞多角形，垂周壁平直或微波状弯曲。②气孔平轴式，少数不等式。③腺毛头部 4~8 个细胞，柄 2 个细胞并列，也有多细胞构成多列式的。④非腺毛多列式，壁木化增厚，常见于叶片边缘及主脉处。⑤叶肉组织含大量蓝色至蓝黑色色素颗粒。⑥草酸钙簇晶多见，直径 12~80cm。

【化学成分】本品含靛苷，酸水解生成吲哚酚，在空气中氧化成靛蓝，全草能产生靛蓝 4%~5%；另含靛玉红、β- 谷甾醇等。

【功效】性寒，味苦。清热解毒，凉血消斑。

★ 大青叶 Isatidis Folium

【来源】本品为十字花科（Cruciferae）植物菘蓝 *Isatis indigotica* Fort. 的干燥叶。

【产地】本品主产于河北、陕西、江苏、安徽等地。多为栽培。

【采收加工】夏、秋两季分 2~3 次收割，拣去杂质，晒干。

【性状鉴别】本品多皱缩卷曲，有的破碎。完整者展平后呈长椭圆形至长圆状倒披针形，长 5~20cm，宽 2~6cm；上表面暗灰绿色，有时可见色较深稍突起的小点；先端钝，全缘或微波状，基部狭窄下延至叶柄，呈翼状；叶柄长 4~10cm，淡黄色。质脆。气微，味微酸、苦、涩（图 9-1）。

以叶完整、色暗灰绿色为佳。

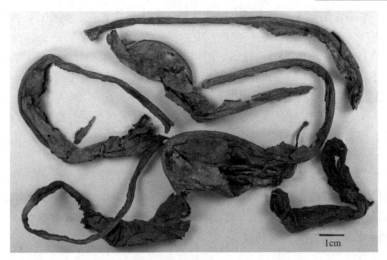

图 9-1 大青叶药材图

【显微鉴别】叶横切面：①上下表皮细胞外被角质层。②栅栏细胞 3~4 列，与海绵组织区别不明显。③主脉维管束 4~9 个，外韧型，中间 1 个较大；每个维管束上、下侧均可见厚壁组织。④薄壁组织中有含芥子酶的类圆形分泌细胞，较周围的薄壁细胞小，内含棕黑色颗粒状物质（图 9-2）。

粉末：绿褐色。①气孔不等式，副卫细胞 3~4 个。②下表皮细胞垂周壁稍弯曲，略呈连珠状增厚。③叶肉组织分化不明显，栅栏细胞与海绵细胞无明显区别。④叶肉细胞中含蓝色细小颗粒状物，也含橙皮苷样结晶（图 9-3）。

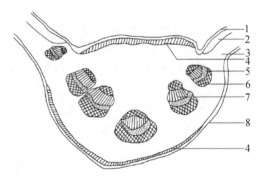

图 9-2 大青叶（主脉）横切面简图

1. 上表皮；2. 栅栏组织；3. 海绵组织；4. 厚角组织；5. 韧皮部；6. 纤维束；7. 木质部；8. 下表皮

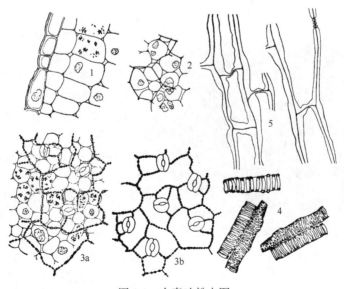

图 9-3 大青叶粉末图

1. 靛蓝结晶；2. 橙皮苷样结晶；3. 表皮（a. 上表皮；b. 下表皮）；4. 导管；5. 厚角细胞

【化学成分】本品含松蓝苷，易水解成靛蓝、靛玉红。另含芥苷、新芥苷、黑芥子苷、色胺酮等。

【理化鉴别】①本品粉末进行微量升华，可得蓝色或紫红色细小针状、片状或簇状结晶。②本品粉末水浸出液，在紫外光灯（365nm）下显蓝色荧光。③取本品三氯甲烷提取液作为供试品溶液，以靛蓝对照品和靛玉红对照品为对照，以环己烷 - 三氯甲烷 - 丙酮（5 ∶ 4 ∶ 2）为展开剂，照薄层色谱法试验。供试品色谱在与对照品色谱相应的位置上分别显相同的蓝色斑点和淡紫红色斑点。

【含量测定】按高效液相色谱法测定，本品按干燥品计算，含靛玉红（$C_{16}H_{10}N_2O_2$）不得少于0.020%。

【功效】性寒，味苦。清热解毒，凉血消斑。

【附注】福建、四川、广西等地用爵床科植物马蓝 *Strobilanthes cusia* (Nees) O. Ktze. 的叶作大青叶。江西、湖南、湖北、广西等地用马鞭草科植物路边青 *Clerodendrum cyrtophyllum* Turcz 的叶作大青叶。这两个品种均含靛蓝、靛玉红。

枇杷叶 Eriobotryae Folium

本品为蔷薇科（Rosaceae）植物枇杷 *Eriobotrya japonica* (Thunb.) Lindl. 的干燥叶。本品呈长圆形或倒卵圆形，长 12~30cm，宽 4~9cm。先端渐尖，基部楔形，边缘上部有疏锯齿，近基部全缘。上表面灰绿色、黄棕色或红棕色，较光滑，有光泽；下表面密被黄色茸毛，主脉于下表面显著突起，侧脉羽状；叶柄极短，被棕黄色绒毛。革质而脆，易折断。无臭，味微苦。以完整、色绿、叶厚者为佳。含枇杷苷 I 等皂苷类成分，齐墩果酸、熊果酸等三萜酸类及挥发油、鞣质等。性微寒，味苦。清肺止咳，降逆止呕。

★ 番泻叶 Sennae Folium

【别名】泻叶。

【来源】本品为豆科（Leguminosae）植物狭叶番泻 *Cassia angustifolia* Vahl 或尖叶番泻 *C. acutifolia* Delile 的干燥小叶。

【产地】狭叶番泻主产于印度；尖叶番泻主产于埃及。

【采收加工】狭叶番泻叶于开花前摘下叶片，阴干；尖叶番泻叶于 9 月果实将成熟时，剪下枝条，摘取叶片，晒干。

【性状鉴别】

狭叶番泻叶　呈长卵形或卵形披针形，长 1.5~5cm，宽 0.4~2cm。叶端急尖，叶基部稍不对称，全缘。上表面黄绿色，下表面浅黄绿色，无毛或近无毛，下表面主脉稍突出。革质。气微而特异，味微苦，稍有黏性。

尖叶番泻叶　呈披针形或长卵形，叶缘略反卷，叶端短尖或微凸，叶基不对称，两面微有细短毛茸，质地较薄而脆（图 9-4）。

以叶片大而完整、色绿、枝梗少、无黄

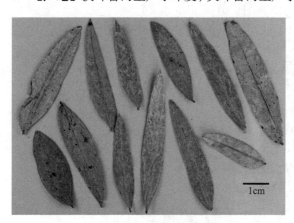

图 9-4　番泻叶药材图

叶、无杂质者为佳。

【显微鉴别】叶横切面：两种番泻叶特征基本相同。①上表皮细胞 1 列，有的细胞内含黏液质，上、下表皮均有气孔；非腺毛单细胞，壁厚，多具壁疣，下表皮较多。②叶肉组织为等面型，上表面的栅栏组织通过主脉。③海绵组织中常含草酸钙簇晶。④主脉维管束外韧型，上、下两侧均有微木化纤维束，纤维外方薄壁细胞含草酸钙棱晶，形成晶鞘纤维（图9-5）。

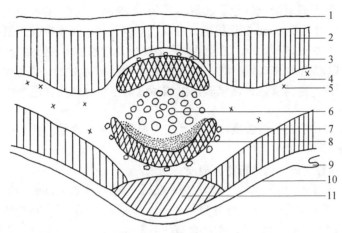

图 9-5　番泻叶（主脉）横切面简图

1.上表皮；2.栅栏组织；3.中柱鞘纤维；4.海绵组织；5.草酸钙簇晶；6.木质部；7.草酸钙方晶；8.韧皮部；9.非腺毛；10.下表皮；11.厚角组织

　　粉末：淡绿色或黄绿色。①表皮细胞呈多角形，垂周壁平直；气孔主要为平轴式。②非腺毛单细胞，长100~350μm，壁厚，具壁疣，基部稍弯曲。③晶纤维多，沿叶脉呈分叉状，草酸钙方晶直径12~15μm。④薄壁细胞含草酸钙簇晶（图9-6）。

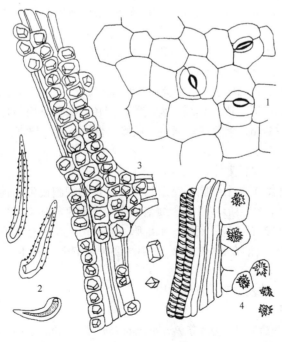

图 9-6　番泻叶粉末图

1.表皮细胞及气孔；2.非腺毛；3.晶鞘纤维；4.草酸钙簇晶

【化学成分】两种番泻叶所含成分相似，均含二蒽酮类化合物。主要为番泻苷（A、B、C、D），以番泻苷 A 和 B 为主。另含游离蒽醌及其苷，如大黄酸、芦荟大黄素、大黄酸葡萄糖苷、芦荟大黄素葡萄糖苷等。

【理化鉴别】①粉末遇碱液显红色。②取本品粉末 25mg，加水 50ml 及盐酸 2ml，置水浴中加热 15 分钟，放冷，加乙醚 40ml 振摇提取，分取乙醚层，通过无水硫酸钠层脱水，滤过，取滤液 5ml，蒸干，防冷，加氨试液 5ml，滤液显黄色或橙色，置水浴中加热 2 分钟后，变为紫红色。③取本品稀乙醇提取液作为供试品溶液，以对照番泻叶药材为对照，以乙酸乙酯 - 正丙醇 - 水（4：4：3）为展开剂，照薄层色谱法试验。供试品色谱在与对照药材色谱相应的位置上显相同颜色斑点。

【含量测定】按高效液相色谱法测定，本品按干燥品计算，含番泻苷 A（$C_{42}H_{38}O_{20}$）和番泻苷 B（$C_{42}H_{38}O_{20}$）的总量，不得少于 1.1%。

【功效】性寒，味甘、苦。泻热行滞，通便，利水。

【附注】①卵叶番泻叶：为同属植物卵叶番泻 *Cassia obovata* Colladon 的干燥小叶，主产于埃及、意大利，又称"意大利番泻叶"。叶片呈倒卵形，具棘尖，被短毛。显微特征为下表皮细胞呈乳头状凸出，栅栏细胞一列通过主脉。本品含蒽醌总量约 3.8%。②番泻实：为狭叶番泻和尖叶番泻的未成熟果实。也含蒽醌衍生物（1.3%~1.4%），在国外药用。③耳叶番泻叶：为同属植物耳叶番泻 *Cassia auriculata* L. 的干燥小叶。常混在进口的狭叶番泻叶中，有的甚至可达 60% 左右。本品含蒽苷量极微，不能药用，应注意鉴别。叶片卵圆形或倒卵圆形，叶端圆钝或微凹而具刺凸，表面黄绿色或红棕色，被极多的灰白色短毛。显微特征为下表皮内无典型的栅栏组织；非腺毛表面光滑；含簇晶，棱晶较少。

☆ 紫苏叶 Perillae Folium（附：紫苏梗、紫苏子）

【来源】本品为唇形科（Labiatae）植物紫苏 *Perilla frutescens* (L.) Britt. 的干燥叶（或带嫩枝）。

【产地】本品主产于江苏、浙江、河北等地，多为栽培。

【采收加工】夏季、秋季开花前分次采摘，除去杂质，晒干。

【鉴别】本品多皱缩卷曲、破碎。完整者展平后呈卵圆形，长 4~11cm，宽 2.5~9cm。先端长尖或急尖，基部圆形或宽楔形，边缘具圆锯齿。两面紫色，或仅下面紫色，疏生灰白色毛，具多数凹点状腺鳞。叶柄长 2~7cm，紫色或紫绿色。质脆。带嫩枝者，枝直径 2~5mm，紫绿色，断面中部有髓。气清香，味微辛。

以叶完整、色紫、香气浓者为佳。

粉末：①非腺毛较粗大，1~7 个细胞，镰刀状弯曲，顶端细胞锐尖或稍钝，表面有角质条纹或细小疣状突起。②腺鳞头部类圆形，以 8 个细胞为多，含黄色分泌物，柄极短，单细胞。③小腺毛头部类圆形或扁球形，1~2 个细胞，柄短，单细胞。④叶肉组织中有草酸钙簇晶。

【化学成分】本品含挥发油 0.1%~0.2%，油中主要为紫苏醛，占 40%~55%，具特殊香气。另含红色色素。

【功效】性温，味辛。解表散寒，行气和胃。

附 紫苏梗、紫苏子

紫苏梗 Perillae Caulis 为唇形科植物紫苏 *Perilla frutescens* (L.) Britt. 的干燥茎。呈方柱形，四棱钝圆，长短不一，直径 0.5~1.5cm。表面紫棕色或暗紫色，四面有纵沟及细纵纹，节部稍膨大，有对生的枝痕和叶痕。体轻，质硬，断面裂片状。切片厚 2~5mm，常呈斜长方形，木部黄白色，射线细密，呈放射状，髓部白色，疏松或脱落。气微香，味淡。含挥发油，油中主要成分为紫苏酮、异白苏烯酮、白苏烯酮等。尚含亚麻酸、迷迭香酸、β- 谷甾醇等。本品性温，味辛；理气宽中，止痛，安胎。

紫苏子 Perillae Fructus 为唇形科植物紫苏 *Perilla frutescens* (L.) Britt. 的干燥成熟果实。呈卵圆形或类球形，直径约 1.5mm。表面灰棕色或灰褐色，有微隆起的暗紫色网纹，基部稍尖，有灰白色点状果梗痕。果皮薄而脆，易压碎。种子黄白色，种皮膜质，子叶 2，类白色，有油性。压碎有香气，味微辛。含蛋白质和脂肪油，油中富含不饱和脂肪酸和亚麻酸、亚麻油等。尚含酚酸类成分，如迷迭香酸等。本品性温，味辛；降气化痰，止咳平喘，润肠通便。

☆ 淫羊藿 Epimedii Folium

【来源】本品为小檗科（Berberidaceae）植物淫羊藿 *Epimedium brevicornu* Maxim.、箭叶淫羊藿 *E.sagittatum* (Sieb.et Zucc.) Maxim.、柔毛淫羊藿 *E.pubescens* Maxim. 或朝鲜淫羊藿 *E.koreanum* Nakai 的干燥叶。

【产地】淫羊藿主产于陕西、山西、河南、广西等地；箭叶淫羊藿主产于湖北、四川、浙江等地；柔毛淫羊藿主产于四川等地；朝鲜淫羊藿主产于东北三省等地。

【采收加工】夏季、秋季茎叶茂盛时采割，除去粗梗及杂质，晒干或阴干。

【鉴别】

淫羊藿　茎细长圆柱形，具光泽。茎生叶对生，二回三出复叶；顶生小叶基部心形，两侧小叶较小，偏心形；叶片近革质，叶背有稀疏毛茸，边缘具黄色刺毛状锯齿；气微，味微苦（图 9-7）。

箭叶淫羊藿　一回三出复叶，小叶长卵形，叶背面被粗短硬毛，叶片革质。

柔毛淫羊藿　一回三出复叶，叶背面被灰白色长茸毛。

巫山淫羊藿　一回三出复叶，小叶披针形。

朝鲜淫羊藿　二回三出复叶，小叶片较大，叶片较薄。

以叶片完整者为佳。箭叶淫羊藿品质较次。

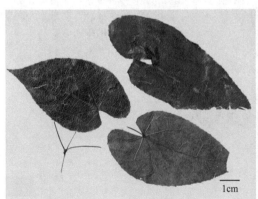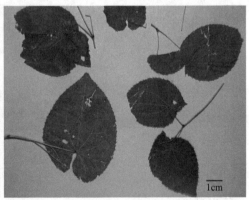

图 9-7　淫羊藿药材图

粉末：棕绿色。①非腺毛极细长，长 800~1100~1380μm，由 5~8~13 个细胞组成，尾端一个细胞最长，常以侧边与下方细胞连接，形成半边的"T"字形。②腺毛长 310~530~735μm，腺头球状，腺柄由 6~10 个细胞组成。③叶片上表皮细胞直径 15~18μm，下表皮略相似。气孔较大，直径 24~27μm，长达 33μm，不定式或不等式。

【化学成分】主要含黄酮类成分，如淫羊藿苷、淫羊藿新苷等。

【功效】辛、甘，温。补肾阳，强筋骨，祛风湿。用于阳痿遗精、筋骨痿软、风湿痹痛、麻木拘挛。

枸骨叶 Ilicis Cornutae Folium

本品为冬青科（Aquifoliaceae）植物枸骨 *Ilex cornuta* Lindl. ex Paxt. 的干燥叶。主产于江苏、河南等省，安徽、浙江、陕西、四川等地也产。本品呈类长方形或矩圆状长方形，偶有长卵圆形。长 3~8cm，宽 1.5~4cm。先端具 3 枚较大的硬刺齿，顶端 1 枚常反曲，基部平截或宽楔形，两侧有时各具刺齿 1~3 枚，边缘稍反卷；长卵圆形叶常无刺齿。上表面黄绿色或绿褐色，有光泽，下表面灰黄色或灰绿色。叶脉羽状，叶柄较短。革质、硬而厚。气微，味微苦。含苦丁茶苷、冬青苷等。本品性凉，味苦。清热养阴，益肾，平肝。

艾叶 Artemisiae Argyi Folium

本品为菊科（Compositae）植物艾 *Artemisia argyi* Lévl. et Vant. 的干燥叶。全国大部分地区有分布；主产于山东、安徽、湖北、河北等地。本品多皱缩、破碎，有短柄。完整叶片展平后呈卵状椭圆形，羽状深裂，裂片椭圆状披针形，边缘有不规则的粗锯齿；上表面灰绿色或深黄绿色，有稀疏的柔毛和腺点；下表面密生灰白色绒毛。质柔软。气清香，味苦。含有挥发油及黄酮类成分，油中主要为1,8-桉油精等成分。本品性温，味辛、苦；有小毒。温经止血，散寒止痛；外用祛湿止痒。

小结

　　叶类中药是指以植物叶入药的药材。在性状鉴别上，首先要观察大量叶片的颜色和形态，常用水湿润展开后进行识别。应注意叶片的形状、大小、长度及宽度；叶端、叶缘及叶基的情况；叶片的表面色泽及有无毛茸、腺点、角质层、粉霜等附属物；叶脉的类型、凹凸和分布情况；叶片的质地；叶柄的有无、长短；叶翼、叶轴及茎枝的有无；叶鞘和托叶有无，以及托叶的形状；气味等。观察表面特征时，可借助解剖镜或放大镜仔细观察，或对光透视。
　　在显微鉴别上，主要观察叶的表皮、叶肉及叶脉 3 个部分的特征。观察表皮时注意气孔的类型及排列方式，毛茸分为腺毛（腺鳞）和非腺毛；观察叶肉时注意栅栏组织（等面叶或异面叶）和海绵组织（分泌组织和结晶体）的分布情况；观察叶脉时注意主脉维管束的类型。本章内容的重点药材是大青叶及番泻叶，应掌握其来源、主要的性状、显微特征和主要的化学成分。

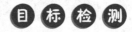

目 标 检 测

一、单选题

A 型题

1. 石韦的原植物科名是

A. 蚌壳蕨科　　　B. 水龙骨科　　　C. 乌毛蕨科　　　D. 鳞毛蕨科　　　E. 骨碎补科

2. 大青叶的气孔轴式多为

A. 直轴式　　　B. 不等式　　　C. 平轴式　　　D. 不定式　　　E. 环式

3. 叶片呈椭圆形或卵圆形，叶柄偶带膜质托叶鞘的药材是

A. 蓼大青叶　　　B. 番泻叶　　　C. 枇杷叶　　　D. 罗布麻叶　　　E. 大青叶

4. 叶片长椭圆形至长圆状披针形，叶基部渐狭下延至叶柄成翼状的药材是

A. 番泻叶　　　B. 枇杷叶　　　C. 蓼大青叶　　　D. 大青叶　　　E. 紫苏叶

5. 大青叶粉末水浸出液，在紫外光灯（365nm）下显现的荧光颜色为

A. 紫红色　　　B. 红色　　　C. 黄绿色　　　D. 蓝色　　　E. 黄白色

6. 叶片呈长椭圆形或倒卵形，叶基楔形，边缘上部有疏锯齿，下部全缘。下表面密被黄色绒毛。此药材是

A. 番泻叶   B. 蓼大青叶   C. 枇杷叶   D. 大青叶   E. 紫苏叶

7. 粉末镜检，可见平轴式气孔和晶鞘纤维的是

A. 大青叶   B. 番泻叶   C. 蓼大青叶   D. 枇杷叶   E. 罗布麻叶

8. 粉末加碱液呈红色的药材是

A. 大青叶   B. 蓼大青叶   C. 紫苏叶   D. 罗布麻叶   E. 番泻叶

9. 两面紫色或仅下表面紫色的药材是

A. 枇杷叶   B. 紫苏叶   C. 番泻叶   D. 大青叶   E. 蓼大青叶

B 型题

A. 番泻叶   B. 侧柏叶   C. 大青叶   D. 苦竹叶   E. 蓼大青叶

10. 以复叶的小叶片入药的是

11. 以嫩叶片入药的是

A. 大青叶   B. 番泻叶   C. 蓼大青叶   D. 石韦   E. 罗布麻叶

12. 主脉维管束 1 个，外韧型，上、下侧均有微木化纤维束

13. 主脉维管束外韧型，4~9 个，中间 1 个形状较大

A. 叶缘上部有疏锯齿，基部楔形，全缘   B. 全缘，叶基稍不对称
C. 全缘或微波状，基部渐狭下延成翼状   D. 叶缘有细锯齿，常反卷，基部钝圆或楔形
E. 叶缘有粗锯齿，基部圆形或宽楔形

14. 大青叶

15. 番泻叶

A. 唇形科   B. 豆科   C. 夹竹桃科   D. 蔷薇科   E. 蓼科

16. 枇杷叶的原植物科名是

17. 紫苏叶的原植物科名是

二、X 型题

1. 下列含有靛蓝和靛玉红的药材是

A. 板蓝根   B. 大青叶   C. 青黛   D. 蓼大青叶   E. 番泻叶

2. 十字花科植物菘蓝的根、叶和茎叶加工品分别作

A. 南板蓝根   B. 板蓝根   C. 青黛   D. 蓼大青叶   E. 大青叶

3. 下列含番泻苷的药材有

A. 蓼大青叶   B. 枇杷叶   C. 大黄   D. 大青叶   E. 番泻叶

4. 下列粉末镜检可见晶鞘纤维的有

A. 甘草   B. 石菖蒲   C. 番泻叶   D. 黄芪   E. 黄连

参 考 答 案

一、单选题

1. B   2. B   3. A   4. D   5. D   6. C   7. B   8. E   9. B   10. A   11. D   12. B   13. A   14. C   15. B   16. D   17. A

二、X 型题

1. ABCD   2. BEC   3. CE   4. ABC

第十章 花 类 中 药

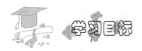学习目标

　　1. 掌握花类中药的含义及鉴别方法；掌握药材丁香、金银花、红花、西红花的来源、主产地、性状鉴别、显微鉴别、化学成分、理化鉴别等内容

　　2. 熟悉药材辛夷、洋金花、菊花的来源、性状鉴别、显微鉴别等内容

　　3. 了解药材松花粉、槐花、密蒙花、旋覆花、款冬花、蒲黄的来源、性状鉴别等内容

第一节 概 述

　　花（flos）类中药是以植物花入药的药材。包括完整的花、花序和花的一部分。完整的花分为已开放的药，如洋金花等；尚未开放的花蕾，如丁香等；花序也有开放，如菊花，或未开放，如款冬花；花的某一部分，雄蕊（如莲须），花柱（如玉米须），柱头（如番红花），花粉粒（如蒲黄）等。

一、性 状 鉴 别

　　花类中药多干缩、破碎，或有的花序或花很小，需先以水浸泡后，再行解剖并借助放大镜或体视镜观察。

　　花类中药常呈圆锥状、棒状、团簇状、丝状和粉末状等，并有明显的颜色和香气。鉴别时首先注意其是单花还是花序或花的一部分。以花朵入药者，要注意观察花萼、花冠、雄蕊群、雌蕊群的数目和着生位置、形状、颜色、被毛与否、气味等；以花序入药者，除单朵花的观察外，需注意花序类型、总苞片、苞片、小花的数目等；以花的一部分入药者，注意哪一部分入药，其形状、颜色、表面特征、气味等。

二、显 微 鉴 别

　　花类中药显微鉴别除花梗和膨大花托制作横切片外，一般只作表面制片和粉末观察。重点观察各组成部分的表皮细胞及毛茸、花粉粒、花粉囊内壁细胞、分泌组织等。

　　1. 花梗及花托 与茎的构造相似。应注意观察表皮、皮层、内皮层、维管束及髓部是否明显，厚壁组织及分泌组织有无、类型、形状、分布；草酸钙结晶、淀粉粒等细胞内含物有无及类型。

　　2. 苞片和萼片 与叶片构造相类似。上、下表皮有气孔及毛茸；叶肉组织分化不明显；维管系统、机械组织不发达；质薄的萼片常有下皮层；宿萼的尖端常栓质化。表面制片观察时，注意上、

下表皮细胞的形态，有无气孔及毛茸等分布，气孔及毛茸的类型、形状及分布情况等具有较重要的鉴定意义。还需注意有无分泌组织、草酸钙结晶以及它们的类型和分布。

3. 花冠 构造变异较大。上表皮细胞常呈乳头状或茸毛状突起，无气孔；下表皮细胞垂周壁常呈波状弯曲，有时有毛茸及少数气孔。相当于叶肉的部分，由数层排列疏松的大型薄壁细胞组成，有时可见分泌组织及贮藏物质、色素细胞，有的细胞含结晶体。例如，丁香有油室，红花有管状分泌组织，内贮红棕色物质；洋金花含砂晶和簇晶。维管束细小，仅见少数螺纹导管。表面制片观察时，注意上、下表皮细胞的形状、大小，垂周壁平直或弯曲；外平周壁平滑或向外突起呈乳头状、绒毛状、囊状；角质层厚薄及纹理。还需注意毛茸、气孔、分泌组织、结晶体等。

4. 雄蕊 包括花丝和花药两部分。

花丝由表皮，薄壁组织及贯穿其中的维管束组成。花药有药室和药隔。花粉囊内壁细胞常不均匀增厚呈网状、螺旋状、环状或点状，且多木化。

花药主要为花粉囊，内含花粉粒。花粉囊内壁细胞的壁常不均匀地增厚，呈网状、螺旋状、环状或念珠状，且大多木化。不同花的花粉囊内壁细胞壁增厚情况不同，有鉴定意义。例如，洋金花花粉囊内壁细胞壁螺旋状增厚，红花纵条状增厚。花粉粒是花类中药显微鉴别的标志性特征之一，花粉粒的形状、大小、外壁构造及纹饰、萌发孔情况（类型、数量、位置）等，常是植物科、属甚至种的特征，对鉴定花类中药有重要意义。例如，形状有圆球形（金银花）、三角形（丁香）、四分体（闹羊花）等；外壁纹饰有光滑（番红花）、刺状突起（金银花）、放射状雕纹（洋金花）、网状纹理（蒲黄）等多种形态。萌发孔是花粉的外壁上的开口或较薄的区域，通常是花粉萌发时花粉管伸出的地方。其形状有萌发孔或萌发沟两种，有的为复式萌发孔、螺旋状萌发孔、环形萌发孔，有的为合沟及复合沟萌发孔。其数目有无萌发孔、单萌发孔、两萌发孔、三萌发孔及多萌发孔。双子叶植物花粉粒萌发孔常为3个或3个以上，单子叶植物和裸子植物花粉粒萌发孔为1个。其位置有极萌发孔、赤道萌发孔及球形萌发孔。

花粉粒的形状和萌发孔数，镜检时，常因观察面（极面观或赤道面观）的不同而有改变，应注意区别。

5. 雌蕊 柱头表皮细胞，特别是顶端表皮细胞常呈乳头状突起，如红花；或分化成绒毛状，如番红花；也有不作毛茸状突起，如洋金花。花柱表皮细胞一般无特异处化，表面常有各种纹理，注意纹理的粗细、密度及方向，少数分化成毛状物，如红花。子房的表皮多为薄壁细胞，有的分化为多细胞束状毛，如闹羊花；少数表皮细胞特异，如白菊花的表皮由纵、横两种排列的细胞组成，横向的细胞可膨大向外突出。

第二节　花类中药鉴定

松花粉 Pini Pollen

本品为松科（Pinaceae）植物马尾松 *Pinus massoniana* Lamb.、油松 *P. tabuliformis* Carr. 或同属数种植物的干燥花粉。药材为淡黄色的细粉。体轻，易飞扬，手捻有滑润感。气微，味淡。显微镜下可见花粉粒椭圆形，长 45~55μm，直径 29~40μm，表面光滑，两侧各有一膨大的气囊，气囊有明显的网状纹理，网眼多角形。主要含脂肪油、甾醇及黄酮类化合物。本品性温，味甘。收敛止血，燥湿敛疮。

☆ 辛夷 Magnoliae Flos

【别名】 迎春花、木笔花。

【来源】本品为木兰科（Magnoliaceae）植物望春花 *Magnolia biondii* Pamp.、玉兰 *M. denudata* Desr. 或武当玉兰 *M. sprengeri* Pamp. 的干燥花蕾。

【产地】望春花主产于河南，质量最佳；玉兰多为庭院栽培，主产于安徽，质较次；武当玉兰主产于四川、湖北、陕西等地。

【采收加工】冬末春初花蕾期采收，除去枝梗，阴干。

【鉴别】

望春花　呈长卵形，似毛笔头，长 1.2~2.5cm，直径 0.8~1.5cm；基部常有短梗，长约 5mm，梗上有类白色点状皮孔。苞片 2~3 层，每层 2 片，层间有小鳞芽，苞片外表面密被灰白色或灰绿色茸毛，内表面类棕色，无毛；花被片 9,3 轮，每轮 3 片，类棕色；外轮花被片条形，内两轮花被片呈萼片状，雄蕊和雌蕊多数，呈螺旋状排列于花托上。体轻，质脆。气芳香，味辛凉而稍苦。

玉兰与望春花的区别　药材长 1.5~3cm，直径 1~1.5cm。花被片 9，内外轮同型。基部枝梗较粗壮，皮孔浅棕色。

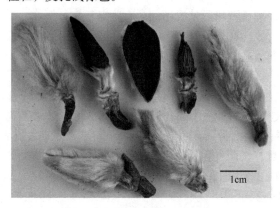

图 10-1　辛夷药材图

武当玉兰与望春花的区别　药材长 2~4cm，直径 1~2cm。基部枝梗粗壮，皮孔红棕色。苞片外表面密被淡黄色或淡黄绿色茸毛，有的最外层苞片茸毛已脱落而呈黑褐色；花被片 10~12~15，内外轮无显著差异（图 10-1）。

以完整、内瓣紧密、无枝梗、香气浓者为佳。

粉末：灰绿色或淡黄绿色。①非腺毛多碎断，壁厚 4~13μm，基部细胞短粗膨大，壁极度增厚似石细胞。②油细胞较多，类圆形，有的可见微小油滴。③石细胞多成群，呈椭圆形、不规则形或分枝状，孔沟不甚明显，胞腔中可见棕黄色分泌物。

【化学成分】含挥发油，油中主要成分为 α- 蒎烯、β- 蒎烯等。另含木兰脂素等木脂素类成分。尚含生物碱类、黄酮类成分。

【功效】性温，味辛。散风寒，通鼻窍。

槐花 Sophorae Flos（附：槐角）

本品为豆科（Leguminosae）植物槐 *Sophora japonica* L. 的干燥花及花蕾。前者习称"槐花"，后者习称"槐米"。主产于辽宁、河北、河南、山东等地。槐花皱缩而卷曲，花瓣多散落。完整者花钟状，黄绿色，先端 5 浅裂，花瓣 5，黄色或黄白色,1 片较大，近圆形，先端微凹，其余 4 片长圆形。雄蕊 10 枚，其中 9 枚基部联合，花丝细长；雄蕊圆柱形，弯曲。体轻，无臭，味微苦。槐米呈卵形或椭圆形，长 2~6mm，直径 2mm。花萼下部有数条纵纹。萼的上方为黄白色未开放的花瓣。花梗细小。体轻，手捻即碎。无臭，味微苦、涩。以个大、紧缩、色黄绿者为佳。含黄酮类成分，主要为芦丁（芸香苷）。另含槐花米乙素、槐花米丙素等三萜皂苷类成分。本品性微寒，味苦。凉血止血，清肝泻火。

附　槐角

槐角 Sophorae Fructus 为豆科植物槐 *Sophora japonica* L. 的干燥成熟果实。药材呈连珠状，长 1~6cm，直径 0.6~1cm。表面黄绿色或黄褐色，皱缩而粗糙，背缝线一侧呈黄色。质柔润，干燥皱缩，易在收缩处折断，断面黄绿色，有黏性。种子 1~6 粒，肾形，长约 8mm，表面光滑，棕黑色，一侧有灰白色圆形种脐；质坚硬，子叶2，黄绿色。果肉气微，味苦，种子嚼之有豆腥气。果实含黄酮类成分，如槐角苷等。种子含生物碱等。本品性寒，味苦。清热泻火，凉血止血。

★ 丁香 Caryophylli Flos（附：母丁香）

丁香出自《开宝本草》，是阿拉伯语或波斯语 gomode 的汉译，因花筒细长如钉且香而得名。丁香作为一种食物香料广泛用于烹调、香烟添加剂、焚香的添加剂、制茶等行业。目前出产丁香的地区主要有印度尼西亚、桑给巴尔和马达加斯加岛、印度、巴基斯坦和斯里兰卡。除花蕾外，植物的树根（丁香根）、树皮（丁香树皮）、树枝（丁香枝）、果实（母丁香）、花蕾蒸馏所得的挥发油（丁香油）也供药用，其中丁香油是一种重要的香料，既可以治疗烧伤，也可作为牙科的止痛剂。

此外，木犀科丁香属落叶灌木或小乔木作著名的庭园花木，在园林中广泛栽培应用，其花以白色和紫色居多，与药用丁香不同，应注意区别。

链 接

【别名】公丁香、丁子香。

【来源】本品为桃金娘科（Myrtaceae）植物丁香 *Eugenia caryophyllata* Thunb. 的干燥花蕾。

【产地】主产于坦桑尼亚、马达加斯加、马来西亚、印度尼西亚等国。现我国广东、海南、广西等地有栽培。

【采收加工】当花蕾由绿色转红时采摘，晒干。

【性状鉴别】呈研棒状，长 1~2cm。花冠圆球形，直径 0.3~0.5 cm。花瓣4，覆瓦状抱合，棕褐色至褐黄色，花瓣内为雄蕊和花柱，搓碎后可见众多黄色细粒状的花药。萼筒圆柱状，略扁，有的稍弯曲，长 0.7~1.4cm，直径 0.3~0.6 cm，红棕色或棕褐色。上部有 4 枚三角状的萼片，十字状分开。质坚实，富油性。气芳香浓烈，味辛辣，有麻舌感（图 10-2）。

以完整、个大、油性足、色深红、香气浓郁、入水下沉者为佳。

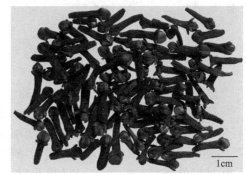

图 10-2 丁香药材图

【显微鉴别】萼筒中部横切面：①表皮细胞 1 列，外被角质层。②皮层外侧散有 2~3 列径向延长的椭圆形油室；内侧有数十个小型双韧维管束，断续排列成环；维管束周围伴生少数纤维，壁厚，木化。③维管束环内侧为数列薄壁细胞组成的通气组织，有大型细胞间隙。④中心轴柱薄壁组织间散有多数细小维管束。⑤薄壁细胞含众多细小草酸钙簇晶（图 10-3）。

粉末：暗红棕色。①花粉粒众多，极面观三角形，赤道面观双凸镜形，具 3 副合沟。②油室多破碎，分泌细胞界限不清，含黄色油状物。③草酸钙簇晶众多，直径 4~26μm，多排列成行。④纤维梭形，顶端钝圆，壁较厚（图 10-4）。

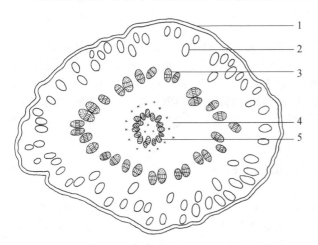

图 10-3 丁香萼筒中部横切面简图

1. 表皮；2. 油室；3. 双韧型维管束；4. 通气组织；
5. 中心轴柱维管束

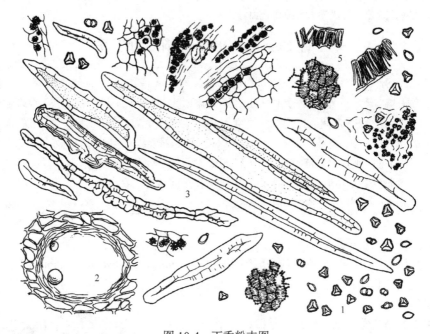

图 10-4 丁香粉末图

1. 花粉粒；2. 油室；3. 纤维；4. 草酸钙簇晶；5. 花粉囊内壁细胞

【化学成分】本品主要含挥发油，油中主要成分为丁香酚、β- 丁香烯、乙酰基丁香酚等。

【理化鉴别】①取本品粉末 1g，置小试管中，加三氯甲烷 3ml，浸渍 5 分钟，吸取三氯甲烷浸液 2~3 滴滴于载玻片上，速加 3% 氢氧化钠饱和溶液 1 滴，加盖玻片，片刻即有簇状细针形丁香酚钠结晶产生。②取本品乙醚提取液作为供试品溶液，以丁香酚对照品作为对照，以石油醚（60~90℃）- 乙酸乙酯（9∶1）为展开剂，照薄层色谱法试验。供试品色谱在与对照品色谱相应的位置上显相同颜色的斑点。

【含量测定】按气相色谱法测定，本品按干燥品计算，含丁香酚（$C_{10}H_{12}O_2$）不得少于 11.0%。

【功效】性温，味辛。温中降逆，补肾助阳。

　　附　母丁香

　　母丁香 Caryophylli Fructus 为桃金娘科植物丁香 *Eugenia caryophyllata* Thunb. 的干燥近成熟果实。又名"鸡舌香"。药材呈卵圆形或长椭圆形，长 1.5~3cm，直径 0.5~1cm。表面黄棕色或褐棕色，有细皱纹；顶端有 4 个宿存萼片向内弯曲成钩状；基部有果梗痕；果皮与种仁可剥离，种仁由两片子叶合抱而成，棕色或暗棕色，显油性，中央具一明显的纵沟；内有胚，呈细杆状。质较硬，难折断。气香，味麻辣。粉末镜检，与丁香的区别为可见淀粉粒、石细胞。本品含挥发油量较少，油中主要成分为丁香酚。本品性温，味辛。温中降逆，补肾助阳。

密蒙花 Buddlejae Flos

　　本品为马钱科（Loganiaceae）植物密蒙花 *Buddleja officinalis* Maxim. 的干燥花蕾和花序。主产于湖北、四川、河南、陕西等地。药材多为花蕾密聚的花序小分枝，呈不规则圆锥状，长 1.5~3cm。表面灰黄色或棕黄色，密被茸毛。花蕾呈短棒状，上端略大，长 0.3~1cm，直径 0.1~0.2cm；花萼钟状，先端 4 齿裂；花冠筒状，与萼等长或稍长，先端 4 裂，裂片卵形；雄蕊 4，着生在花冠管中部。质柔软。气微香，味微苦、辛。性微寒，味甘。粉末镜检，花萼及花冠下表面密被星状毛；花冠上表面有单细胞非腺毛。腺毛头部2细胞者并列呈哑铃形或蝶形。花粉粒球形，表面光滑，有3个萌发孔。主要含蒙花苷（醉鱼草苷）。本品性微寒，味甘。清热泻火，养肝明目，退翳。

☆洋金花 Daturae Flos

【别名】南洋金花。

【来源】本品为茄科（Solanaceae）植物白曼陀罗 *Datura metel* L. 的干燥花。

【产地】本品主产于江苏、浙江、福建、广东等地。

【采收加工】4~11月花初开时采收，晒干或低温烘干。

【鉴别】本品多皱缩成条状，完整者长9~15cm。花萼呈筒状，长为花冠的2/5，灰绿色或灰黄色，先端5裂，基部具纵脉纹5条，表面微具毛茸。花冠呈喇叭状，淡黄色或黄棕色，先端5浅裂，裂片有短尖，短尖下具明显纵脉3条，两裂片之间微凹。雄蕊5枚，花丝着生于花冠筒的基部，长为花冠的3/4，约1/2长贴生于花冠筒内。雌蕊1枚，柱头棒状。烘干品质柔韧，气特异；晒干品质脆。气微，味微苦（图10-5）。

以朵大、不破碎、花冠肥厚者为佳。

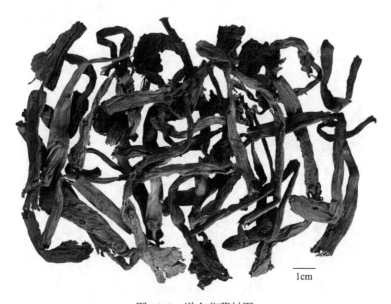

1cm

图10-5 洋金花药材图

粉末：淡黄色。①花粉粒类球形或长圆形，直径42~65μm，表面有细点状条状雕纹，自两极向四周放射状排列。②腺毛有两种，一种头部2~5个细胞，柄1~2个细胞；一种头部为单细胞，柄2~5个细胞。③不同部位非腺毛不完全相同，花萼上的1~3个细胞，具壁疣；花冠裂片边缘上的1~10个细胞，微具壁疣；花丝基部的粗大，1~5个细胞，较短。④花萼，花冠薄壁细胞中含有草酸钙砂晶。

【化学成分】含莨菪烷类生物碱，主要为东莨菪碱、莨菪碱。此外，尚含去甲莨菪碱、阿托品、东莨菪素等。

【功效】性温，味辛；有毒。平喘止咳，解痉定痛。

【附注】目前商品上尚有同属植物毛曼陀罗 *Datura inoxia* Mill.、曼陀罗 *Datura stramonium* L.

的花，前者习称"北洋金花"，后者习称"野洋金花"。北洋金花表面密被毛茸，花萼长约为花冠的 1/2，花丝与花冠近等长，柱头戟形。野洋金花较小，花冠上常有紫色脉纹。

★ 金银花 Lonicerae Japonicae Flos（附：山银花、忍冬藤）

【别名】双花、二花、忍冬花。

【来源】本品为忍冬科（Caprifoliaceae）植物忍冬 *Lonicera japonica* Thunb. 的干燥花蕾或带初开的花。

【产地】本品主产于山东、河南，前者习称"济银花"或"东银花"；后者习称"密银花"或"南银花"。其中以山东产量大，河南产质量佳。

【采收加工】5~6 月采取未开放的花蕾或初开的花，置通风处阴干或摊成薄层晒干。

【性状鉴别】花蕾呈小棒状，上粗下细，略弯曲，长 2~3cm，上部直径约 3mm，下部直径约 1.5mm。表面黄白色或绿白色，久贮色渐深，密被短柔毛。偶见叶状苞片。花萼绿色，先端 5 裂，裂片有毛，长约 2mm。开放者花冠筒状，先端二唇形；雄蕊 5 个，附于筒壁，黄色；雌蕊 1 个，子房无毛。气清香，味淡、微苦（图 10-6）。

以花蕾多、色淡、质柔软、气清香者为佳。

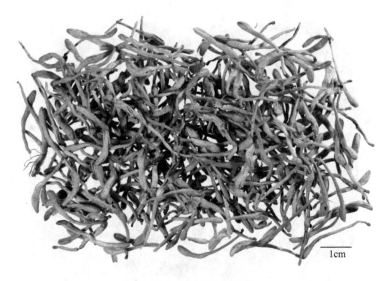

图 10-6　金银花药材图

【显微鉴别】粉末：浅黄色。①花粉粒众多，黄色，球形，外壁具细刺状突起，萌发孔 3 个。②非腺毛为单细胞，有两种：一种长而弯曲，壁薄，有微细疣状突起；另一种非腺毛较短，壁稍厚，具壁疣，有的具单或双螺纹。③腺毛有两种：一种头部呈倒圆锥形，顶端平坦，侧面观 10~33 个细胞，排成 2~4 层，有的细胞含淡黄色物，柄部（1~）2~5 个细胞；另一种头部类圆形或略扁圆形，侧面观 4~20 个细胞，腺柄 2~4 个细胞。④薄壁细胞中含细小草酸钙簇晶（图 10-7）。

【化学成分】本品主要含黄酮类成分，为木犀草素及木犀草素 -7- 葡萄糖苷。并含肌醇、绿原酸、异绿原酸、皂苷及挥发油。现已证明金银花的抗菌有效成分以绿原酸和异绿原酸为主。

【理化鉴别】取本品的甲醇浸出液作为供试品溶液，以绿原酸对照品为对照，以乙酸丁酯 - 甲酸 - 水（7：2.5：2.5）的上层溶液为展开剂，照薄层色谱法试验。置紫外光灯（365nm）下检视。供试品色谱在与对照品色谱相应的位置上显相同颜色的荧光斑点。

【含量测定】照高效液相色谱法测定，本品按干燥品计算，含绿原酸（$C_{16}H_{18}O_9$）不得少于1.5%，含木犀草苷（$C_{21}H_{20}O_4$）不得少于0.050%。

【功效】性寒，味甘。清热解毒，疏散风热。

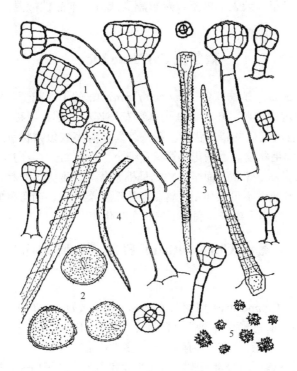

图 10-7　金银花粉末图

1. 腺毛；2. 花粉粒；3. 厚壁非腺毛；4. 薄壁非腺毛；5. 草酸钙簇晶

附　山银花、忍冬藤

山银花 Lonicerae Flos：2010 年版《中国药典》收载山银花为忍冬科植物灰毡毛忍冬 *L. macranthoides* Hand.-Mazz.、红腺忍冬 *L. hypoglauca* Miq.、华南忍冬 *L. confusa* DC. 或黄褐毛忍冬 *L. fulvotomentosa* Hsu et S.C.Cheng 的干燥花蕾或带初开的花。灰毡毛忍冬花蕾呈棒状而稍弯曲，长 3~4.5cm，表面绿棕色至黄白色，密被倒生的短糙毛。质稍硬，气清香，味微苦。红腺忍冬花蕾长 2.5~4.5cm，表面黄白色至黄棕色，无毛或疏被毛。华南忍冬花蕾较瘦小，长 1.6~3.5cm，萼筒和花冠密被灰白色柔毛。黄褐毛忍冬花蕾长 1~3.4cm，花冠表面淡黄棕色或黄棕色，密被黄色茸毛。化学成分与金银花相似，另含灰毡毛忍冬皂苷乙、川续断皂苷乙等成分。

忍冬藤 Lonicerae Japonicae Caulis 为忍冬科植物忍冬 *Lonicera japonica* Thunb. 的干燥茎枝。呈长圆柱形，多分枝，常缠绕成束，直径 1.5~6mm。表面棕红色至暗棕色，有的灰绿色，光滑或被茸毛；外皮易剥落。枝上多节，节间长 6~9cm，有残叶和叶痕。质脆，易折断，断面黄白色，中空。叶多卷曲，破碎不全，黄绿色至棕绿色，两面均被短柔毛。气微，老枝味微苦，嫩枝味淡。主要含绿原酸、马钱苷等。本品性寒，味甘。清热解毒，疏风通络。

旋覆花 Inulae Flos

本品为菊科（Compositae）植物旋覆花 *Inula japonica* Thunb. 或欧亚旋覆花 *I. britannica* L. 的干燥头状花序。主产于河南、河北、江苏等地。呈扁球形或类球形，直径 1~2cm。总苞由多数苞片组成，呈覆瓦状排列，苞片披针形或条形，灰黄色，长 4~11mm；总苞基部有时残留花梗，苞片及花梗表面被白色茸毛，舌状花1列，黄色，长约1cm，多卷曲，常脱落，先端3齿裂；管状花多数，棕黄色，长约5mm，先端5齿裂；子房顶端有多数白色冠毛，长5~6mm。有的可见椭圆形小瘦果。体轻，易散碎。气微，味微苦。以花头完整、色黄绿者为佳。旋覆花含旋覆花次内酯、旋覆花内酯等；欧亚旋覆花含天人菊内酯以及黄酮类成分。本品性微温，味苦、辛、咸。降气，消痰，行水，止呕。

款冬花 Farfarae Flos

本品为菊科（Compositae）植物款冬 *Tussilago farfara* L. 的干燥花蕾。主产于河南、甘肃、山西、陕西等地。呈不规则圆棒状。单生2~3个基部花序连在一起，习称"连三朵"，长1~2.5cm，直径0.5~1cm。基部具有浅紫色的鳞片状叶。花头外面被有多数鱼鳞状苞片，外表面呈紫红色或淡红色，内表面有白色绵毛状物。舌状花及管状花细小，长约2mm，子房下位。体轻，将花头折断有白色丝状绵毛。气清香，味微苦而辛，嚼之呈棉絮状。以蕾大、肥壮、色紫红鲜艳、花梗短者为佳。木质老梗及已开花者不可供药用。含款冬酮等萜类成分，尚含黄酮类、生物碱类、皂苷及挥发油等。本品性温，味辛、微苦。润肺下气，止咳化痰。

☆ 菊花 Chrysanthemi Flos（附：野菊花）

【别名】白菊花。

【来源】本品为菊科（Compositae）植物菊 *Chrysanthemum morifolium* Ramat. 的干燥头状花序。药材按产地和加工方法不同，分为"亳菊"、"滁菊"、"贡菊"和"杭菊"等。

【产地】主产于安徽、浙江、江苏、河南等地。多为栽培。

【采收加工】9~11月花盛开时分批采收，不同产地和不同商品规格采收加工方法不同。亳菊先将花枝摘下，阴干后再剪取花头；滁菊剪下花头，用硫黄熏蒸，再晒至半干，筛成球形，再晒干；贡菊直接由新鲜花头烘干；杭菊摘取花头后，上笼蒸3~5分钟后再取出晒干。

【鉴别】

亳菊　呈倒圆锥形或圆筒形，有时稍压扁呈扇形，直径1.5~3cm，离散。总苞碟状，总苞片3~4层，卵形或椭圆形，草质，黄绿色或褐绿色，外面被柔毛，边缘膜质。花托半球形，无托片或托毛。舌状花数层，雌性，位于外围，类白色，劲直上举，纵向折缩，散生金黄色腺点；管状花多数，两性，位于中央，为舌状花所隐藏，黄色，顶端5齿裂。体轻，质柔润，干时松脆。气清香，味甜，微苦。

滁菊　呈不规则球形或扁球形，直径1.5~2.5cm。舌状花类白色，不规则扭曲，内卷，边缘皱缩，有时可见淡褐色腺点；管状花大多隐藏。

贡菊　呈扁球状或不规则球形，直径1.5~2.5cm。舌状花白色或类白色，斜升，上部反折，边缘稍内卷而皱缩，通常无腺点；管状花少，外露。

杭菊　呈碟形或扁球形，直径2.5~4cm，常数个相连成片。舌状花类白色或黄色，平展或微叠，彼此粘连，通常无腺点；管状花多数，外露（图10-8）。

以花朵完整、颜色新鲜、气清香、少梗叶者为佳，通常认为亳菊和滁菊品质最优。

【化学成分】含绿原酸等有机酸，木犀草苷等黄酮类。尚含挥发油及生物碱成分。

【功效】性微寒，味甘、苦。散风清热，平肝明目，清热解毒。

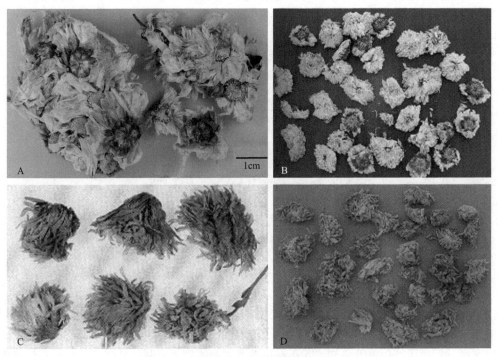

图 10-8 菊花药材图

A. 杭菊；B. 贡菊；C. 怀菊；D. 滁菊

附 野菊花

野菊花 Chrysanthemi indici Flos 为菊科植物野菊 *Chrysanthemum indicum* L. 的干燥头状花序。呈类球形，直径 0.3~1cm，棕黄色。总苞由 4~5 层苞片组成，外层苞片卵形或条形，外表面中部灰绿色或浅棕色，通常被白毛，边缘膜质；内层苞片长椭圆形，膜质，外表面无毛。总苞基部有的残留总花梗。舌状花 1 轮，黄色至棕黄色，皱缩卷曲；管状花多数，深黄色。体轻。气芳香，味苦。以完整、色黄、香气浓者为佳。含蒙花苷、野菊花内酯及挥发油等。本品性微寒，味苦、辛。清热解毒，泻火平肝。

★ 红花 Carthami Flos

红花原名红蓝花，始载于《开宝本草》。马志谓："红蓝花即红花也，生梁汉及西域。"汉武帝时期，张骞出使西域带进了红花等药材，开始了中药初期的国际贸易。但最初红花只是作为染料使用，可以直接在纤维上染色，唐代李中的诗句"红花颜色掩千花，任是猩猩血未加"就形象地概况了红花非同凡响的艳丽效果。东汉"医圣"张仲景用红花治疗妇女病，并将其记载于《金匮要略》中："妇人六十二种风，及腹中血气刺痛，红蓝花酒主之。"红花属卫生部公布的药食同源中药，可以用于食品和保健食品的开发利用。

链 接

【别名】草红花、刺红花、红蓝花。

【来源】本品为菊科（Compositae）植物红花 *Carthamus tinctorius* L. 的干燥花。

【产地】本品主产于河南、四川、云南、浙江、新疆等地。

【采收加工】本品于 5~6 月，花冠由黄变红时采收，通常于早晨日出不久露水未干时摘取管状花，将摘取的花在弱阳光下晒干、阴干或微火烘干。

【性状鉴别】本品为不带子房的管状花，花冠红黄色或红色，花筒细长，先端 5 裂，裂片狭条形，长 5~8mm。雄蕊 5，花药聚合成筒状，黄白色；柱头长圆柱形，顶端微分叉。质柔软。气微香，味微苦。花浸入水中，水染成金黄色（图 10-9）。

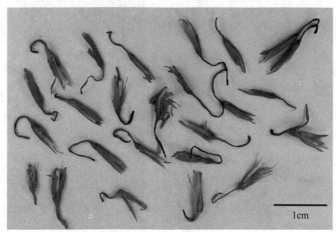

图 10-9　红花药材图

【显微鉴别】粉末：橙黄色。①花粉粒类圆形、椭圆形或橄榄形，直径约至 60μm，鲜黄色，外壁有刺状突起及疣状雕纹，萌发孔 3 个。②花各部分均有长管道状分泌细胞，常位于导管旁，细胞中充满黄棕色至红棕色分泌物。③花冠顶端表皮细胞外壁突起，呈绒毛状。④花柱表皮细胞分化成圆锥形单细胞毛（图 10-10）。

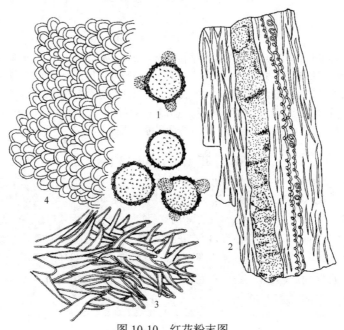

图 10-10　红花粉末图

1.花粉粒；2.分泌管碎片；3.花柱碎片；4.花冠顶端表皮细胞

【化学成分】主要含黄酮类，如红花苷、红花醌苷及新红花苷、芦丁、槲皮素等；另含色素类，如红花素、红花黄素 A 等，以及脂肪酸、挥发油。

【理化鉴别】①取本品 1g，加 70% 乙醇溶液 10ml，浸渍 15 分钟，滤过。将滤液置于 10~20ml

小烧杯中，剪一宽 5~10mm 滤纸条，将其下端浸入烧杯中 3~5 分钟，取出滤纸条放入水中随即取出，滤纸条上部显淡黄色，下部显淡红色。②取本品 80% 丙酮提取液作为供试品溶液，以红花对照药材作对照，以乙酸乙酯 - 甲酸 - 水 - 甲醇（7：2：3：0.4）为展开剂，照薄层色谱法试验。供试品色谱在与对照药材色谱相应的位置上显相同颜色的斑点。

【检查】吸光度：红色素 取本品 80% 丙酮提取液，照紫外 - 可见分光光度法，在 518nm 波长处测定吸光度，不得低于 0.20。

【浸出物】水溶性浸出物（冷浸法）不得少于 30.0%。

【含量测定】照高效液相色谱法测定，本品按干燥品计算，含羟基红花黄色素 A（$C_{27}H_{30}O_{15}$）不得少于 1.0%，山奈素（$C_{15}H_{10}O_6$）不得少于 0.050%。

【功效】性温，味辛。活血通经，散瘀止痛。

蒲黄 Typhae Pollen

本品为香蒲科（Typhaceae）植物水烛香蒲 *Typha angustifolia* L.、香蒲 *T. orientalis* Presl 或同属植物的干燥花粉。水烛香蒲主产于江苏、浙江、山东、安徽等地。东方香蒲产于贵州、山东、山西、东北各地。6~7 月花刚开时，剪取蒲棒顶端雄花序，晒干，碾碎，筛取花粉。除去花茎等杂质，所得带雄花的花粉，习称"草蒲黄"；再经细筛，所得纯花粉，习称"蒲黄"。蒲黄为鲜黄色粉末，体轻松，易飞扬，手捻有滑腻感，易附于手指上，放水中则飘浮水面。气微，味淡。草蒲黄为蒲黄花粉与花丝、花药的混合物，花丝黄棕色，不光滑。以粉细、质轻、色鲜黄、滑腻感强者为佳。草蒲黄品质较次。粉末黄色。花粉粒黄色，呈类圆形、长圆形、椭圆形或广卵圆形，内外两层约等厚，表面有似网状雕纹，周边轮廓线光滑，呈凸波状或齿轮状，单萌发孔不甚明显。主要含黄酮类，如香蒲新苷、异鼠李素 -3-*O*- 新橙皮糖苷、芸香苷、槲皮素、异鼠李素等。本品性平，味甘。止血，化瘀，通淋。

★西红花 Croci Stigma

西红花又称藏红花、番红花，始见于《本草品汇精要》，但在国外公元前 5 世纪克什米尔古文献中就有记载。李时珍谓："番红花出西番回回地面及天方国，即彼地红蓝花也。元时以入食馔用。"《本草纲目》中附图为菊科红花。由此可见，李时珍红花将西红花误认为菊科的红花。清代赵学敏在《本草纲目拾遗》中写到："出西藏，形如菊。试验方法：将一朵入滚水内，色如血，又入色亦然，可冲四次者真。"虽然对西红花有了基本概念，但其产地解释有误。西红花（藏红花）并非产自西藏，而是产自西班牙等国，经印度转入西藏，再销往内地。

西红花在法国等欧洲国家是必不可少的食品香料，在我国也是极为珍贵的药材，具有活血化瘀、凉血解毒、解郁安神、美容养颜等功效，主治月经不调、经闭、痛经、产后瘀血腹痛、不孕不育等妇科疾病。

链接

【别名】番红花、藏红花。

【来源】鸢尾科（Iridaceae）植物番红花 *Crocus sativus* L. 的干燥柱头。

【产地】本品主产于西班牙，意大利、法国、德国、希腊等国也产。我国浙江、江苏、上海、北京、西藏等地有栽培。

【采收加工】开花期晴天的早晨采花，摘取柱头，盖一张薄吸水纸后晒干，或在 40~50℃烘干，或在通风处阴干。

【性状鉴别】呈线形成弯曲的细丝状，三分枝，长 2~3cm。暗红色，上部较宽而略扁平，顶端边缘显不整齐的齿状，内侧有一短裂隙，下端偶有残留一小段橙黄色花柱。体轻，质松软，无油润光泽，干燥后质脆易断。气特异，微有刺激性，味微苦。浸入水中，可见橙黄色物成直线下沉，并逐渐扩散，水染成黄色（图 10-11）。

以柱头色棕红、黄色花柱少者为佳。

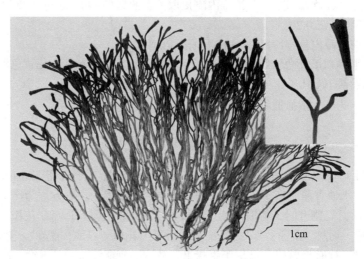

图 10-11　西红花药材图

【显微鉴别】粉末：橙红色。①花粉粒类球形，红黄色，表面近光滑，内含颗粒状物。②柱头顶端表皮细胞绒毛状，表面具稀疏纹理。③表皮细胞表面观长条形，壁薄，微弯曲，有的外壁凸出呈乳头状或绒毛状，隐约见纤细纹理（图 10-12）。

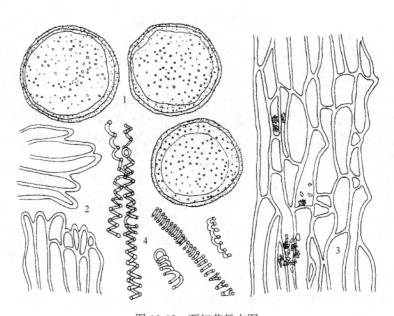

图 10-12　西红花粉末图

1.花粉粒；2.柱头顶端表皮细胞；3.表皮细胞；4.导管

【化学成分】本品含胡萝卜素类化合物和苦味质，主要为西红花苷-Ⅰ、西红花苷-Ⅱ、西红

花苷 - Ⅲ、西红花苷 - Ⅳ以及西红花苦苷等。尚含挥发油，油中主要为西红花醛（为西红花苦苷的分解产物）等。

【理化鉴别】①取本品少许置于水中，放置后则柱头膨胀，开口呈长喇叭状，水被染成黄色，无沉淀物。在短时间内，用针拨之不破碎。②取本品少量，置白瓷板上，加硫酸1滴，酸液显蓝色，缓缓变为红褐色或棕色。③取本品甲醇提取液作为供试品溶液，以西红花对照药材为对照，以乙酸乙酯 - 甲醇 - 水（100∶16.5∶13.5）为展开剂，分别在日光及紫外光灯（365nm）下检视。供试品色谱在与对照药材色谱相应的位置上显相同颜色的斑点或荧光斑点。

【检查】吸光度：取本品甲醇提取液，照紫外 - 可见分光光度法在432nm的波长处测定吸光度，不得低于0.50。

【浸出物】醇溶性浸出物（热浸法，用30%乙醇作溶剂）不得少于55.0%。

【含量测定】照高效液相色谱法测定，含西红花苷 - Ⅰ（$C_{44}H_{64}O_{24}$）和西红花苷 - Ⅱ（$C_{38}H_{54}O_{19}$）的总量不得少于10.0%。

【功效】性平，味甘。活血化瘀，凉血解毒，解郁安神。

【附注】本品为进口药材，价格昂贵，曾发现伪品和掺伪。例如，以西红花的雄蕊或花冠切丝、提取过西红花苷的柱头等染色后充伪；莲须、黄花菜、菊科的红花、玉蜀黍的柱头及花柱等外形类似品经染色仿制充伪；纸浆、染色、油性物质加工仿制。可用显微镜、水试、加碘试液、滤纸挤压、测定水溶性浸出物及灰分等方法检识。

　　花类中药是以植物花入药的药材。包括完整的花、花序和花的一部分。完整的花分已开放的药（洋金花、槐花）；尚未开放的花蕾（丁香、金银花、辛夷、款冬花、槐米）；开放的花序（菊花、旋覆花）；花的某一部分，雄蕊（莲须）、花柱（玉米须）、柱头（番红花）、花粉粒（松花粉、蒲黄）等。

　　性状鉴别上，花类中药多干缩、破碎，或有的花序或花很小，需先以水浸泡后，再行解剖并借助放大镜或体视镜观察。花类中药常呈圆锥状、棒状、团簇状、丝状和粉末状等，并有明显的颜色和香气。

　　显微鉴别上，花粉粒的形态可作为花类中药的主要鉴别特征之一，如丁香的花粉粒极面观三角形，赤道面观双凸镜形，具3副合沟；金银花的花粉粒球形，外壁具细刺状突起，萌发孔3个，还可见两种腺毛和两种非腺毛；红花花粉粒类圆形、椭圆形或橄榄形，外壁有刺状突起及疣状雕纹，萌发孔3个，还可见管道状分泌细胞；西红花的花粉粒类球形，红黄色，表面近光滑，内含颗粒状物；蒲黄的花粉粒表面有似网状雕纹。

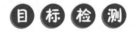

一、单选题

A 型题

1. 常2~3个花序连在一起，苞片外表面紫红色或淡红色，内表面密被白色絮状茸毛的药材是

　A. 金银花　　　　　　B. 辛夷　　　　　　C. 洋金花　　　　　　D. 款冬花　　　　　　E. 西红花

2. 西红花的药用部位是

　A. 雄蕊　　　　　　B. 花柱　　　　　　C. 花冠　　　　　　D. 花粉　　　　　　E. 柱头

3. 丁香的原植物科名是

　A. 忍冬科　　　　　　B. 鸢尾科　　　　　　C. 桃金娘科　　　　　　D. 菊科　　　　　　E. 茄科

4. 红花的原植物科名是

　A. 忍冬科　　　　　　B. 鸢尾科　　　　　　C. 桃金娘科　　　　　　D. 菊科　　　　　　E. 茄科

5. 金银花的抗菌成分是
A. 木犀草素　　　　　B. 木犀草素 -7- 葡萄糖苷　　　　　C. 东莨菪碱
D. 绿原酸、异绿原酸 E. 莨菪碱

B 型题

A. 头状花序　　　B. 花蕾　　　C. 花粉　　　D. 柱头　　　E. 初开的花
6. 菊花的药用部位是
7. 蒲黄的药用部位是

A. 山东、河南等　　　　　　　B. 西班牙、意大利、希腊、法国等
C. 河北、陕西、江苏、安徽　　D. 坦桑尼亚、马来西亚、印度尼西亚等
E. 广东、广西
8. 丁香的主产地是
9. 金银花的主产地是

A. 忍冬科　　　B. 鸢尾科　　　C. 桃金娘科　　　D. 菊科　　　E. 瑞香科
10. 金银花的原植物科名是
11. 旋覆花的原植物科名是

A. 花粉粒黄色，类球形，外壁具细刺状突起，萌发孔 3 个，具 2 种腺毛和 2 种非腺毛
B. 花粉粒极面观三角形，赤道观双凸透镜形，具 3 副合沟
C. 花粉粒圆球形，红黄色，外壁近光滑，内含颗粒状物质
D. 花粉粒类圆形，鲜黄色，外壁有刺状突起及疣状雕纹，萌发孔 3 个，具管道状分泌细胞
E. 花粉粒类球形或长圆形，表面有细点状条状雕纹，自两极向四周放射状排列
12. 金银花
13. 红花
14. 丁香

二、X 型题

1. 下列属于药材金银花的鉴别特征的是
A. 呈小棒状，上粗下细，稍弯曲
B. 花粉粒极面观三角形，赤道观双凸透镜形，具 3 副合沟
C. 表面黄白色或绿白色，密被短柔毛
D. 气清香，味淡、微苦
E. 气香，味苦、微涩
2. 下列以花蕾入药的药材是
A. 辛夷　　　　B. 金银花　　　C. 款冬花　　　D. 红花　　　E. 菊花
3. 下列来源于菊科植物的药材是
A. 辛夷　　　　B. 旋覆花　　　C. 款冬花　　　D. 红花　　　E. 菊花

三、填空题

1. 药材丁香花蕾中含挥发油，其主要成分为 _____。
2. 药材红花浸水中，水染成 _____ 色。
3. 药材西红花来源于 _____ 科植物 _____ 的干燥 _____，主产于 _____、_____ 等国。

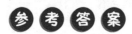

一、单选题

1. D　2. E　3. C　4. D　5. D　6. A　7. C　8. D　9. A　10. A　11. D　12. A　13. D　14. B

二、X 型题

1. ACD　2. ABC　3. BCDE

余略。

第十一章 果实及种子类中药

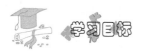学习目标

1. 掌握药材五味子、补骨脂、小茴香、马钱子、槟榔、砂仁的来源、主产地、性状鉴别、显微鉴别、化学成分、理化鉴别等内容

2. 熟悉药材葶苈子、木瓜、苦杏仁、枳壳、陈皮、吴茱萸、巴豆、山茱萸、连翘、枸杞子、栀子、豆蔻的来源、性状鉴别、显微鉴别等内容

3. 了解药材白果、荜茇、马兜铃、火麻仁、地肤子、王不留行、肉豆蔻、芥子、覆盆子、山楂、桃仁、乌梅、金樱子、沙苑子、决明子、香橼、化橘红、鸦胆子、酸枣仁、胖大海、使君子、诃子、蛇床子、女贞子、菟丝子、牵牛子、蔓荆子、夏枯草、天仙子、瓜蒌、车前子、鹤虱、牛蒡子、苍耳子、薏苡仁、草果、红豆蔻、草豆蔻、益智的来源、性状鉴别等内容

第一节 概 述

果实（fructus）及种子（semen）类中药是以果实或种子入药的药材。果实及种子虽是植物体中的两种不同器官，但在商品药材中并未严格区分，大多数是果实、种子一起入药，如马兜铃等；少数用种子，但以果实的形式贮存、销售，临用时再剥去果皮，如巴豆等。这两类中药材关系密切，且外形和组织构造又有区别，故列入一起，并分别加以概述。

一、果实类中药

果实类中药是采用成熟、近成熟或未成熟的果实或果实的一部分。多数为完整果实，如五味子为成熟果实，吴茱萸为近成熟果实，枳实为幼果；少数为整个果穗，如桑椹；有的为果实的一部分，如山茱萸为果肉，陈皮为果皮，甜瓜蒂为带有部分果皮的果柄，柿蒂为果实上的宿萼，橘络为中果皮部分的维管束组织。

（一）性状鉴别

观察果实类中药的外形，确定药用部位；根据果实的形态特征，辨别果实类型，真果或假果，单果、聚合果或聚花果，核果、柑果或双悬果等。鉴别时，应注意其形状、大小、颜色、表面特征、顶端、基部、质地、破断面及气味等。形状多呈类圆形或椭圆形，如五味子等；有的呈半球性或半椭圆形，如枳壳等；有的呈不规则多角形，如八角茴香等。表面常有各种纹理、皱纹或光泽；有的可见凹下的油点，如芸香科柑果；有的具隆起的肋线，如伞形

科双悬果;有的具纵直的棱角,如使君子;表面多带有附属物,如顶端有花柱基,基部有果柄或果柄痕;有的具宿萼和花被。对于完整果实,还应观察内部种子的特征,尤其应注意其数目和生长的部位(胎座)。气味也是该类药材的主要鉴别特征,有的果实类中药有浓烈的香气及特殊的味,如吴茱萸等;宁夏枸杞子味甜,鸦胆子味极苦,五味子有酸、甜、辛、苦、咸等味。

(二)显微鉴别

果实由果皮及种子组成,果皮的构造包括外果皮、中果皮及内果皮3部分。

1. 外果皮 相当于叶下表皮。通常为一列表皮细胞,多薄壁性,有的外壁和侧壁增厚,如女贞子。外被角质层,角质层纹理的形式、粗细及疏密度,对同属不同种的果皮鉴别较重要,如宁夏枸杞子角质条纹细密,枸杞子粗疏;有的呈不规则网状(连翘)、平直线纹状(五味子)、颗粒状突起(山茱萸)。偶见气孔,如补骨脂。有的被毛茸,多数为非腺毛,如覆盆子等;少数具腺毛,如吴茱萸等;也有具腺鳞,如蔓荆子。有的表皮细胞间嵌有油细胞,如五味子;有的表皮细胞中含有色物质或色素,如牛蒡子。有的部分表皮细胞伸入果肉中间形成胞间分泌腔隙,称为壁内腺,如补骨脂。有的表皮细胞中含结晶体,如荜澄茄含方晶,补骨脂含柱晶。

有的外果皮由表皮与下皮细胞组成,且下皮有时分化成石细胞(胡椒)、厚角组织(柑橘类),有的下皮细胞含棕色物(女贞子)。

2. 中果皮 相当于叶肉组织。为多层薄壁细胞,其中散有细小维管束,多为外韧型,也有双韧型(茄科果实)或两个外韧维管束合成维管束柱(伞形科双悬果)。大多薄壁性,多汁肉果中果皮细胞壁常呈连珠状增厚,如枳壳,有的坚硬干果中果皮全为石细胞,有的有网纹细胞,如小茴香。应注意厚壁组织、分泌组织的有无、类型、分布特点以及薄壁细胞内含物,如小茴香具油管,柑橘类果实具油室,罂粟果具乳汁管;五味子含淀粉粒,枸杞子含草酸钙砂晶,吴茱萸含橙皮苷结晶。

3. 内果皮 相当于叶上表皮,变异较大。大多由1列薄壁细胞组成;有的散有石细胞,如辣椒;有的全为石细胞,如胡椒;有的为多层石细胞,如木瓜等核果;有的为多列纤维,上下层纤维相交错排列,如连翘等;有的为多列纤维及石细胞,如八角茴香;有的以5~8个狭长的薄壁细胞互相并列为一群,各群以斜角联合呈镶嵌状,称为"镶嵌细胞",如伞形科双悬果;有的内果皮微密,产生了液汁囊,液汁囊发育成多细胞的毛,如柑橘类果实;有的为结晶细胞层,如牛蒡子。

二、种子类中药

种子类中药是采用成熟的种子,包括种皮和种仁两部分;种仁又包括胚乳和胚。多数用完整种子,如王不留行;少数为种子的一部分,有的用假种皮,如龙眼肉;有的用种皮,如绿豆衣,有的用种仁,如肉豆蔻;有的用去子叶的胚,如莲子心;有的则用发了芽的种子,如大豆黄卷;或使用其发酵加工品,如淡豆豉。

(一)性状鉴别

主要应注意观察种子的形状、大小、颜色、表面纹理、种脐、合点、种脊的形态及位置、种阜明显否、胚乳、子叶是否发达,以及质地、纵横剖面、气味和水试等。

形状大多呈不规则圆球形、类圆球形或扁圆球形,少数种子呈线形、纺锤形或心形。表面常有各种纹理，如王不留行具颗粒状突起、蓖麻子带有色泽鲜艳的花纹、韭菜子网状纹等；有的具毛茸，如马钱子；或翅状物，如马兜铃。表面除种脐、合点、种脊外，少数有种阜存在，如巴豆等大戟科种子。有的具发达的胚乳，如马钱子；无胚乳的种子，则子叶常特别肥厚，如苦杏仁。胚大多直立，少数弯曲，如王不留行等。有的种子浸入水中显黏性，如车前子；或膨胀，如葶苈子。

（二）显微鉴别

种子类中药的显微鉴别特征主要为种皮，种皮解剖复杂，构造因植物种类而异，最富有变化，故常具有重要鉴定意义的特征。

1. 种皮　种子通常只有一层种皮，有的有内外两层种皮。种皮常由下列一种或数种组织组成。

（1）表皮层：多数种子的种皮表皮为 1 列薄壁细胞组成，如牵牛子。有的表皮细胞充满黏液质，如葶苈子等十字花科种子；有的部分表皮分化成非腺毛，如牵牛子；有的全部表皮细胞分化成非腺毛，如马钱子；有的具腺毛，如急性子；有的表皮上有气孔，如胡桃仁；有的表皮细胞中单独或成群地嵌有石细胞，如苦杏仁；有的表皮层全由石细胞组成，如五味子；有的表皮细胞成为狭长的栅状细胞，其细胞壁常有不同程度的木化增厚，如补骨脂等豆科种子；有的表皮细胞中含有色素，如青葙子；有的表皮细胞含结晶体，如芝麻。

（2）栅状细胞层：有些种子的表皮下方，有栅状细胞层。由 1 列或 2~3 列狭长的细胞排列而成，壁多木化增厚，如决明子；有的内壁和侧壁增厚，而外壁菲薄的，如白芥子；有的栅状细胞靠外壁胞腔中含球状碳酸钙结晶团，如芝麻。在栅状细胞的外缘处，有时可见一条折光率较强的光辉带，如牵牛子。

（3）油细胞层：有的种子的表皮层下，有油细胞层，内贮挥发油，如砂仁、豆蔻。

（4）色素层：具有颜色的种子，除表皮层可含色素物质外，内层细胞或者内种皮细胞中也可含色素物质，如砂仁、豆蔻。

（5）石细胞层：除种子的表皮层有时散在或全为石细胞外，有的表皮内层几乎全为石细胞，如瓜蒌仁；或表皮层内方有一至数层石细胞，如五味子；或内种皮为石细胞层，如砂仁、豆蔻类内种皮为石细胞层，其内、侧壁均增厚，胞腔中含小硅晶。有的种子石细胞层石细胞形如哑铃或骨状，称之为骨状支持细胞层，如补骨脂等豆科种子。

（6）营养层：多数种子的种皮中，常有数列贮有淀粉粒的薄壁细胞，为营养层。在种子发育过程中，淀粉已被消耗，故成熟的种子营养层往往成为扁缩颓废的薄层。

2. 胚乳　通常由贮藏大量脂肪油和糊粉粒的薄壁细胞组成，有时细胞中含淀粉粒。有内、外胚乳之分，大多具内胚乳。在无胚乳的种子中，也可见到 1~2 列残存的内胚乳细胞。有的外胚乳较发达，而与内胚乳同时存在，如白豆蔻；有的外胚乳成颓废组织，如苦杏仁。

胚乳细胞的细胞壁大多为纤维素，有的为半纤维素增厚，具壁孔，如槟榔；有的新鲜时微细的纹孔可见胞间连丝，如马钱子。胚乳细胞中有时含草酸钙结晶；有时糊粉粒中也有小簇晶，如小茴香。有少数种子的种皮和外胚乳的折合层不规则地伸入于内胚乳中形成错入组织，如槟榔；或外胚乳伸入内胚乳中而形成错入组织，如肉豆蔻。

3. 胚　胚是种子中未发育的幼体，包括胚根、胚茎、胚芽及子叶 4 部分。子叶常占胚的较大部分，其构造相似于叶，表皮下方常可见栅栏组织。少数子叶中有大形分泌腔，子叶细胞中含有簇晶。胚的其他部分一般也全由薄壁细胞组成。

胚乳和胚中贮藏的营养物质，主要为脂肪油、蛋白质和淀粉粒。其中以蛋白质的存在最为特殊。种子中的贮藏蛋白质，可能呈非晶形状态，也可能成为具有特殊形状的颗粒——糊粉粒。在植物器官中只有种子含有糊粉粒。因此糊粉粒是确定种子类粉末中药的主要标志。糊粉粒的形状、大小及构造（有无球晶体、拟晶体及草酸钙晶体）常因植物种类而异，具有重要鉴定意义。

（三）现代鉴别技术

应用扫描电子显微镜技术对种子类中药的鉴别研究取得了较大进展，对于区别不同来源的植物种子及伪品都有重要意义。聚丙烯酰胺凝胶及其他电泳技术也运用于果实及种子类中药材的鉴别。因富含不同蛋白质的药材能产生不同的蛋白质谱带，故可以作为中药鉴别的手段之一。伴随分子生物学的发展，DNA 遗传标记技术已被用于中药材的鉴别，对果实及种子类药材尤为适用。

第二节 果实及种子类中药鉴定

白果 Ginkgo semen

别名银杏。本品为银杏科（Ginkgoaceae）植物银杏 *Ginkgo biloba* L. 干燥成熟种子。主产于广西、四川、河南、山东等地，多系栽培。略呈椭圆形，一端稍尖，另端钝，长 1.5~2.5cm，宽 1~2cm，厚约 1cm。表面黄白色或淡棕黄色，平滑，具 2~3 条棱线，中种皮（壳）骨质，坚硬。内种皮膜质，种仁宽卵球形或椭圆形，一端淡棕色，另一端金黄色，横断面外层黄色，胶质样，内层淡黄色或淡绿色，粉性，中间有空隙，气微，味甘、微苦。以身干、粒大、色白、种仁肥壮充实、色黄绿、粉性足者为佳。习惯认为广西产质优。本品性平，味甘、苦、涩。有毒。敛肺定喘，止带缩尿。

荜茇 Piperis Longi Fructus

别名鼠尾、荜拔、荜茇穗。本品为胡椒科（Piperaceae）植物荜茇 *Piper longum* L. 的干燥近成熟或成熟果穗。原产于越南、印度尼西亚、菲律宾等国，多为野生资源。现我国广东、海南、云南等地也有少量栽培。呈圆柱状，稍弯曲，由多数细小的小浆果聚集而成，总果柄多已脱落。长 1.5~3.5cm，直径 0.3~0.5cm。表面黑褐色或棕色，有斜向排列整齐的小突起，基部有果穗梗残存或脱落。质硬而脆，易折断，断面不整齐，颗粒状。小浆果略呈球形，被苞片，直径约 0.1cm。质坚硬，破开后胚乳白色，有胡椒样香气，味辛辣。以条肥大、色黑褐、质坚实、断面稍红、气味浓者为佳。本品性热，味辛。温中散寒，下气止痛。

火麻仁 Cannabis Semen

别名大麻仁、麻仁、线麻子。本品为桑科（Moraceae）植物大麻 *Cannabis sativa* L. 的干燥成熟果实。全国各地均产，均来源于栽培。呈卵圆形，长 4~5.5mm，直径 2.5~4mm。表面灰绿色至灰黄色，微有光泽，有微细的白色或棕色网纹，两边有棱，顶端略尖，基部有 1 圆形果柄痕。果皮薄而脆，易破碎。内有种子 1 枚，类圆形，种皮薄，暗绿色，常黏附于内果皮上，不易分离。胚乳灰白色，包围着弯曲的胚，子叶 2 片，肥厚，富油性。无臭、味淡。以颗粒饱满、色黄、种仁色乳白、完整、无杂质者为佳。本品性平，味甘。润燥滑肠。

马兜铃 Aristolochiae Fructus

别名马斗铃、斗铃。本品为马兜铃科（Aristolochiaceae）植物北马兜铃 *Aristolochia*

contorta Bge. 或马兜铃 *A. debilis* Sieb.et Zucc. 的干燥成熟果实。北马兜铃主产于辽宁、吉林、黑龙江、河北等地；马兜铃主产于安徽、江苏、浙江等地。呈卵圆形，长 3~7cm，直径 2~4cm。表面呈黄绿色、灰绿色或棕褐色，有纵棱 12 条，由棱线分出多数横向平行的细脉纹。顶端平钝，基部有细长果柄。果皮轻而脆，易裂为 6 瓣，果梗也分成 6 条。果皮内表面平滑而微带光泽，有较密的横向脉纹。果实分 6 室，每室种子多数，平叠整齐排列。种子扁平而薄，钝三角形或扇形，长 6~10mm，宽 8~12mm，边缘有翅，淡棕色。气特异，味微苦。马兜铃与其相似，但果实较小而稍圆。以个大、结实、饱满、色黄绿、完整而不破裂、无杂质者为佳。本品味苦，微寒。清肺降气，止咳平喘，清肠消痔。

地肤子 Kochiae Fructus

别名扫帚子、千头子。本品为藜科 (Chenopodiaceae) 植物地肤 *Kochia scoparia*(L.) Schrad. 的干燥成熟果实。主产于河北、河南、山东、山西等地。呈扁球状五角星形，直径 1~3mm，外被宿存花被。表面灰绿色或浅棕色，周围具膜质小翅 5 枚，背面中央有微突起的点状果梗痕及放射状脉纹 5~10 条。剥离花被，可见膜质果皮，半透明。种子扁卵形，长约 1mm，黑色。气微，味微苦。以颗粒饱满、色灰绿、无杂质者为佳。本品性寒，味辛、苦。清热利湿，祛风止痒。

王不留行 Vaccariae Semen

别名王不留、留行子、王牧牛。本品为石竹科 (Caryophyllaceae) 植物麦蓝菜 *Vaccaria segetalis*(Neck.) Garcke 的干燥成熟种子。主产于河北、辽宁、山东、黑龙江等地，河北产量最大。呈圆球形，直径约 2mm。表面黑色，少数未成熟者为棕红色，略有光泽。置放大镜下观察，种皮外有均匀分布的颗粒突起，肿脐近圆形，下陷，一侧有一凹陷的浅沟。质地坚硬，破开后胚乳白色，胚弯曲成环，子叶 2 枚。气微，味微涩、苦。以颗粒均匀、饱满、色黑者为佳。习惯认为河北邢台的王不留行质优。本品性平，味微苦。活血通经，下乳消肿，利尿通淋。

★五味子 Schisandrae Chinensis Fructus（附：南五味子）

五味子始载于《神农本草经》，列为上品。"五味皮肉甘酸，核中辛苦，都有咸味。"故有五味子之名。五味子含有丰富的营养物质，也是兼具有精、气、神三大补益作用的中药材，可益气强肝、利于细胞排除废物、增加供氧量、提高记忆力。

链接

【别名】北五味、辽五味、山五味。

【来源】本品为木兰科 (Magnoliaceae) 植物五味子 *Schisandra chinensis* (Turcz.) Baill. 的干燥成熟果实。习称"北五味子"。

【产地】本品主产于辽宁、黑龙江、吉林、内蒙古等地，野生与栽培品均有。

【采收加工】秋末霜降前后果实完全成熟、色紫红时采摘，阴干、晒干或蒸后晒干，簸去果枝和杂质即可。

【性状鉴别】呈不规则的球形或扁球形，直径 5~8mm。表面红色、紫红色或暗红色，皱缩，显油润；有的表面呈黑红色或出现"白霜"。果肉柔软，种子 1~2 粒，肾形，表面棕黄色，有光泽，种皮薄而脆。果肉气微，味酸；种子破碎后，有香气，味辛、微苦（图 11-1）。

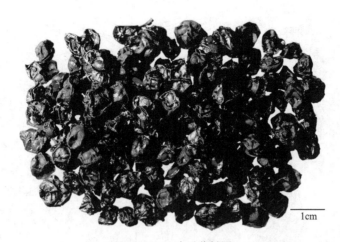

图 11-1 五味子药材图

以粒大、果皮色紫红、肉厚、柔润光泽、气味者为佳。

【显微鉴别】横切面：①外果皮为 1 列方形或长方形表皮细胞，壁稍厚，外被角质层，散有油细胞。②中果皮薄壁细胞 10 余列，细胞切向延长，内含淀粉粒，散有小型外韧型维管束。③内果皮为 1 列小方形薄壁细胞。④种皮最外层为 1 列径向延长的石细胞，呈栅栏状，壁厚，纹孔和孔沟细密，其下为数列类圆形、三角形或多角形的石细胞，壁厚，孔沟较大而疏，最内侧的石细胞形状不规则，壁较薄。⑤石细胞层下为 3~5 列较小的薄壁细胞。种脊部位有维管束，并有纤维束。⑥油细胞层为 1 列长方形细胞，含棕黄色油滴。⑦种皮内表皮为 1 列小细胞，壁稍厚。⑧胚乳细胞呈多角形，内含脂肪油和糊粉粒（图 11-2）。

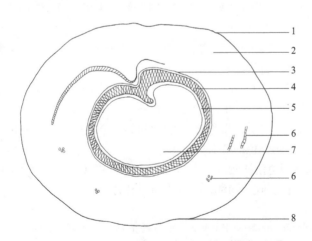

图 11-2 五味子（果实）横切面简图

1.外果皮；2.中果皮；3.内果皮；4.种皮石细胞层；5.油细胞层；6.维管束；7.胚；8.果柄痕

粉末：暗红色。①果皮表皮细胞表面观类多角形，排列紧密整齐，表面有微细的角质线纹，内含颗粒状色素物质，散有类圆形或多角形的油细胞，其四周有 6~7 个细胞围绕。②种皮外层石细胞群呈多角形或长多角形，大小颇均匀，直径 18~50μm，壁厚，孔沟极细密，胞腔小，内含棕色物质。③种皮内层石细胞呈类圆形、多角形或不规则形，直径约 83μm，壁稍厚，纹孔较大。④种皮油细胞类圆形，含黄色油滴。⑤导管螺纹，偶有网纹，直径 15~24μm。⑥胚乳细胞呈多角形，壁薄，内含脂肪油及糊粉粒。⑦淀粉粒类圆形或多角形，可见脐点，偶有复粒（图 11-3）。

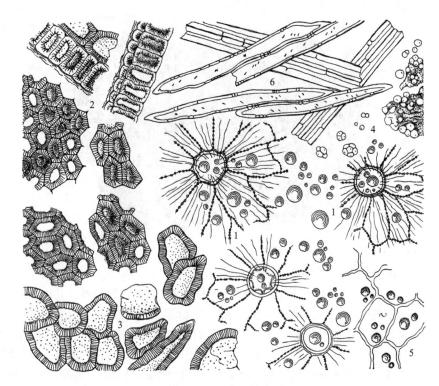

图 11-3　五味子粉末图

1. 果皮表皮细胞及油细胞；2. 种皮表皮石细胞；3. 种皮内层石细胞；4. 中果皮组织碎片及淀粉粒；5. 内胚乳细胞；6. 纤维（花托及种脊处，壁厚者韧皮部纤维；壁薄者木质部纤维）

【化学成分】本品含有挥发油和木脂素。其中木脂素约 5%，系五味子甲素和它的类似物，为本品的有效成分。此外，尚含有机酸和脂肪油。

【理化鉴别】取本品三氯甲烷回流溶液，作为供试品溶液。另取五味子对照药材，同法制成对照药材溶液，五味子甲素为对照品，以石油醚（30~60℃）- 甲酸乙酯 - 甲酸（15∶5∶1）的上层溶液为展开剂，照薄层色谱法试验。置紫外光灯（254nm）下检视，供试品色谱在与对照药材和对照品色谱相应的位置上显相同颜色的斑点。

【含量测定】照高效液相色谱法测定，本品含五味子醇甲（$C_{24}H_{32}O_7$）不得少于 0.40%。

【功效】性温，味酸、甘。收敛固涩，益气生津，补肾宁心。

附　南五味子

南五味子 Schisandrae Sphenantherae Fructus 为木兰科植物华中五味子 *Schisandra sphenanthera* Rehd.et Wils. 的干燥成熟果实。主产于河南、陕西、湖北等地。呈球形或扁球形，直径 4~6mm。表面棕红色至暗棕色，干瘪，皱缩，果肉紧贴于种子之上。种子 1~2 枚，肾形，表面棕黄色，有光泽，种皮薄而脆。果肉气微，味微酸。本品性味与功效同五味子。

肉豆蔻 Myristicae Semen

别名肉果、玉果。本品为肉豆蔻科（Myristicaceae）植物肉豆蔻 *Myristica fragrans* Houtt. 的干燥种仁。主产于马来西亚、印度尼西亚、斯里兰卡等国，均系栽培品。呈卵圆形或椭圆形，长 2~3cm，直径 1.5~2.5cm。表面灰棕色或灰黄色，有时外被白粉（石灰粉末）。全体有浅色纵行沟纹及不规则网状沟纹。种脐位于宽端，呈浅色圆形突起，合点呈暗凹陷。种脊呈纵沟状，连接两端。质坚，断面显棕黄色相杂的大理石花纹，宽端可见干燥皱缩的胚，富油性。气香浓烈，味辛。以个大、体重坚实、表面光滑、破开后油性足、香气浓者为佳。本品性温，味辛。温中行气，涩肠止泻。

☆葶苈子 Descurainiae Semen Lepidii Semen

【别名】 葶苈、米蒿子、播娘蒿子、独行菜子。

【来源】 本品为十字花科 (Cruciferae) 植物播娘蒿 *Descurainia sophia* (L.) Webb.ex Prantl. 或独行菜 *Lepidium apetalum* Willd. 的干燥成熟种子。前者习称"南葶苈子"，后者习称"北葶苈子"。

【产地】 播娘蒿主产于江苏、山东、安徽等地；独行菜主产于河北、辽宁、内蒙古等地。

【采收加工】 夏秋果实成熟转黄时，割取地上部分，晒干，打下种子、筛去杂质即可。

【鉴别】

南葶苈子 呈长圆形而略扁，长 0.8~1.2mm，宽约 0.5mm。外表棕色或红棕色，微有光泽，具纵沟 2 条，其中一条较为明显。一端钝圆，另端微凹或较平截，种脐类白色，位于凹入端或平截处。压碎后富油性。气微，味微辛、苦，略带黏性。加水浸泡后，种子外层透明状黏液层薄，厚度为种子宽度的 1/5 以下，膨胀度不得低于 3。

北葶苈子 呈扁卵形，长 1~1.5mm，宽 0.5~1mm。一端钝圆；另端尖而微凹，种脐位于凹入端。味微辛辣，遇水黏性较强。加水浸泡后，种子外层透明状黏液层，较厚，厚度可超过种子宽度的 1/2，膨胀度不得低于 12（图 11-4）。

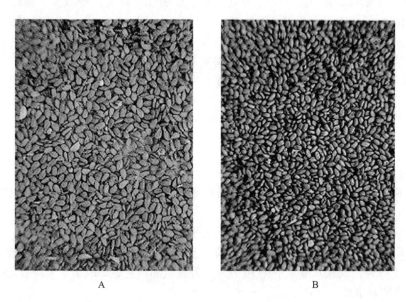

A   B

图 11-4 葶苈子药材图

A.北葶苈子；B.南葶苈子

两者均以颗粒均匀、饱满、色红棕、有光泽、黏性强、无杂质者为佳。

粉末：黄棕色。南葶苈子：①种皮栅状细胞成片，淡黄色，断面观呈类方形，外壁及侧壁上部菲薄，侧壁中、下部及内壁稍厚，表面观类多角形。②种皮表皮细胞为黏液细胞，断面观呈类方形，内壁增厚向外延伸成纤维素柱，纤维素柱长 8~18μm，顶端钝圆、偏斜或平截，周围可见黏液质纹理。③内胚乳细胞断面观类方形，表面观多角形，壁稍厚，含糊粉粒及脂肪油滴。

北葶苈子：①种皮外表皮细胞断面观略呈类长方形，纤维素柱较长，长 24~34μm。②种皮内表皮细胞表面观呈长方多角形或类方形。

【化学成分】本品主要含挥发油、脂肪油类成分，此外还含有苷类、生物碱等成分。

【功效】性大寒，味辛、苦。泻肺定喘，利水消肿。

芥子 Sinapis Semen

别名白芥子、白芥、芥菜籽。本品为十字花科（Crucifera）植物白芥 *Sinapis alba* L. 及芥 *Brassica juncea*(L.)Czern. et Coss. 的干燥成熟种子。药材中前者称"白芥子"，后者称"黄芥子"。白芥子主产于安徽、河南、四川、陕西等地，多为栽培品，以安徽、河南产量大；黄芥子全国各地均有栽培。白芥子呈圆球形，直径 1.5~2.5mm。表面灰白色至淡黄色，具细微的网纹，一端有暗色明显的小点状种脐。种皮薄而脆，破开后内有白色折叠的子叶，有油性。气微，味辛辣。黄芥子种子较小，直径 1~2mm。表面黄色至棕黄色，少数呈暗红棕色。研碎后加水浸湿，则产生辛烈的特异臭气。气微，味极辛辣。两者均以颗粒均匀、饱满、色黄白、无杂质者为佳。本品性温，味辛。温肺豁痰利气，散结通络止痛。

覆盆子 Rubi Fructus

别名小托盘、乌藨子。本品为蔷薇科（Rosaceae）植物华东覆盆子 *Rubus chingii* Hu 的干燥成熟果实。主产于浙江、湖北、四川、福建等地，以浙江、湖北产量最大。为聚合果，由多数小核果聚合而成，呈圆锥形或扁圆锥形，高 0.6~1.3cm，直径 0.5~1.2cm。表面黄绿色或淡棕色，顶端钝圆，基部中心凹入。宿萼棕褐色，下有果梗痕。小果易剥落，每个小果呈半月形，背面密被灰白色茸毛，两侧有明显的网纹，腹部有突起的棱线。体轻，质硬。气微，味微酸涩。以粒大饱满、完整结实、色灰绿、味酸、无杂质者为佳。本品性微温，味甘、酸。益肾固精缩尿，氧肝明目。

☆木瓜 Chaenomelis Fructus

【别名】宣木瓜、皱皮木瓜、铁脚梨。

【来源】本品为蔷薇科（Rosaceae）植物贴梗海棠 *Chaenomeles speciosa*(Sweet)Nakai 的干燥近成熟果实。

【产地】本品主产于安徽、湖北、四川、浙江等地，多系栽培品。

【采收加工】秋季果实绿黄稍带紫色时采摘，将鲜果纵剖成 2 瓣或 4 瓣后，直接晒干，也可放入沸水中烫约 5 分钟，或放入蒸笼中蒸 10 分钟，外皮全部转色时，取出晒干或微火烘干。安徽宣城产的木瓜，称"宣木瓜"，品质最优。

【鉴别】长圆形，多纵剖成两半，长 4~9cm，宽 2~5cm，厚 1~2.5cm。外表紫红色或棕红色，有不规则的深皱纹；剖面边缘均向内卷曲，果肉红棕色，中心部分可见凹陷，棕黄色；种子扁长三角形，形似橘核稍大而扁，表面红棕色，有皱纹，多脱落，脱落处表面平滑而光亮。质坚硬。果肉微有清香气，味酸微涩（图 11-5）。

以外皮抽皱，肉厚、色紫红色、质坚实、味酸者为佳。

粉末：黄棕色至棕红色。①石细胞较多，淡黄色或橙黄色，呈类圆形、长圆形或多角形，直径 20~82μm，纹孔细，层纹明显，有的胞腔含棕色或红棕色物。②中果皮薄壁细胞类圆形或不规则形状，淡黄色或浅棕色，壁厚，皱缩，偶含细小草酸钙方晶。③外果皮细胞呈类长方形，直径 10~35μm，外壁厚，角质化，胞腔小，内含红棕色物（图 11-6）。

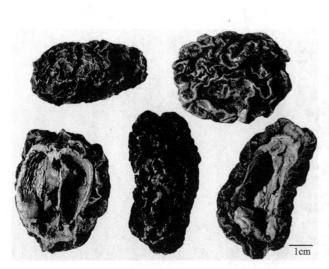

图 11-5　木瓜药材图

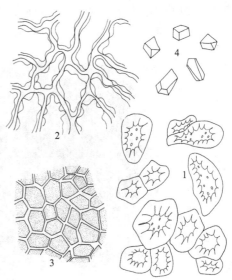

图 11-6　木瓜粉末图

1. 石细胞；2. 中果皮薄壁细胞；3. 外果皮细胞；
4. 草酸钙方晶

【化学成分】本品主要含皂苷、黄酮及有机酸类成分。种子含氢氰酸。

【功效】性温，味酸。舒筋活络，和胃化湿。

山楂 Crataegi Fructus

别名北山楂、山里红、红果、酸楂。本品为蔷薇科（Rosaceae）植物山里红 *Crataegus pinnatifida* Bge.var.*major* N.E.Br. 或山楂 *C. pinnatifida* Bge. 的干燥成熟果实。主产于河南、山东、河北、辽宁等地，野生及栽培品均有。呈圆形片，皱缩不平，直径 1~2.5cm，厚 0.2~0.4cm。外皮红色，具皱纹，有灰白色小斑点。果肉深黄色至浅棕色。中部横切片具 5 粒浅黄色果核，但核多脱落而中空。有的片上可见短而细的果梗或花萼残迹。气微清香，味酸、微甜。以片大、皮红、肉厚色黄白、核小者为佳。以山东青州所产品质佳。本品性微温，味酸、甘。消食健胃，行气散瘀，化浊降脂。

☆苦杏仁 Armeniacae Semen Amarum

【别名】杏仁、山杏仁。

【来源】本品为蔷薇科（Rosaceae）植物山杏 *Prunus armeniaca* L.var.*ansu* Maxim.、西伯利亚杏 *P. sibirica* L.、东北杏 *P. mandshurica* (Maxim.)Koehne. 或杏 *P. armeniaca* L. 的干燥成熟种子。

【产地】山杏主产于辽宁、河北、内蒙古、山东等地，野生与栽培品均有；西伯利亚杏主产于东北、华北地区，多系野生；东北杏主产于东北各地，多系野生；杏主产于东北、华北及西北等地区，多系栽培。

【采收加工】夏季果实成熟后采收，除去果肉，砸碎果核，取出种子，晒干即可。

【鉴别】几种杏仁外形相似。呈扁心形，顶端略尖，基部钝圆，肥厚，左右不对称，长 1~1.9cm，宽 0.8~1.5cm，厚 0.5~0.8cm。表面黄棕色至深棕色，有不规则的皱纹。尖端稍下侧边缘有一短棱线痕（种脐），基部有一椭圆形点（合点），种脐与合点间有深色的线形痕（种脊），从合点处分散出许多深棕色的维管束脉纹分布于种皮中。种皮薄，剥去后，内有白色子叶 2，富油性。与水共研，产生苯甲醛的特殊香气。气微，味苦（图 11-7）。

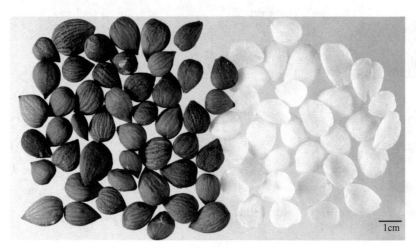

图 11-7　苦杏仁药材图

以颗粒均匀、饱满、味苦、完整不碎者为佳。河北产量大，山东产品质佳。

粉末：黄白色。①种皮石细胞单个散在或成群，大多呈类圆或卵圆形，镶嵌于种皮表皮薄壁细胞中，突出于表皮层的部分，石细胞壁厚，层纹及纹孔明显；镶嵌部分壁薄层纹无或极少。②种皮外表皮薄壁细胞黄棕色，多皱缩，细胞界限不清楚，常与石细胞相连。③内胚乳细胞类多角形，壁厚，含脂肪油滴。④子叶细胞较大，含糊粉粒及油滴，并有细小的草酸钙簇晶（图 11-8）。

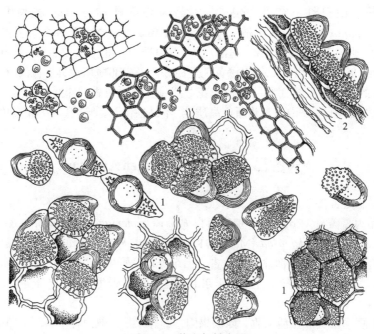

图 11-8　苦杏仁粉末图

1.种皮外表皮石细胞；2.种皮细胞断面观；3.外、内胚乳断面观；4.内胚乳细胞（示糊粉粒及脂肪油滴）；

5.子叶细胞（示糊粉粒、脂肪油滴及草酸钙小簇晶）

【化学成分】本品主要含苦杏仁苷，约占 3%，为其有效成分。此外另含脂肪油、蛋白质和多种氨基酸。

【功效】性微温，味苦。降气止咳平喘，润肠通便。

桃仁 Persicae Semen

别名山桃仁、光桃仁。本品为蔷薇科（Rosaceae）植物桃 *Prunus persica* (L.) Batsch. 或山桃 *P. davidiana* (Carr.) Franch. 的干燥成熟种子。主产于河北、河南、山东、四川等地，野生与栽培品均有。桃仁呈扁长卵形，长 1.2~1.8cm，宽 0.8~1.2cm，厚 0.2~0.4cm。表面黄棕色至红棕色，密布颗粒状突起。一端尖，中部膨大，另一端钝圆稍偏斜，边缘较薄。尖端一侧有短线形种脐，圆端有颜色略深不甚明显的合点，自合点处散出多数纵向维管束。种皮薄，子叶 2，类白色，富油性。气微，味微苦。山桃仁呈类卵圆形，较小而肥厚，长约 0.9cm，宽约 0.7cm，厚约 0.5cm。两者均以颗粒饱满，均匀、完整、外皮色棕红、种仁色白富油性者为佳。桃仁优于山桃仁。本品性平，味苦、甘。活血祛瘀，润肠通便，止咳平喘。

乌梅 Mume Fructus

别名酸梅。本品为蔷薇科（Rosaceae）植物梅 *Prunus mume* (Sieb.) Sieb.et Zucc. 的干燥近成熟果实。主产于四川、浙江、福建、广东等地，多为栽培品。呈类球形或扁圆形，直径 1.5~3cm。表面乌黑色至棕黑色，皱缩不平，基部有圆形果柄痕。果肉质柔软，可剥离。果核坚硬，椭圆形，棕黄色，表面凹凸不平，有众多洞穴及网状纹理，内含淡黄色种仁 1 粒，扁卵形。果肉稍有特异酸气及烟熏气，味极酸。以个大、核小柔润、肉厚、外皮乌黑色、不破裂、味极酸者为佳。四川、福建产量大，质优，浙江长兴产者为最佳。本品性平，味酸涩。敛肺，涩肠，生精，安蛔。

金樱子 Rosae laevigatae Fructus

别名灯笼果、糖罐子、黄刺果。本品为蔷薇科（Rosaceae）植物金樱子 *Rosa laevigata* Michx. 的干燥成熟果实。主产于广东、江西、浙江、广西等地。呈倒卵形，略似花瓶，长 2~3.5cm，直径 1~2cm。表面红黄色或红棕色，全身被有突起的棕色刺状小点，系毛刺脱落后的残基。顶端有盘状花萼残基，中央有黄色柱基，下部渐尖。质硬。切开后，花托壁厚 1~2mm，内有多数淡黄色坚硬的小瘦果，内壁及瘦果均有淡黄色的绒毛。气微，味甘，微涩。以个大、肉厚、色红黄、有光泽、去净刺者为佳。本品性平，味酸涩。固精缩尿，固崩止带，涩肠止泻。

沙苑子 Astragali Complanati Semen

别名沙苑蒺藜、沙蒺藜、潼蒺藜。本品为豆科（Leguminosae）植物扁茎黄芪 *Astragalus complanatus* R.Br. 的干燥成熟种子。主产于陕西、河北、辽宁、山西等地，野生与栽培品均有。其中产于陕西潼关者，称"潼蒺藜"，质量为优。略呈肾形而稍扁，长 2~2.5mm，宽 1.5~2mm，厚约 1mm。表面光滑。褐绿色或灰褐色，边缘一侧凹入处具圆形种脐。质坚硬，不易破碎，子叶 2，淡黄色，胚根弯曲，长约 1mm。气微，味淡，嚼之有豆腥味。开水泡之有香气逸出。以颗粒饱满、绿褐色或灰褐色者为佳。本品性温，味甘。补肾助阳，固精缩尿，养肝明目。

决明子 Cassiae Semen

别名决明、草决明、马蹄决明。为豆科（Leguminosae）植物决明 *Cassia obtusifolia* L. 或小决明 *C. tora* L. 的干燥成熟种子。主产于安徽、江苏、浙江、广东等地，野生和栽培品均有。决明略呈菱状方形或短圆柱形，两端平行倾斜，形似马蹄，长 3~7mm，宽 2~4mm。表面绿棕色或暗棕色，平滑有光泽。一端平坦，另一端斜尖，背腹面各有一条突起的棱线，棱线两侧各有一条斜向对称而色较浅的线形凹纹。质坚硬，不易破碎。种皮薄，子叶 2 片，黄色，呈"S"形折曲并重叠。气微，味微苦。小决明呈短圆柱形，较小，长 3~5mm，宽 2~3mm。表面棱线两则各有一条宽广的浅黄棕色带。两者均颗粒均匀、饱满、光滑、黄褐色者为佳。本品性微寒，味甘、苦、咸。清热明目，润肠通便。

★补骨脂 Psoraleae Fructus

【别名】破故子、故子、怀故子、破骨子。

【来源】本品为豆科（Leguminosae）植物补骨脂 *Psoralea corylifolia* L. 的干燥成熟果实。

【产地】本品主产于四川、河南、陕西、安徽等地，多系栽培。

【采收加工】秋季果实成熟时，摘取果穗或割取全株，晒干，打下果实，除去杂质。

【鉴别】呈肾形，略扁，长 3~5mm，宽 2~4mm，厚约 1.5mm。表面黑色、黑褐色或灰褐色，凹凸不平，具细微网状皱纹。有时外附绿色膜质宿萼，上有棕色腺点。种子 1 枚，黄棕色，光滑，种脐位于凹侧的一端，呈突起的点状；另一端有微突起的合点。质坚硬，子叶 2，黄白色，富油质。气微香，味辛、微苦（图 11-9）。

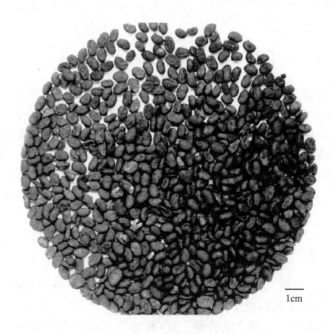

1cm

图 11-9　补骨脂药材图

以颗粒饱满均匀、色黑褐、纯净无杂质者为佳。其中河南、四川所产质量为优。

【显微鉴别】果实（中部）横切面：①果皮波状弯曲，表皮细胞 1 列，凹陷处表皮下有众多扁圆形壁内腺（intramural gland）。②中果皮薄壁组织中有小形外韧维管束；薄壁细胞含有草酸钙小柱晶。③种皮外表皮为1列栅状细胞，其内为1列哑铃状支持细胞。④种皮薄壁组织中有小形维管束。⑤色素细胞1列，与种皮内表皮细胞相邻。⑥子叶细胞充满糊粉粒与油滴（图11-10）。

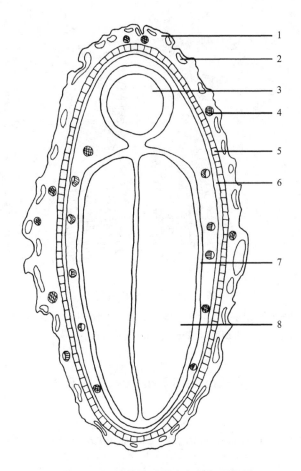

图 11-10　补骨脂（果实）横切面简图

1.果皮；2.壁内腺；3.胚根；4.维管束；5.栅状细胞；6.支持细胞；7.种皮内表皮；8.子叶

　　粉末：灰黄色。①种皮栅状细胞淡棕色，众多，长33~56μm，宽6~15μm，横断面观细胞1列，侧壁上部后，下部渐薄，呈"V"形增厚；顶面观呈多角形，胞腔小；底面观呈类圆形，壁薄，胞腔大，内含棕色物。②种皮支持细胞断面观呈哑铃状，长26~51μm，上端较宽大，中部细胞壁增厚。③壁内腺自果皮表皮向内着生，形大，多破碎，完整者类圆形，由十数至数十个细胞组成，中心细胞小，多角形，周围细胞径向延长，辐射状排列，腺体腔内有众多油滴。④小腺毛头部类卵圆形，腺柄短，腺头多细胞或单细胞。⑤中果皮细胞含草酸钙小柱晶，两端及中央凸出；另有草酸钙小方晶（图11-11）。

　　【化学成分】本品主要含挥发油、香豆素（补骨脂素、异补骨脂素等）、黄酮（补骨脂甲素、补骨脂乙素）、单萜酚、脂类、树脂及豆甾醇类等化合物。

　　【功效】性温，味辛、苦。温肾助阳，纳气平喘，温脾止泻；外用消斑。

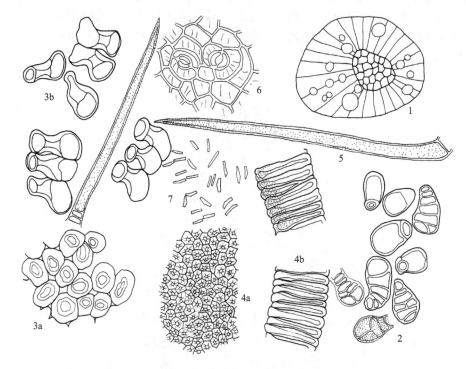

图 11-11　补骨脂粉末图

1. 壁内腺；2. 腺毛；3. 种皮支持细胞（3a. 顶面观；3b. 侧面观）；4. 种皮栅状细胞（4a. 顶面观；4b. 侧面观）；
5. 非腺毛；6. 表皮及气孔；7. 草酸钙小柱晶

☆枳壳 Aurantii Fructus（附：枳实）

【别名】川枳壳、江枳壳、苏枳壳、绿衣枳壳。

【来源】本品为芸香科（Rutaceae）植物酸橙 *Citrus aurantium* L. 及其栽培变种的干燥未成熟果实。

【产地】本品主产于江西、四川、贵州、湖南等地，多系栽培品。

【采收加工】7~8 月（大暑）果实尚未成熟时采收，不宜过迟，否则果实老熟，皮薄瓤多，影响质量。采后横切成两瓣，仰面晒干或低温干燥。

【鉴别】呈半圆球形，翻口似盆状。直径 3~5cm。外果皮棕褐色至褐色，有颗粒状突起，突起的顶端有凹点状油室；顶端有明显的花柱基痕，基部有果柄痕。横切面中果皮黄白色，光滑而稍隆起，厚 0.4~1.3cm，边缘散有 1~2 列点状油室，中央褐色，瓤囊 7~12 瓣，少数至 15 瓣，囊内有种子数粒。质坚硬，不易折断。气清香，味苦、微酸（图 11-12）。

以外皮色绿褐、肉厚瓤小、肉色白净外翻、质坚硬、香气浓者为佳。以产于江西清江、新干最为著名，习称"江枳壳"。

横切面：①表皮由 1 列极小的细胞组成，外被角质层，并具气孔。②中果皮发达，有大形油室不规则排列成 1~2 列，油室呈卵形或椭圆形，径向径 410~1330μm，切向径 250~790μm。③中果皮外侧细胞散有较多草酸钙斜方晶或棱晶；内侧细胞排列极疏松，维管束纵横散布（图 11-13）。

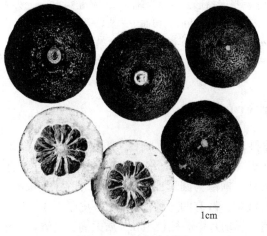

图 11-12　枳壳药材图

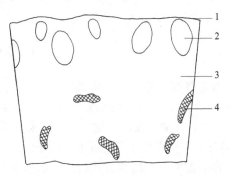

图 11-13　枳壳（酸橙果皮）横切面简图

1.表皮；2.油室；3.中果皮；4.纤维束

粉末：黄白色或棕黄色。①果皮表皮细胞表面观多角形、类方形或长方形，气孔类圆形，直径 16~34μm，副卫细胞 5~9 个，侧面观外被角质层；表皮下层薄壁细胞多含草酸钙方晶。②中果皮细胞类圆形或不规则形状，壁大多呈不均匀地增厚。③草酸钙方晶较多，呈多面形，类双锥形或类斜方形，成片存在于薄壁组织中（图 11-14）。

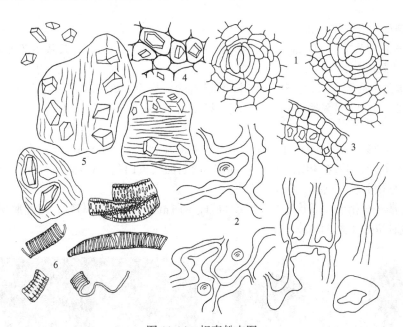

图 11-14　枳壳粉末图

1.表皮细胞及气孔；2.中果皮细胞；3.表皮细胞示角质层；4.草酸钙结晶；5.瓢囊细胞；6.导管及管胞

【化学成分】本品主要含挥发油。此外，尚含辛弗林、橙皮苷等。

【功效】性微寒，味苦、辛、酸。理气宽中，行滞消胀。

附　枳实

枳实 Aurantii Fructus Immaturus 别名川枳实、江枳实、苏枳实、鹅眼枳实。为芸香科植物酸橙 *Citrus aurantium* L. 及其栽培变种或甜橙 *C. sinensis* Osbeck 的干燥幼果。夏至前拾取地上经风吹落或自行脱落的幼小果实，晒干（鹅眼枳实）；较大者横切为两瓣后，晒干。呈半球形，少数为球形，直径 0.5~2.5cm。外表面黑绿色或暗棕绿色，具颗粒状突起和皱纹，有明显的花柱残迹和果柄痕。切面中果皮略隆起，光滑，黄白色或黄褐色，厚 3~12mm，边缘有 1~2 列油室；果皮不易剥离；中央有棕褐色的瓤囊，呈车轮形。质坚硬。气清香，味苦、微酸。以体重坚实、皮色青黑、肉厚色黄白、瓤小、香气浓者为佳。本品性微寒，味苦、辛、酸。破气消积，化痰散结。

香橼 Citri Fructus

别名香圆、香圆皮、陈香橼。本品为芸香科（Rutaceae）植物枸橼 *Citrus medica* L. 或香圆 *C. wilsonii* Tanaka 的干燥成熟果实。枸橼主产于云南、四川、贵州、福建等地；香圆主产于江苏、浙江、安徽、江西等地。两者均来源于栽培品。枸橼为圆形或长圆形片，直径 4~10cm，厚 0.2~0.5mm。横切片外果皮黄色或黄绿色，边缘呈波状，散有凹入的油点；中果皮厚 1~3cm，黄白色，有不规则的网状突起的维管束；瓤囊 10~17 室，纵切片中心柱较粗壮。质柔韧。气清香，味微甜而苦辛。以片色黄白、气香浓者为佳。香圆为类球形、半球形或圆片，直径 4~7cm，表面黑绿色或黄绿色，密被凹陷的小油点及网状隆起的粗皱纹，顶端有花柱残痕及隆起的环圈，基部有果梗残基。质坚硬。剖面或横切薄片，边缘油点明显；中果皮厚约 0.5cm；瓤囊 9~11 室，棕色或淡红棕色，间有黄白色种子。气香，味酸而苦。枸橼以片张厚薄均匀、色黄白、质柔韧、香气浓者为佳；香圆以个大、皮粗、皮色黑绿、香气浓者为佳。本品性温，味苦、辛、酸。疏肝理气，宽中，化痰。

☆陈皮 Citri Reticulatae Pericarpium（附：青皮、橘核）

【别名】橘皮、广陈皮、新会皮。

【来源】本品为芸香科（Rutaceae）植物橘 *Citrus reticulata* Blanco 及其栽培变种的干燥成熟果皮。药材分为"陈皮"和"广陈皮"。

【产地】本品主产于广东、福建、四川、江苏等地，均为栽培品。

【采收加工】10~12 月采摘成熟果实，剥取果皮阴干或低温干燥。

【鉴别】

陈皮　常剥成数瓣，基部相连，有的呈不规则的片状，厚 1~4mm。外表面橙红色或红棕色，久贮后颜色变深，有细皱纹和凹下的点状油室；内表面浅黄白色，粗糙，附黄白色或黄棕色筋络状维管束。质稍硬而脆。气香，味辛、苦。

广陈皮　常 3 瓣相连，形状整齐，厚度均匀，约 1mm。点状油室较大，对光照视，透明清晰，质较柔软。气香浓郁（图 11-15）。

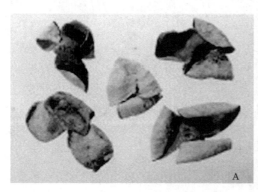
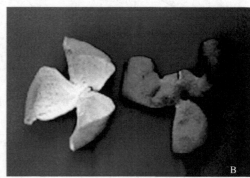

图 11-15　陈皮药材图

A. 广陈皮；B. 陈皮

以瓣大皮厚、完整、外色红、内色白、油润、质柔软、气味浓者为佳。以广东新会、广州近郊所产质量为优。

粉末：黄白色至黄棕色。①中果皮薄壁组织众多，细胞形状不规则，壁不均匀增厚，有的呈连珠状。②果皮表皮细胞表面观类多角形、类方形或长方形，垂周壁增厚，气孔类圆形，直径 18~26μm，副卫细胞不清晰；侧面观外被角质层，靠外方的径向壁增厚。③草酸钙方晶成片存在于中果皮薄壁细胞中，呈多面形、菱形或双锥形，直径 3~34μm，长 5~53μm，有的一个细胞内含有由两个多面体构成的平行双晶或 3~5 个方晶。④橙皮苷结晶大多存在于薄壁细胞中，黄色或无色，呈圆形或无定形团块，有的可见放射状条纹。⑤螺纹、孔纹和网状导管及管胞较小。

【化学成分】本品主要含挥发油和黄酮类成分。此外，尚含肌醇、β- 谷甾醇、维生素 B$_1$、对羟福林等。

【功效】性温，味苦、辛。理气健脾，燥湿化痰。

附　青皮、橘核

青皮 Citri Reticulatae Pericarpium Viride 别名青橘皮、四华青皮、个青、青皮子。本品为芸香科植物橘 *Citrus reticulata* Blanco 及其栽培变种的干燥幼果或未成熟果实的果皮。5~6 月收集自落的幼果，晒干，习称"个青皮"；7~8 月采收未成熟的果实，在果皮上纵剖成四瓣至基部，除尽瓤瓣，晒干，习称"四花青皮"。个青皮呈类球形，直径 0.5~2cm。表面灰绿色或黑绿色，微粗糙，有细密凹下的油室，顶端有稍突起的柱基，基部有圆形果梗痕。质硬，断面果皮黄白色或淡黄棕色，厚 0.1~0.2cm，外缘有油室 1~2 列。瓤囊 8~10 瓣，淡棕色。气清香，味酸、苦、辛。四花青皮　果皮剖成 4 裂片，裂片长椭圆形，长 4~6cm，厚 0.1~0.2cm。外表面灰绿色或黑绿色，密生多数油室；内表面类白色或黄白色，粗糙，附黄白色或黄棕色小筋络。质稍硬，易折断，断面外缘有油室 1~2 列。气香，味苦、辛。个青皮以个匀、质硬、体重、肉厚、瓤小、皮色青黑、香气浓者为佳；以表面色黑绿、内面色黄白、香气浓者为佳。本品性温，味苦、辛。疏肝破气，消积化滞。

橘核 Citri Reticulatae Semen 别名橘仁、橘柑米。本品为芸香科（Rutaceae）植物橘 *Citrus reticulata* Blanco 及其栽培变种的干燥成熟种子。略呈卵圆形，长 0.8~1.2cm，直径 0.4~0.6cm。表面淡黄白色或淡灰白色，光滑，一侧有种脊棱线，一端钝圆，另一端渐尖成小柄状。外种皮薄而韧，内种皮菲薄，淡棕色，子叶 2，黄绿色，有油性。气微，味苦。以饱满、颗粒均匀、色黄白者为佳。本品性平，味苦。理气，散结，止痛。

化橘红 citrl Grandis Exocarpium

别名化州橘红、毛橘红、光橘红。本品为芸香科（Rutaceae）植物化州柚 *Citrus grandis* 'Tomentosa' 或柚 *C. grandis*（L.）Osbeck 的未成熟或近成熟的干燥外层果皮。前者习称"毛橘红"，后者习称"光橘红"、"光七爪"或"光五爪"。主产于广东、广西、福建等地，多系栽培品。毛橘红呈对折的七角或展平的五角星状，单片呈柳叶形，完整者展平后直径 15~28cm，厚 0.2~0.5cm。外表面黄绿色，密布茸毛，有皱纹及小油室；内表面黄白色或淡黄棕色，有脉络纹。质脆，易折断，断面不整齐，外缘有 1 列不整齐的下凹的油室，内侧稍柔而有弹性。气芳香，味苦、微辛。光橘红外形同毛橘红，表面黄绿色至黄棕色，无毛，稍粗糙，密生凸凹交错的油室小点。毛橘红毛绒细密、色青、果皮薄、气香味苦者为佳；光橘红以色青、果皮厚薄均匀、气香味苦者为佳。毛橘红优于光橘红。本品性温，味辛、苦。理气宽中，燥湿化痰。

☆吴茱萸 Euodiae Fructus

【别名】吴萸、吴萸子、吴于、米辣子。

【来源】本品为芸香科（Rutaceae）植物吴茱萸 *Euodia rutaecarpa*（Juss.）Benth.、石 虎 *E. rutaecarpa*（Juss.）Benth.var.*officinalis*（Dode）Huang 或疏毛吴茱萸 *E. rutaecarpa*（Juss.）Benth.var. *bodinieri*（Dode）Huang 的干燥近成熟的果实。

【产地】本品主产于贵州、广西、湖南、云南、四川等地，多系栽培品。以贵州、广西产量较大，湖南常德质量优。

【采收加工】8~9 月果实呈茶绿色尚未开裂时，剪下果穗，晒干或低温干燥后，除去枝、叶、果梗等杂质。

【鉴别】呈球形或略呈五角状扁球形，直径 2~5mm。表面暗黄绿色至褐色，粗糙，有多数点状突起或凹下的油点。顶端有五角星状的裂隙，基部残留被有黄色茸毛的果梗。质硬而脆，破开后内部黑色，用放大镜观察，边缘显黑色油质麻点（油室），横切面可见子房 5 室，每室有淡黄色种子 1 粒。气芳香浓郁，味辛辣而苦。用水浸泡果实，有黏液渗出（图 11-16）。

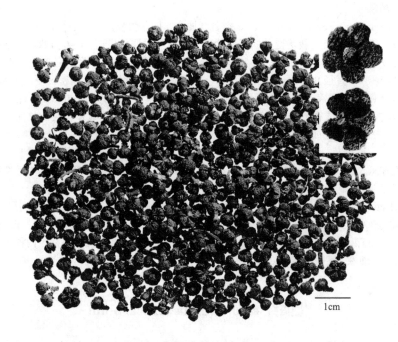

图 11-16　吴茱萸药材图

以颗粒均匀而不开口、饱满坚实、色绿、香气浓烈、枝梗少者为佳。

粉末：褐色。①非腺毛 2~6 细胞，长 140~350μm，平滑或有角质线纹或疣状突起，有的胞腔内含棕红色物。②腺毛头部椭圆形，由 7~14 或更多细胞组成，常含黄棕色内含物；柄部 2~5 细胞。油室碎片有时可见，淡黄色。③花粉粒呈类圆形，具 3 萌发孔，表面有网状雕纹。④石细胞类圆形或长方形，直径 35~70μm，胞腔大。⑤草酸钙簇晶较多，直径 10~25μm；偶有方晶（图 11-17）。

【化学成分】本品主要含挥发油（0.4% 以上），油中主要成分为吴茱萸烯，为油的香气成分；并含多种生物碱，如吴茱萸碱、吴茱萸次碱等。吴茱萸碱和吴茱萸次碱有较强的阵痛作用。

【功效】性热，味辛、苦。有小毒。散寒止痛，降逆止呕，助阳止泻。

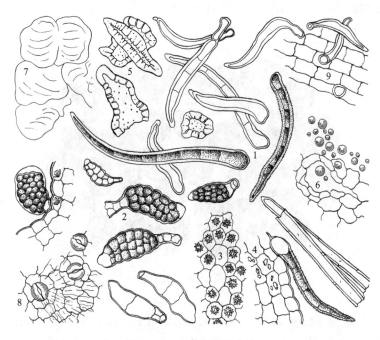

图 11-17 吴茱萸粉末图

1.非腺毛；2.腺毛；3.草酸钙簇晶；4.草酸钙方晶；5.石细胞；6.油室碎片；7.黏液细胞（具网纹）；8.果皮表皮细胞（示气孔）；9.果柄表皮细胞

鸦胆子 Bruceae Fructus

别名鸦蛋子、鸭胆子、苦参子。本品为苦木科（Simaroubaceae）植物鸦胆子 *Brucea javanica*（L.）Merr. 的干燥成熟果实。主产于广东、广西、海南等地，野生与栽培品均有。呈卵形，长 6~10mm，直径 4~7mm。表面黑色或棕色，有隆起的网状皱纹，网眼呈不规则的多角形，两侧有明显的棱线，顶端渐尖，基部有凹陷的果柄痕。果壳质硬而脆，种子卵形，长 5~6mm，直径 3~5mm，表面类白色或黄白色，具网纹，较尖的一端呈鸟嘴状；种皮薄，子叶乳白色，富油性。气微，味极苦而持久。以粒大、饱满、色棕黑、种仁白色、油性足、味苦者为佳。以广东、海南所产质量为优。本品性寒，味苦。有小毒。清热解毒，截疟，止痢，腐蚀赘疣。

☆ 巴豆 Crotonis Fructus（附：巴豆霜）

【别名】川巴豆、壳巴豆、江子、毒鱼子。

【来源】本品为大戟科（Euphorbiaceae）植物巴豆 *Croton tiglium* L. 的干燥成熟果实。

【产地】本品主产于四川、贵州、云南、广西等地，多系栽培品。

【采收加工】夏末秋初白露前，当种子成熟果实尚未开裂时，摘下果实阴干或堆置 2~3 天发汗变色后再晒干，用木板或其他工具敲开果壳，簸净杂质收集种子即可。

【鉴别】呈卵圆形，一般具三棱，长 1.8~2.2cm，直径 1.4~2cm。表面灰黄色或稍深，粗糙，有纵线 6 条，顶端平截，基部有果柄痕。破开果壳，可见 3 室，每室含种子 1 粒。种子呈略扁的椭圆形，长 1.2~1.5cm，直径 0.7~0.9cm，表面棕色或灰棕色，一端有小点状的种脐及种阜的疤痕，另一端有微凹的合点，其间有隆起的种脊；外种皮薄而脆，内种皮呈白色薄膜；种仁黄白色，油质。气微，味辛辣。有毒，不宜口尝（图 11-18）。

以种子饱满、种仁色黄白、无杂质者为佳。

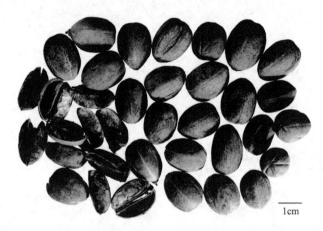

图 11-18　巴豆药材图

横切面：①外果皮为 1 列表皮细胞，有气孔及厚壁性多细胞的星状毛。②中果皮外侧有 10 多列薄壁细胞，有单个或成群散在的石细胞；维管束周围细胞中含草酸钙方晶或簇晶；中部有约 4 列纤维状石细胞，呈带状排列；内侧有 6~8 列径向延长圆形薄壁细胞，壁孔少。③内果皮为 3~5 层纤维状厚壁细胞交迭排列。④种皮表皮细胞由 1 列径向延长的长方形细胞组成，径向壁作锯齿状弯曲；其下为 1 列壁厚性栅状细胞，胞腔线形，外端略膨大，向内为数层切向延长的不规则形薄壁细胞，期间散有螺纹导管；内表皮细胞呈颓废状。⑤胚乳细胞类圆形，具脂肪油和糊粉粒，另含草酸钙簇晶。子叶细胞类多角形（图 11-19）。

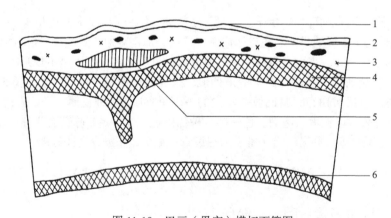

图 11-19　巴豆（果实）横切面简图

1. 表皮；2. 石细胞；3. 草酸钙簇晶；4. 纤维状石细胞环；5. 维管束；6. 纤维层（内表皮）

粉末：浅黄棕色。①多细胞厚壁性星状毛，直径 129~525μm，多由 6~15 个细胞呈放射状排列，层纹明显，胞腔线形，近基部略膨大，具孔沟。②石细胞类圆形、类长方形，壁孔、层纹明显。③种皮表皮细胞表面观多角形，壁稍厚，其径向壁呈不规则锯齿状弯曲，内含黄棕色物质。④种皮厚壁栅状细胞棕红色，长约 225μm，直径约 21μm，呈细长柱形，一端略膨大，排列紧密，壁极厚，胞腔线形，孔沟极细而密集，常与种皮薄壁栅状细胞相连。⑤纤维状厚壁细胞，直径约 20μm，壁孔和层纹明显。⑥胚乳细胞类圆形，内含脂肪油滴、糊粉粒及草酸钙簇晶（图 11-20）。

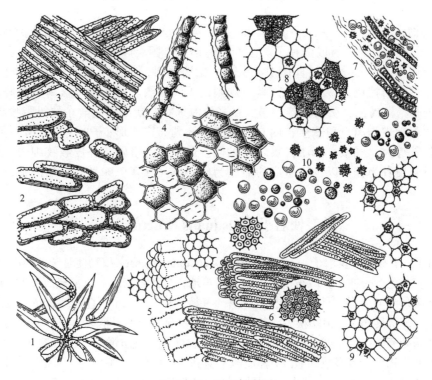

图 11-20 巴豆粉末图

1.外果皮星状毛；2.果皮石细胞；3.内果皮纤维束；4.种皮表皮细胞；5.种皮薄壁栅状细胞；6.种皮厚壁栅状细胞；
7.外胚乳颓废组织；8.内胚乳细胞；9.子叶细胞；10.草酸钙簇晶

【化学成分】种仁含脂肪油（巴豆油）40%~60%，有强烈的致泻作用；蛋白质约 18%，其中一种毒性球蛋白称巴豆毒素。另含有巴豆苷、β-谷甾醇、氨基酸及酶等成分。

【功效】性热，味辛。有大毒。外用蚀疮。

附 巴豆霜

巴豆霜 Crotonis Semen Pulveratum 为巴豆仁按药典制霜法所得炮制品，或取仁碾细后，测定脂肪油含量，再加适量的淀粉，使脂肪油含量符合规定，混匀所得。药材为粒度均匀、疏松的淡黄色粉末，显油性。药典规定巴豆霜含脂肪油应为 18.0%~20.0%。本品性热，味辛。有大毒。峻下冷积，逐水退肿，豁痰利咽；外用蚀疮。

酸枣仁 Ziziphi Spinosae Semen

别名枣仁、山枣仁、顺枣。本品为鼠李科（Rhamnaceae）植物酸枣 *Ziziphus jujuba* Mill.var. *spinosa*（Bunge）Hu ex H.F.Chou 的干燥成熟种子。主产于河北、陕西、辽宁、河南等地。河北邢台、内丘产区历史悠久，质量优良最为著名。呈扁圆形或扁椭圆形，长 5~9mm，宽 5~7mm，厚约 3mm。表面紫红色或紫褐色，平滑有光泽，有的有裂纹。有的两面均呈圆隆状突起；有的一面较平坦，中间有 1 条隆起的纵线纹；另一面稍突起。一端凹陷，可见线形种脐；另端有细小突起的合点。种皮较脆，胚乳白色，子叶 2，浅黄色，富油性。气微，味淡。以粒大、饱满、完整、有光泽、外皮红棕色、无核壳者为佳。本品性平，味甘、酸。养血补肝、宁心安神、敛汗、生津。

胖大海 Sterculiae Lychnophorae Semen

别名大海、通大海、大海子。本品为梧桐科（Sterculiaceae）植物胖大海 *Sterculia lychnophora* Hance 的干燥成熟种子。主产于越南、泰国、印度尼西亚和马来西亚等地。呈纺锤形或椭圆形，长 2~3cm，直径 1~1.5cm。先端钝圆，基部略尖而歪，具浅色的圆形种脐。表面棕色或暗棕色，微有光泽，具不规则的干缩皱纹。外层种皮极薄，质脆，易脱落。中层种皮较厚，黑褐色，质松易碎，遇水膨胀成海绵状。断面可见散在的树脂状小点。内层种皮可与中层种皮剥离，稍革质，内有 2 片肥厚胚乳，广卵形；子叶 2，菲薄，紧贴于胚乳内侧，与胚乳等大。气微，味淡，嚼之有黏性。以个大、坚硬、外皮皱纹细密、淡黄棕色、有光泽、不破皮者为佳。以越南所产的品质为优。本品性寒，味甘。清热润肺，利咽开音，润肠通便。

使君子 Quisqualis Fructus

别名君子、五棱子、留求子。本品为使君子科（Combretaceae）植物使君子 *Quisqualis indica* L. 干燥成熟果实。主产于四川、广东、广西、福建等地，多系栽培品。以福建所产的"建君子"最著名。呈椭圆形或卵圆形，具 5 条纵棱，偶有 4~9 棱，长 2.5~4cm，直径约 2cm。表面黑褐色至紫黑色，平滑，微具光泽。顶端狭尖，基部钝圆，有明显圆形的果柄痕。质坚硬，横切面多呈五角星形，棱角处壳较厚，中间呈类圆形空腔。种子长椭圆形或纺锤形，长约 2cm，直径为 1cm；表面棕褐色或黑褐色，有多数纵皱纹；种皮薄，易剥离；子叶 2，黄白色，有油性，断面有裂纹，气微香，味微甜。以个大、表面紫黑色、具光泽、仁饱满、油性足、色黄白者为佳。性温，味甘。杀虫消积。

诃子 Chebulae Fructus

别名诃子肉、诃黎勒。本品为使君子科（Combretaceae）植物诃子 *Terminalia chebula* Retz. 或绒毛诃子 *T. chebula* Retz.var. *tomentella* Kurt. 的干燥成熟果实。过去主要由印度、缅甸等国进口，多为野生品，现云南、广东、广西等地也有栽培。呈长圆形或卵圆形，长 2~4cm，直径 2~2.5cm。表面黄棕色或暗棕色，略具光泽，有 5~6 条纵棱线及不规则的皱纹，基部有圆形果柄痕。质坚实。果肉厚 0.2~0.4cm，黄棕色或黄褐色。果核长 1.5~2.5cm，直径 1~1.5cm，浅黄色，粗糙，坚硬。种子狭长纺锤形，长约 1cm，直径 2~4mm，种皮黄棕色，子叶 2，白色，相互重叠卷旋。气微，味酸涩后甜。以个大而均匀、肉厚、质坚实、表面黄棕色、微皱、有光泽、味酸者为佳。本品性平，味苦、酸、涩。涩肠止泻，敛肺止咳，降火利咽。

★小茴香 Foeniculi Fructus

小茴香在我国既是中药，也经常作为一种香料使用，是烧鱼炖肉、制作卤制食品的必用之物。因其能除去肉中的腥臭气，使之重新添香，故名"小茴香"。除果实作为调味品使用外，其茎叶部分也具有香气，常被用作一些面食的馅料。印度人多将小茴香用在咖喱中，有时还将其烤香，在饭后吃一小勺用于消除口腔异味。小茴香的主要成分是茴香油，能刺激胃肠道神经血管，促进消化液分泌，增加胃肠蠕动，排除积存的气体。有时又会通过缓解痉挛以减轻疼痛。

链接

【别名】茴香子、茴香、谷香。

【来源】本品为伞形科（Umbelliferae）植物茴香 *Foeniculum vulgare* Mill. 干燥成熟果实。

【产地】本品主产于山西、内蒙古、黑龙江等地，多系栽培品。

【采收加工】9~10月果实成熟时，割取植株，晒干后，捶打果实，除去杂质即可。

【性状鉴别】为双悬果，呈圆柱形，有的稍弯曲，长 4~8mm，直径 1.5~2.5mm。表面黄绿色或淡黄色，两端略尖，顶端残留有黄棕色突起的柱基，基部有时有细小的果梗。分果呈长椭圆形，背面有纵棱 5 条，接合面平坦而较宽。横切面略呈五边形，背面的四边约等长。有特异香气，味微甜、辛（图 11-21）。

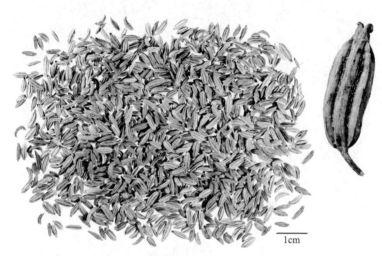

1cm

图 11-21　小茴香药材图

以颗粒饱满、色黄绿、气香浓者为佳。以山西产量大、内蒙古产品质佳。

【显微鉴别】分果横切面：①外果皮为 1 列扁平细胞，外被角质层。②中果皮纵棱处有维管束，其周围有多数木化网纹细胞；背面纵棱间各有维管束，其周围有大的椭圆形棕色油管 1 个，接合面有油管 2 个，共 6 个。③内果皮为 1 列扁平薄壁细胞，细胞长短不一。④种皮细胞扁长，含棕色物。⑤胚乳细胞多角形，含多数糊粉粒，每个糊粉粒中含有细小草酸钙簇晶（图 11-22）。

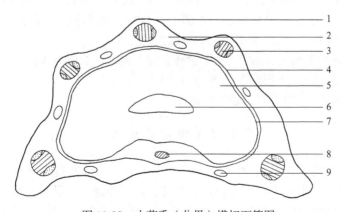

图 11-22　小茴香（分果）横切面简图

1. 外果皮；2. 中果皮；3. 维管束；4. 内果皮；5. 胚乳；6. 胚；7. 种皮；8. 种脊维管束；9. 油管

粉末：绿黄色或黄棕色。①油管显黄棕色至深红棕色，常已破碎。分泌细胞呈扁平多角形。②镶嵌状细胞为内果皮细胞，5~8个狭长细胞为1组，以其长轴相互作不规则方向嵌列。③网纹细胞棕色，壁颇厚，木化，具卵圆形网状壁孔。④内胚乳细胞多角形，无色，壁颇厚，含多数直径约10μm的糊粉粒，每一糊粉粒中含细小簇晶1个，直径约7μm（图11-23）。

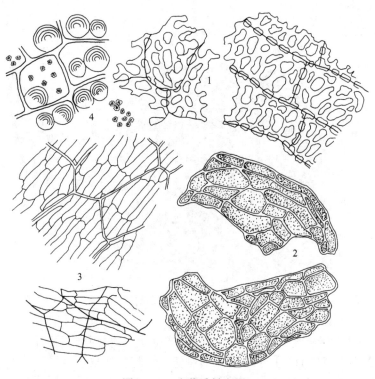

图11-23　小茴香粉末图

1.网纹细胞；2.油管碎片；3.镶嵌状细胞；4.内胚乳细胞及草酸钙小簇晶

【化学成分】本品主要含挥发油3%~8%，称茴香油。此外尚含脂肪油、蛋白质及黄酮类等成分。

【理化鉴别】取本品乙醚超声提取液挥干，残渣用三氯甲烷溶解，作为供试品溶液。另取茴香醛对照品作对照，石油醚（60~90℃）-乙酸乙酯（17：2.5）为展开剂，照薄层色谱法试验。供试品色谱在与对照品色谱相应的位置上显相同的橙红色斑点。

【含量测定】照挥发油测定法测定，本品含挥发油不得少于1.5%（ml/g）。照气相色谱法测定，本品含反式茴香脑（$C_{10}H_{12}O$）不得少于1.4%。

【功效】性温，味辛。散寒止痛，理气和胃。

蛇床子 Cnidii Fructus

别名野红萝子、蛇床。本品为伞形科（Umbelliferae）植物蛇床 *Cnidium monnieri*（L.）Cuss. 的干燥成熟果实。主产于河北、山东、浙江、四川等地。双悬果，呈椭圆形，由两个分果合抱而成，长2~4mm，直径约2mm。表面灰黄色或灰褐色，顶端有2枚向外弯曲的柱基，基部偶有细柄。分果的背面有薄而突起的纵棱5条，接合面平坦，有2条棕色略突起的纵棱线。果皮松脆，揉搓易脱落，种子细小，灰棕色，显油性。气香，味辛凉，有麻舌感。以颗粒饱满、色黄绿、手搓有辛辣香气者为佳。本品性温，味辛、苦，有小毒。燥湿祛风，杀虫止痒，温肾壮阳。

☆山茱萸 Corni Fructus

【别名】山萸肉、萸肉、枣皮。

【来源】本品为山茱萸科（Cornaceae）植物山茱萸 *Cornus officinalis* Sieb et Zucc. 的干燥成熟果肉。

【产地】本品主产于浙江、河南、安徽等地，野生与栽培品均有。浙江产量大，品质优，有"杭萸肉"、"淳萸肉"之称。

【采收加工】秋末霜降后采收成熟果实，置竹篓内用文火烘焙，捏去种子，将果肉晒干或烘干，所得药材色泽鲜红，肉厚，损耗小。也有将果实置沸水中略烫或蒸锅内蒸 5 分钟后，取出稍晾后，捏去种子，将果肉晒干或烘干，所得药材色泽差，损耗大。

【鉴别】呈不规则的片状或囊状，长 1~1.5cm，宽 0.5~1cm。果皮破裂，皱缩，形状不完整。表面紫红色（新鲜）或紫黑色（贮久），皱缩，有光泽。顶端有的可见圆形宿萼痕，基部有果柄痕。质柔软。气微，味酸、涩、微苦（图 11-24）。

以个大皮肉厚、色紫红、质柔软、油润、无核、味酸者为佳。

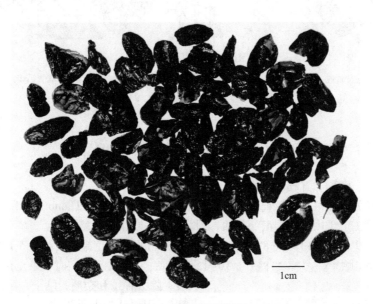

1cm

图 11-24　山茱萸药材图

粉末：红褐色。①果皮表皮细胞淡橙黄色，表面观多角形或长方形，直径 16~30μm，垂周壁连珠状增厚，外平周壁颗粒状角质增厚，胞腔含淡橙黄色物，偶见气孔。②石细胞存在于中果皮组织中，类方形、卵圆形或长方形，纹孔明显，胞腔大。③中果皮细胞橙棕色，壁薄，多皱缩，含类圆形菊糖，草酸钙簇晶少数（图 11-25）。

【化学成分】果实含山茱萸苷、番木鳖苷、莫诺苷、7-*O*-甲基莫诺苷、山茱萸新苷等多种苷类成分。此外，尚含有机酸、鞣质类等成分。

【含量测定】照高效液相色谱法测定，本品含马钱苷（$C_{17}H_{26}O_{10}$）不得少于 0.60%。

【功效】性微温，味酸、涩。补益肝肾，收涩固脱。

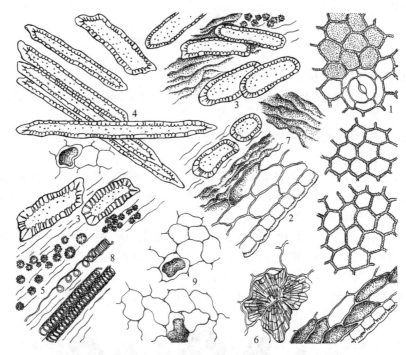

图 11-25 山茱萸粉末图

1. 果皮表皮细胞表面观（示气孔）；2. 果皮表皮细胞断面观；3. 石细胞；4. 纤维；5. 草酸钙簇晶；6. 菊糖团块；
7. 中果皮薄壁组织；8. 螺纹导管；9. 内果皮细胞

☆连翘 Forsythiae Fructus

【别名】连壳、老翘、青翘、黄华翘。

【来源】本品为木犀科（Oleaceae）植物连翘 *Forsythia suspensa* (Thunb.) Vahl 干燥果实。

【产地】本品主产于山西、河南、陕西、湖北等地，野生与栽培均有。

【采收加工】9 月上旬白露前 89 天，采摘尚未成熟的青绿色果实，除去杂质，用沸水煮片刻或用笼蒸熟，取出晒干，习称"青翘"；10 月霜降前后采摘成熟果实时，果皮呈黄褐色，果壳开裂，除去种子和杂质，晒干，习称"黄翘"或"老翘"。习惯认为山西晋城及河南卢氏、嵩县所产老翘品质最优。

【鉴别】呈长卵形至卵形，稍扁，长 1.5~2.5cm，直径 0.5~1.3cm。表面有不规则的纵皱纹及多数突起的小斑点，两面各有一条明显的纵沟。顶端锐尖，基部有小果柄或已脱落。青翘多不开裂，表面绿褐色，突起的灰白色小斑点较少；质硬；种子多数，黄绿色，细长，一侧有翅。老翘自顶端开裂或裂成两瓣，表面黄棕色或红棕色，内表面多为浅黄棕色，平滑，具一纵隔；质脆；种子棕色，多已脱落。气微香，味苦（图 11-26）。

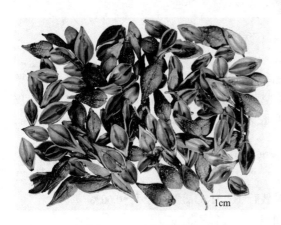

1cm

图 11-26 连翘药材图

"青翘"以色墨绿、不开裂者为佳；"老翘"以色黄、壳厚、无种子、纯净者为佳。

粉末：淡黄棕色。①内果皮纤维较多，呈短梭状或不规则形，边缘不平整或有凸凹，有时上下层纵横排列。②石细胞极多，单个散在或成群，呈类长方形、类多角形，直径 36~48μm，有的三面壁较厚，一面壁较薄，层纹及纹孔明显。③外果皮细胞表面观呈类方形或类多角形，断面观呈类方形，直径 24~30μm，厚 8~17μm。垂周壁增厚，外平周壁有不规则或网状角质纹理。④中果皮细胞类圆形，壁厚，部分略呈连珠状，纹孔偶见（图 11-27）。

【化学成分】含连翘酚、齐墩果酸等以及多种苷类成分。连翘酚为抗菌成分。

【含量测定】照高效液相色谱法测定，本品含连翘苷（$C_{29}H_{36}O_{15}$）不得少于 0.15%。

【功效】性微寒，味苦。清热解毒，消肿散结，疏散风热。

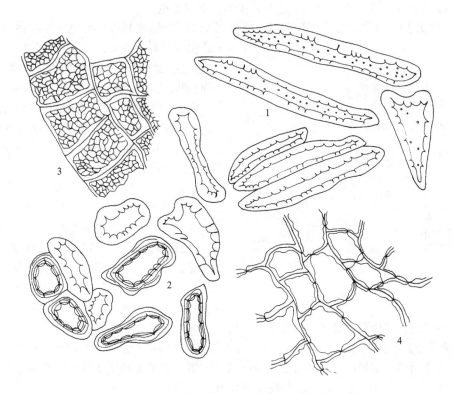

图 11-27　连翘（果皮）粉末图

1.内果皮纤维；2.石细胞；3.外果皮细胞；4.中果皮细胞

女贞子 Ligustri Lucidi Fructus

别名女贞、冬青子。本品为木犀科（Oleaceae）植物女贞 *Ligustrum lucidum* Ait. 的干燥成熟果实。主产于浙江、江苏、湖南、福建等地。呈卵形、椭圆形或肾形，长 6~8.5mm，直径 3.5~5.5mm。表面黑紫色或灰黑色，皱缩不平，基部有果柄痕或具宿萼及短果柄。体轻。外果皮薄；中果皮较松软，易剥离；内果皮木质，黄棕色，具纵棱。破开后种子通常为 1 粒，肾形，紫黑色，油性。气微，味甘、微苦涩。以粒大、饱满、色灰黑、质坚实者为佳。本品性凉，味甘、苦。滋补肝肾，明目乌发。

★马钱子 Strychni Semen

马钱子原名番木鳖，载于《本草纲目》，别名马钱子。李时珍谓"状如马之连钱，故名。"《本草原始》载："番木鳖，子如木鳖子大，形圆而扁，有白毛，味苦。鸟中其毒，则麻木搐急而毙；狗中其毒，则苦痛断肠而毙。若误服之，令人四肢拘挛。"可见其毒性之大。马钱子中毒时最初出现头痛、头晕、烦躁、呼吸增强、肌肉抽筋感，下咽困难，呼吸加重，瞳孔缩小、胸部胀闷、呼吸不畅，全身发紧，然后伸肌与屈肌同时作极度收缩、对听、视、味、感觉等过度敏感，继而发生典型的惊厥症状，最后呼吸肌强直窒息而死。

链 接

【别名】番木鳖、大方人。

【来源】本品为马钱科（Loganiaceae）植物马钱子 *Strychnos nux-vomica* L. 的干燥成熟种子。

【产地】本品主产于印度东海岸、越南、缅甸、泰国等地。

【采收加工】9~10月果实由绿变黄时，将鲜果采摘后，除去果肉，可见 3~8 枚种子，取出种子，洗净附着的果肉，烈日下晒干即可。

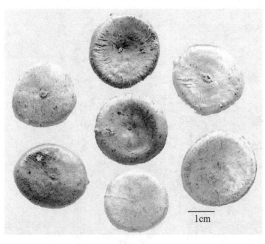

图 11-28　马钱子药材图

【性状鉴别】呈纽扣状圆板形，常一面隆起，一面稍凹，直径 1.5~3cm，厚 0.3~0.6cm。表面密被灰棕或灰绿色绢状毛茸，自中央向四周呈辐射状排列，有丝样光泽。边缘稍隆起，较厚，有突起的珠孔，底面中心有突起的圆点状种脐。质坚硬，沿边缘剖开，平行剖面可见淡黄白色胚乳，角质状，子叶心形，叶脉 5~7 条。气微，味极苦（图 11-28）。

以个大饱满，质坚肉厚，表面灰棕色微带绿，有细密毛茸，有光泽者为佳。

【显微鉴别】粉末：灰黄色。①非腺毛单细胞，壁极厚，强木化，多碎断。完整者圆柱形，顶端钝圆，壁有 5~18 条纵向脊状增厚，易纵向裂开。基部膨大似石细胞，体部向一侧倒伏。②胚乳细胞无色或淡黄色，多角形，壁厚，内含脂肪油及糊粉粒（图 11-29）。

【化学成分】本品主要含总生物碱，为 2%~5%，主要为番木鳖碱（士的宁）和马钱子碱。此外，尚含番木鳖苷、绿原酸、脂肪油及多糖类成分。番木鳖碱为马钱子的最主要成分，约占总生物碱的 45%；马钱子碱的药效只有番木鳖碱的 1/40。

【理化鉴别】①取干燥种子的胚乳部分作切片，加 1% 钒酸铵的硫酸溶液 1 滴，胚乳即显紫色；另取胚乳切片，加发烟硝酸 1 滴，即显橙红色。②取本品用浓氨试液碱化的氯仿 - 乙醇（10：1）浸出液作为供试品溶液。以士的宁和马钱子碱对照品作对照，甲苯 - 丙酮 - 乙醇 - 浓氨试液（4：5：0.6：0.4）为展开剂，照薄层色谱法试验。喷以稀碘化铋钾试液，供试品色谱在与对照品色谱相应的位置上显相同颜色的斑点。

【含量测定】照高效液相色谱法测定，本品按干燥品计算，含士的宁（$C_{21}H_{22}N_2O_2$）应为 1.20%~2.20%；马钱子碱（$C_{23}H_{26}N_2O_4$）不得少于 0.80%。

【功效】性温，味苦，有大毒。通络止痛，散结消肿。

附　云南马钱子

云南马钱子为马钱科植物云南马钱 *Strychnos pierriana* A.W. Hill 的干燥成熟种子。主产于广东、海南、云南及广西等地，多系栽培品。呈扁椭圆形或扁圆形，边缘较薄而微翘，子叶卵形，叶脉 3 条。种子表皮毛茸平直或多少扭曲，毛肋常分散。曾被 1995 年版《中国药典》收载作为马钱子药用，现以取消该品种。

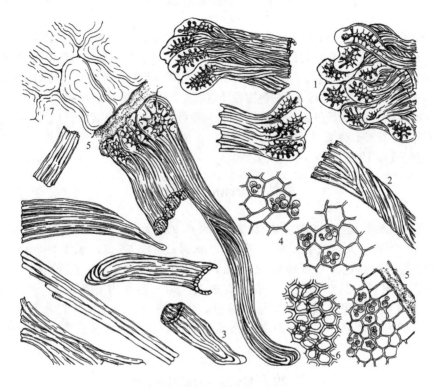

图 11-29　马钱子粉末图

1. 非腺毛基部；2. 非腺毛中段裂片；3. 非腺毛顶端裂片；4. 内胚乳细胞；5. 色素层（颓废组织）；
6. 孔沟细密（胞间连丝）的内胚乳细胞；7. 壁厚的内胚乳细胞

菟丝子 Cuscutae Semen

别名土丝子、豆须子。本品为旋花科（Convolvulaceae）植物南方菟丝子 *Cuscuta australis* R.Br. 或菟丝子 *C. chinensis* Lam. 的干燥成熟种子。主产于河北、山东、河南、山西等地，多系野生品。呈类球形，直径 1~2mm。表面灰棕色或棕褐色，粗糙，具细密突起的小点，种脐线形或扁圆形。质坚实，不易以指甲压碎。用开水浸泡，表面有黏性，加热煮至种皮破裂时露出白色卷旋状的胚，形如吐丝。气微，味淡。以颗粒饱满、质坚实、灰棕色或黄棕色者为佳。本品性温，味甘。补益肝肾，固精缩尿，安胎，明目，止泻；外用消风祛斑。

牵牛子 Pharbitidis Semen

别名黑丑、白丑、二丑。本品为旋花科（Convolvulaceae）植物裂叶牵牛 *Pharbitis nil*（L.）Choisy 或圆叶牵牛 *P. purpurea*（L.）Voigt 的干燥成熟种子。全国各地均产。呈橘瓣状，长 4~8mm，宽 3~5mm。表面灰黑色（黑丑）或淡黄白色（白丑），背面有 1 条浅纵沟，腹面棱线的下端有一点状种脐，微凹。质硬，横切面可见淡黄色或黄绿色皱缩折叠的子叶，微显油性。水浸后种皮呈龟裂状，有明显的黏滑感。气微，味辛、苦，有麻舌感。以颗粒饱满、无果壳者为佳。性寒，味苦。有毒。泻水通便，消痰涤饮，杀虫攻积。

蔓荆子 Viticis Fructus

别名蔓青子、万金子、京子。本品为马鞭草科（Verbenaceae）植物单叶蔓荆 *Vitex trifolia* L.var. *simplicifolia* Cham. 或蔓荆 *V. trifolia* L. 的干燥成熟果实。单叶蔓荆主产于山东、江西、浙江等地；蔓荆主产于广东、海南、福建等地。呈圆球形，直径 4~6mm。表面灰黑色或黑褐色，被灰白色粉霜状茸毛，有纵向浅沟 4 条，顶端微凹，基部有灰白色宿萼及短果梗。萼长为果实的 1/3~2/3，边缘 5 齿裂，其中 2 裂较深，密被茸毛。体轻，质坚韧，不易破碎。横切面可见 4 室，每室有种子 1 枚，种仁白色，有油性。气特异而芳香，味淡、微辛。以粒大、饱满、被灰白色粉霜、气芳香、无杂质者为佳。本品性微寒，味辛、苦。疏散风热，清利头目。

夏枯草 Prunellae Spica

别名棒槌草、枯草穗、夏枯球。本品为唇形科（Labiatae）植物夏枯草 *Prunella vulgaris* L. 干燥果穗。主产于江苏、安徽、河南等地。呈圆柱形，略扁，长 1.5~8cm，直径 0.8~1.5cm。淡棕色至棕红色。全穗由数轮至数十轮宿萼与苞片组成，每轮有对生苞片 2 片，呈扇形，先端尖尾状，脉纹明显，外表面有白毛。每一苞片内有花 3 朵，花冠多已脱落，宿萼二唇形，内有小坚果 4 枚，卵圆形，棕色，尖端有白色突起。体轻，气微，味淡。以穗长而粗壮、柄短、色棕红、无叶及其他杂质者为佳。性寒，味辛、苦。清肝泻火、明目、散结消肿。

天仙子 Hyoscyami Semen

别名莨菪子。本品为茄科（Solanaceae）植物莨菪 *Hyoscyamus niger* L. 的干燥成熟种子。主产于河南、内蒙古、甘肃、辽宁等地。呈类扁肾形或扁卵形，直径约 1mm。表面棕黄色或灰黄色，有细密的网纹，略尖的一端有点状种脐。切面灰白色，油质，有胚乳，胚弯曲。用牛奶长时间浸泡，牛奶变成黑色。气微，味微辛。以颗粒均匀，粒大饱满，无杂质者为佳。本品性温，味苦、辛。有大毒。解痉止痛，平喘，安神。

☆枸杞子 Lycii Fructus

【别名】宁夏枸杞、枸杞、杞果、地骨子。

【来源】本品为茄科（Solanaceae）植物宁夏枸杞 *Lycium barbarum* L. 的干燥成熟果实。

【产地】本品主产于宁夏、甘肃、内蒙古、新疆等地，多系栽培品。

【采收加工】6~9 月果实呈红色时，采摘成熟果实，去掉果梗，其干燥方法有两种。①晒干法：将鲜果放于阴凉处，晾至皮皱后，再暴晒至外皮干燥；果肉柔软，除去果梗。②烘干法：将起皱的鲜果置烘房内，先低温 35℃，后逐渐升温至 55℃，烘干为止。注意干燥时温度不宜过高，否则果破皮溢浆，互相粘连；晾晒时，不宜用手翻动，否则干果变黑，影响质量。

【鉴别】呈类纺锤形或椭圆形，长 6~20mm，直径 3~10mm。表面红色或暗红色，顶端有小突起状的花柱痕，基部有白色的果梗痕。果皮柔韧，皱缩；果肉肉质，柔润。种子 20~50 粒，类肾形，扁而翘，长 1.5~1.9mm，宽 1~1.7mm，表面浅黄色或棕黄色。气微，味甜。嚼之唾液呈红黄色（图 11-30）。

以粒大、肉厚、籽小、色红、质柔润、味甜者为佳。其中宁夏的中卫和中宁县的枸杞子量大质优。

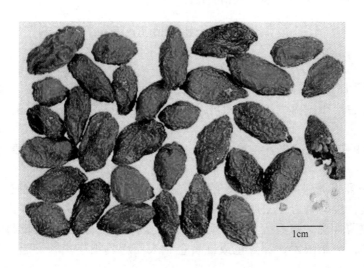

图 11-30　枸杞子药材图

　　粉末：黄橙色。①种皮石细胞表面观不规则多角形，壁厚，垂周壁深波状或微波状弯曲，层纹清晰，壁沟不明显。②外果皮细胞表面观呈类多角形或长多角形，垂周壁稍增厚，平直或细波状弯曲，外平周壁表面有较细密平行的微波状角质条纹。③中果皮薄壁细胞类多角形，壁薄，界限不甚分明，胞腔内含橙红色或红棕色球形色素颗粒，有的含草酸钙砂晶。④内胚乳细胞呈多角形，内含橙黄色脂肪油滴及糊粉粒（图 11-31）。

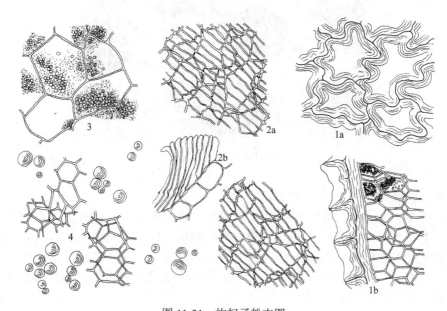

图 11-31　枸杞子粉末图

1.种皮石细胞（a.表面观；b.断面观）；2.外果皮细胞；（a.表面观；b.断面观）；3.中果皮细胞及草酸钙砂晶；
4.内胚乳细胞

【化学成分】本品主要含生物碱类，如甜菜碱、多糖类、烟酸、维生素等类成分。

【功效】性平，味甘。滋补肝肾，益精明目。

☆栀子 Gardeniae Fructus

【别名】黄栀子、红栀子、山栀子、山栀。

【来源】本品为茜草科（Rubiaceae）植物栀子 *Gardenia jasminoides* Ellis 的干燥成熟果实。

【产地】本品主产于湖南、江西、四川、浙江等地，多系栽培品。以湖南产量大，浙江品质佳。

【采收加工】9~11 月采摘呈红黄色的成熟果实，置沸水中略烫或蒸至上气后，取出晒干。

【鉴别】呈长卵圆形或椭圆形，长 1.5~3.5cm，直径 1~1.5cm。表面红黄色或棕红色，具 6 条翅状纵棱，棱间常有 1 条明显的纵脉纹，并有分枝。顶端残存萼片，基部稍尖，有残留果梗。果皮薄而脆，略有光泽；内表面较浅，有光泽，具 2~3 条隆起的假隔膜。种子多数，扁卵圆形，集结成团，深红色或红黄色，表面密具细小疣状突起。气微，味微酸而苦（图 11-32）。

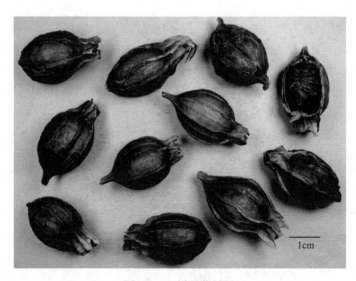

图 11-32　栀子药材图

以皮薄、饱满、内外色红黄、无破碎者为佳。

粉末：红棕色。①种皮石细胞黄色或淡黄色，长多角形、长方形或不规则形状，直径 60~112μm，长至 230μm，壁厚 16~32μm，径向壁及内切向壁呈瘤状伸入胞腔，孔沟较宽，胞腔不规则，孔沟及胞腔充满橙红色物质。②内果皮石细胞无色或黄绿色，类长方形、类圆形或类多角形，直径 14~34μm，长约至 75μm，壁厚 4~13μm，常上下层交错排列或与纤维连接，胞腔内常含草酸钙方晶。③内果皮纤维淡黄绿色，细长，棱形，直径 10μm，长约至 110μm，常交错、斜向镶嵌状排列，胞腔线形，常含细小草酸钙方晶。④果皮表皮细胞黄色，表面观类多角形，微显颗粒性，壁略连珠状（图 11-33）。

【化学成分】本品主要含多种环烯醚萜及苷类成分。此外，还含有机酸类、色素类果胶、鞣质等成分。

【功效】性寒，味苦。泻火除烦，清热利尿，凉血解毒。外用消肿止痛。

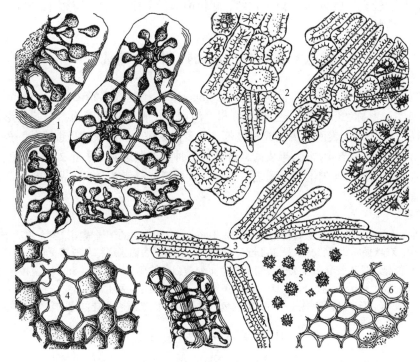

图 11-33 栀子粉末图

1.种皮石细胞；2.内果皮纤维及石细胞（有的石细胞含草酸钙方晶）；3.束鞘纤维；4.果皮表皮细胞；
5.草酸钙簇晶；6.内胚乳细胞

瓜蒌 Trichosanthis Fructus（附：瓜蒌皮、瓜蒌子）

别名全瓜楼、糖栝楼。为葫芦科（Cucurbitaceae）植物栝楼 Trichosanthes kirilowii Maxim. 或双边栝楼 T. rosthornii Harms 的干燥成熟果实。栝楼主产于山东、河南、江苏等地，双边栝楼主产于江西、湖北、湖南等地。二者均以栽培为主。呈类球形或宽椭圆形，长 7~15cm，直径 6~10cm。表面橙红色或橙黄色，皱缩或较光滑，顶端有圆形花柱残基，基部略尖，具残存的果梗。轻重不一。质脆，易破开，内表面黄白色，有红黄色丝络，果瓤橙黄色，黏稠，与多数种子黏结成团。具焦糖气，味微酸、甜。以完整不破、果皮厚、橙黄色或红黄色、皱缩有筋、体重、糖分足者为佳。本品性寒，味甘、微苦。清热涤痰，宽胸散结，润燥滑肠。

附 瓜蒌皮、瓜蒌子

瓜蒌皮 Trichosanthis Pericarpium 为葫芦科植物栝楼或双边栝楼的干燥成熟果皮。秋季采摘成熟果实，剖成 2 至数瓣，除去果瓤及种子，阴干。栝楼果皮边缘内卷，长 6~12cm，较厚。外表面橙红色或橙黄色，皱缩，两端残留果梗或柱基。内表面黄白色。质较脆，易折断。具焦糖气，味淡、微酸。双边栝楼果皮较薄，浅棕色，稍皱缩或较光滑。以皮壳整齐、外皮红黄、内表色白、皮厚皱缩、五瓣者为佳。本品性寒，味甘。清化热痰，利气宽胸。

瓜蒌子 Trichosanthis Semen 为葫芦科植物栝楼及双边栝楼的干燥成熟种子。栝楼种子呈扁平椭圆形，长 1.2~1.5cm，宽 0.6~1cm，厚约 3.5mm。表面浅棕色至棕褐色，平滑，沿边缘有 1 圈沟纹。顶端较尖，有种脐，基部钝圆或较狭。种皮坚硬；内种皮膜质，灰绿色，子叶 2，黄白色，富油性。气微，味淡。双边栝楼种子较大而扁，长 1.5~1.9cm，宽 0.8~1cm，厚约 2.5mm。表面棕褐色，边缘沟纹明显，环边较宽，顶端平截。以个均匀、颗粒饱满、味甘、油性足者为佳。本品性寒，味甘、苦。润肺化痰，滑肠通便。

鹤虱 Carpesii Fructus（附：南鹤虱）

别名北鹤虱、野胡萝卜子。本品为菊科（Compositae）植物天名精 *Carpesium abrotanoides* L. 的干燥成熟果实，习称"北鹤虱"。主产于贵州、河南、山西、陕西等地。呈圆柱形，细小，长 3~4mm，直径不及 1mm。表面黄褐色或暗褐色，具多数纵棱。顶端收缩呈细喙状，先端扩展成灰白色圆环；基部稍尖，有着生痕迹。果皮薄，纤维性，种皮菲薄透明，子叶 2，类白色，稍有油性。气特异，味微苦。以颗粒均匀饱满、嚼之有黏性、表面有光泽者为佳。本品性平，味苦、辛。有小毒。杀虫消积。

附 南鹤虱

南鹤虱 Carotae Fructus　为伞形科植物野胡萝卜 *Daucus carota* L. 的干燥成熟果实。主产于江苏、河南、湖北、山东等地。双悬果椭圆形，分果长 3~4mm，宽 1.5~2.5mm。表面淡绿棕色或棕黄色，顶端有花柱残基，基部钝圆，背面隆起，具 4 条窄翅状次棱，翅上密生 1 列黄白色钩刺，刺长约 1.5mm，次棱间的凹下处有不明显的主棱，其上散生短柔毛；接合面平坦，有 3 条脉纹，上被柔毛。种仁类白色，有油性。体轻，搓碎时有特异香气，味微辛、苦。以颗粒饱满、种仁类白色、油性大、无杂质者为佳。性味功效同鹤虱。

牛蒡子 Arctii Fructus

别名大力子、牛子、鼠粘子。本品为菊科（Compositae）植物牛蒡 *Arctium lappa* L. 的干燥成熟果实。主产于东北、浙江、四川等地。呈长倒卵形，略扁，微弯曲，长 5~7mm，宽 2~3mm。表面灰褐色，散有紫黑色斑点，有数条纵棱，通常中间 1~2 条较明显。顶端钝圆，稍宽，顶面具圆环，中间有点状花柱残迹；基部略窄，着生面色较淡。果皮较硬，子叶 2，淡黄白色，富油性。气微，味苦后微辛而稍麻舌。以粒大、饱满、色灰褐，无杂质者为佳。以东北产量大，称"关力子"；产于浙江桐乡的，称"杜大力"，品质最佳。本品性寒，味辛、苦。疏散风热，宣肺透疹，解毒利咽。

苍耳子 Xanthii Fructus

别名苍耳、老苍子。本品为菊科（Compositae）植物苍耳 *Xanthium sibiricum* Patr. 的干燥成熟带总苞的果实。全国各地均产，主产于山东、江西、湖北等地。呈纺锤形或卵圆形，长 1~1.5cm，直径 0.4~0.7cm。表面黄棕色或黄绿色，全体有钩刺，顶端有 2 枚较粗的刺，分离或相连，基部有果梗痕。质硬而韧，横切面中间有纵隔膜，2 室，各有 1 瘦果。瘦果纺锤形，一面较平坦，顶端有一突起的花柱基，果皮薄，灰黑色，具纵纹。种皮膜质，浅灰色，子叶 2，有油性。气微，味微苦。以粒大均匀、饱满、内仁充实、外皮绿黄者为佳。本品性温，味辛、苦。有毒。散风寒，通鼻窍，祛风湿。

薏苡仁 Coicis Semen

别名薏米、苡仁。本品为禾本科（Gramineae）植物薏苡 *Coix lacryma-jobi* L. var. *ma-yuen*（Roman.）Stapf 的干燥成熟种仁。主产于福建、河北、辽宁等地，其他各省也产，均系栽培。呈宽卵形或长椭圆形，长 4~8mm，宽 3~6mm。表面乳白色，光滑，偶有残存的黄褐色种皮。一端钝圆，另端较宽而凹入，有一淡棕色点状种脐；背面圆凸，腹面有 1 条较宽而深的纵沟。质坚实，断面白色，粉性。气微，味微甜。以粒大饱满、色白、完整无破碎者为佳。本品性凉，味甘、淡。利水渗湿，健脾止泻，除痹，排脓，解毒散结。

★槟榔 Arecae Semen（附：大腹皮）

【别名】槟榔子、大腹子、大白、榔玉。

【来源】本品为棕榈科（Palmae）植物槟榔 *Areca catechu* L. 的干燥成熟种子。

【产地】本品主产于海南、广东、广西、福建、中国台北等地，多系栽培品。印度尼西亚、马来西亚及菲律宾等国资源丰富。

【采收加工】多于花后次年 3~6 月，待果实呈金黄色时，采收成熟果实，用水煮后，低温烘干，剥去果皮，取出种子，晒干。也有将果实烘焙或日晒 3~4 天后，捶破果皮取出种子晒干即可。

【性状鉴别】呈扁球形或圆锥形，高 1.5~3.5cm，底部直径 1.5~3cm。表面淡黄棕色或淡红棕色，粗糙，具稍凹下的网状沟纹，常附着少量灰白色内果皮碎片。底部中心有圆形凹陷的珠孔，其旁边有一新月形或三角形的疤痕状种脐，并有维管束痕迹。质坚硬，不易破碎，断面可见棕色种皮与白色胚乳相间的大理石样花纹。气微，味涩、微苦。饮片为类圆形薄片，切面呈棕白相间的大理石样花纹；周边淡黄棕色或红棕色。质坚脆易碎。气微，味涩、微苦（图 11-34）。

以个大而圆整、体重质坚实、无破裂、不枯心、断面大理石样花纹明显清晰者为佳。

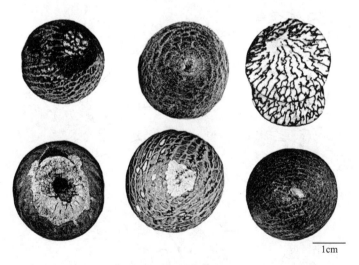

1cm

图 11-34　槟榔药材图

【显微鉴别】横切面：①种皮组织分内、外两层。外层为数列切向延长的扁平石细胞，形状、大小不一，内含红棕色物；内层为数列薄壁细胞，内含棕红色物，并散有少数维管束，导管非木化。②外胚乳为数列切向延长的大型细胞，壁较厚，内含黑棕色物。种皮内层与外胚乳的折合层常不规则的插入到内胚乳中，形成错入组织。③内胚乳细胞类白色，多角形，近无色，壁厚，纹孔大，细胞内含脂肪油滴及糊粉粒（图 11-35）。

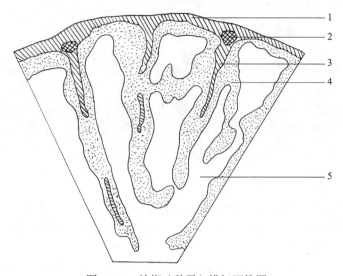

图 11-35　槟榔（种子）横切面简图

1.种皮外层；2.维管束；3.种皮内层；4.外胚乳；5.内胚乳

　　粉末：红棕色至淡棕色。①种皮石细胞纺锤形、多角形或长条形，直径 24~64mm，壁不甚厚，胞腔内充满淡红棕色物。②内胚乳碎片众多，近无色，完整细胞呈不规则多角形或类方形，胞间层不甚明显，壁厚 6~11mm，有较大的类圆形纹孔。③外胚乳细胞长方形、类多角形，纹孔少数、细小，胞腔内含红棕色或深棕色物（图 11-36）。

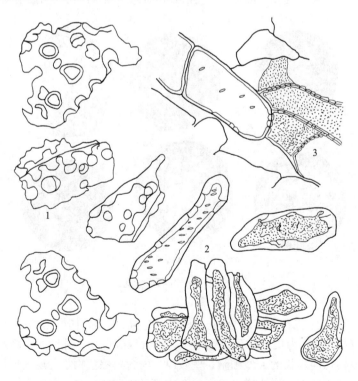

图 11-36　槟榔粉末图

1.内胚乳细胞；2.种皮石细胞；3.外胚乳细胞

【化学成分】本品主要含生物碱类成分，含量达 0.3%~0.7%，其中槟榔碱含量最高，为其有效成分。此外，尚含鞣质、脂肪油及氨基酸类成分。

【理化鉴别】①取粉末 0.5g，加水 3~4ml，再加 5% 硫酸液 1 滴，微热数分钟，滤过。取滤液 1 滴于玻片上，加碘化铋钾试液 1 滴，即显混浊，放置后，置显微镜下观察，有石榴红色球晶或方晶产生（检查槟榔碱）。②取本品乙醚（加碳酸盐缓冲液）回流提取液，分取乙醚液挥干，残渣甲醇溶解静置离心后，上清液作为供试品溶液。取槟榔对照药材，氢溴酸槟榔碱对照品作对照，以环己烷 - 乙酸乙酯 - 浓氨试液（7.5 ： 7.5 ： 0.2）为展开剂，置氨蒸气预饱和的展开缸内，照薄层色谱法试验。置碘蒸气中熏至斑点清晰，供试品色谱在与对照品及对照药材色谱相应的位置上显相同的橘红色斑点。

【含量测定】照高效液相色谱法测定，本品按干燥品计算，含槟榔碱（$C_8H_{13}NO_2$）不得少于 0.20%。

【功效】性温，味苦、辛。杀虫，消积，行气，利水，截疟。

附　大腹皮

大腹皮 Arecae Pericarpium 为植物槟榔 Areca catechu L. 的干燥果皮。冬季至次春采收未成熟或近成熟的果实，经蒸或煮后干燥，纵剖两瓣，剥取果皮，习称"大腹皮"；3~6 月采收完全成熟果实，经煮后干燥，剥取果皮，打松，晒干，习称"大腹毛"。大腹皮略呈椭圆形或长卵形瓢状，长 4~7cm，宽 2~3.5cm，厚 0.2~0.5cm。外果皮深棕色至近黑色，稍显光泽，具不规则纵皱纹及隆起的横纹；顶端有花柱残痕，基部有果梗及残存萼片。内果皮光滑，凹陷，褐色或深棕色，呈硬壳状。体轻，质硬。纵向撕裂后可见中果皮纤维。气微，味微涩。大腹毛略呈椭圆形或瓢状。外果皮多已脱落或残存。中果皮棕毛状，黄白色或淡棕色，疏松柔韧。内果皮硬壳状，黄棕色至棕色，内表面光滑，有时纵向破裂。气微，味淡。大腹毛以色深褐、皱皮结实者为佳；大腹毛以色淡黄、质柔软而疏松者为佳。本品性微温，味辛。行气宽中，行水消肿。

★砂仁 Amomi Fructus

【别名】阳春砂、缩砂、壳砂。

【来源】本品为姜科（Zingiberaceae）植物阳春砂 Amomum villosum Lour.、绿壳砂 A. villosum Lour. var. xanthioides T.L.Wu et Senjen 或海南砂仁 A. longiligulare T.L.Wu 的干燥成熟果实。药材依次称为"阳春砂"、"绿壳砂"和"海南砂"。

【产地】阳春砂主产于广东，以阳春县所产最为著名，广西也产，多系栽培品；绿壳砂主产于越南、泰国等地，我国云南、广东也有栽培；海南砂主产于海南、广西等地。

【采收加工】8~9 月果实成熟时，将果穗连柄剪下，连壳低温反复烘焙至干或晒干。

【性状鉴别】

阳春砂　呈椭圆形或卵圆形，具不明显三棱，长 1.5~2cm，直径 1~1.5cm。表面棕褐色，密生刺状突起，顶端有花被残基，基部常带有果梗。果皮薄而软。种子集结成团，具三钝棱，中有白色隔膜，将种子团分成 3 瓣，每瓣有种子 5~26 粒。种子为不规则多面体，直径 2~3mm；表面棕红色或暗褐色，有细皱纹，外被淡棕色膜质假种皮；质硬，胚乳灰白色。气芳香而浓烈，味辛凉、微苦（图 11-37）。

以个大饱满、坚实、种仁红棕色、香气浓、味辛凉、搓之果皮不易脱落者为佳。

绿壳砂　形状余与阳春砂相似，长 1~1.5cm，直径 0.8~1cm。表面淡红棕色至棕褐色，有小柔刺。果皮较厚，体质轻泡，种子团较小，间有瘦瘪果。气味较阳春砂稍淡。

海南砂　呈长椭圆形或卵圆形，有明显三棱，长 1.5~2cm，直径 0.8~1.2cm。表面棕褐色，被片状、分枝的短软刺，基部有果梗痕。果皮厚而硬。种子团较小，每瓣有种子 3~24 粒；种子直径 1.5~2mm，较瘦瘪。气味稍淡。

两者以个大、坚实、气味浓者为佳。

【显微鉴别】阳春砂种子横切面：①假种皮有时残存，细胞狭长，壁薄。②种皮表皮细胞 1

列，径向延长，壁稍厚；下皮细胞1列，含棕色或红棕色物；油细胞层细胞1列，切向长方形，长76~106mm，宽16~25mm，含黄色油滴。色素层为数列棕色细胞，细胞多角形，排列不规则。内种皮为1列栅状厚壁细胞，黄棕色，内壁及侧壁极厚，胞腔小，偏于外侧，内含硅质块。③外胚乳细胞含淀粉粒，并有少数细小的草酸钙方晶。④内胚乳细胞含细小糊粉粒及脂肪油滴（图11-38）。

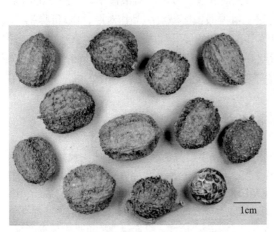

图11-37 砂仁药材图

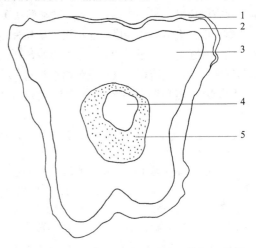

图11-38 砂仁（阳春砂种子）横切面简图

1. 假种皮；2. 种皮；3. 外胚乳；4. 胚；5. 内胚乳

　　粉末：灰棕色。①油细胞无色或淡黄色，类方形或类圆形，壁薄，胞腔内偶见油滴散在。②种皮表皮细胞淡黄色，表面观长条形，壁稍厚，常与下皮细胞上下层垂直排列。③下皮细胞类长方形或类长圆形，壁薄，胞腔内含棕色或红棕色物。④内种皮细胞棕色或黄棕色，表面观多角形，壁厚，非木化，断面观为1列栅状细胞，内壁及侧壁极厚，胞腔偏于外侧，内含硅质块。⑤色素层细胞皱缩，界限不清，含红棕色或深棕色物。⑥外胚乳细胞类长方形或不规则形，充满由细小淀粉粒集结成的淀粉团，有的包埋有细小的草酸钙方晶。⑦内胚乳细胞含糊粉粒及脂肪油滴（图11-39）。

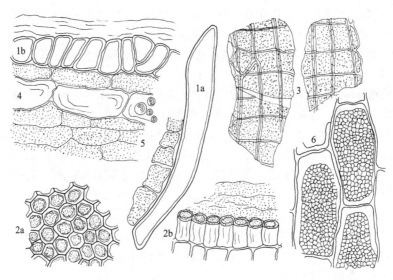

图11-39 砂仁（阳春砂种子）粉末图

1. 种皮表皮细胞（a. 表面观；b. 断面观）；2. 内种皮厚壁细胞（a. 表面观；b. 断面观）；3. 下皮细胞；4. 油细胞；

5. 色素层细胞；6. 外胚乳细胞及淀粉团

【化学成分】三种砂仁种子均含挥发油，含量由高到低：阳春砂 > 绿壳砂 > 海南砂。阳春砂另含皂苷类成分。绿壳砂种子挥发油的主成分与阳春砂相似，另含豆蔻苷。海南砂种子挥发油的组分与阳春砂相似，但含量较低。

【理化鉴别】取本品挥发油乙醇溶液作为供试品溶液，以乙酸龙脑酯为对照品，环己烷 - 乙酸乙酯（22 ：1）溶液为展开剂，点于同一硅胶 G 薄层板上，取出晾干。喷以 5% 香草醛硫酸溶液，加热至斑点显色清晰。本品在与对照品色谱相应的位置上，显相同的紫红色斑点。

【含量测定】照挥发油测定法测定，阳春砂、绿壳砂种子团含挥发油不得少于 3.0%（ml/g）；海南砂种子团含挥发油不得少于 1.0%（ml/g）。照气相色谱法测定，本品按干燥品计算，含乙酸龙脑酯（$C_{12}H_{20}O_2$）不得少于 0.90%。

【功效】性温，味辛。化湿开胃，温脾止泻，理气安胎。

草果 Tsaoko Fructus

别名草果仁、草果子、云草果。本品为姜科（Zingiberaceae）植物草果 *Amomum tsao-ko* Crevost et Lemaire 的干燥成熟果实。主产于云南、广西、贵州等地，国外越南也产，多系栽培品。呈长椭圆形，具三钝棱，长 2~4cm，直径 1~2.5cm。表面灰棕色至红棕色，具纵沟及棱线，顶端有圆形突起的柱基，基部有果梗或果梗痕。果皮质坚韧，易纵向撕裂。剥去外皮，中间有黄棕色隔膜，将种子团分成 3 瓣，每瓣有种子 8~11 粒。种子呈圆锥状多面体，直径约 0.5cm；表面红棕色，外被灰白色膜质假种皮，种脊为一条纵沟状，尖端有凹陷的种脐；质硬，胚乳灰白色。具特异香气，味辛、微苦。以个大饱满、颗粒均匀、色红棕、无破裂、气味浓者为佳。本品性温，味辛。燥湿温中，截疟除痰。

☆豆蔻 Amomi Fructus Rotundus

【别名】白豆蔻、原豆蔻、白蔻。

【来源】本品为姜科（Zingiberaceae）植物白豆蔻 *Amomum kravanh* Pierre ex Gagnep. 或爪哇白豆蔻 *A. compactum* Soland ex Maton 的干燥成熟果实。按产地不同分为"原豆蔻"和"印尼白蔻"。

【产地】白豆蔻主产于柬埔寨、泰国、越南、缅甸等国，我国海南和云南也有少量栽培；爪哇白豆蔻主产于印度尼西亚，我国海南也有引种。

【采收加工】于 10~12 月采收尚未完全成熟的果实，干燥后除去顶端的花萼及基部的果梗，晒干或低温干燥。

【鉴别】

原豆蔻　呈类球形，直径 1.2~1.8cm。表面黄白色至淡黄棕色，有 3 条较深的纵向槽纹，顶端有突起的柱基，基部有凹下的果柄痕，两端均具浅棕色绒毛。果皮薄，体轻质脆，易纵向裂开，内分 3 室，每室含种子约 10 粒；种子呈不规则多面体，背面略隆起，直径 3~4mm，表面暗棕色，有皱纹，并被有残留的假种皮。气芳香，味辛凉略似樟脑。

印尼白蔻　个略小，直径 0.8~1.2cm。表面黄白色，有的微显紫棕色。果皮较薄。种子团直径 3~7mm，每室种子 2~8 粒，种子瘦瘪。气味较弱（图 11-40）。

均以个大饱满、果皮薄而完整、皮色洁白、气味

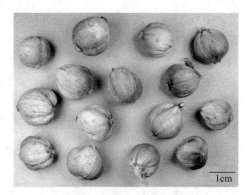

图 11-40　豆蔻药材图

浓者为佳。

粉末：淡棕色。①油细胞较大，壁薄，略呈方形或长方形，常与表皮及下皮细胞相重叠。②种皮表皮细胞甚长，直径20~32μm，壁较厚。③下皮细胞长方形，与表皮细胞垂直排列，内含深浅不一的红棕色物质。④内种皮碎片红棕色，细胞细小，顶面观多角形，壁厚；断面观长方形，胞腔偏于一侧，内含硅质块。⑤外胚乳细胞长多角形，充满细小淀粉粒，直径2~5μm；有细小菱形、方形或柱形结晶。⑥内胚乳细胞含糊粉粒及油滴。⑦假种皮细胞狭长，壁薄，含有细小颗粒状、球形或方形草酸钙结晶（图11-41）。

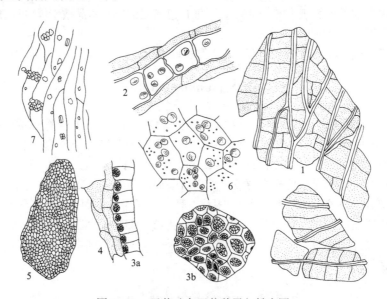

图11-41　豆蔻（白豆蔻种子）粉末图

1.种皮表皮细胞；2.油细胞；3.内种皮细胞（a.断面观；b.表面观）；4.下皮细胞；5.外胚乳细胞；
6.内胚乳细胞；7.假种皮及草酸钙结晶

【化学成分】两种豆蔻主要含有挥发油类成分。此外还含皂苷、脂肪油及色素等。

【功效】性温，味辛。化湿行气，温中止呕，开胃消食。

红豆蔻 Galangae Fructus

别名红蔻、红叩。本品为姜科（Zingiberaceae）植物大高良姜 *Alpinia galanga* Willd. 的干燥成熟果实。主产于广东、广西、海南、云南等地，均为栽培品。呈长球形，中部略细，长0.7~1.2cm，直径0.5~0.7cm。表面红棕色或暗红色，略皱缩，顶端残留黄白色管状宿萼，基部有果梗痕。果皮薄，易破碎。3室，每室种子2粒；种子扁圆形或三角状多面形，黑棕色或红棕色，外被黄白色膜质假种皮，胚乳灰白色。气香，味辛辣。以果实色红棕、粒大饱满、不破碎、气芳香、味辛辣者为佳。本品性温，味辛。散寒燥湿，醒脾消食。

草豆蔻 Alpiniae Katsumadai Semen

别名草蔻、草豆叩、草蔻仁。本品为姜科（Zingiberaceae）植物草豆蔻 *Alpinia katsumadai* Hayata 的干燥近成熟种子。主产于广东、海南、广西等地。呈类球形种子团，略呈钝三棱形，直径1.5~2.7cm。表面灰褐色，略光滑，中间有黄白色的隔膜，将种子团分成3瓣，每瓣有种子多数，粘连紧密。种子为卵圆状多面体形，长0.3~0.5cm，直径约0.3cm，外被淡棕色膜质假种皮，种脊为一条纵沟，一端有种脐；质硬，将种子沿种脊纵剖两瓣，纵断面观呈斜心形，种皮沿种脊向内伸入部分约占整个表面积的 1/2；胚乳灰白色。气香，味辛、微苦。以种子团粒大饱满、坚实不散、均匀整齐、气味浓者为佳。本品性温，味辛。燥湿行气，温中止呕。

益智 Alpiniae Oxyphyllae Fructus

别名益智仁、摘艼子。本品为姜科（Zingiberaceae）植物益智 *Alpinia oxyphylla* Miq. 的干燥成熟果实。主产于海南省山区，广东雷州半岛、广西等地，多系栽培品。呈椭圆形，两端略尖，长 1.2~2cm，直径 1~1.3cm。表面棕色或灰棕色，有纵向凹凸不平的突起棱线 13~20 条。顶端有花被残基，基部常残留果梗。果皮薄而稍韧，与种子紧贴。种子集结成团，中有隔膜将种子团分为 3 瓣，每瓣有种子 6~11 粒。种子呈不规则扁圆形，略有钝棱，直径约 0.3cm。表面灰褐色或灰黄色，外被淡棕色膜质假种皮。质硬，胚乳白色。有特异香气，味辛、微苦。以粒大肥圆、内仁饱满、色红棕、油性足、气味浓者为佳。本品性温，味辛。暖肾固精缩尿，温脾止泻摄唾。

　　果实及种子虽是植物体中的两种不同器官，在商品药材中并未严格区分，但在外形和组织构造又有区别。果实类中药是采用成熟的果实（五味子、火麻仁、马兜铃、地肤子、覆盆子、山楂、金樱子、补骨脂、香橼、鸦胆子、巴豆、使君子、诃子、小茴香、蛇床子、连翘、女贞子、蔓荆子、枸杞子、栀子、瓜蒌、鹤虱、牛蒡子、苍耳子、砂仁、草果、豆蔻、红豆蔻、益智）、近成熟的果实（吴茱萸、木瓜、乌梅）、未成熟的果实（枳壳）或幼果（枳实）；果穗（桑椹、荜茇、夏枯草）；果肉（山茱萸）；果皮（陈皮、化橘红）；带有部分果皮的果柄（甜瓜蒂）；果实上的宿萼（柿蒂）；中果皮部分的维管束组织（橘络）。在性状鉴别上注意观察其形状、大小、颜色、表面特征、顶端、基部、质地、破断面及气味等特征。显微鉴别上注意观察果皮（外果皮、中果皮及内果皮）及种子的特征。

　　种子类中药是采用成熟的种子，包括种皮和种仁两部分；种仁又包括胚乳和胚。多数用完整种子，少数为种子的一部分，有的用假种皮（龙眼肉）；有的用种皮（绿豆衣）；有的用种仁（肉豆蔻、薏苡仁）；有的用去子叶的胚（莲子心）；有的则用发了芽的种子（大豆黄卷）；或使用其发酵加工品（淡豆豉）。在性状鉴别上主要应注意观察种子的形状、大小、颜色、表面纹理、种脐、合点、种脊的形态及位置、种阜明显否、胚乳、子叶是否发达，以及质地、纵横剖面、气味和水试等。显微鉴别上注意观察种皮、胚和胚乳的特征，在槟榔和白豆蔻的组织结构中有错入组织的构造。从外，在植物器官中只有种子含有糊粉粒，糊粉粒是确定种子类粉末中药的主要标志。

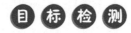

一、单选题

A 型题

　　1. 下列以果实入药的药材是

A. 沙苑子　　　　B. 决明子　　　　C. 车前子　　　　D. 枸杞子　　　　E. 葶苈子

　　2. 小茴香分果横切面可见的油管数目是

A. 2 个　　　　B. 4 个　　　　C. 3 个　　　　D. 6 个　　　　E. 5 个

3. 枳壳的药用部位是
A. 自行脱落的幼果 　　　　　　　B. 外层果皮
C. 未成熟的果实 　　　　　　　　D. 成熟的果实
E. 成熟的种子

4. 巴豆原植物的科名是
A. 十字花科 　　B. 芸香科 　　C. 豆科 　　D. 伞形科 　　E. 大戟科

5. 在药材粉末中,确定种子类药材的主要标志是
A. 脂肪油 　　B. 糊粉粒 　　C. 淀粉粒 　　D. 菊糖 　　E. 挥发油

6. 五味子的主要有效成分类型是
A. 有机酸类 　　B. 挥发油 　　C. 生物碱 　　D. 鞣质 　　E. 木脂素类

7. 菟丝子原植物的科名是
A. 蔷薇科 　　B. 芸香科 　　C. 木兰科 　　D. 桑科 　　E. 旋花科

8. 种子呈扁圆纽扣状,表面密被灰棕或灰绿色绢状毛,向四周呈辐射状排列,此药材是
A. 栀子 　　B. 葶苈子 　　C. 马钱子 　　D. 连翘 　　E. 补骨脂

9. 呈半圆球形,翻口似盆状,外表绿褐色或棕绿色,密被凹点状油室,中央褐色,瓤囊干缩呈棕色。此药材是
A. 木瓜 　　B. 瓜蒌 　　C. 枳壳 　　D. 乌梅 　　E. 金樱子

10. 金樱子的药用部位是
A. 果穗 　　　　　　　　　　　　B. 近成熟的果实
C. 成熟的果实 　　　　　　　　　D. 幼果
E. 干燥种子

11. 吴茱萸的药用部位是
A. 果穗 　　　　　　　　　　　　B. 未成熟的果实
C. 成熟的果实 　　　　　　　　　D. 幼果
E. 干燥种子

B 型题

A. 果皮表皮细胞中散有油细胞 　　B. 非腺毛壁疣明显且簇晶较多
C. 种皮内层栅状石细胞内含硅质块 　D. 外果皮为数十列石细胞
E. 镶嵌细胞且糊粉粒中含细小簇晶

12. 砂仁的显微特征为
13. 五味子的显微特征为

A. 肉豆蔻 　　B. 化橘红 　　C. 山楂 　　D. 枳壳 　　E. 槟榔
14. 药用部位为成熟果实的药材是
15. 药用部位为未成熟果实的药材是

A. 小茴香 　　B. 砂仁 　　C. 苦杏仁 　　D. 决明子 　　E. 豆蔻
16. 气芳香浓烈,味辛、微苦的药材是
17. 气芳香,味辛凉略似樟脑的药材是

A. 小茴香 　　B. 葶苈子 　　C. 补骨脂 　　D. 决明子 　　E. 木瓜
18. 纵剖为长圆形,外表面紫红色有不规则的深皱纹,味酸微涩。该药材是
19. 圆柱形,表面黄绿色,分果背面有纵棱 5 条,具特异香气,味微甜、辛。该药材是

二、X 型题

1. 下列以果实入药的药材是

A. 五味子　　　　　B. 葶苈子　　　　C. 补骨脂　　　　D. 女贞子　　　　E. 木瓜

2. 下列以种子入药的药材是

A. 栀子　　　　　　B. 葶苈子　　　　C. 马钱子　　　　D. 决明子　　　　E. 杏仁

3. 下列原植物科名为蔷薇科的药材是

A. 桃仁　　　　　　B. 郁李仁　　　　C. 山楂　　　　　D. 杏仁　　　　　E. 木瓜

三、填空题

1. 葶苈子来源于 _____ 科植物 _____ 或 _____ 的干燥 _____ 。前者习称 _____ ，后者习称 _____ 。

2. 小茴香的果实呈圆柱形，为 _____ 。分果呈 _____ 形，背面有纵棱 _____ 条，接合面平坦而较宽；分果的横切面略呈 _____ ，有特异香气。

3. 槟榔来源于 _____ 科植物 _____ 的干燥 _____ 。其种皮内层与外胚乳的折合层常不规则地插入到内胚乳中，形成 _____ 。槟榔的主要化学成分类型为 _____ 。

4. 枳壳中有升压作用的化学成分是 _____ 和 _____ 。

5. 连翘的抗菌成分为 _____ ；马钱子的主要化学成分是 _____ 。

四、论述题

试述五味子的来源、主产地、主要的性状特征、显微特征和主要的化学成分。

参 考 答 案

一、单选题

1. D　2. D　3. C　4. E　5. B　6. E　7. E　8. C　9. C　10. C　11. B　12. C　13. A　14. C　15. D　16. B　17. E　18. E　19. A

二、X 型题

1. ACDE　2. BCDE　3. ACDE.

余略。

第十二章　全草类中药

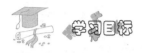

1. 掌握药材麻黄、广藿香、薄荷、穿心莲、石斛的来源、主产地、性状鉴别、显微鉴别、化学成分、理化鉴别等内容

2. 熟悉药材紫花地丁、金钱草、益母草、青蒿的来源、性状鉴别、显微鉴别等内容

3. 了解药材伸筋草、槲寄生、鱼腥草、垂盆草、仙鹤草、马鞭草、半枝莲、荆芥、泽兰、香薷、肉苁蓉、锁阳、白花蛇舌草、佩兰、茵陈、大蓟、蒲公英、淡竹叶的来源、性状鉴别等内容

第一节　概　　述

全草类（herba）中药通常是指可供药用的草本植物的全植物体或其地上部分。大多为草本植物地上部分的茎叶，如广藿香等；有的为带根或根茎的全株，如蒲公英等；有的为带花或果实的地上部分，如荆芥等。也有个别为小灌木的草质茎，如麻黄等；或小灌木，如平地木等；或常绿寄生小灌木，如槲寄生等；或草质茎，如石斛等。

全草类药材的鉴定，应按所包括的器官，如根、茎、叶、花、果实、种子等分别处理，这些器官的性状鉴别与显微鉴别已在前述各类药材中分别作了论述。这类药材主要是由草本植物的全株或地上的某些器官直接干燥而成的，因此，依靠原植物分类的鉴定更为重要，原植物的特征一般反映了药材性状的特征。

第二节　全草类中药鉴定

伸筋草 Lycopodii Herba

本品为石松科（Lycopodiaceae）植物石松 *Lycopodium japonicum* Thunb. 的干燥全草。产于全国除东北、华北等地。本品匍匐茎呈细圆柱形，略弯曲，长可达 2m，直径 1~3mm，其下有黄白色细根；直立茎作二叉状分枝。叶密生茎上，螺旋状排列，皱缩弯曲，线形或针形，长 3~5mm，黄绿色至淡黄棕色，无毛，先端芒状，全缘，易碎断。质柔软，断面皮部浅黄色，木部类白色。气微，味淡。全草含多种生物碱。本品微苦、辛，温。祛风除湿，舒筋活络。

★麻黄 Ephedrae Herba（附：麻黄根）

麻黄始载于《神农本草经》，列为中品。具有发汗散寒，宣肺平喘，利水消肿之功效。麻黄碱亦称麻黄素。是从麻黄中分离的一种生物碱，为麻黄平喘有效成分，可用于治疗支气管哮喘、百日咳、枯草热及其他过敏性疾病，还能对抗脊椎麻醉引起的血压降低、扩大瞳孔，也用于重症肌无力、痛经等疾患，还可作中枢神经系统兴奋剂。服用麻黄碱后可以明显增加运动员的兴奋程度，对运动本人有极大的副作用。因此，含有麻黄素类成分的药品属于国际奥委会严格禁止的兴奋剂。

链接

【来源】本品为麻黄科（Ephedraceae）植物草麻黄 *Ephedra sinica* Stapf、中麻黄 *E. intermedia* Schrenk et C. A. Mey. 或木贼麻黄 *E. equisetina* Bge. 的干燥草质茎。

【产地】草麻黄主产于辽宁、吉林、内蒙古、河北等地；中麻黄主产于辽宁、河北、山东、内蒙古等地；木贼麻黄主产于河北、山西、内蒙古、陕西等地。

【采收加工】秋季采割绿色的草质茎，晒干。

【性状鉴别】

草麻黄　呈细长圆柱形，少分枝，直径 1~2mm，有的带少量棕色木质茎。表面淡绿色至黄绿色，有细纵脊线，触之微有粗糙感。节明显，节间长 2~6cm。节上膜质鳞叶，长 3~4mm；裂片 2（稀 3），锐三角形，先端灰白色，反曲，基部联合呈筒状，红棕色。体轻，质脆，易折断，断面略呈纤维性，周边绿黄色，髓部红棕色，近圆形。气微香，味涩、微苦（图 12-1）。

中麻黄　多分枝，直径 1.5~3mm，有粗糙感。节间长 2~6cm。节上膜质鳞叶长 2~3mm，裂片 3（稀 2），先端锐尖。断面髓部呈三角状圆形。

木贼麻黄　较多分枝，直径 1~1.5mm，无粗糙感。节间长 1.5~3cm。节上膜质鳞叶长 1~2mm，裂片 2（稀 3），上部为短三角形，先端多不反曲。髓部类圆形。

以茎粗壮、色淡绿或黄绿、髓充实、色红棕、味苦涩者为佳。

【显微鉴别】草黄麻横切面：①表皮细胞外被厚的角质层，有蜡质疣状突起。脊线较密，两脊线间有下陷气孔。②下皮纤维束位于脊线处，壁厚，非木化。③皮层较宽，有纤维束散在。④中柱鞘纤维束新月形。⑤维管束外韧型，8~10 个，形成层环类圆形，木质部呈三角状。⑥髓部薄壁细胞含棕色块，偶有环髓纤维（图 12-2）。

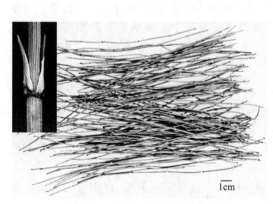

1cm

图 12-1　麻黄（草麻黄）药材图

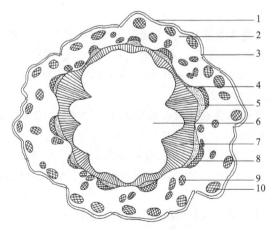

图 12-2　麻黄（草麻黄）横切面简图

1. 表皮；2. 皮层；3. 气孔；4. 形成层；5. 韧皮部；6. 髓部；
7. 木质部；8. 中柱鞘纤维；9. 皮层纤维；10. 下皮纤维

中麻黄横切面：①维管束 12~15 个。②形成层环类三角形。③环髓纤维成束或单个散在。

木贼麻黄横切面：①维管束 8~10 个。②形成层环类圆形。③无环髓纤维。

粉末：棕色或绿色。①表皮细胞呈类长方形，外壁常布满砂晶；角质层极厚，呈脊状突起，常破碎呈不规则条块状。②气孔特异，保卫细胞侧面观呈哑铃形或电话听筒状。③嵌晶纤维细长，壁厚，胞腔小或不明显，附有众多砂晶和小方晶。④导管为螺纹或具缘纹孔导管，导管分子端壁斜面相接，具多个圆形穿孔。⑤髓部薄壁细胞壁增厚，孔沟明显，内含棕色或红棕色色素块。⑥色素块较多，棕色或红棕色，形状不规则（图 12-3）。

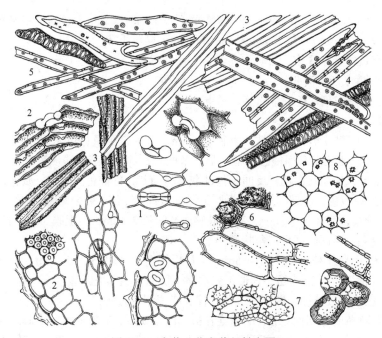

图 12-3　麻黄（草麻黄）粉末图

1. 气孔；2. 表皮碎片（示角质层及乳突、嵌晶表皮细胞、嵌晶皮层纤维）；3. 皮层纤维；4. 导管；5. 纤维管胞；
6. 髓部细胞及棕色块；7. 石细胞（茎节部位）；8. 皮层薄壁细胞（含小簇晶）

【化学成分】本品主要含生物碱类成分，其中以左旋麻黄碱和右旋伪麻黄碱为主。此外，尚含挥发性的苄甲胺、儿茶酚、鞣质及少量挥发油。生物碱主要存在于麻黄草质茎的髓部，生物碱的含量为木贼麻黄（1.02%~3.33%）＞草麻黄（1.315%）＞中麻黄（0.25%~0.89%）。其中麻黄碱为主要有效成分。

【理化鉴别】取本品粉末 1g，加浓氨试液数滴，再加三氯甲烷 10ml，加热回流 1 小时，滤过，滤液蒸干，残渣加甲醇 2ml 充分振摇，滤过，滤液作为供试品溶液，以盐酸麻黄碱对照品作对照，以三氯甲烷 - 甲醇 - 浓氨试液（20：5：0.5）为展开剂，照薄层色谱法试验。喷以茚三酮试液，在 105℃加热至斑点显色清晰。供试品色谱中，在与对照品色谱相应的位置上，显相同的红色斑点。

【含量测定】照高效液相色谱法测定，本品按干燥品计算，含盐酸麻黄碱（$C_{10}H_{15}NO \cdot HCl$）和盐酸伪麻黄碱（$C_{10}H_{15}NO \cdot HCl$）的总量不得少于 0.80%。

【功效】辛、微苦，温。发汗散寒，宣肺平喘，利水消肿。

附　麻黄根

麻黄根 Ephedrae Radix Et Rhizoma 为麻黄科植物麻黄 *Ephedra sinica* Stapf 或中麻黄 *Ephedra intermedia*

Schrenk et C.A.Mey. 的干燥根和根茎。呈圆柱形，略弯曲，长 8~25cm，直径 0.5~1.5cm。表面红棕色或灰棕色，有纵皱纹和支根痕。外皮粗糙，易成片状剥落。根茎具节，节间长 0.7~2cm，表面有横长突起的皮孔。体轻，质硬而脆，断面皮部黄白色，木部淡黄色或黄色，射线放射状，中心有髓。气微，味微苦。主要含麻黄根碱、麻根素等。本品甘、涩，平。固表止汗。

槲寄生 Visci Herba

本品为桑寄生科（Loranthaceae）植物槲寄生 *Viscum coloratum*（Komar.）Nakai 的干燥带叶茎枝。主产东北、华北各省。冬季至次春采割，除去粗茎，切段，干燥，或蒸后干燥。本品茎枝呈圆柱形，2~5 叉状分枝，长约 30cm，直径 0.3~1cm；表面黄绿色、金黄色或黄棕色，有纵皱纹；节膨大，节上有分枝或枝痕。体轻，质脆，易折断，断面不平坦，皮部黄色，木部色较浅，射线放射状，髓部常偏向一边。叶对生于枝梢，易脱落，无柄；叶片呈长椭圆状披针形，长 2~7cm，宽 0.5~1.5cm；先端钝圆，基部楔形，全缘；表面黄绿色，有细皱纹，主脉 5 出，中间 3 条明显。革质。浆果球形，皱缩。气微，味微苦，嚼之有黏性。含齐墩果酸、β-乙酸香树脂素酯黄酮类化合物。本品性平，味苦。祛风湿，补肝肾，强筋骨，安胎。

鱼腥草 Houttuyniae Herba

本品为三白草科（Saururaceae）植物蕺菜 *Houttuynia cordata* Thunb. 的新鲜全草或干燥地上部分。主产于长江以南各省。茎呈扁圆柱形，扭曲，长 20~35cm，直径 0.2~0.3cm；表面棕黄色，具纵棱数条，节明显，下部节上有残存须根；质脆，易折断；叶互生，叶片卷折皱缩，展平后呈心形，长 3~5cm，宽 3~4.5cm，先端渐尖，全缘；上表面暗黄绿色至暗棕色，下表面灰黄绿色或灰棕色，叶柄长 1~3cm，基部与托叶合生成鞘状；穗状花序顶生，黄棕色，搓破有鱼腥气，味微涩。以叶多，色绿，有花穗，鱼腥气浓者为佳。主要成分为挥发油。油中有效成分为癸酰乙醛及月桂醛，二者均有特异臭气；癸酰乙醛是本品种具有鱼腥气味的成分。本品性微寒，味辛。清热解毒，消肿排脓，利尿通淋。

垂盆草 Sedi Herba

本品为景天科（Crassulaceae）植物垂盆草 *Sedum sarmentosum* Bunge 的干燥全草。全国多数地区均有分布。本品稍卷缩，根细短；茎纤细，棕绿色，长 1.5~2.8cm，宽 0.3~0.7cm。质地较韧或脆，断面中心淡黄色，上有稍向外凸的棕褐色环状茎节 10 余个，偶有残留不定根；3 叶轮生，叶片皱缩、褐绿色，质较脆，易脱落破碎，完整叶片呈倒披针形至矩圆形，棕绿色，肉质，长 1.5cm，宽 0.4cm，先端近急尖，基部急狭，有距。近低温（60~70℃）烘干的全草，全株黄绿色，叶片表面鼓起，质脆，易脱落，破碎成碎块状，有的带花，聚伞状花序顶生，小花黄白色，气微，味微苦。以茎、叶、花齐全，叶倒披针形至矩圆形，色棕绿者为佳。主要含有氰苷类化合物垂盆草苷。本品性凉，味甘，淡。清利湿热，解毒。

仙鹤草 Agrimoniae Herba

本品为蔷薇科（Rosaceae）植物龙芽草 *Agrimonia pilosa* Ledeb. 的干燥地上部分。产于全国各省（自治区）。本品长 50~100cm，全体被白色柔毛。茎下部圆柱形，直径 4~6mm，红棕色，上部方柱形，四面略凹陷，绿褐色，有纵沟和棱线，有节；体轻，质硬，易折断，断面中空。单数羽状复叶互生，暗绿色，皱缩卷曲；质脆，易碎；叶片有大小两种，相间生于叶轴上，顶端小叶较大，完整小叶片展平后呈卵形或长椭圆形，先端尖，基部楔形，边缘有锯齿；托叶2，抱茎，斜卵形。总状花序细长，花萼下部呈筒状，萼筒上部有钩刺，先端5裂，花瓣黄色。气微，味微苦。以质嫩、叶多而完整、色青绿者为佳。本品苦、涩，平。收敛止血，截疟，止痢，解毒，补虚。

☆紫花地丁 Violae Herba（附：苦地丁）

【来源】本品为堇菜科（Violaceae）植物紫花地丁 *Violae yedoensis* Makino 的干燥全草。

【产地】本品主产于东北、西北、华北、华中、华南等地。

【采收加工】春、秋两季采收，除去杂质，晒干。

【鉴别】多皱缩成团。主根长圆锥形，直径1~3cm；淡黄棕色，有细纵皱纹。叶基生，灰绿色，展平后叶片呈披针形或卵状披针形，长1.5~6cm，宽1~2cm；先端钝，基部截形或稍心形，边缘具钝锯齿，两面有毛；叶柄细，长2~6cm，上部具明显狭翅。花茎纤细；花瓣5，紫堇色或淡棕色；花距细管状。蒴果椭圆形或3裂，种子多数，淡棕色。气微，味微苦而稍黏（图12-4）。

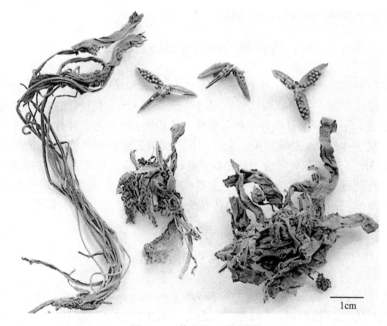

图12-4　紫花地丁药材图

以叶片青绿色、无泥沙者为佳。

叶横切面：①上表皮细胞较大，切向延长，外壁较厚，内壁黏液化，常膨胀呈半圆形。②下表皮细胞较小，偶有黏液细胞；上、下表皮有单细胞非腺毛，长32~240μm，直径24~32μm，具角质短线纹。③栅栏细胞2~3列。④海绵细胞类圆形，含草酸钙簇晶，直径11~40μm。⑤主脉维管束外韧型，上、下表皮内方有厚角细胞1~2列。

【化学成分】含苷类、黄酮类、黏液质类成分。

【功效】苦、辛，寒。清热解毒，凉血消肿。

附　苦地丁

甜地丁 Gueldenstaediae Herba 为豆科植物米口袋 *Gueldenstaedia verna* (Georgi) A. Bor. 的干燥全草。本品根茎簇生或单一，圆柱形，长1~3cm，直径0.2~0.7cm。根呈长圆锥形，有的略扭曲，长9~18cm，直径0.3~0.8cm；表面红棕色或灰黄色，有纵皱纹、横向皮孔及纽长的侧根；质硬，断面黄白色，边缘绵毛状。茎短而细，灰绿色，有茸毛。单数羽状复叶，丛生，具托叶，叶多皱缩、破碎，完整小叶片展平后呈椭圆形或长椭圆形，灰绿色，有茸毛。花冠蝶形，紫色。荚果圆柱形，棕色，有茸毛。种子黑色，细小。气微，味淡而后微甜。主要含大豆皂醇、芹菜素等。本品味甘、苦，性寒。清热解毒，散瘀消肿。

苦地丁 Corydalis Bungeanae Herba 为罂粟科植物紫堇 *Corydalis bungeana* Turcz. 的干燥全草。本品皱缩成团，长 10~30cm，主根圆锥形，表面棕黄色。茎细，多分枝，表面灰绿色或黄绿色，具 5 纵棱，质软，断面中空。叶多皱缩破碎，暗绿色或灰绿色，完整叶片二至三回羽状全裂。花少见，花冠唇形，有距，淡紫色。蒴果扁长椭圆形，呈荚果状。种子扁心形，黑色，有光泽。气微，味苦。主要含苦地丁素等。本品苦，寒。清热解毒，散结消肿。

☆金钱草 Lysimachiae Herba

【来源】本品为报春花科（Primulaceae）植物过路黄 *Lysimachia christinae* Hance 的干燥全草。

【产地】本品主产于云南、四川、贵州、陕西等地。

【采收加工】夏、秋两季采收，除去杂质，晒干。

【鉴别】常缠结成团，无毛或被疏柔毛。茎扭曲，表面棕色或暗棕红色，有纵纹，下部茎节上有时具须根，断面实心。叶对生，多皱缩，展平后呈宽卵形或心形，长 1~4cm，宽 1~5cm，基部微凹，全缘；上表面灰绿色或棕褐色，下表面色较浅，主脉明显突起，用水浸后，对光透视可见黑色或褐色条纹；叶柄长 1~4cm。有的带花，花黄色，单生叶腋，具长梗。蒴果球形。气微，味淡（图 12-5）。

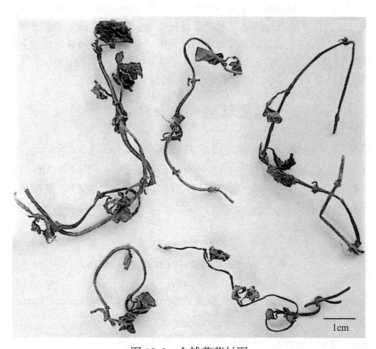

图 12-5　金钱草药材图

茎横切面：①表皮细胞外被角质层，有时可见腺毛，头部单细胞，柄 1~2 细胞。②栓皮层宽广，细胞中有的含红棕色分泌物；分泌道散在，周围分泌细胞 5~10 个，内含红棕色块状分泌物。内皮层明显。③中柱鞘部位纤维断续排列成环，壁微木化。④形成层不明显。⑤韧皮部狭窄，木质部连接成环。⑥髓常成空腔。本品薄壁细胞含淀粉粒（图 12-6）。

【化学成分】本品主要含黄酮类成分，如槲皮素、槲皮素 -3-*O*- 葡萄糖苷、山奈酚、山奈素 -3-*O*- 半乳糖苷。

【功效】甘、咸，微寒。利湿退黄，利尿通淋，解毒消肿。

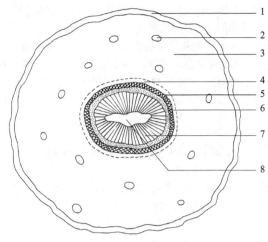

图 12-6　金钱草茎横切面简图

1. 表皮；2. 分泌道；3. 皮层；4. 内皮层；5. 中柱鞘纤维；6. 韧皮部；7. 木质部；8. 髓部

附　广金钱草

广金钱草 Desmodii Styracifolii Herba 为豆科植物广金钱草 *Desmodium styracifolium* (Osb.) Merr. 的干燥地上部分。本品茎呈圆柱形，长可达 1m；密被黄色伸展的短柔毛；质稍脆，断面中部有髓。叶互生，小叶 1 或 3，圆形或矩圆形，直径 2~4cm；先端微凹，基部心形或钝圆，全缘；上表面黄绿色或灰绿色，无毛，下表面具灰白色紧贴的绒毛，侧脉羽状；叶柄长 1~2cm，托叶 1 对，披针形，长约 0.8cm。气微香，味微甘。主要含槲皮素、山柰酚等。本品甘、淡，凉。利湿退黄，利尿通淋。

马鞭草 Verbenae Herba

本品为马鞭草科（Verbenaceae）植物马鞭草 *Verbena officinalis* L. 的干燥地上部分。主产于山西、陕西、甘肃、江苏等地。本品茎呈方柱形，多分枝，四面有纵沟，长 0.5~1m；表面绿褐色，粗糙；质硬而脆，断面有髓或中空。叶对生，皱缩，多破碎，绿褐色，完整者展平后叶片 3 深裂，边缘有锯齿。穗状花序细长，有小花多数。气微，味苦。主要含马鞭草苷。本品苦，凉。活血散瘀，解毒，利水，退黄，截疟。

★广藿香 Pogostemonis Herba

【来源】本品为唇形科（Labiatae）植物广藿香 *Pogostemon cablin* (Blanco) Benth. 的干燥地上部分。

【产地】本品主产于广东、海南、广西、福建等地，栽培。

【采收加工】枝叶茂盛时采割，日晒夜闷，反复至干。

【性状鉴别】嫩茎略呈方柱形，多分枝，枝条稍曲折，长 30~60cm，直径 0.2~0.7cm；表面被柔毛，质脆易折断，断面有髓。老茎近圆柱形，直径 1~1.2cm，被灰褐色栓皮。质地坚实，不易折断。叶对生，皱缩成团，展平后叶片呈卵形或椭圆形，长 4~9cm，宽 3~7cm；两面均被灰白色茸毛，边缘具不规则的钝齿；气香特异，味微苦（图 12-7）。

以枝叶全、叶质厚、叶片黄绿色或金黄色、气清香醇者为佳。

【显微鉴别】茎横切面：①表皮细胞 1 列，排列不整齐，具腺毛、非腺毛。②木栓层 3~5 列木栓化细胞。③皮层外侧有厚角组织，由 4~10 列细胞组成，内侧为薄壁细胞，有大型细胞间隙，内有间隙腺毛。④中柱鞘纤维断续排列成环。⑤韧皮部狭窄；木质部在棱角处较发达。⑥髓薄壁细胞微木化，含草酸钙针晶及片晶。

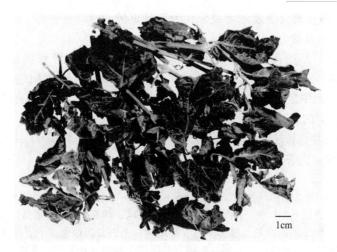

图 12-7 广藿香药材图

粉末：淡棕色。①叶片表皮细胞不规则形，气孔直轴式。②非腺毛由 1~6 细胞组成，壁具刺状突起。③腺鳞头部扁球形，由 8 个细胞组成；柄单细胞，极短。④间隙腺毛存在于叶肉组织的细胞间隙中，头部单细胞，呈不规则囊状；柄短，单细胞，内含黄色或黄绿色挥发油。⑤小腺毛头部 2 个细胞；柄 1~3 细胞，甚短。⑥草酸钙针晶细小，散在于叶肉细胞中（图 12-8）。

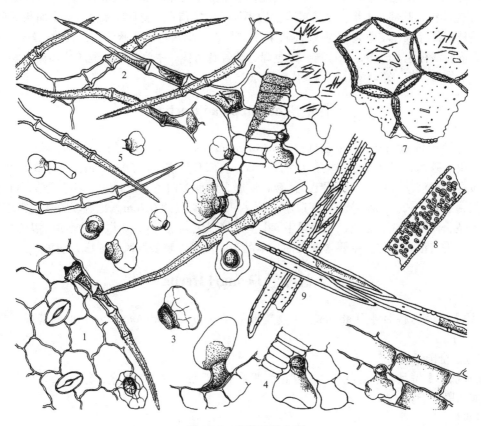

图 12-8 广藿香粉末图

1. 叶表皮细胞及气孔；2. 非腺毛；3. 腺鳞；4. 间隙腺毛；5. 小腺毛；6. 草酸钙小针晶；7. 髓薄壁细胞；
8. 导管；9. 中柱鞘纤维及木纤维

【化学成分】本品主要含挥发油类成分，为百秋里醇（即广藿香醇）及广藿香酮等，其中，广藿香酮为抗真菌的有效成分。

【理化鉴别】取本品的挥发油作为供试品溶液，以百秋李醇对照品为对照，以石油醚（30~60℃）-乙酸乙酯-冰醋酸（95：5：0.2）为展开剂，照薄层色谱法试验。喷以 5% 三氯化铁乙醇溶液。供试品色谱中显一黄色斑点；加热至斑点显色清晰，供试品色谱中，在与对照品色谱相应的位置上，显相同的紫蓝色斑点。

【含量测定】照气相色谱法测定，本品按干燥品计算，含百秋李醇（$C_{15}H_{26}O$）不得少于 0.10%。

【功效】辛，微温。芳香化浊，开胃止呕，发表解暑。

附　藿香

藿香 Agastaches Herba 为唇形科植物藿香 *Agastache rugosa* (Fisch. et Mey.) O. Ktze. 的干燥地上部分。茎呈方柱形，分枝对生，直径 0.2~1cm，表面暗绿色，有浅纵沟，稀有毛茸；节明显，常有叶柄脱落的疤痕；老茎坚硬、质脆，易折断，断面白色，髓部中空。叶对生，上表面深绿色，下表面浅绿色，长 2~8cm，宽 1~6cm，先端尖或短渐尖，基部圆形或心形，边缘有钝锯齿，两面微具毛茸。茎顶端有时有穗状轮伞花序。气香特异，味淡、微凉。主要含甲基胡椒酚等。本品辛，微温。祛暑解表，化湿和胃。

半枝莲 Scutellariae Barbatae Herba

本品为唇形科（Labiatae）植物半枝莲 *Scutellaria barbata* D.Don 的干燥全草。产于全国大部分省（自治区）。本品长 15~35cm，无毛或花轴上疏被毛。根纤细。茎丛生，较细，方柱形；表面暗紫色或棕绿色。叶对生，有短柄；叶片多皱缩，展平后呈三角状卵形或披针形，长 1.5~3cm，宽 0.5~1cm；先端钝，基部宽楔形，全缘或有少数不明显的钝齿；上表面暗绿色，下表面灰绿色。花单生于茎枝上部叶腋，花萼裂片钝或较圆；花冠二唇形，棕黄色或浅蓝紫色，长约 1.2cm，被毛。果实扁球形，浅棕色。气微，味微苦。以色绿、味苦者为佳。主要含黄酮类成分如黄芩素、野黄芩苷等。本品辛、苦，寒。清热解毒，化瘀利尿。

荆芥 Schizonepetae Herba

本品为唇形科（Labiatae）植物荆芥 *Schizonepeta tenuifolia* Briq. 的干燥地上部分。主产于新疆、甘肃、陕西、河南等地。本品茎呈方柱形，上部有分枝，长 50~80cm，直径 0.2~0.4cm；表面淡黄绿色或淡紫红色，被短柔毛；体轻，质脆，断面类白色。叶对生，多已脱落，叶片 3~5 羽状分裂，裂片细长。穗状轮伞花序顶生，长 2~9cm，直径约 0.7cm。花冠多脱落，宿萼钟状，先端 5 齿裂，淡棕色或黄绿色，被短柔毛；小坚果棕黑色。气芳香，味微涩而辛凉。以色淡黄绿、穗长而密、香气浓者为佳。主要含挥发油。本品辛，微温。解表散风，透疹，消疮。

☆益母草 Leonuri Herba

【来源】本品为唇形科（Labiatae）植物益母草 *Leonurus japonicus* Houtt. 的新鲜或干燥地上部分。

【产地】全国各地均产。

【采收加工】鲜品春季幼苗期至初夏花前期采割；干品夏季茎叶茂盛、花未开或初开时采割，晒干，或切段晒干。

【鉴别】

鲜益母草　幼苗期无茎，基生叶圆心形，5~9 浅裂，每裂片有 2~3 钝齿。花前期茎呈方柱形，上部多分枝，四面凹下成纵沟，长 30~60cm，直径 0.2~0.5cm；表面青绿色；质鲜嫩，断面中部有髓。叶交互对生，有柄；叶片青绿色，质鲜嫩，揉之有汁；下部茎生叶掌状3 裂，上部叶羽状深裂或浅裂成 3 片，裂片全缘或具少数锯齿。气微，味微苦。

干益母草　茎表面灰绿色或黄绿色；体轻，质韧，断面中部有髓。叶片灰绿色，多皱缩、破碎，易脱落。轮伞花序腋生，小花淡紫色，花萼筒状，花冠二唇形。切段者长约2cm（图 12-9）。

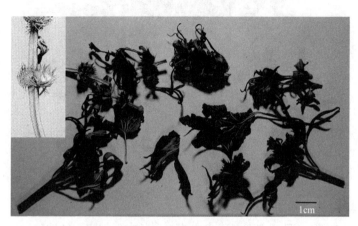

图 12-9　益母草药材图

以质嫩、叶多、色灰绿者为佳；质老、枯黄、无叶者不可药用。

茎横切面：①表皮细胞外被角质层，有茸毛；腺鳞头部 4、6 细胞或 8 细胞，柄单细胞；非腺毛 1~4 细胞。下皮厚角细胞在棱角处较多。②皮层为数列薄壁细胞。③内皮层明显。中柱鞘纤维束微木化。④韧皮部较窄。⑤木质部在棱角处较发达。⑥髓部薄壁细胞较大。薄壁细胞含细小草酸钙针晶和小方晶。⑦鲜品形成层不明显近表皮部分皮层薄壁细胞含叶绿体。

【化学成分】全草含益母草碱，开花初期仅含微量，中期逐渐增高。

【功效】苦、辛，微寒。活血调经，利尿消肿，清热解毒。

★薄荷 Menthae Haplocalycis Herba

薄荷是芳香植物的代表，品种很多，每种都有清凉的香气，花的颜色有白色、粉色、淡紫色，低调而不张扬。罗马人和希腊人都很喜爱薄荷的味道，常在节庆时把薄荷编织成花环佩带在身上。薄荷油具有极强的抗菌杀菌作用，以薄荷代茶饮，既可以清心明目，又可以预防病毒性感冒、口腔疾病，清新口气。此外，薄荷也经常做香料使用，点缀菜肴。

链接

【来源】本品为唇形科（Labiatae）植物薄荷 *Mentha haplocalyx* Briq. 的干燥地上部分。

【产地】本品主产于江苏、河南、安徽、江西等地，栽培。

【采收加工】夏、秋季茎叶茂盛或花开至 3 轮时，选晴天，分次采割，晒干或阴干。

【性状鉴别】茎呈方柱形，有对生分枝，长 15~40cm，直径 0.2~0.4cm；表面紫棕色或淡绿色，棱角处具茸毛，节间长 2~5cm；质脆，断面白色，髓部中空。叶对生，有短柄；叶片皱缩卷曲，完整者展平后呈宽披针形、长椭圆形或卵形，长 2~7cm，宽 1~3cm；上表面深绿色，下表面灰绿色，稀被茸毛，有凹点状腺鳞。轮伞花序腋生，花萼钟状，先端 5 齿裂，花冠淡紫色。揉搓后有特殊清凉香气，味辛凉（图 12-10）。

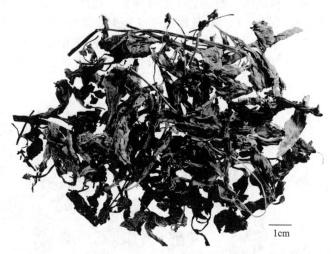

图 12-10　薄荷药材图

以叶多、色深绿、气味浓者为佳。

【显微鉴别】茎横切面：呈四方形。①表皮为 1 列长方形细胞，外被角质层，有腺鳞、腺毛和非腺毛。②皮层为数列薄壁细胞，排列疏松，四角处有厚角细胞。③内皮层明显，中柱鞘纤维稍木化。④韧皮部较窄，形成层成环状，木质部在四棱处发达。⑤髓部薄壁细胞大型，常有间隙，薄壁细胞中常含陈皮苷结晶（图 12-11）。

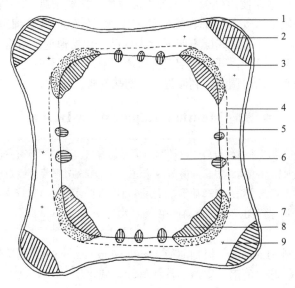

图 12-11　薄荷茎横切面

1. 表皮；2. 厚角组织；3. 皮层；4. 内皮层；5. 形成层；6. 髓部；7. 韧皮部；8. 木质部；9. 橙皮苷结晶

叶横切面：①上表皮细胞长方形，下表皮细胞较小，均扁平，具气孔，表皮有腺鳞、腺毛和非腺毛。②叶肉栅栏组织为 1 列薄壁细胞（少有 2 列），海绵组织为 4~5 列不规则薄壁细胞。③主脉维管束外韧型，木质部导管常 2~4 个排列成行；韧皮部较小，细胞多角形。④主脉上下表皮内均有若干列厚角组织。⑤薄壁细胞和少数导管内有簇针状橙皮苷结晶（图 12-12）。

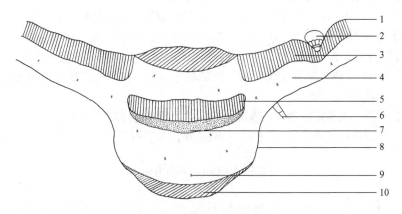

图 12-12　薄荷叶横切简面

1.上表皮；2.腺鳞；3.栅栏组织；4.海绵组织；5.木质部；6.非腺毛；7.韧皮部；8.下表皮；9.橙皮苷结晶；

10.厚角组织

叶粉末：淡黄绿色。①上表皮细胞表面观呈不规则形，下表皮细胞壁较弯曲，气孔较多，直轴式。②腺鳞呈扁球形，头部 8 个细胞，内含淡黄色分泌物，柄极短，单细胞，四周表皮细胞作辐射状排列。③小腺毛头部椭圆形，单细胞，柄 1~2 个细胞。④非腺毛由 1~8 个细胞组成，常弯曲，壁厚，微具疣状。⑤橙皮苷结晶针簇状（图 12-13）。

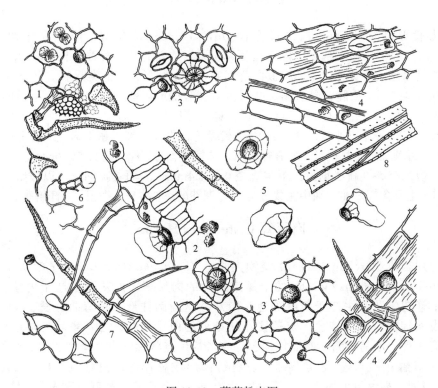

图 12-13　薄荷粉末图

1.叶上表皮细胞表面观（示非腺毛及栅栏组织）；2.叶上表皮细胞断面观（示腺鳞及栅栏组织）；3.叶下表皮细胞（示
气孔、腺鳞及小腺毛）；4.茎表皮细胞（示气孔、非腺毛）；5.腺鳞；6.小腺毛；7.非腺毛；8.木纤维

【化学成分】本品主要含挥发油，即薄荷油，油中主要成分为 1-薄荷脑。温度低时可析出大量无色薄荷脑结晶体。研究表明，叶片中含油量以盛蕾期为最高，而原油含脑量则以盛花期最高。

【理化鉴别】取本品的石油醚（60~90℃）提取液作为供试品溶液，以薄荷脑对照品为对照，以甲苯-乙酸乙酯（19：1）为展开剂，照薄层色谱法试验。喷以香草醛硫酸试液-乙醇（1：4）的混合溶液，在 100℃加热至斑点显色清晰。供试品色谱中，在与对照药材色谱和对照品色谱相应的位置上，显相同颜色的斑点。

【含量测定】照挥发油测定法测定，本品含挥发油不得少于 0.80%（ml/g）。

【功效】辛，凉。宣散风热，清利头目，利咽透疹，疏肝行气。

泽兰 Lycopi Herba

本品为唇形科（Labiatae）植物毛叶地瓜儿苗 *Lycopus lucidus* Turcz.var.*hirtus* Regel 的干燥地上部分。全国大部分地区均产。本品茎呈方柱形，少分枝，四面均有浅纵沟，长 50~100cm，直径 0.2~0.6cm；表面黄绿色或带紫色，节处紫色明显，有白色茸毛；质脆，断面黄白色，髓部中空。叶对生，有短柄或近无柄；叶片多皱缩，展平后呈披针形或长圆形，长 5~10cm；上表面黑绿色或暗绿色，下表面灰绿色，密具腺点，两面均有短毛；先端尖，基部渐狭，边缘有锯齿。轮伞花序腋生，花冠多脱落，苞片和花萼宿存，小包片披针形，有缘毛，花萼钟形，5 齿。气微，味淡。以质嫩、叶多、色绿者为佳。主要含挥发油、葡萄糖苷、鞣质、黄酮等成分。本品苦、辛，微温。活血调经，祛瘀消痈，利水消肿。

香薷 Moslae Herba

本品为唇形科（Labiatae）植物石香薷 *Mosla chinensis* Maxim. 或江香薷 *M. chinensis* 'jiangxiangru' 的干燥地上部分。产于全国部分省（自治区）。石香薷长 30~50cm，基部紫红色，上部黄绿色或淡黄色，全体密被白色茸毛。茎方柱形，基部类圆形，直径 1~2mm，节明显，节间长 4~7cm；质脆，易折断。叶对生，多皱缩或脱落，叶片展平后呈长卵形或披针形，暗绿色或黄绿色，边缘有 3~5 疏浅锯齿。穗状花序顶生及腋生，苞片圆卵形或圆倒卵形，脱落或残存；花萼宿存，钟状，淡紫红色或灰绿色，先端 5 裂，密被茸毛。小坚果 4，直径 0.7~1.1mm，近圆球形，具网纹。气清香而浓，味微辛而凉。江香薷长 55~66cm。表面黄绿色，质较柔软。边缘有 5~9 疏浅锯齿。果实直径 0.9~1.4mm，表面具疏网纹。以枝嫩、穗多、香气浓者为佳。主要含挥发油，油中主要成分为香荆芥酚。本品辛，微温。发汗解表，化湿和中。

肉苁蓉 Cistanches Herba

本品为列当科（Orobanchaceae）植物肉苁蓉 *Cistanche deserticola* Y.C. Ma 或管花肉苁蓉 *C. tubulosa*（Schrenk）Wight 的干燥带鳞叶的肉质茎。肉苁蓉主产于内蒙古、宁夏、甘肃等地；管花肉苁蓉主产于新疆等地。肉苁蓉呈扁圆柱形，稍弯曲，长 3~15cm，直径 2~8cm。表面棕褐色或灰棕色，密被覆瓦状排列的肉质鳞叶，通常鳞叶先端已断。体重，质硬，微有柔性，不易折断，断面棕褐色，有淡棕色点状维管束，排列成波状环纹。气微，味甜、微苦。管花肉苁蓉 呈类纺锤形、扁纺锤形或扁柱形，稍弯曲，长 5~25cm，直径 2.5~9cm。表面棕褐色至黑褐色，茎下部鳞叶较疏，上部密集，鳞叶基部宽阔。体重质坚硬，难折断，断面颗粒状，灰棕色至灰褐色，散生点状维管束，有时中空。以条粗壮、密被鳞片、色棕褐、质柔韧者为佳。主要含苯乙基苷类成分。以肉质肥厚、体重、油性大、质柔软、无枯空者为佳。本品甘、咸，温。补肾阳，益精血，润肠通便。

锁阳 Cynomorii Herba

本品为锁阳科（Cynomoriaceae）植物锁阳 *Cynomorium songaricum* Rupr. 的干燥肉质茎。主产于新疆、青海、甘肃、宁夏等地。本品呈扁圆柱形，微弯曲，长 5~15cm，直径 1.5~5cm。表面棕色或棕褐色，粗糙，具明显纵沟和不规则凹陷，有的残存三角形的黑棕色鳞片。体重，质硬，难折断，断面浅棕色或棕褐色，有黄色三角状维管束。气微，味甘而涩。以体肥大、色红、坚实、断面粉性、不显筋脉者为佳。主要含三萜类成分、挥发油类成分。本品甘，温。补肾阳，益精血，润肠通便。

★穿心莲 Andrographis Herba

在中医学的五行学说中认为苦入心，如果你口含一片穿心莲叶，立刻会感受到一种刻骨铭心的苦，直入心中，故名"穿心莲"。穿心莲原产于印度、斯里兰卡、巴基斯坦、缅甸、印度尼西亚、泰国、越南等国。在印度用作苦补健胃药，载于 1954 年《印度药典》。20 世纪 50 年代，中国在广东、福建南部民间引种栽培，用于治疗多种感染性疾病及毒蛇咬伤。

【别名】一见喜、榄核莲。

【来源】本品为爵床科（Acanthaceae）植物穿心莲 *Andrographis paniculata*（Burm.f.）Nees 的干燥地上部分。

【产地】主产于福建、广东、海南、广西等地，栽培。

【采收加工】秋初茎叶茂盛时采割，晒干。

【性状鉴别】茎呈方柱形，多分枝，长 50~70cm。节稍膨大。质脆，易折断。单叶对生，叶柄短或近无柄；叶片皱缩、易碎，完整者展开后呈披针形或卵状披针形，长 3~12cm，宽 2~5cm，先端渐尖，基部楔形下延，全缘或波状；上表面绿色，下表面灰绿色，两面光滑。顶生或腋生圆锥花序。蒴果长约 1.5cm。气微，味极苦（图 12-14）。

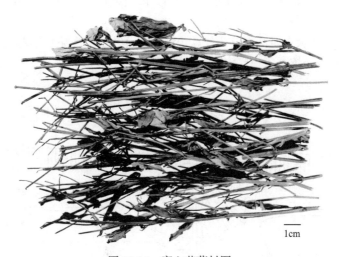

1cm

图 12-14　穿心莲药材图

以叶多、色墨绿者为佳。

【显微鉴别】茎横切面：呈四方形，四角外凸。①表皮细胞近方形或长方形，外壁角质化，有的细胞含钟乳体。②皮层窄，厚角细胞分布于四角处。③内皮层明显。④维管束外韧型，木质部发达，连接成筒状，导管呈径向排列，老茎木纤维多，木射线细胞多1列。⑤髓部薄壁细胞大（图12-15）。

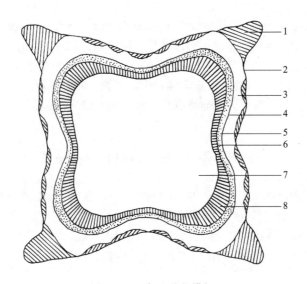

图 12-15　穿心莲茎横切面

1.厚角组织；2.表皮；3.皮层；4.内皮层；5.韧皮部；6.形成层；7.髓部；8.木质部

叶横切面：①表皮为一层薄壁细胞。上表皮细胞类方形或长方形，下表皮细胞较小。上、下表皮较大的细胞内中含钟乳体；并有腺鳞，有的可见非腺毛。②栅栏组织为1~2列细胞，贯穿于主脉上方；海绵细胞4~5列，排列疏松。③主脉维管束外韧型，呈凹槽状（图12-16）。

粉末：绿色。①上、下表皮较大的细胞中均含钟乳体，直径约至36μm，较大端有脐样点痕，层纹波状。②气孔直轴式，副卫细胞大小悬殊，少数为不定式。③腺鳞头部扁球形，4个、6个或8个细胞，直径27~40μm，柄极短。④非腺毛圆锥形，1~4细胞，长约至160μm，基部直径至40μm，表面常具角质纹理（图12-17）。

【化学成分】全草含大量苦味素，为二萜内酯类成分，主要为穿心莲内酯及新穿心莲内酯等。穿心莲内酯等苦味成分是抗真菌和抗钩端螺旋体的有效成分。

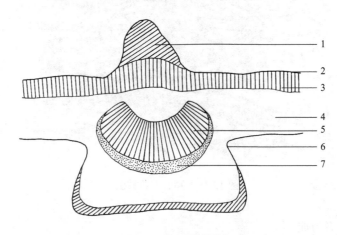

图 12-16　穿心莲叶横切面

1.厚角组织；2.上表皮；3.栅栏组织；4.海绵组织；5.木质部；6.下表皮；7.韧皮部

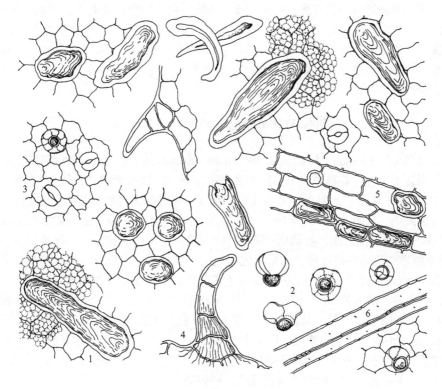

图 12-17　穿心莲粉末图

1.含钟乳体晶细胞；2.腺鳞；3.气孔；4.非腺毛；5.茎表皮细胞；6.茎木纤维

【理化鉴别】取本品的乙醇提取液作为供试品溶液，以脱水穿心莲内酯、穿心莲内酯对照品为对照，以三氯甲烷-乙酸乙酯-甲醇（4：3：0.4）为展开剂，照薄层色谱法试验。置紫外光灯（254nm）下检视。供试品色谱中，在与对照药材色谱和对照品色谱相应的位置上，分别显相同颜色的斑点；喷以 2% 3,5-二硝基苯甲酸乙醇溶液-2mol/L 氢氧化钾溶液（1：1）混合溶液（临用配制），立即在日光下检视。供试品色谱中，在与对照药材色谱和对照品色谱相应的位置上，分别显相同颜色的斑点。

【含量测定】照高效液相色谱法测定，本品按干燥品计算，含穿心莲内酯（$C_{20}H_{30}O_5$）和脱水穿心莲内酯（$C_{20}H_{28}O_4$）的总量不得少于 0.80%。

【功效】苦，寒。清热解毒，凉血，消肿。

白花蛇舌草 Hedyotidis Diffusae Herba

本品为茜草科（Rubiaceae）植物白花蛇舌草 *Hedyotis diffusa*（Will.）Roxb. 新鲜或干燥全草。主产于广东、广西、海南、安徽等地。全草扭缠成团，灰绿色或灰褐色；茎纤细，有多数分枝，光滑无毛，质脆易折断，中央有白色髓部；单叶对生，完整叶呈线形，无柄，全缘，托叶 2 片，细小；花细小，1~2 朵着生于叶腋，无梗或具短梗；蒴果扁球形；气微，味淡。以茎叶完整、色灰绿、带果实、无杂质者为佳。含齐墩果酸、熊果酸等成分。本品苦甘；寒。清热解毒；利湿。

佩兰 Eupatorii Herba

本品为菊科（Compositae）植物佩兰 *Eupatorium fortunei* Turcz. 的干燥地上部分。产自于河北、山东、江苏等地。本品茎呈圆柱形，长 30~100cm，直径 0.2~0.5cm；表面黄棕色或黄绿色，有的带紫色，有明显的节和纵棱线；质脆，断面髓部白色或中空。叶对生，有柄，叶片多皱缩、破碎，绿褐色；完整叶片 3 裂或不分裂，分裂者中间裂片较大，展平后呈披针形或长圆状披针形，基部狭窄，边缘有锯齿；不分裂者展平后呈卵圆形、卵状披针形或椭圆形。气芳香，味微苦。以质嫩、叶多、色绿、香气浓者为佳。主要含挥发油类成分。本品辛，平。芳香化湿，醒脾开胃，发表解暑。

茵陈 Artemisiae Scopariae Herba

本品为菊科（Compositae）植物滨蒿 *Artemisia scoparia* Waldst.et Kit. 或茵陈蒿 *A. capillaris* Thunb. 的干燥地上部分。春季采收的习称"绵茵陈"，秋季采割的称"花茵陈"。滨蒿产于全国各省（自治区）；茵陈蒿产于全国大部分省（自治区）。绵茵陈多卷曲成团状，灰白色或灰绿色，全体密被白色茸毛，绵软如绒。茎细小，长 1.5~2.5cm，直径 0.1~0.2cm，除去表面白色茸毛后可见明显纵纹；质脆，易折断。叶具柄；展平后叶片呈一至三回羽状分裂，叶片长 1~3cm，宽约 1cm；小裂片卵形或稍呈倒披针形、条形，先端锐尖。气清香，味微苦。花茵陈茎呈圆柱形，多分枝，长 30~100cm，直径 2~8mm；表面淡紫色或紫色，有纵条纹，被短柔毛；体轻，质脆，断面类白色。叶密集，或多脱落；下部叶二至三回羽状深裂，裂片条形或细条形，两面密被白色柔毛；茎生叶一至二回羽状全裂，基部抱茎，裂片细丝状。头状花序卵形，多数集成圆锥状，长 1.2~1.5mm，直径 1~1.2mm，有短梗；总苞片 3~4 层，卵形，苞片 3 裂；外层雌花 6~10 个，可多达 15 个，内层两性花 2~10 个。瘦果长圆形，黄棕色。气芳香，味微苦。以质嫩、绵软、色灰白、香气浓者为佳。本品苦、辛，微寒。清利湿热，利胆退黄。

☆青蒿 Artemisiae Annuae Herba

【来源】本品为菊科（Compositae）植物黄花蒿 *Artemisia annua* L. 的干燥地上部分。

【产地】遍及全国，唯四川东部、广东、广西、福建、海南等地所产可供药用。

【采收加工】秋季花盛开时采割，除去老茎，阴干。

【鉴别】茎呈圆柱形，上部多分枝，长 30~80cm，直径 0.2~0.6cm；表面黄绿色或棕黄色，具纵棱线；质略硬，易折断，断面中部有髓。叶互生，暗绿色或棕绿色，卷缩易碎，完整者展平后为三回羽状深裂，裂片和小裂片矩圆形或长椭圆形，两面被短毛。气香特异，味微苦（图 12-18）。

以色绿、叶多、香气浓者为佳。

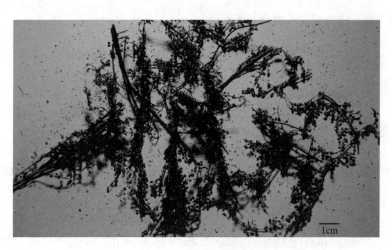

图 12-18　青蒿药材图

茎横切面：表皮细胞外被角质层，有茸毛；腺鳞头部 4 个、6 个或 8 个细胞，柄单细胞；非腺毛 1~4 个细胞。下皮厚角细胞在棱角处较多。皮层为数列薄壁细胞；内皮层明显。中柱鞘纤维束微木化。韧皮部较窄。木质部在棱角处较发达。髓部薄壁细胞较大。薄壁细胞含细小草酸钙针晶和小方晶。鲜品近表皮部分皮层薄壁细胞含叶绿体。

【化学成分】本品主要含挥发油、倍半萜类成分，如青蒿素等，其中青蒿素是抗疟的有效成分。

【功效】苦、辛，寒。清虚热，除骨蒸，解暑热，截疟，退黄。

大蓟 Cirsii Japonici Herba

本品为菊科（Compositae）植物蓟 *Cirsium japonicum* Fisch.ex DC. 的干燥地上部分。产于全国大部分省（自治区）。本品茎呈圆柱形，基部直径可达 1.2cm；表面绿褐色或棕褐色，有数条纵棱，被丝状毛；断面灰白色，髓部疏松或中空。叶皱缩，多破碎，完整叶片展平后呈倒披针形或倒卵状椭圆形，羽状深裂，边缘具不等长的针刺；上表面灰绿色或黄棕色，下表面色较浅，两面均具灰白色丝状毛。头状花序顶生，球形或椭圆形，总苞黄褐色，羽状冠毛灰白色。气微，味淡。以色灰绿、叶多者为佳。主要含柳穿鱼叶苷，为止血的有效成分。本品甘、苦，凉。凉血止血，散瘀解毒消痈。

附　小蓟

小蓟 Cirsii Herba 为菊科植物刺儿菜 *Cirsium setosum*（Willd.）MB. 的干燥地上部分。本品茎呈圆柱形，有的上部分枝，长 5~30cm，直径 0.2~0.5cm；表面灰绿色或带紫色，具纵棱及白色柔毛；质脆，易折断，断面中空。叶互生，无柄或有短柄；叶片皱缩或破碎，完整者展平后呈长椭圆形或长圆状披针形，长 3~12cm，宽 0.5~3cm；全缘或微齿裂至羽状深裂，齿尖具针刺；上表面绿褐色，下表面灰绿色，两面均具白色柔毛。头状花序单个或数个顶生；总苞钟状，苞片 5~8 层，黄绿色；花紫红色。气微，味微苦。主要含生物碱、黄酮、三萜以及简单酚酸等。本品甘、苦，凉。凉血止血，散瘀解毒，消痈。

蒲公英 Taraxaci Herba

本品为菊科（Compositae）植物蒲公英 *Taraxacum mongolicum* Hand.Mazz.、碱地蒲公英 *T. borealisinense* Kitam. 或同属数种植物的干燥全草。蒲公英产于全国大部分省（自治区）；碱地蒲公英产于全国部分省（自治区）。本品呈皱缩卷曲的团块。根呈圆锥状，多弯曲，长 3~7cm；表面棕褐色，抽皱；根头部有棕褐色或黄白色的茸毛，有的已脱落。叶基生，多皱缩破碎，完整叶片呈倒披针形，绿褐色或暗灰绿色，先端尖或钝，边缘浅裂或羽状分裂，基部渐狭，下延呈柄状，下表面主脉明显。花茎一至数条，每条顶生头状花序，总苞片多层，内面一层较长，花冠黄褐色或淡黄白色。有的可见多数具白色冠毛的长椭圆形瘦果。气微，味微苦。以叶多、色绿、根完整者为佳。含蒲公英甾醇等成分。本品苦、甘，寒。清热解毒，消肿散结，利尿通淋。

淡竹叶 Lophatheri Herba

本品为禾本科（Gramineae）植物淡竹叶 *Lophatherum gracile* Brongn. 的干燥茎叶。产于全国部分省（自治区）。本品长 25~75cm。茎呈圆柱形，有节，表面淡黄绿色，断面中空。叶鞘开裂。叶片披针形，有的皱缩卷曲，长 5~20cm，宽 1~3.5cm；表面浅绿色或黄绿色。叶脉平行，具横行小脉，形成长方形的网格状，下表面尤为明显。体轻，质柔韧。气微，味淡。以叶多、长大、质软、色青绿、不带根及花穗者为佳为佳。主要含三萜类化合物。本品甘、淡，寒。清热泻火，除烦止渴，利尿通淋。

石斛 Dendrobii Caulis

【别名】枫斗。

【来源】本品为兰科（Orchidaceae）植物金钗石斛 *Dendrobium nobile* Lindl.、鼓槌石斛 *D. chrysotoxum* Lindl. 或流苏石斛 *D. fimbriatum* Hook. 的栽培品及其同属植物近似种的新鲜或干燥茎。

【产地】金钗石斛主产于贵州、广西、四川、重庆等地。鼓槌石斛主产于云南等地。流苏石斛主产于广西、贵州、云南等地。

【采收加工】全年均可采收，鲜用者除去根和泥沙；干用者采收后，除去杂质，用开水略烫或烘软，再边搓边烘晒，至叶鞘搓净，干燥。

【性状鉴别】

鲜石斛 呈圆柱形或扁圆柱形，长约 30cm，直径 0.4~1.2cm。表面黄绿色，光滑或有纵纹，节明显，色较深，节上有膜质叶鞘。肉质多汁，易折断。气微，味微苦而回甜，嚼之有黏性。

金钗石斛 呈扁圆柱形，长 20~40cm，直径 0.4~0.6cm，节间长 2.5~3cm。表面金黄色或黄中带绿色，有深纵沟。质硬而脆，断面较平坦而疏松。气微，味苦。

鼓槌石斛 呈粗纺锤形，中部直径 1~3cm，具 3~7 节。表面光滑，金黄色，有明显突起的棱。质轻而松脆，断面海绵状。气微，味淡，嚼之有黏性。

流苏石斛等 呈长圆柱形，长 20~150cm，直径 0.4~1.2cm，节明显，节间长 2~6cm。表面黄色至暗黄色，有深纵槽。质疏松，断面平坦或呈纤维性。味淡或微苦，嚼之有黏性（图 12-19）。

以色金黄、有光泽、质柔韧而结实、断面粉性大、口嚼黏性大为佳。

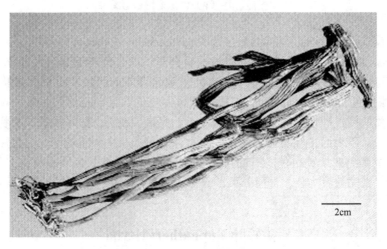

2cm

图 12-19 石斛药材图

【显微鉴别】金钗石斛横切面：①表皮细胞 1 列，扁平，外被鲜黄色角质层。②基本组织细胞大小较悬殊，有壁孔，散在多数外韧型维管束，排成 7~8 圈。③维管束外侧纤维束新月形或半圆形，其外侧薄壁细胞有的含类圆形硅质块，木质部有 1~3 个导管直径较大。④含草酸钙针晶细胞多见于维管束旁（图 12-20）。

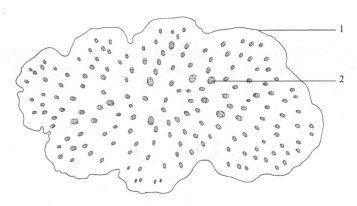

图 12-20 石斛（金钗石斛）横切面图
1. 表皮；2. 维管束

鼓槌石斛横切面：①表皮细胞扁平，外壁及侧壁增厚，胞腔狭长形；角质层淡黄色。②基本组织细胞大小差异较显著。③多数外韧型维管束略排成 10~12 圈。木质部导管大小近似。④有的可见含草酸钙针晶束细胞。

流苏石斛等横切面：①表皮细胞扁圆形或类方形，壁增厚或不增厚。②基本组织细胞大小相近或有差异，散列多数外韧型维管束，略排成数圈。③维管束外侧纤维束新月形或呈帽状，其外缘小细胞有的含硅质块；内侧纤维束无或有，有的内外侧纤维束连接成鞘。④有的薄壁细胞中含草酸钙针晶束和淀粉粒。

粉末：灰绿色或灰黄色。①角质层碎片黄色。②表皮细胞表面观呈长多角形或类多角形，垂周壁连珠状增厚。③束鞘纤维成束或离散，长梭形或细长，壁较厚，纹孔稀少，周围具排成纵行的含硅质块的小细胞。④木纤维细长，末端尖或钝圆，壁稍厚。⑤网纹导管、梯纹导管或具缘纹孔导管直径 12~50μm。⑥草酸钙针晶成束或散在。

【化学成分】本品主要含生物碱类化合物，为石斛碱及石斛次碱等。

【理化鉴别】取金钗石斛的甲醇提出液作为供试品溶液，以石斛碱对照品为对照，以石油醚（60~90℃）- 丙酮（7：3）为展开剂，照薄层色谱法试验。喷以碘化铋钾试液。供试品色谱中，在与对照品色谱相应的位置上，显相同颜色的斑点。

取鼓槌石斛取鼓槌石斛[含量测定]项下的续滤液加甲醇使溶解作为供试品溶液，以毛兰素对照品为对照，以石油醚（60~90℃）- 乙酸乙酯（3：2）为展开剂，照薄层色谱法试验。喷以10% 硫酸乙醇溶液，在 105℃加热至斑点显色清晰。供试品色谱中，在与对照品色谱相应的位置上，显相同颜色的斑点。

【含量测定】照气相色谱法测定，按干燥品计算，金钗石斛含石斛碱（$C_{16}H_{25}NO_2$）不得少于 0.40%；鼓槌石斛含毛兰素（$C_{18}H_{22}O_5$）不得少于 0.030%。

【功效】甘，微寒。益胃生津，滋阴清热。

附 铁皮石斛

铁皮石斛 Dendrobii Officinalis Caulis 为兰科植物铁皮石斛 *Dendrobium officinale* Kimura et Migo 的干燥茎。11 月至翌年 3 月采收，除去杂质，剪去部分须根，边加热边扭成螺旋形或弹簧状，烘干；或切成段，干燥或低温烘干，前者习称"铁皮枫斗"（耳环石斛）；后者习称"铁皮石斛"。铁皮枫斗呈螺旋形或弹簧状。通常为 2~6 个旋纹，茎拉直后长 3.5~8cm，直径 0.2~0.4cm。表面黄绿色或略带金黄色，有细纵皱纹，节明显，节上有时可见残留的灰白色叶鞘；一端可见茎基部留下的短须根。质坚实，易折断，断面平坦，灰白色至灰绿色，略角质状。气微，味淡，嚼之有黏性。铁皮石斛呈圆柱形的段，长短不等。主要含铁皮石斛素等。本品甘，微寒。益胃生津，滋阴清热。

小结　　　全草类中药通常是指可供药用的草本植物的全植物体或其地上部分。全草类药材的鉴定，应按所包括的器官，如根、茎、叶、花、果实、种子进行性状鉴别和显微鉴别。

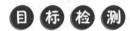

一、单选题

A 型题

1. 下列**不**属于全草类的药材是
A. 石斛　　　　　　B. 薄荷　　　　　　C. 通草　　　　　　D. 麻黄　　　　　　E. 广藿香

2. 叶片披针形，叶脉平行，具横行小脉，形成长方形小网络脉。此药材是
A. 车前草　　　　　B. 青蒿　　　　　　C. 益母草　　　　　D. 金钱草　　　　　E. 淡竹叶

3. 石斛原植物的科名是
A. 唇形科　　　　　B. 菊科　　　　　　C. 爵床科　　　　　D. 兰科　　　　　　E. 报春花科

4. 青蒿的科名和原植物是
A. 菊科植物青蒿　　　　　　　　　　　B. 菊科植物黄花蒿
C. 菊科植物滨蒿　　　　　　　　　　　D. 菊科植物牡蒿
E. 菊科植物柳蒿

5. 薄荷挥发油中的主要成分是
A. *l*-薄荷酮　　　　B. *d*-薄荷酮　　　C. *l*-薄荷脑　　　D. *d*-薄荷脑　　　E. 薄荷酯

6. 下列**除**哪项外均为广藿香的粉末特征
A. 气孔直轴式　　　B. 腺毛　　　　　　C. 腺鳞　　　　　　D. 非腺毛　　　　　E. 橙皮苷结晶

7. 麻黄的主要有效成分为
A. 伪麻黄碱　　　　　　　　　　　　　B. 麻黄碱
C. 甲基麻黄碱　　　　　　　　　　　　D. 右旋去甲基伪麻黄碱
E. 左旋去甲基麻黄碱

B 型题

A. 紫花地丁　　　　B. 麻黄　　　　　　C. 穿心莲　　　　　D. 益母草　　　　　E. 槲寄生
8. 药用部位为带叶茎枝的是
9. 药用部位为草质茎的是

A. 伪麻黄碱　　　　B. 广藿香酮　　　　C. 穿心莲内酯　　　D. 青蒿素　　　　　E. 齐墩果酸
10. 抗疟的有效成分是
11. 抗钩端螺旋体的有效成分是

A. 麻黄　　　　　　B. 细辛　　　　　　C. 广藿香　　　　　D. 穿心莲　　　　　E. 薄荷
12. 薄壁细胞中含钟乳体的药材是
13. 薄壁细胞中含橙皮苷结晶的药材是

A. 薄荷　　　　　　B. 广藿香　　　　　C. 青蒿　　　　　　D. 穿心莲　　　　　E. 蒲公英

14. 叶呈三回羽状深裂，裂片及小裂片矩圆形；香气特异的药材是

15. 叶呈披针形或卵状披针形，先端渐尖，基部楔形下延，全缘或波状；气微，味极苦的药材是

二、X 型题

1. 下列原植物科名为菊科的药材是

A. 薄荷　　　　　　　B. 大蓟　　　　　C. 青蒿　　　　　D. 茵陈　　　　　E. 蒲公英

2. 下列原植物科名为唇形科的药材是

A. 荆芥　　　　　　　B. 石斛　　　　　C. 益母草　　　　D. 穿心莲　　　　E. 薄荷

3. 下列含有挥发油的药材是

A. 荆芥　　　　　　　B. 麻黄　　　　　C. 益母草　　　　D. 青蒿　　　　　E. 薄荷

三、填空题

1. 草麻黄粉末镜检可见其气孔特异，＿＿＿＿＿＿，保卫细胞侧面观呈 ＿＿＿＿＿＿，顶面观呈 ＿＿＿＿＿＿。

2. 金钱草来源于 ＿＿＿＿＿＿ 科植物 ＿＿＿＿＿＿ 的干燥 ＿＿＿＿＿＿；广金钱草来源于 ＿＿＿＿＿＿ 科植物 ＿＿＿＿＿＿ 的干燥 ＿＿＿＿＿＿。

四、论述题

试述麻黄的来源、主要性状、显微特征及主要的化学成分。

参 考 答 案

一、单选题

1. C　2. E　3. D　4. B　5. C　6. E　7. B　8. E　9. B　10. D　11. C　12. D　13. E　14. C　15. D

二、X 型题

1. BCDE　2. ACE　3. ABDE

余略。

第十三章　藻、菌、地衣类中药

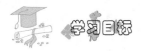 学习目标

　　1. 掌握药材冬虫夏草、茯苓的来源、主产地、性状鉴别、显微鉴别、化学成分、理化鉴别等内容

　　2. 熟悉药材灵芝、猪苓的来源、性状鉴别、显微鉴别等内容

　　3. 了解药材海藻、雷丸、马勃、松萝的来源、性状鉴别等内容

　　藻类、菌类、地衣类药材是指来源于藻类、菌类和地衣类的植物药材，均为低等植物，在形态上无根、茎、叶的分化，是单细胞或多细胞的叶状体或菌丝体，可以分枝或不分枝，在构造上一般无组织分化，无中柱和胚胎。其中，以真菌类药材资源较为丰富，药用部位有干燥的藻体、菌核、子实体、地衣体等。

第一节　藻类中药概述

　　植物体都含有各种不同的色素，能进行光合作用，生活方式是自养的，绝大多数是水生的。与药用关系密切的藻类少数在绿藻门，多数在红藻门和褐藻门。

　　绿藻多生在淡水，极少在海水中，植物体蓝绿色，主要含有淀粉，其次是油类；细胞壁内层为纤维素，外层为果胶质，少数具有膜质鞘。药用的有石莼及孔石莼等。

　　红藻除少数生在淡水中外，绝大多数生长在海水中。多数种类呈红色以至紫色。主要含有红藻淀粉，它是一种肝糖类多糖，通常以小颗粒状的形式存在于细胞质中，遇碘试液呈葡萄红色到红紫蓝色。此外，有些红藻主要含有可溶性的红藻糖。细胞壁内层由纤维素构成，外层为藻胶层，由红藻特有的果胶化合物（藻胶）构成。药用的有鹧鸪菜、海人草等。

　　褐藻是比较高级的一大类群，绝大多数生于海水中。植物体常呈褐色。主要含有褐藻淀粉和甘露醇。此外，还含有油类和少量的还原糖，细胞中常含有碘，如海带碘含量高达0.34%。细胞壁内层为纤维素，外层为胶质，由特有的果胶化合物褐藻胶（algin）构成。内部构造有的比较复杂，有的分化为表皮、皮层和髓及不同的外部形态。药用的有昆布、海蒿子等。

　　藻类常含多聚糖、糖醇及糖醛酸、氨基酸及其衍生物、胆碱、蛋白质、甾醇、叶绿素、胡萝卜素、藻蓝素、藻褐色、藻红色等色素，以及碘、钾、钙、铁等无机元素。

第二节　菌类中药概述

　　菌类一般无具光合作用的色素，不能进行光合作用，营养方式是异养的。与药用关系密

切的是细菌门和真菌门。细菌是单细胞植物，无真正的核，大多数不含叶绿素，细胞壁主要由蛋白质、类脂质和多糖复合物所组成，一般不具纤维素壁。其中放线菌是抗生素的主要产生菌。迄今已知的抗生素中，有 2/3 是由放线菌产生的，如链霉素、四环素、土霉素、金霉素和氯霉素等。真菌不同于细菌的是都有细胞核，细胞壁大多具有几丁质成分，少数含有纤维素。真菌的营养体除少数原始种类是单细胞外，一般都是由分枝或不分枝，分隔或不分隔的菌丝交织在一起，组成菌丝体。贮藏的营养物质是肝糖、油脂和菌蛋白，而不含淀粉。

中药药用以真菌门为主，多分布在子囊菌纲和担子菌纲。子囊菌的主要特征是在特殊的子囊中形成子囊孢子，如冬虫夏草、蝉花、竹黄等药用菌。担子菌的主要特征是不形成子囊，而依靠担子形成担孢子来繁殖。药用部分主要是它们的子实体，如马勃、灵芝等和菌核，如猪苓、茯苓、雷丸等。

菌类常含多糖、氨基酸、生物碱、蛋白质、蛋白酶、甾醇和抗菌素等成分。其中多糖类成分引起人们的高度重视，如灵芝多糖、茯苓多糖、猪苓多糖、云芝多糖等，有增强免疫及抗肿瘤作用。

第三节　地衣类中药概述

地衣是藻类和真菌共生的复合体。具有独特的形态、结构、生理和遗传等生物学特性。地衣中共生的真菌绝大多数为子囊菌，少数为担子菌；藻类是蓝藻及绿藻。它们的形态分为壳状、叶状和枝状，构造也不相同。枝状地衣内部构造呈辐射状，具有致密的外皮层、薄的藻孢层及中轴型的髓，如松萝科的地衣。

地衣含特有的地衣酸、地衣色素、地衣多糖、蒽醌类、地衣淀粉。最特殊的是地衣酸类，有的只存在于地衣体中。据近年来的研究，大约有 50% 的地衣类含有抗菌活性物质，如抗菌消炎的松萝酸。

第四节　藻、菌、地衣类中药鉴定

海藻 Sargassum

本品为马尾藻科 (Sargassaceae) 植物羊栖菜 *Sargassum fusiforme* (Harv.) Setch. 或海蒿子 *Sargassum pallidum* (Turn.) C. Ag. 的干燥藻体。前者习称"小叶海藻"，后者习称"大叶海藻"。羊栖菜主产于浙江、福建、广东、海南沿海各省，海蒿子主产于山东、辽宁等沿海各省。小叶海藻全体皱缩卷曲成团块状，黑褐色，有的表面被白色盐霜，质脆易破碎。用水浸软后膨胀，黏滑柔韧。长 15~40cm。主干粗糙，分枝互生，无刺状突起。叶条形或细棒状，先端常膨大、中空。气囊腋生，球形、纺锤形或梨形，囊柄较长。生殖托圆柱形或长椭圆形，有柄，丛生于小枝和叶腋间。固着器须根状。气腥，味咸。大叶海藻长 30~60cm。主干呈圆柱状，具圆锥形突起，主枝自主干两侧生出，侧枝由主枝叶腋生出，具细小的刺状突起。初生叶长 5~7cm，宽约 1cm，披针形或倒卵形，全缘或具粗锯齿。次生叶条形或披针形，叶腋间有着生条状叶的小枝。气囊黑褐色，球形或卵球形，有的有柄，顶端钝圆，有的具细短尖。固着器盘状（常除去）。均以身干、色黑褐、盐霜少、枝嫩无砂石者为佳。主要含藻胶酸、粗蛋白、甘露醇、钾和碘等。本品性寒，味苦、咸。软坚散结，消痰，利水。

★冬虫夏草 Cordyceps

冬虫夏草是一种名贵的中药材，与人参、鹿茸一起列为中国三大补药。始载于《本草从新》，据载："冬虫夏草，四川嘉定府所产者最佳，云南、贵州所产者次之。冬在土中，身活如老蚕，有毛能动，至夏则毛出土上，连身俱化为草。"《本草纲目拾遗》载："出四川江油县化林坪，夏为草，冬为虫。"由于冬虫夏草分布地区狭窄、对生活环境条件要求极高，所以本身资源有限，近年来大量不合理采挖等致使资源日趋减少，因此商品价格逐年攀升。

链 接

【别名】冬虫草、虫草。

【来源】本品为麦角菌科（Clavicipitaceae）真菌冬虫夏草菌 *Cordyceps sinensis* (Berk.) Sacc. 寄生在鳞翅目蝙蝠蛾科昆虫幼虫上的子座及幼虫尸体的复合体。

【冬虫夏草的形成】夏季，在四川、青海、西藏等地海拔 3000~4500m 高山草甸上，冬虫夏草菌的子囊孢子从子囊内射出后，产生芽管（或从分生孢子产生芽孢管）穿入寄主蝙蝠蛾幼虫体内生长，染病幼虫钻入土中，冬季形成菌核，菌核破坏了幼虫的内部器官，但虫体的角皮仍完整无损。翌年夏季，从幼虫尸体的前端生出子座。

【产地】本品主产于四川、青海、西藏等地。

【采收加工】夏初子座出土，孢子未发散时挖取。晒至 6~7 成干，除去似纤维状附着物及杂质，晒干或低温干燥。

【性状鉴别】本品由虫体与从虫体头部长出的真菌子座相连而成。虫体似蚕，长 3~5cm，直径 3~8mm。表面深黄色至黄棕色，有环纹 20~30 个，近头部的环纹较细。头部红棕色，足 8 对，头部 3 对，近尾部 1 对。其中中部 4 对明显。质脆，易折断，断面略平坦，呈黄白色。子座细长圆柱形，长 4~7cm，直径约 3mm，表面深棕色至棕褐色，有细纵皱纹，上部稍膨大。质柔韧，断面类白色。气微腥，味微苦（图 13-1）。

以色黄、完整、丰满、子座短者为佳。

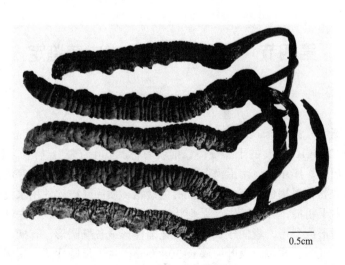

0.5cm

图 13-1　冬虫夏草药材图

【显微鉴别】虫体横切面：①不规则形，四周为虫体的躯壳，其上着生长短不一的锐刺毛和长绒毛，有的似分枝状。②躯壳内为大量菌丝，其间有裂隙（图 13-2A）。

子座横切面：子座①周围由子囊壳组成，子囊壳卵形至椭圆形，下半部埋于凹陷的子座内。

②子囊壳内有多数线形子囊，每个子囊内又有 2~8 个线形的子囊孢子。③中央充满菌丝，其间有裂隙。不育部分则完全见不到子囊壳（图 13-2B~E）。

【化学成分】本品含粗蛋白、氨基酸、脂肪、*D*-甘露醇（虫草酸）、虫草素、腺苷等，此外，尚含维生素 B_{12}、磷、镁、铁、钙、钛、钒等无机元素。虫草酸和虫草菌素是虫草的主要活性物质。

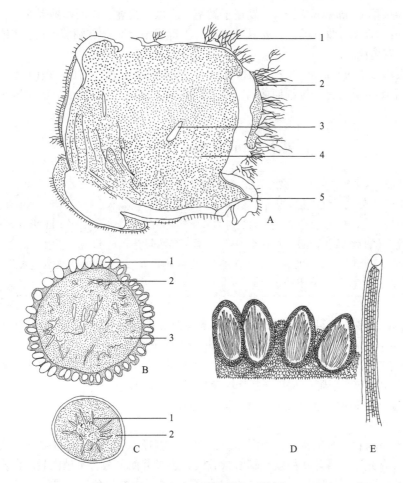

图 13-2　冬虫夏草横切面简图

A. 虫体（1. 长毛；2. 昆虫皮壳；3. 裂隙；4. 菌丝；5. 虫足）；B. 子座头部（1. 子囊壳；2. 裂隙；3. 菌丝）；

C. 子座顶端（1. 裂隙；2. 菌丝）；D. 子囊壳及子囊；E. 子囊及子囊孢子

【理化鉴别】(1) 取粉末 1g，乙醚溶出杂质后，用三氯甲烷提取，滤过，滤液挥去三氯甲烷，滴加冰醋酸 2 滴，再加乙酸酐 2 滴，最后加浓硫酸 1~2 滴，显棕黄色→红紫色→污绿色（检查甾醇类）。

(2) 将上述经三氯甲烷提取过的粉末，再用 20% 乙醇回流提取，并浓缩至适量。做以下实验：取浓缩液 0.5ml，稀释至 1ml，加稀盐酸数滴，再加碘化铋钾试液数滴，放置 10 分钟后，产生黄色絮状沉淀。在另一支试管中，同上操作后，滴加碘-碘化钾试液，产生混浊（检查生物碱）。

【含量测定】照高效液相色谱法测定，本品含腺苷（$C_{10}H_{13}N_5O_4$）不得少于 0.010%。

【功效】 性平，味甘。补肺益肾，止血化痰。

【附注】 由于冬虫夏草资源稀少，价格昂贵，药材市场上以其混淆品充当冬虫夏草，应注意鉴别。常见的混淆品有：

(1) 蛹草 Cordyceps militaris (L.) Link 的干燥子座及虫体，习称北虫草。发现在吉林、河北、陕西、安徽、广西、云南等地混充。主要区别为子座头部椭圆形，顶端钝圆，橙黄色或橙红色，柄细长，圆柱形。寄主要为夜蛾科幼虫，虫体呈椭圆形的蛹。

(2) 亚香棒虫草 C. hawkesii Gray，发现于湖南、安徽、福建、广西等地混充。子座单生或有分枝，长 5~8cm，柄多弯曲，黑色，有纵皱或棱，上部光滑，下部有细绒毛；子实体头部短圆柱形，长 1.2cm，茶褐色。

(3) 凉山虫草 C. liangshanensis Zang, Hu et Liu，发现于四川。虫体细长，表面棕黑色或黑褐色，被锈色绒毛，子座多单一，分枝细而曲折，长 20~30cm，直径 1.5~2.5mm，子实体头部圆柱形或棒状。

☆灵芝 Ganoderma（附：云芝）

灵芝始载于《神农本草经》，列为上品。谓紫芝"主耳聋，利关节，保神益精，坚筋骨，好颜色，久服轻身不老延年."谓赤芝"主胸中结，益心气，补中增智慧不忘，久食轻身不老，延年成仙."灵芝自古以来就被认为是吉祥、富贵、美好、长寿的象征，有"仙草"、"瑞草"之称，中华传统医学长期以来一直视为滋补强壮、固本扶正的珍贵中草药。民间传说灵芝有起死回生、长生不老之功效。现代研究表明灵芝对于增强人体免疫力、调节血糖、控制血压、辅助肿瘤放化疗、保肝护肝、促进睡眠等方面均具有显著疗效。

链 接

【来源】 本品为多孔菌科 (Polyporaceae) 真菌灵芝（赤芝）*Ganoderma lucidum* (Leyss. ex Fr.) Karst. 或紫芝 *Ganoderma sinense* Zhao, Xu et Zhang 的干燥子实体。

【产地】 灵芝产于华东、西南及河北、山西、江西等地。紫芝产于浙江、江西、湖南、广西等地。两者现有人工繁殖。但野生及栽培紫芝均较灵芝数量少。

【采收加工】 秋季采收，去泥沙及杂质，阴干或晒干。

【鉴别】

赤芝 外形呈伞状，菌盖肾形、半圆形或近圆形，直径 10~18cm，厚 1~2cm。皮壳坚硬，黄褐色至红褐色，有光泽，具环状棱纹和辐射状皱纹，边缘薄而平截，常稍内卷。菌肉白色至淡棕色。菌柄圆柱形，侧生，少偏生，长 7~15cm，直径 1~3.5cm，红褐色至紫褐色，光亮。孢子细小，黄褐色。气微香，味苦涩（图 13-3）。

紫芝 皮壳紫黑色，有漆样光泽。菌肉锈褐色。菌柄长 17~23cm。

一般以个大、菌盖厚、完整、色紫红、有漆样光泽者为佳。

灵芝（赤芝）菌盖纵切面：①皮壳的菌丝栅状组织排列。②菌肉内无环纹，由无隔而有分枝的菌丝交织而成，与菌管层交界处有棕色环。③菌管细长而弯曲，呈多层。

灵芝（赤芝）横切面，菌管口类多边形或类圆形，直径 132~172μm，管孔隔厚 16~40μm。

孢子褐色，卵形，顶端平截，外壁无色，内壁有疣状突起，长 8~12μm，宽 5~8μm。

【化学成分】 灵芝含麦角甾醇 0.3%~0.4%，真菌溶菌酶及酸性蛋白酶。在水提液中含有水溶性蛋白质、氨基酸、多肽、生物碱及多糖类等；多种苦味的三萜化合物，如灵芝酸、赤芝酸和灵赤酸等；近年又分出 4 种相似的灵芝多糖：BN_3C_4、BN_3C_2、BN_3C_3 及 BN_3C_4；灵芝多肽：GPC_1、GPC_2 等。这两类水溶性成分具有明显的抗衰老作用。灵芝孢子中除含有多种氨基酸外，并含有甘露醇、海藻糖等。

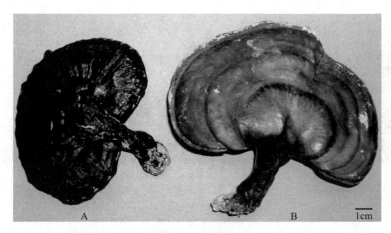

图 13-3 灵芝药材图

A. 紫芝；B. 赤芝

紫芝含麦角甾醇约 0.03%、海藻糖、有机酸（顺蓖麻酸、延胡索酸等）、氨基葡萄糖、甘露醇、树脂、多糖等。

据报道，从野生紫芝中分离出生物碱多种，如甜菜碱、γ- 三甲胺基丁酸等。

【功效】性温，味淡。养心安神，补气益血，止咳平喘。

附 云芝

云芝 Coriolus 为多孔菌科真菌彩绒革盖菌 *Coriolus versicolor*（L.ex Fr.）Quel. 的干燥子实体。菌盖单个呈扇形、半圆形或贝壳形，常数个叠生成覆瓦状或莲座状；直径 1~10cm，厚 1~4mm。盖面密生灰色、褐色、蓝色、紫黑色等颜色的绒毛（菌丝），构成美丽多色的狭窄同心性环带，边缘薄，腹面灰褐色、黄棕色或浅黄色，无菌管处呈白色，菌管密集，管口近圆形至多角形，部分管口开裂成齿。革质，不易折断。断面菌肉类白色，厚约 1mm；菌管单层，长 0.5~2mm，多为浅棕色，管口近圆形至多角形，每毫米有 3~5 个。气微，味淡。本品性微寒，味甘、淡。健脾利湿，清热解毒。

★茯苓 Poria

【别名】白茯苓、松苓。

【来源】本品为多孔菌科（Polyporaceae）真菌茯苓 *Poria cocos*（Schw.）Wolf 的干燥菌核。

【产地】本品主产于湖北、安徽、河南、云南等地。有栽培和野生两种，栽培者产量较大，以安徽为多，故有"安苓"之称；野生者以云南为著，称"云苓"。习惯上以云苓质优。

【采收加工】野生茯苓常在 7 月至翌年 3 月到松林中采挖。人工栽培茯苓于接种后第二年 7~8 月采挖。将鲜茯苓堆放在不通风处，用稻草围盖，进行"发汗"，使水分析出，取出放阴凉处，待表面干燥后，再行"发汗"。反复数次至现皱纹，内部水分大部分散失后，阴干，称为"茯苓个"；鲜茯苓去皮后切片，为"茯苓片"；切成方形或长方形块者为"茯苓块"；中有松根者为"茯神"；皮为"茯神皮"；去茯苓皮后，有的内部显淡红色者为"赤茯苓"；切去赤茯苓后的白色部分为"白茯苓"。

【性状鉴别】

茯苓个 呈类球形、椭圆形、扁圆形或不规则团块，大小不一。外皮薄而粗糙，棕褐色至黑褐色，有明显的皱缩纹理。体重，质坚实，断面颗粒性，有的具裂隙，外层淡棕色，内部白色，少数淡红色，有的中间抱有松根。气微，味淡，嚼之黏牙。以体重坚实、外皮呈褐色而略带光泽、皱纹深、断面白色细腻、黏牙力强者为佳（图 13-4）。

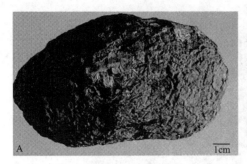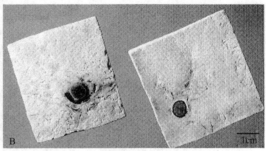

图 13-4　茯苓药材图

A. 茯苓；B. 茯神

茯苓皮　为削下的茯苓外皮，形状大小不一。外面棕褐色至黑褐色，内面白色或淡棕色。质较松软，略具弹性。

茯苓块　为去皮后切制的茯苓，呈块片状，大小不一。白色、淡红色或淡棕色。

赤茯苓　将棕红色或淡红色部分切成块状或片状。

白茯苓　切去赤茯苓后的白色部分。

一般以色白（赤茯苓以色红）、质坚实、嚼之黏性强者为佳。

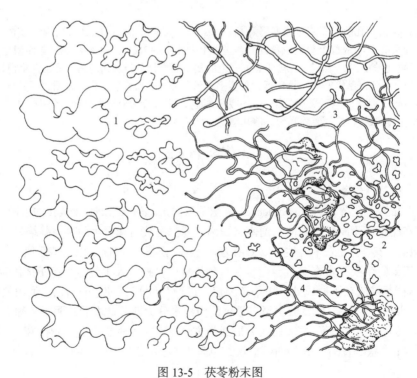

图 13-5　茯苓粉末图

1. 分枝状团块；2. 颗粒状团块；3. 无色菌丝；4. 棕色菌丝

【显微鉴别】粉末特征：灰白色。①用水装片，可见无色不规则形颗粒团块、末端钝圆的分枝状团块及细长菌丝；遇水使合氯醛液黏化成胶冻状，加热团块物溶化。②用 5% 氢氧化钾溶液装片，可见细长的菌丝，稍弯曲，有分枝，无色（内层菌丝），或带棕色（外层菌丝），长短不一，直径 3~8μm，横隔偶见（图 13-5）。

【化学成分】菌核含 - 茯苓聚糖、茯苓酸、麦角甾醇、胆碱、卵磷脂、蛋白质、氨基酸。此外，茯苓皮中锌、锰含量高于茯苓块，并含有茯苓块中不含的铜和硒。

茯苓聚糖无抗肿瘤活性，若切断其支链，成为茯苓次聚糖后，才具有抗肿瘤活性。

【理化鉴别】①取粉末 1g，加丙酮 10ml，水浴上边加热边振摇，10 分钟后，滤过，滤液蒸干，残渣加 1ml 冰醋酸溶解，再加硫酸 1 滴，显淡红色，后变为淡褐色（检查麦角甾醇）。②取茯苓片或粉末少许，加碘化钾碘试液数滴，显深红色（检查多糖）。③取本品粉末 1g，加乙醚超声处理，残渣加甲醇制成供试品溶液。以茯苓对照药材为对照，以甲苯 - 乙酸乙酯 - 甲酸（20：5：0.5）为展开剂，照薄层色谱法试验，喷以 2% 香草醛硫的溶液 - 乙酸（4：1）混合溶液，在 105℃加热至斑点显色清晰。供试品色谱中在与对照药材色谱相应二位置上，显相同颜色的主斑点。

【浸出物】照醇溶性浸出物法测定，用稀乙醇作溶剂，不得少于 2.5%。

【功效】性平，味甘淡。利水渗湿，健脾宁心。

☆猪苓 Polyporus

【来源】本品为多孔菌科（Polyporaceae）真菌猪苓 *Polyporus umbellatus* (Pers.) Fries 的干燥菌核。

【产地】本品主产于陕西、河南，甘肃等地也产。人工栽培已获成功。

【采收加工】春、秋两季采挖，去净泥沙，晒干。

【鉴别】呈条形、类圆形或扁块状，有的分枝，长 5~25cm，直径 2~6cm。表面黑色、灰黑色或棕黑色，皱缩或有瘤状突起。体轻，质硬，断面类白色或黄白色，略呈颗粒状。气微，味淡（图 13-6）。

以个大、外皮黑色、断面色白、体较重者为佳。

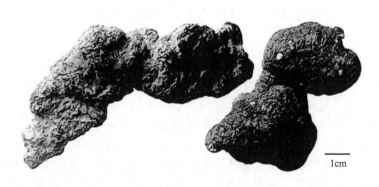

图 13-6　猪苓药材图

粉末：灰黄白色。①菌丝团大多无色（内部菌丝），少数棕色（外层菌丝）。散在的菌丝细长、弯曲，有分枝及结节状膨大部分。②草酸钙结晶呈八面形或双锥形，也有呈不规则多面形，直径 3~32~60μm，有时可见数个结晶聚集在一起（图 13-7）。

【化学成分】本品含水溶性多聚糖化合物猪苓聚糖 I、猪苓多糖、麦角甾醇、α- 羟基二十四碳酸、生物素、粗蛋白等成分。其中猪苓多糖具有抗肿瘤活性。

【功效】性平，味甘、淡。利水渗湿。

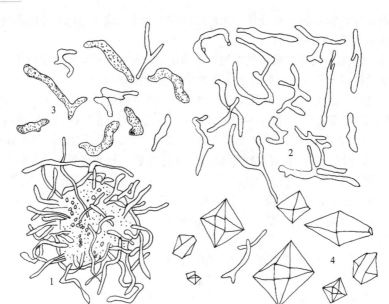

图 13-7　猪苓粉末图

1.菌丝团；2.无色菌丝；3.棕色菌丝；4.草酸钙方晶

雷丸 Omphalia

本品为白蘑科（Tricholomataceae）真菌雷丸 *Omphalia lapidescens* Schroet. 的干燥菌核。主产于四川、云南、广西、陕西等地。药材呈不规则块状或类球形，直径 1~3cm。表面灰褐色或黑褐色，有稍隆起的网状皱纹。质坚实，不易破裂，断面不平坦，白色或浅灰黄色，呈颗粒状或粉状，常有黄棕色大理石样纹理（半透明与不透明部分相互交错而成）。无臭，味微苦，嚼之初有颗粒感，微带黏性，久嚼无渣。以个大，断面色白粉状者为佳。断面色褐呈角质样者（系加工时加热所致）不可供药用。主要含一种蛋白酶（雷丸素），约含 3%，系驱绦虫的有效成分。本品性寒，味微苦。杀虫消积。

马勃 Lasiosphaera Calvatia

本品为灰包科（Lycoperdaceae）真菌脱皮马勃 *Lasiosphaera fenzlii* Reich.、大马勃 *Calvatia gigantea*（Batsch ex Pers.）Lloyd 或紫色马勃 *C. lilacina*（Mont.et Berk.）Lloyd 的干燥子实体。主产于内蒙古、辽宁、安徽等地。脱皮马勃子实体呈扁球形或类形，直径 15~18cm 或更大，无不孕基部，包被灰棕色或褐黄色，纸质，菲薄，大部分已脱落，留下少部分包皮；孢体黄棕色或棕褐色。体轻泡，柔软，有弹性，呈棉絮状，轻轻捻动即有孢子飞扬，手捻有细腻感。无味。大马勃子实体呈扁球形，或压扁的不规则块状物直径 15~20cm 或更大，不孕基部小或无，外包被灰黄色，纸质，常脱落，内包被厚硬而脆，成块裂开，黄棕色；孢体淡青褐色，絮状而轻，松散，轻轻捻动即有孢子飞扬。气微臭，味微苦涩。紫色马勃完整子实体呈扁圆形，不完整子实体呈杯形，直径 5~12cm，不孕基部发达，基部有柄。包被薄，紫褐色，粗皱，有圆形凹陷，上部包被脱落后，露出紫色孢体。全轻泡，有弹性，用手捻后有大量孢子飞扬。气味微弱。脱皮马勃含亮氨酸、酪氨酸、尿素等。大马勃子实体内含有一种秃马勃素，是一种抗癌物质。紫色马勃含有马勃酸。本品性平，味辛。清热利咽，止血。

松萝 Usnea

本品为松萝科（Usneaceae）植物松萝 *Usnea diffracta* Vain. 和长松萝 *U. longissima* Ach. 的干燥地衣体。松萝主产于湖北、湖南、贵州、四川等地；长松萝主产于广西、四川、云南等地。松萝地衣体长10~40cm，呈二叉状分枝，基部直径0.8~1.5mm。表面灰绿色或黄绿色，粗枝表面有明显的环状裂纹，故称"节松萝"。质柔韧，略有弹性，不易折断，断面可见中央有线状强韧的中轴。气微，味酸。长松萝地衣体呈丝状，长可达1.3m，主轴单一，两侧侧枝密生，侧枝长0.3~1.5cm，似蜈蚣足状，故名"蜈蚣松萝"。均以身干、色灰绿、拉之有弹性、无杂质者为佳。两者均含松萝酸、巴尔巴地衣酸、地衣酸等，其中松萝酸是主要成分，含量最多。长松萝尚含拉马酸、地衣聚糖等。本品性平，味甘、苦。止咳平喘，活血通络，清热解毒。

藻类、菌类、地衣类合称为低等植物，其中藻类植物体能进行光合作用，生活方式是自养的。与药用关系密切的藻类少数在绿藻门，多数在红藻门和褐藻门（海藻）。菌类一般不具有光合作用的色素，不能进行光合作用，营养方式是异养的。与药用关系密切的是细菌门和真菌门。中药药用以真菌门为主，多分布在子囊菌纲和担子菌纲。子囊菌的主要特征是在特殊的子囊中形成子囊孢子，如冬虫夏草、蝉花、竹黄等药用菌。担子菌的主要特征是不形成子囊，而依靠担子形成担孢子来繁殖。药用部分主要是它们的子实体，如马勃、灵芝等和菌核如猪苓、茯苓、雷丸等。地衣是藻类和真菌共生的复合体。具有独特的形态、结构、生理和遗传等生物学特性，药用中药如松萝。

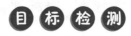

一、单选题

A 型题

1. 冬虫夏草虫体有足8对，其中

A. 头部三对最明显　　　　　　　　B. 中部四对最明显

C. 头部四对最明显　　　　　　　　D. 中部三对最明显

E. 近尾部一对最明显

2. 含有松树根的茯苓在商品上称为

A. 茯苓　　　　B. 茯神　　　　C. 赤茯苓　　　　D. 白茯苓　　　　E. 茯苓皮

3. 下列属于地衣类的药材是

A. 猪苓　　　　B. 灵芝　　　　C. 松萝　　　　D. 冬虫夏草　　　　E. 马勃

4. 猪苓区别于茯苓粉末的主要显微特征是

A. 菌丝团　　　　B. 无色菌丝　　　　C. 有色菌丝　　　　D. 草酸钙晶体　　　　E. 淀粉粒

5. 下列哪项**不**是灵芝（赤芝）的性状特征

A. 菌盖半圆形、肾形，具环状棱纹和放射状皱纹

B. 菌盖与菌柄表面紫黑色，有光泽，菌肉锈褐色

C. 皮壳边缘薄，常向内卷曲

D. 气微香，味微苦涩

E. 菌柄扁圆柱形，红褐色至紫褐色，有漆样光泽

6. 主产于四川、青海、西藏的真菌类药材是

　　A. 灵芝　　　　　　B. 猪苓　　　　　C. 冬虫夏草　　　D. 雷丸　　　　　E. 马勃

B 型题

　　A. 藻类植物　　　　B. 菌类植物　　　C. 地衣类植物　　D. 低等植物　　　E. 蕨类植物

7. 不能进行光合作用，属于异养原植体植物的是

8. 能进行光合作用，属于自养原植体植物的是

　　A. 马尾藻科　　　　B. 麦角菌科　　　C. 多孔菌科　　　D. 鼠尾藻科　　　E. 翅藻科

9. 海藻的原植物科名是

10. 猪苓的原植物科名是

　　A. 广东、广西、中国台北　　　　　B. 陕西、云南

　　C. 四川、青海、西藏　　　　　　　D. 安徽、云南、湖北

　　E. 吉林、辽宁、黑龙江

11. 冬虫夏草主产于

12. 茯苓主产于

二、X 型题

1. 茯苓的商品规格有

A. 茯苓个　　　　　　　　　　B. 白茯苓（块、片）

C. 赤茯苓　　　　　　　　　　D. 茯神

E. 茯神木

2. 冬虫夏草的性状特征为

A. 虫体形如蚕　　　　　　　　B. 外表深黄至黄棕色，有环纹

C. 全身有足 8 对，中部 4 对明显　　D. 质脆，易折断，断而略平坦，淡黄白色

E. 子座深棕色至棕褐色，气微腥，味微苦

三、简答题

1. 写出茯苓的来源、商品规格和主要成分。

四、论述题

试述冬虫夏草的来源，主产地，性状和显微鉴别特征。

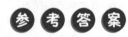

一、单选题

1. B　2. B　3. C　4. D　5. B　6. C　7. B　8. A　9. A　10. C　11. C　12. D

二、X 型题

1. ABCD　2. ABCDE

余略。

第十四章　树脂类中药

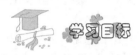
1. 掌握药材血竭的来源、主产地、性状鉴别、显微鉴别、化学成分、理化鉴别等内容
2. 熟悉药材乳香、没药的来源、性状鉴别、显微鉴别等内容
3. 了解药材苏合香、阿魏、安息香的来源、性状鉴别等内容

第一节　概　　述

树脂类（resinae）中药是一类较常用的药物，大多数来源于植物体。树脂具有良好的活血化瘀、芳香开窍、消肿止痛、抗菌消炎、防腐、消积杀虫、祛痰等功效，临床上常用于治疗冠心病、心绞痛、中风、跌打损伤等，有的树脂类中药还可作为硬膏制剂的原料和填齿料等。

一、树脂的来源与采收

药用树脂的植物大多是种子植物，较重要的有橄榄科植物乳香、没药，伞形科植物阿魏，安息香科植物安息香，藤黄科植物藤黄，棕榈科植物血竭，松科植物松油脂、松香、加拿大油树脂，豆科植物秘鲁香、吐鲁香，金缕梅科植物苏合香、枫香脂等。

树脂多存在于植物体内的细胞组织中与分泌细胞的间隙中。在植物体的根、茎、叶、种子等部位均可产生树脂。根据产生的方式不同可分为正常代谢产物和非正常代谢产物。正常代谢物是植物体在生长发育过程中，其组织和细胞所产生的代谢产物，如血竭、阿魏等。非正常代谢物是植物体受到侵害损伤后才产生的分泌物，如安息香、苏合香等。有的植物受到机械损伤后，也会产生树脂，如松树等。

树脂的采收，通常是将植物体的某些部分用刀切割后引流或直接加工处理而得到；如用刀切割树皮，使树脂从伤口处流出。有的植物经一次切割后，可持续数日甚至数月不断产生树脂，有的则需要经常切割才能不断流出树脂。收集树脂时，可在切口处插竹片或引流树脂导入接收容器中。

二、树脂的化学组成

树脂是一类化学组成比较复杂的物质，由多种化学成分组成，大多数树脂与挥发油、木脂素、树胶、有机酸等成分混合存在。树脂类中药不是含单一类型的化学成分，根据其主要组成，分为以下 4 类。

1. 树脂酸 主要是二萜酸类、三萜酸类及其衍生物类成分。分子质量大，常具有羟基及羧基，能溶于碱性水溶液中形成肥皂样的乳液。它们多游离存在。例如，松香中含有 90% 以上的二萜树脂酸（松香酸），乳香中含有大量的三萜树脂酸（α- 乳香酸）。

2. 树脂醇 可分为树脂醇和树脂鞣醇两类。树脂醇含有醇性羟基，遇三氯化铁试液不显颜色反应；树脂鞣醇含有酚性羟基，遇三氯化铁试液显鞣质样蓝黑色反应。

3. 树脂酯 是树脂醇或树脂鞣醇与芳香酸化合形成的酯类物质。在树脂中游离的芳香酸通常被称为香脂酸，它们大多是香树脂中的主要成分，用来代表树脂的生理活性成分，具有与氢氧化钾的醇溶液共沸则皂化的性质。

4. 树脂烃 是倍半萜烯及多萜烯的衍生物或氧化物。它们的化学性质比较稳定，不溶于碱，不形成盐或酯，与大多数化学试剂不发生反应，无导电性，与光、水、空气均不起变化。树脂中如含有较多的树脂烃时，常作为药物制剂中丸剂或硬膏剂的原料。工业上因其能形成坚固的薄膜而将其作为油漆涂料。

三、树脂的理化性质

单树脂大多为无定形的固体，少数为半固体和液体。树脂不溶于水，也不吸水膨胀。树脂易溶于醇、乙醚、氯仿等大多数有机溶剂，在碱性溶液中能部分溶解或完全溶解，在酸性溶液中不溶。固体树脂加热后则软化熔融，并具黏性。燃烧时有浓烟及明亮的火焰，并具有特殊香气和臭气味。将树脂的乙醇溶液蒸干，易形成薄膜状物。

树脂易和树胶混淆，实际上它们的化学组分完全不同。树胶为碳水化合物，属多糖类物质，能溶于水或吸水膨胀，或在水中成为混悬液，不溶于有机溶剂。树胶加热则炭化而分解，产生焦糖样气味。

四、树脂类中药的分类

药用树脂中常混有挥发油、树胶及游离的芳香酸等成分，因此，根据其所含主要化学成分的组成，通常将树脂类中药分为下列 5 类：

1. 单树脂 不含或很少含挥发油及树胶的树脂。根据其所含的主要成分，又分为酸树脂，主要为树脂酸，如松香；酯树脂，主要为树脂酯，如枫香脂；混合树脂。

2. 胶树脂 含有树胶的树脂，如藤黄。

3. 油树脂 含有较多挥发油的树脂，如松香脂、加拿大油树脂等。

4. 油胶树脂 胶树脂中含有挥发油的树脂，如乳香、没药、阿魏等。

5. 香树脂 油树脂中含有较多游离芳香酸的树脂，如苏合香、安息香等。

第二节　树脂类中药的鉴定

树脂类中药的鉴定，主要采用性状鉴定法、理化鉴定法。

性状鉴定中主要应注意树脂的形状、大小、颜色、表面特征、质地、破碎面、光泽、透明度、气味等特征。

理化鉴定法根据树脂类中药中相对固定的某些化学成分，进行定性鉴别。为控制树脂的品质优良度，通常主要进行下列检查，如溶解度、水分、灰分、浸出物、酸值、皂化值、碘值、香脂酸和醇不溶物、黏稠度、比旋度、折光率、硬度等测定，以确定树脂的品种和质量。由于商品树脂中常混有沙石、泥土等来自植物和外界的杂质，要特别注意对其纯度的检查。

苏合香 Styrax

本品为金缕梅科（Hamamelidaceae）植物苏合香树 *Liquidambar orientalis* Mill. 的树干渗出的香树脂，经加工精制而成。主产于欧、亚、非三洲交界的土耳其南部，叙利亚、埃及、索马里等国。现我国广西、云南有引种。初夏将有 3~4 年树龄的树皮击伤或割破至木部，使产生香树脂，渗入树皮内，秋季割下树皮和边材外层，加水煮后，在布袋压榨过滤，除去水分即为普通苏合香；再将其溶解于 95% 的乙醇溶液中，滤过，滤液蒸去乙醇，则成精制苏合香。通常应贮于铁桶中，并灌以清水浸之以防香气走失，置于阴凉处。本品呈半流动性的浓稠液体，棕黄色至灰棕色，半透明。质细腻，极黏稠，挑起时则呈胶样，连绵不断。较水为重。气芳香，味苦、辣，嚼之黏牙。本品在 90% 乙醇溶液、二硫化碳、氯仿或冰醋酸中溶解，在乙醚中微溶。以黏稠似饴糖、质细腻、半透明、挑之成丝、无杂质、香气浓者为佳。粗制品含树脂约 36%，其余为油样液体。树脂中含苏合香树脂醇、齐墩果酮酸等，一部分游离，一部分与肉桂酸相结合。油状液体中含有苯乙烯、乙酸桂皮酯、肉桂酸、桂皮醇酯、桂皮酸苯丙酯、香荚兰醛及游离桂皮酸等。游离桂皮酸的含量为 17%~23%，结合肉桂酸的含量为 24%~25%。本品性温，味辛、甘。芳香开窍，辟秽，祛痰。

☆乳香 Olibanum

【来源】本品为橄榄科（Burseraceae）植物乳香树 *Boswellia carterii* Birdw. 及同属植物 *B.bhawdajiana* Birdw. 树皮渗出的树脂。分为索马里乳香和埃塞尔比亚乳香，每种乳香又分为乳香珠和原乳香。

【产地】本品主产于索马里、埃塞俄比亚及阿拉伯半岛南部。土耳其、利比亚、苏丹、埃及也产。我国广西地区有少量引种。

【采收加工】春、夏两季均可采收，通常以春季为盛产期。采收时，将树干的皮部由下向上顺序切伤，开一狭沟，使树脂从伤口渗出，流入沟中，数天后凝成硬块，即可采取。落于地面者常黏附砂土杂质，品质较次。

【鉴别】本品呈长卵形滴乳状、类圆形颗粒或黏合成大小不等的不规则块状物。大者长达 2cm（乳香珠）或 5cm（原乳香）。表面黄白色，半透明，被有黄白色粉末，久存则颜色加深。质脆，遇热软化，破碎面有玻璃样或蜡样光泽。气微芳香，味微苦，嚼时开始碎成小块，迅即软化成胶块样，黏附牙齿，唾液成乳白色，并微有香辣感（图 14-1）。

以色淡黄、颗粒状、半透明、无杂质、气芳香者为佳。

本品遇热变软，烧之微有香气，但不应有松香气，冒黑烟，并遗留黑色残渣。与少量水共研，能形成白色乳状液。

【化学成分】本品含树脂、树胶和挥发油。

【功效】性温，味苦、辛。调气活血，舒筋止痛，排脓消肿。

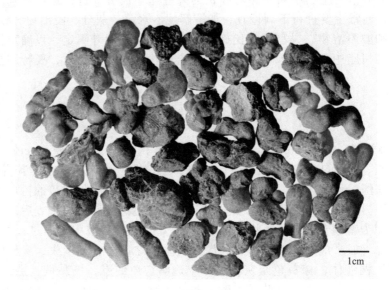

1cm

图 14-1 乳香药材图

【附注】洋乳香为漆树科植物粘胶乳香树 *Pistacia lentiscus* L. 的树干或树枝切伤后流出并干燥的树脂。主产于希腊，与乳香相似，颗粒小而圆，直径 3~8mm。新鲜品表面有光泽，半透明。质脆，断面透明，玻璃样。气微芳香，味苦。咀嚼时先碎成砂样粉末，后软化成可塑性团，不黏牙齿。与水共研，不形成乳状液体。本品含树脂酸约 43%、树脂烃约 50%、挥发油约 2%。从树脂中曾分离出薰陆香二烯酮酸和异薰陆香二酮酸药用为制硬膏原料和填齿料。

☆没药 Myrrha

【来源】本品为橄榄科（Burseraceae）植物地丁树 *Commiphora myrrha* Engl. 或哈地丁树 *Commiphora molmol* Engl. 的干燥树脂。分为天然没药和胶质没药。

【产地】本品主产于非洲东北部的索马里、埃塞俄比亚、阿拉伯半岛南部及印度等地。从索马里和埃塞俄比亚进口的没药称为天然没药。

【采收加工】11 月至翌年 2 月将树刺伤，树脂由伤口自然渗出。初为淡黄白色液体，在空气中渐变为红棕色硬块。采后拣去杂质。

【鉴别】

天然没药　呈不规则块状或颗粒，大小不一，大者长达 6cm 以上。表面黄棕色至棕褐色，部分近半透明，被有黄色粉尘。质坚脆，破碎面不整齐，无光泽。有特异香气，味苦而微辛（图 14-2）。

胶质没药　呈不规则块状及颗粒状，多黏结成大小不等的团块，大者长达 6cm 以上。表面棕黄色至棕褐色，不透明。质坚实或疏松，有特异香气，味苦而有黏性。

以块大、棕红色、香气浓而杂质少者为佳。

取本品与水共研形成黄棕色乳状液。粉末遇硝酸呈紫色。

【化学成分】本品主要含树脂、树胶和挥发油。

【功效】性平，味苦。破血，消肿，生肌，止痛。

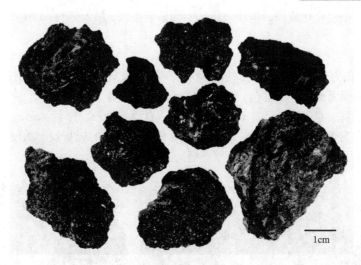

1cm

图 14-2 没药药材图

安息香 Benzoinum

本品为安息香科（Styracaceae）白花树 *Styrax tonkinensis*（Pierre）Craib ex Hart 的干燥香树脂。主产于广西、云南、广东等地。进口安息香主产于印度尼西亚、泰国。本品呈不规则的小块，稍扁平，常黏结成团块，表面橙黄色，具蜡样光泽（自然出脂者）；或为不规则的圆柱状、扁平块状、表面灰白色至淡黄白色（人工割脂者）。质脆，易碎，断面平坦乳白色，放置后，渐变为淡黄棕色、黄棕色至红棕色。加热后则软化熔融。气芳香，味微辛。嚼之带砂粒感。含树脂70%~80%，其中总香脂酸28%，游离香脂酸15.8%。主成分为泰国树脂酸、苯甲酸松柏醇酯并含苯甲酸11.7%、苯甲酸桂皮醇脂2.3%、香荚兰醛0.3%，不含桂皮酸。取粉末约0.25g，置干燥试管中缓缓加热，即发生刺激性香气，并产生多数棱柱状细小结晶的升华物。本品性平，味苦、辛。开窍清神，行气活血，止痛。

阿魏 Ferulae Resina

本品为伞形科（Umbelliferae）植物新疆阿魏 *Ferula sinkiangensis* K.M.Shen 或阜康阿魏 *Ferula fukangensis* K.M.Shen 的树脂。主产于新疆伊犁州、阜康等地。本品呈不规则块状，泪滴状和脂膏状物，偶有半流体状。颜色深浅不一，灰白色、蜡黄色或浅棕黄色。块状物硬似白蜡。质轻，断面稍现孔隙，新鲜切面色较浅，放置颜色渐深。脂膏状者黏稠，灰白色，久贮色泽渐深。本品纯净而无杂质。加水研磨则成白色乳状液。具强烈持久的蒜样臭气，味微苦、辛辣如蒜，嚼之黏牙，对舌有较强的刺激性和烧灼感。以块状、蒜气强烈、断面乳白或稍带微红色、无杂质者为佳。含挥发油、树脂及树胶等。本品性微温，味辛。消积，杀虫。

★血竭 Draconis Sanguis

【来源】本品为棕榈科（Palmae）植物麒麟竭 *Daemonorops draco* Bl. 果实中渗出的树脂经加工而成。

【产地】本品主产于印度尼西亚的加里曼丹和苏门答腊及印度、马来西亚等国。

【采收加工】采集麒麟竭成熟果实，其外密被硬质小鳞片，由鳞片间分泌的红色树脂，几将鳞片全部遮蔽，充分晒干，加贝壳同入笼中强力振摇，松脆的树脂块即脱落，筛去果实鳞片杂质，用布包起，入热水中使软化成团，取出放冷，即为原装血竭；加入辅料，如达玛树脂原白树脂等，称加工血竭。

【性状鉴别】

原装血竭　呈四方形或不定形块状，大小不等，表面铁黑色或红色，常附有因摩擦而成的红粉。断面有光泽或粗糙而无光泽，黑红色，研成粉末血红色。无臭，味淡。

加工血竭（手牌、皇冠牌）　略呈扁圆四方形，直径 6~8cm，厚约 4cm，重 250~280g。表面暗红色或黑红色，有光泽，底部平圆，顶端有包扎成型时所成的纵折纹。质硬而脆，破碎面红色而粉末呈砖红色（图 14-3）。

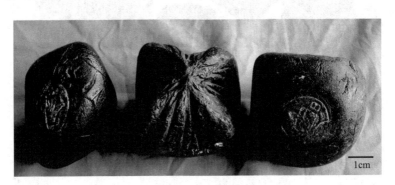

图 14-3　血竭药材图

本品不溶于水，在热水中软化，易溶于乙醇、二硫化碳、氯仿及碱液中。均以外色黑似铁、研粉红似血、火燃呛鼻、有苯甲酸样香气者为佳，如呈红色或灰土色、粉末发黄、杂质多者为次。

【化学成分】麒麟竭中含红色树脂酯约 57%，主要有血竭红素、血竭素、去甲基血竭红素等。

【理化鉴别】①取本品粉末置白纸上，用火烘烤即熔化，应无扩散的油迹，对光照视呈鲜艳的血红色。以火燃烧则发生呛鼻烟气。②取粉末 0.1g，加乙醚 10ml，密塞振摇 10 分钟，滤过。取滤液 2ml，置分液漏斗中，加乙醚 3ml，混匀，加稀盐酸约 1ml，盐酸层呈黄色，乙醚层由橙红色转为黄色或无色，再加 10% 乙酸钠溶液 4ml，振摇，乙醚层又变为橙红色，分取乙醚层，加氢氧化钾试液 4ml，振摇，氢氧化钾层显橙红色。③取本品粉末 0.1g，加乙醚处理制成供试品溶液。另取血竭对照药材、血竭系高氯酸盐对照品为对照，以三氯甲烷 - 甲醇（19：1）为展开剂，照薄层色谱法试验。供试品色谱中，在与对照药材色谱和对照品色谱相应的位置上，显相同的橙色斑点。

【含量测定】照高效液相法测定，含血竭素（$C_{17}H_{14}O_3$）不得少于 1.0%。

【功效】性平，味甘、咸。活血祛瘀，消肿止痛，收敛止血。

【附注】国产血竭为百合科植物海南龙血树 *Dracaena cambodiana* Pierre ex Gagnep. 的含脂木质部提取而得的树脂。

　　树脂类中药是一类较常用的药物，大多数来源于植物体的正常代谢产物或割伤后的分泌产物。按化学成分分为单树脂和混合树脂。其中，单树脂包括酸树脂（松香）、酯树脂（血竭）；混合树脂包括胶树脂（藤黄）、油胶树脂（乳香、没药、阿魏）、油树脂（松油脂）、香树脂（苏合香、安息香）。主要采用性状鉴定法、理化鉴定法鉴定。性状鉴定中主要应注意形状、大小、颜色、表面特征、质地、破碎面、光泽、透明度、气味等特征。理化鉴定法根据树脂类中药中相对固定的某些化学成分，进行定性鉴别，通常检测一些物理常数，如酸值、皂化值、碘值、黏稠度、比旋度、折光率、硬度等测定，以确定树脂的品种和质量。

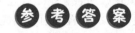

一、单选题

A 型题

1.下列药材中**不**属于树脂类的是
A. 阿魏　　　　　　B. 没药　　　　　　C. 儿茶　　　　　　D. 血竭　　　　　　E. 乳香
2.乳香、没药所含的主要化学成分的组成，其应属于
A. 香树脂　　　　　B. 酯树脂　　　　　C. 油胶树脂　　　　D. 混合树脂　　　　E. 胶树脂
3.呈半流体的树脂类药材是
A. 安息香　　　　　B. 乳香　　　　　　C. 没药　　　　　　D. 阿魏　　　　　　E. 苏合香

B 型题

A. 与水共研能产生白色乳状液
B. 与水共研能产生黄棕色乳状液
C. 具强烈持久的蒜样臭气
D. 外色黑似铁、研粉红似血、火燃呛鼻、有苯甲酸样香气
E. 加热软化熔融，气芳香，味微辛，嚼之带砂粒感
4.血竭的鉴别特征为
5.乳香的鉴别特征为

二、X 型题

1.血竭的性状特征是
A. 表面铁黑色　　　　　　　　　　　B. 研成细粉血红色
C. 用火点燃冒烟呛鼻　　　　　　　　D. 无臭，味极苦
E. 来源于棕榈科植物麒麟竭果实渗出的树脂
2.主要成分为树脂、挥发油和树胶的药材是
A. 苏合香　　　　　B. 血竭　　　　　　C. 乳香　　　　　　D. 没药　　　　　　E. 安息香
3.树脂的通性有
A. 能部分或完全溶于碱性溶液中　　　　B. 能部分或完全溶于酸性溶液中
C. 能溶于水　　　　　　　　　　　　　D. 燃烧时产生浓黑烟和明亮火焰，并有特殊气味
E. 将其乙醇液蒸干易形成膜状物

三、简答题

简述优质血竭的性状特征。

参考答案

一、单选题

1.C　2.C　3.E　4.D　5.A

二、X 型题

1.ABCE　2.CD　3.ADE

余略。

第十五章 其他类中药

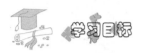

1. 熟悉药材海金沙、青黛、儿茶、五倍子、冰片的来源、性状鉴别、显微鉴别等内容
2. 了解药材芦荟、天竺黄、琥珀的来源、性状鉴别等内容

第一节 其他类中药概述

其他类中药主要包括以下 3 类：蕨类植物的成熟孢子；植物体与寄生昆虫形成的虫瘿；植物某一或某些部位的提取加工品。这类药材的鉴别方法可根据具体的品种而异。通常使用性状及理化方法鉴别外，还可以使用显微鉴别方法。

性状鉴定：注意外观形状、大小、颜色、质地、气味、水试、火试等。

显微鉴定：根据不同的药材，采用组织或粉末显微鉴别方法。

理化鉴定：依据其主要成分或有效成分的性质进行定性鉴别和质量评价。

第二节 其他类中药的鉴定

☆海金沙 Lygodii Spora

【来源】本品为海金沙科（Lygodiaceae）植物海金沙 *Lygodium japonicum* (Thunb.) Sw. 的干燥成熟孢子。

【产地】本品主产于湖北、湖南、广东、浙江等地。

【采收加工】秋季孢子未脱落时采割藤叶，晒干，搓揉或打下孢子，除去藤叶。

【鉴别】呈粉末状，棕黄色或浅棕黄色，质轻，捻之有光滑感，置手中易由指缝滑落。气微，味淡。撒在水中则浮于水面下，加热逐渐下沉。置火中易燃烧发出爆鸣声且有闪光，无灰渣残留（图 15-1）。

以粉细、质轻、色棕黄、光滑感强者为佳。

粉末：棕黄色。孢子为四面体，三角状圆锥形，顶面观三角锥形，可见三叉状裂隙，侧面观呈类三角形，底面观类圆形，直径 60~85μm，外壁有颗粒状雕纹。有时可见非腺毛混入（图 15-2）。

【化学成分】含脂肪油及海金沙素。

【功效】性寒，味甘。清热，利尿，通淋。

【附注】海金沙全草亦供药用，称为"海金沙藤"。全草成分有黄酮反应。功效与海金沙相同。

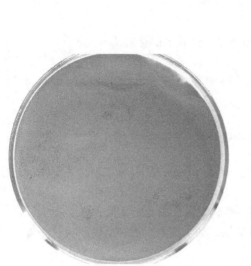

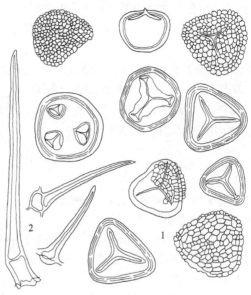

图 15-1　海金沙药材图

图 15-2　海金沙粉末图

1. 孢子；2. 非腺毛

☆青黛 Indigo Naturalis

【来源】本品为爵床科（Acanthaceae）植物马蓝 *Baphicacanthus cusia*（Nees）Bremek.、蓼科植物蓼蓝 *Polygonum tinctorium* Ait. 或十字花科植物菘蓝 *Isatis indigotica* Fort. 的叶或茎叶经加工制得的干燥粉末或团块。

【产地】本品主产于福建、河北、云南、江苏等地。

【采收加工】夏、秋两季，当植物的叶生长茂盛时，割取茎叶，置大缸或木桶中，加入清水，浸泡 2~3 昼夜至叶腐烂，茎脱皮时，捞去茎枝叶渣，每 50kg 茎叶加石灰 4~5kg，充分搅拌，待浸出液由乌绿色变为紫红色时，捞取液面泡沫状物，晒干。

【鉴别】呈极细深蓝色粉末，或多孔性疏松团粒，质轻，易飞扬。微有草腥气，味淡（图 15-3）。

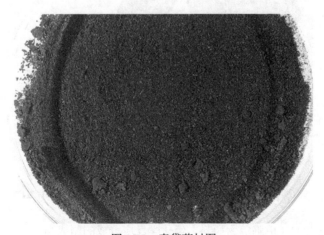

图 15-3　青黛药材图

以蓝色均匀、体轻能浮于水面、火烧时产生紫红色烟雾的时间较长者为佳。

取本品少量，用微火灼烧，有紫红色烟雾产生；取本品少量，滴加硝酸，产生气泡，并显棕红色或黄棕色。

【化学成分】本品主要含靛蓝 5% 以上，并含靛玉红、靛黄、靛棕等。

【功效】性寒，味咸。清热解毒，凉血。

【附注】有的地区生产青黛的原料，还有豆科植物木蓝 *Indigofera tinctoria* L. 和野青树 *I. suffruticosa* Mill. 的叶或茎叶。

☆儿茶 Catechu

【来源】本品为豆科 (Leguminosae) 植物儿茶 *Acacia catechu* (L. f.) Willd. 的去皮枝、干的干燥煎膏。习称"儿茶膏"。

【产地】本品主产于云南西双版纳傣族自治州一带，尤以大勐龙产量最大。

【采收加工】冬季采收枝、干，除去外皮，砍成块，加水煎煮，浓缩至糖浆状，冷却，倾于特制的模型中，干燥。

【鉴别】呈方形或不规则块状，大小不一。表面棕褐色或黑褐色，光滑而微有光泽。质硬，易碎。断面不整齐，具有光泽，有细孔。遇潮有黏性。无臭，味涩，苦、略甜（图 15-4）。

以棕褐色，有光泽、稍黏、不焦不碎、味微苦而涩、无杂质者为佳。

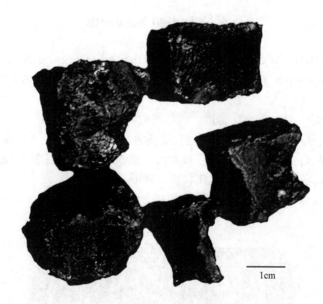

1cm

图 15-4　儿茶药材图

【化学成分】儿茶膏含儿茶鞣质 20%~50%，儿茶素 2%~20% 及表儿茶素、黏液质、脂肪油、树胶及蜡等。不含儿茶荧光素。

【功效】性微寒，味苦、涩。内服清热，生津，化痰；敛疮，止血。

☆冰片（合成龙脑）Borneolum Syntheticum

【来源】本品以松节油、樟脑等为原料，经化学反应合成的制成品。

【产地】本品主产于各地的香料厂或制药厂。

【鉴别】为半透明薄片状结晶，直径 5~15mm，厚 2~3mm，白色。表面有如冰的裂纹，质松脆有层纹，可以剥离成薄片，手捻即粉碎。气清香，味辛凉。燃之有浓黑烟，并带有光的火焰，无残迹遗留（图 15-5）。

以片大而薄，洁白、松脆、清香气浓者为佳。

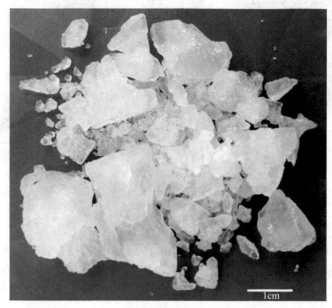

图 15-5　冰片药材图

【化学成分】本品主要含龙脑、异龙脑、樟脑。

【功效】性微寒，味辛、苦。芳香开窍，消肿止痛，去翳明目。

【附注】天然冰片有来自菊科植物艾纳香 *Blumea balsamifera* DC. 的叶中提取的结晶，习称"艾片"。产于广东、广西、台湾、云南等地。为半透明状结晶，直径 2~8mm，厚 2~3mm，白色。气清香，味辛凉浓烈。经升华后，形成半透明块状、片状结晶。燃之有浓黑烟。天然冰片还有来自龙脑香科植物龙脑香 *Dryobalanops aromatica* Gaertn.f. 树干经水蒸气蒸馏所得的结晶。主产于印度尼西亚。习称"龙脑片"，又称"梅片"。为半透明块状、片状或颗粒状结晶，直径 1~7mm，厚约 1mm，类白色至淡灰棕色，气清香，味清凉，嚼之慢慢溶化。主成分为右旋龙脑。

☆五倍子 Galla Chinensis

【来源】本品为漆树科（Anacardiaceae）植物盐肤木 *Rhus chinensis* Mill.、青麸杨 *Rhus potaninii* Maxim. 或红麸杨 *Rhus punjabensis* Stew.var.*sinica*（Diels）Rehd. et Wils. 叶上的虫瘿，主要由五倍子蚜 *Melaphis chinensis*（Bell）Baker 寄生而形成。按外形不同，分为"肚倍"和"角倍"。

【产地】本品主产于四川、贵州、云南、陕西等地。

【采收加工】立秋至白露前由青色转成黄褐色时采摘。摘下后，置沸水中略煮或蒸至外表面变成灰色，以杀死内部的蚜虫为度。取出晒干。按外形不同，分为"肚倍"和"角倍"。

【鉴别】

肚倍　呈长圆形或囊状纺锤形，长 2.5~9cm，直径 1.5~4cm。表面灰褐色或灰棕色，微有柔毛。质硬而脆，易破碎，断面角质样，有光泽，壁厚 0.2~0.3cm，内壁平滑，内有黑褐色死蚜及灰色粉末状排泄物。气特异，味涩（图 15-6）。

角倍　呈菱角形，具不规则的角状分枝，柔毛较明显，壁较薄。

均以个大、完整、壁厚、灰褐色者为佳。

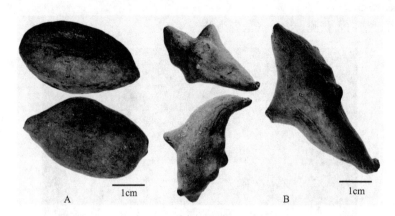

图 15-6　五倍子药材图

A. 肚倍；B. 角倍

横切面：①表皮细胞一列，往往分化成 1~3~6 个细胞的非腺毛，长 70~140（350）mm。②内侧薄壁组织中散有多数外韧型维管束，维管束外侧有大型的树脂道，直径达 270mm。③薄壁细胞内含糊化淀粉粒，直径约 10mm，并有少数草酸钙结晶（图 15-7）。

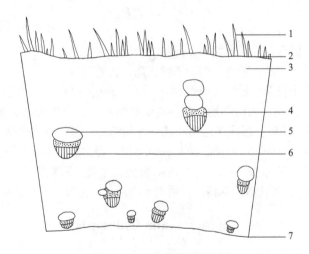

图 15-7　五倍子横切面简图

1. 表皮毛；2. 外表皮；3. 基本组织；4. 韧皮部；5. 树脂道；6. 木质部；7. 内表皮

【化学成分】本品主要含五倍子鞣质，含量为 60%~70%，有的达 78%（角倍约 50%，肚倍约 70%）；另含没食子酸 2%~4%、脂肪、树脂及蜡质等。

【功效】性平，味酸。收敛止血，敛肺止咳，涩肠止泻，解毒。

芦荟 Aloe

本品为百合科（Liliaceae）植物库拉索芦荟 *Aloe barbadensis* Miller 叶的汁液浓缩干燥物。习称老芦荟。主产于南美洲的库拉索、阿律巴、博内耳等小岛，我国南部分省（自治区）有引种。

本品呈不规则块状，常破裂为多角形，大小不一。表面呈暗红褐色或深褐色，无光泽。体轻，质硬，不易破碎，断面粗糙或显麻纹。富吸湿性。有特殊臭气，味极苦。以褐色、质硬、无光泽、气味浓者为佳。本品性寒，味苦。清肝热，通便。

天竺黄 Bambusae Concretio Silicea

本品为禾本科（Gramineae）植物青皮竹 *Bambusa textilis* Mc Clure 或华思劳竹 *Schizostachyum chinense* Rendle 等杆内的分泌液干燥后的块状物。主产于云南省，广东、广西等地也产。本品呈不规则的片块或颗粒，大小不一。外表灰蓝色、灰黄色或灰白色，偶有洁白半透明或象牙色而略带光泽。质坚脆，易折断，断面灰白色。无臭，味淡，舔之黏舌。置于水中产生气泡。原为象牙色的逐渐变为淡绿色或天蓝色。以片大、色灰白、质细、体轻、吸湿性强者为佳。本品性寒，味甘。泻热、豁痰、凉心定惊。

琥珀 Succinum

本品为古代松科植物的树脂化石，从地下挖出者称"琥珀"，从煤中选出者称"煤珀"。琥珀主产于广西、云南等地。煤珀主产于辽宁省抚顺区。琥珀呈不规则块状、颗粒状或多角形，大小不一。表面黄棕色或血红色，表面不平，有光泽，透明至微透明，质松脆，断面光亮。气无味淡，嚼之易碎。摩擦带电。以色红，质脆、断面光亮者为佳。煤珀呈不规则多角形块状，颗粒状，少数呈滴乳状，大小不一。表面黄棕色至乌黑色，略有光泽。体较轻，质坚硬，不易碎，气无味淡，嚼之坚硬，摩擦带电。本品性平，味甘。镇惊安神，利小便，散瘀血。

 小结

其他类中药主要包括以下 3 类：蕨类植物的成熟孢子（海金沙）；植物体与寄生昆虫形成的虫瘿（五倍子）；植物某一或某些部位的提取加工品（青黛、儿茶、芦荟、冰片）。这类药材的鉴别方法可根据具体的品种而异，通常采用除性状及理化方法鉴别外，还可以使用显微鉴别方法。

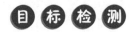 目 标 检 测

一、单选题

A 型题

    1. 以孢子为药用部位是

A. 蒲黄   B. 海金沙   C. 海藻   D. 松花粉   E. 马勃

    2. 五倍子主要含

A. 五倍子鞣质   B. 没食子酸   C. 脂肪   D. 树脂   E. 蜡质

B 型题

    A. 孢子   B. 去皮枝、干的干燥煎膏

    C. 带叶嫩枝的干燥煎膏   D. 叶上的虫瘿

    E. 叶的汁液浓缩干燥物

3. 芦荟的药用部位为

4. 儿茶的药用部位为

二、X 型题

1. 冰片的性状特征有

A. 无色透明或白色半透明的片状结晶

B. 表面有如冰的裂纹

C. 质松脆,可剥离成薄片,手捻即粉碎

D. 点燃发生浓烟,并有带光的火焰

E. 气清香,味辛、凉

2. 青黛的鉴别特征为

A. 呈极细的深蓝色粉末

B. 撒于水中能浮于水面

C. 火烧时产生紫红色烟雾

D. 微有草腥气

E. 撒于水中浮于水面,加热逐渐下沉

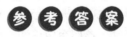

参 考 答 案

一、单选题

1. B   2. A   3. E   4. B

二、X 型题

1. ABCDE   2. ABCD

第十六章　动物类中药

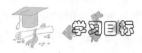

1. 掌握动物类中药的分类、性状与显微鉴别的方法及药材斑蝥、蛤蚧、金钱白花蛇、蕲蛇、麝香、鹿茸、牛黄的来源、主产地、鉴别特征、主成分等内容
2. 熟悉药材地龙、珍珠、全蝎、僵蚕、蟾酥、乌梢蛇、熊胆粉、阿胶、羚羊角的来源、性状鉴别、显微鉴别等内容
3. 了解药材水蛭、石决明、牡蛎、海螵蛸、蜈蚣、土鳖虫、桑螵蛸、蝉蜕、蜂蜜、海马、海龙、蛤蟆油、龟甲、鳖甲、鸡内金、穿山甲的来源、性状鉴别等内容

动物类中药是指以动物的全体或其某一部分、生理或病理产物以及动物体的加工品等供药用的一类中药。

第一节　动物类中药概述

一、动物类中药的应用与研究概况

动物类中药是祖国医药学遗产中的重要组成部分，其应用历史悠久。早在 3000 多年前，我国就开始了蜜蜂的药用，鹿茸、麝香、阿胶、蕲蛇的药用和珍珠、牡蛎的养殖在我国也有几千年之久。《神农本草经》载有动物药 65 种，《新修本草》载有 128 种，《本草纲目》载有 461 种，《本草纲目拾遗》载有 160 种，历代本草共计载有动物药 600 余种。

新中国成立后，动物药的种类增长很快，《中药大辞典》收载动物药 740 种，《中国药用动物志》收载药用动物 1257 种，《中国动物药》收载动物药 564 种，《中国动物药志》收载动物药 975 种，药用动物 1546 种，《中华本草》收载动物药 1047 种，《中国中药资源志要》（1995 年）记载我国现有药用动物 1574 种，分属 414 科，《动物本草》收载动物药 1731 种，药用动物 1567 种。据最新出版的《中国动物药资源》统计，我国现有药用动物 2215 种。

祖国医学历来认为动物药属"血肉有情之品"，具有疗效确切、历史悠久等特点，备受重视。现代科学研究证实，与同体积、同质量的植物药相比，大都具有显著的生理活性，尤其对某些顽症、重病，更显示了其独特的作用。随着研究的不断深入，已从动物药中发现了一些疗效显著的物质。例如，斑蝥中的斑蝥素有治疗肝癌和膀胱癌的作用，还具有刺激骨髓产生白细胞的作用；水蛭中的水蛭素为凝血酶特效抑制剂，有很强的抗凝血作用；蝮蛇毒中的抗栓酶、蚯蚓中的溶纤酶、人尿中提制的尿激酶等具有抗凝血作用，用于治疗脑血管疾病和静脉血栓、弥散性血管内凝血；蟾酥中的脂蟾毒配基有升压、强心、兴奋呼吸作用,用于治疗呼吸、循环衰竭和失血性低血压休克等;鹿茸中的多胺类化合物是刺激核酸和蛋白质合成的有效成分;昆虫类动物变态激素蜕皮素和甲壳类动物变态激素蜕皮甾酮有促进蛋白质合成,降血脂,抑制血糖升高等作用;鱼油中的二十碳五烯酸、二十二碳六烯酸具有增强免疫、改变血液参数及血小板膜和脉管壁性能,用于心血管疾病和糖尿病的防治。动物类中药的进一步研究与开发已成为世人关注的热点

我国海域辽阔,海洋药用动物资源极为丰富。其中石决明、牡蛎、海螵蛸、珍珠母、海马、海龙等为常用中药。现代研究表明,海洋动物药多具有不同程度的抗肿瘤、抗真菌、抗病毒作用,并在防治心血管疾病方面有确切疗效。例如,刺参中的刺参黏多糖,具有抗凝血、抗肿瘤、抗氧化作用,海参皂苷类等具显著的抗肿瘤和抗真菌活性;乌贼墨计主成分黑色素蛋白中的黑色素为吲哚-5,6-醌与2-羧基-吲哚-5,6-醌(4∶1)的共聚物,有止血作用。目前海洋动物药的开发与研究受到广泛重视。

由于不少珍稀动物药具有十分显著而独特的临床疗效,长期以来使用十分广泛,导致药源紧缺。因此,必须对濒危珍稀动物类中药的野生资源加强保护,变野生为家养,积极寻找代用品,以利于可持续利用。近年来,保护濒危药用动物资源已引起人们高度重视,国家颁布了《野生药材资源保护条例》,公布了重点保护野生药材物种名录,划出自然保护区。在野生变家养、人工繁殖等方面也取得很大进展,人工养殖的动物药材已有30种左右。如人工养麝、活体取香,人工引流熊胆汁,鹿的驯化等。鹿茸的生产,人工育珠,蛤蚧、金钱白花蛇、蕲蛇、全蝎、蜈蚣等的养殖都已成为商品药材的重要来源。目前加温饲养、人工饲料配比、疾病防治、杂交及人工受精等新技术的研究已应用于动物养殖,如人工受精繁殖林麝。代用品的研究成绩显著,如麝香的代用品,大小灵猫香、麝鼠香的研究,人工麝香的合成;虎骨的代用品,塞隆骨的开发与应用;犀角的代用品,水牛角粉和水牛角浸膏的使用等,既保护了野生动物资源,使之可持续利用,又获得了贵重的商品药材。成功地进行了人工培植牛黄、人工牛黄及体外培育牛黄的生产,为珍稀贵重药材的生产拓展了新方法和思路。对动物药的化学成分进行了人工合成研究,如麝香中的麝香酮,斑蝥素的半合成品羟基斑蝥胺。利用现代生物技术,如细胞工程、基因工程技术生产有效成分,如水蛭素基因工程、羚羊角蛋白质基因工程等,为减轻对自然资源的依赖和破坏,获得有效成分高含量的中药开辟了新途径。

二、动物类中药的分类

古代动物药根据动物的不同类别或药用部位,动物的习性或药材特征进行分类的,如《唐本草》将动物药分为人、兽、禽、虫、鱼五部;《本草纲目》将动物药由低等动物到高等动物,从无脊椎动物到脊椎动物,由虫到兽到人分为虫、鳞、介、禽、兽、人六部,每部之中又再进一步细分,这种分类方法和排列次序,已具有初步的进化论思想。

现代动物药的分类方法较多。有的根据药用动物在自然界的分类地位,按动物类中药在各门中的分布情况,由低等动物到高等动物进行分类;有的按药用部位进行分类;有的按动物药所含化学成分进行分类;有的按药理作用或功效进行分类等。

按药用部位将常用动物药分成以下几类:

(1)动物的干燥全体:如水蛭、全蝎、蜈蚣、斑蝥、土鳖虫、九香虫等。

(2)除去内脏的动物体:如蚯蚓、蛤蚧、乌梢蛇、蕲蛇、金钱白花蛇等。

(3)动物体的某一部分:①角类,鹿茸、鹿角、羚羊角、水牛角等;②鳞、甲类,穿山甲、龟甲、鳖甲等;③骨类,豹骨、狗骨、猴骨等;④贝壳类,石决明、牡蛎、珍珠母、海螵蛸、蛤壳、

瓦楞子等；⑤脏器类，蛤蟆油、鸡内金、紫河车、鹿鞭、海狗肾、桑螵蛸、水獭肝、刺猬皮等。

（4）动物的生理产物：①分泌物，麝香、蟾酥、熊胆粉、虫白蜡、蜂蜡等；②排泄物，五灵脂、蚕砂、夜明砂等；③其他生理产物，蝉蜕、蛇蜕、蜂蜜、蜂房等。

（5）动物的病理产物，如珍珠、僵蚕、牛黄、马宝、猴枣、狗宝等。

（6）动物体某一部分的加工品，如阿胶、鹿角胶、鹿角霜、龟甲胶、血余炭、水牛角浓缩粉等。

三、动物类中药的鉴定

动物类中药的鉴定，其方法与植物药和矿物药一样。在对动物类中药进行鉴别时，应根据具体情况选用一种或多种方法配合进行，方可得到准确可靠的结果。

（一）基原鉴别

对于完整动物入药的动物药材，可根据其形态学及解剖学特征进行动物学分类鉴定，以确定其正确学名。

动物类中药的基原鉴别，应具有动物的分类学知识和解剖学的基础知识。动物界的自然分类系统，和植物界一样，也划分为若干个等级，如门、纲、目、科、属、种，以种为分类的基本单位。动物分类主要是根据动物细胞的分化、胚层的形成、体腔的有无、对称的形式、体节的分化、骨骼的性质、附肢的特点及其他的器官系统的发生、发展等基本特征而划分为若干动物类群。药用种类较多的有脊索动物门、节肢动物门和软体动物门，其次是环节动物门和棘皮动物门，这几个动物门主要特征简述如下。

1. 环节动物门 圆筒形或扁平形，两侧对称，身体分节，具三胚层。具真体腔及闭管式循环系统，多数具运动器官刚毛或疣足。消化道发达，有口和肛门。

2. 软体动物门 动物界第二大门。除腹足纲外为左右对称，身体不分节，具次生体腔。体柔软，由头、足及内脏团组成，被体壁延伸而成的外套膜覆盖或包裹着，并由它分泌出一个或两个保护柔软体部的贝壳。

3. 节肢动物门 动物界第一大门。身体多由头部、胸部、腹部组成，附肢常分节。体外被几丁质外骨骼，生长发育过程需脱皮。肌肉为横纹肌，常成束，消化系统完整，口器适于咀嚼或吸吮。开管式循环系统。呼吸方式多样（鳃、气管或书肺）。陆生或水生。药用较多的有甲壳纲、蛛形纲、多足纲及昆虫纲。

4. 棘皮动物门 幼体两侧对称，成体辐射对称。体表有许多棘状突起；体腔发达，体腔的一部分形成独有的水管系统，另一部分形成围血系。有原口（肛门）和后口（口），属无脊索动物中后口动物类群。

5. 脊索动物门 动物界最高等的门。有脊索；中枢神经系统呈管状，高等种类神经管分化为脑和脊髓两部分。药用较多的是脊椎动物亚门的鱼纲、两栖纲、爬行纲、鸟纲、哺乳纲。

动物的命名大多数也采用林奈首创的双名法：属名＋种名＋定名人姓氏；与植物命名不同之处：①如有亚种时则采用三名法，属名＋种名＋亚种名＋定名人姓氏；②如有亚属，属名＋（亚属名）＋种名＋定名人姓氏（现亚属名使用较少）；③若属名改变，属名＋种名＋（原定名人姓氏），这表示该学名的属名已由原来的属名改为现在的属名，但仍保留了原种名；④一般不用变种、变型。拉丁学名中的属名、亚属名及命名人的第一个拉丁字母大写，余均小写。

（二）性状鉴别

性状鉴别是使用最多的方法。主要通过观、摸（手试）、嗅、尝、试（水试、火试）等方法识别药材。因动物药具有不同于其他类别中药的特殊性，特别要注意观察其专属性的特征，如形状；表面特征：纹理、突起、附属物、裂缝等；颜色：表面和断面的颜色；气，如麝香的特异香气；味，如蜂蜜的纯正甜味、熊胆味苦回甜有清凉感等。根据药用部位，确定鉴别侧重点，完整动物体，可根据其形态特征进行动物分类学鉴定，昆虫类主要注意其形状、大小、虫体各部位的颜色和特征、气味等，蛇类还要注意其鳞片特征，角类应注意其类型、洞角还是实角、有无骨环等，骨类应注意骨的断面特点，分泌物类应注意其气味、颜色，贝壳类应注意其形状、大小、外表面的纹理颜色等。此外，一些传统经验鉴别方法仍是鉴定动物类中药的有效而重要的手段。手试法：如麝香仁以水润湿，手搓能成团，轻揉即散，不应黏手、染手、顶指或结块。水试法：如蛤蟆油以水浸泡可膨胀 10~15 倍；熊胆仁投于水杯中，即在水面旋转并呈现黄线下沉而不扩散；牛黄水液可使指甲染黄，习称"挂甲"。火试法：如马宝置于锡纸上加热，其粉聚集，发出马尿臭。

（三）显微鉴别

不同种类的动物药材，其组织构造及微观特征存在着差异，故对动物药，尤其是贵重或破碎的药材，可进行显微鉴别。根据不同的鉴别对象，制作粉末片、组织切片或磨片等进行观察。例如，麝香、牛黄及多数动物药均可进行粉末显微鉴别；角类药材，如羚羊角、鹿茸、鹿角的组织、粉末鉴别；蛇类药材，如蕲蛇、乌梢蛇、金钱白花蛇鳞片的显微鉴别；骨类药材，如犀角、虎骨、豹骨、熊骨等磨片进行显微鉴别；贝壳类药材如石决明、牡蛎及珍珠的磨片显微鉴别，特别是珍珠，显微磨片可见有明显的同心环状结构及珍珠虹光环，是正伪品鉴别的重要依据。扫描电子显微镜也已应用于动物类中药的鉴别，对于某些动物类药材的鉴别具有可靠意义。例如，蛇背鳞的电镜特征对蛇类药材的鉴别具有一定价值；海珍珠和湖珍珠的扫描电子显微镜观察，找到了它们在断层上的鉴别特征；麝香仁基本结构观察，发现板层结构是麝香特有的组成部分。

（四）理化鉴别

随着科技的发展，现代分析技术已成为鉴定和研究动物药的真伪以及内在质量的重要手段之一，使得动物药的鉴别更具科学性、准确性。光谱法如用红外光谱法对 54 种动物药进行的鉴别研究表明，绝大多数动物药材鉴别特征明显，稳定性、重现性均好。色谱法尤其是薄层色谱法，在动物药的真实性鉴别中应用十分广泛，如熊胆、牛黄、蟾酥、斑蝥等的鉴别；高效液相色谱法对熊胆等多种动物胆汁进行鉴别，发现也存在差异。用差热分析技术成功地鉴别了天然牛黄和人工牛黄，鳖甲、龟甲与其伪品。用 X 射线衍射法鉴别珍珠、牛黄、蛤蚧、花鹿茸等药材取得了较好的效果。利用动物药含蛋白质、氨基酸的组成和性质的不同，采用凝胶电泳系列技术，可成功地将动物药材与类似品、伪品区别开来，如蛇类、胶类、角类、海马类、海龙类中药的电泳图谱彼此存在显著差异，可根据谱带的位置、数目、着色程度将其鉴别开来。DNA 分子遗传标记技术已被用于龟甲、鳖甲、蛇类中药等的鉴定。由于该项技术是利用遗传信息直接载体的 DNA 分子作为鉴定依据，因此对中药品种进行更深入和客观的鉴定研究具有重大意义。

（五）含量测定

用仪器分析方法测定动物药中有效成分或指标性成分的含量，用以控制药材的内在质量，以保证临床用药的有效性。例如，用高效液相色谱法测定蟾酥中华蟾酥毒基和脂蟾毒配基的含量、熊胆粉中牛磺熊去氧胆酸的含量；用气相色谱法测定麝香中总麝香酮的含量、斑蝥中斑蝥素的含量；用薄层扫描法测定牛黄中胆酸的含量；以及用分光光度法测定牛黄中胆红素的含量等。

第二节　动物类中药的鉴定

☆地龙 Pheretima（附：土地龙）

【别名】蚯蚓、土龙、丘蟥、土蟺。

【来源】钜蚓科（Megascolecidae）动物参环毛蚓 *Pheretima aspergillum*（E. Perrier）、通俗环毛蚓 *P. vulgaris* Chen、威廉环毛蚓 *P. guillelmi*（Michaelsen）或栉盲环毛蚓 *P. pectinifera* Michaelsen 的干燥体。前一种习称"广地龙"，后三种习称"沪地龙"。

【产地】广地龙主产于广东、广西、福建等地。沪地龙主产于上海、浙江、江苏等地。商品为野生品与人工养殖品。

【采收加工】广地龙春季至秋季捕捉，沪地龙夏季捕捉，及时剖开腹部，除去内脏及泥沙，洗净，晒干或低温干燥。

【鉴别】

广地龙　呈长条状薄片，弯曲，边缘略卷，长 15~20cm，宽 1~2cm。全体具环节，背部棕褐色至紫灰色，腹部浅黄棕色；第 14~16 环节为生殖带，习称"白颈"，较光亮。体前端稍尖，尾端钝圆，刚毛圈粗糙而硬，色稍浅。雄生殖孔在第 18 环节腹侧刚毛圈一小孔突上，雄交配腔不翻出，外缘有数个环绕的浅皮褶，内侧刚毛圈隆起，前面两边有横排（一排或二排）小乳突，每边 10~20 个不等。受精囊孔 2 对，位于 7/8~8/9 环节间一椭圆形突起上，约占节周 5/11。体轻，略呈革质，不易折断。气腥，味微咸（图 16-1）。

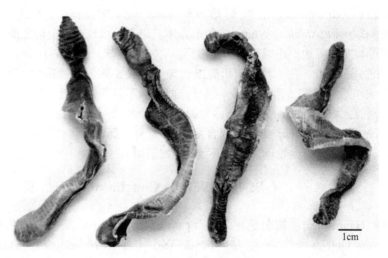

图 16-1　地龙药材图

沪地龙　长 8~15cm，宽 0.5~1.5cm。全体具环节，背部棕褐色至黄褐色，腹部浅黄棕色；第 14~16 环节为生殖带，较光亮。第 18 环节有一对雄生殖孔。通俗环毛蚓的雄交配腔能全部翻出，呈花菜状或阴茎状；威廉环毛蚓的雄交配腔孔呈纵向裂缝状；栉盲环毛蚓的雄生殖孔内侧有一或多个小乳突。受精囊孔 3 对，在 6/7~8/9 环节。

粉末：淡灰色或灰黄色。斜纹肌纤维无色或淡棕色，肌纤维散在或相互绞结成片状，多稍弯曲，直径 4~26μm，边缘常不平整。表皮细胞呈棕黄色，细胞界限不明显，布有暗棕色的色素颗粒。刚毛少见，常碎断散在，淡棕色或黄棕色，直径 24~32μm，先端多钝圆，有的表面可见纵裂纹。

【理化鉴别】①取本品沸水提取物作为供试品溶液,分别以赖氨酸、亮氨酸、缬氨酸对照品为对照,以正丁醇 - 冰醋酸 - 水(4∶1∶1)为展开剂,照薄层色谱法试验。喷以茚三酮试液,在105℃加热至斑点显色清晰。供试品色谱中,在于对照品色谱相应的位置上,显相同颜色的斑点。②取本品三氯甲烷超声提取物作为供试品,以地龙对照药材为对照,以甲苯 - 丙酮(9∶1)为展开剂,照薄层色谱法试验。置紫外光灯(365nm)下检视。供试品色谱中,在与对照药材色谱相应的位置上,显相同颜色的荧光斑点。

【化学成分】广地龙和沪地龙主要含蛋白质,其组成中含 18~20 种氨基酸;脂类成分,均含有18 种脂肪酸,其中油酸、硬脂酸和花生烯酸的含量最高,占总脂肪酸量的 50% 左右,品种间各组分含量有显著差异。另含琥珀酸,具平喘、利尿作用;含次黄嘌呤,具平喘、降压作用;蚯蚓解热碱具解热作用;蚯蚓素具溶血作用;地龙毒素有毒性;尚含微量元素 Zn、Fe、Ca、Mg、Cu 等。近年来又从地龙中提取分离出有溶栓作用的蚓激酶、纤溶酶、地龙溶栓酶。

【功效】性寒,味咸。清热定惊,通络,平喘,利尿。

附　土地龙

土地龙主要为正蚓科动物背暗异唇蚓(缟蚯蚓)*Allolobophora caliginosa trapezoides*(Duges) 的干燥全体。主产于山东、河南、安徽、江苏等地。不去内脏,呈弯曲圆柱形,长 5~10cm,直径 0.3~0.7cm。表面土黄色或灰棕色,多皱缩不平,环带多不明显,为马鞍形,不闭合。体轻,质脆,易折断,体腔内含泥土,皮薄肉少。因质差,基本不再大量收购,只限当地使用。

水蛭 Hirudo

本品为水蛭科(Hirudinidae)动物蚂蟥 *Whitmania pigra* Whitman、水蛭 *Hirudo nipponica* Whitman 或柳叶蚂蟥 *W. acranulata* Whitman 的干燥体。蚂蟥及水蛭产于全国各地;柳叶蚂蟥产于河北、安徽、江苏、福建等地。蚂蟥呈扁平纺锤形,有多数环节。体长 4~10cm,宽 0.5~2cm。背部黑褐色或黑棕色,稍隆起,用水浸后,可见黑色斑点排成 5 条纵纹;腹面平坦,棕黄色。两侧棕黄色,前端稍尖,后端钝圆,两端各具一吸盘,前吸盘不显著,后吸盘较大。质脆,易折断,断面胶质样。气微腥。水蛭扁长圆柱形,体多弯曲扭转,体长 2~5cm,宽 0.2~0.3cm。柳叶蚂蟥狭长而扁,长 5~12cm,宽 0.1~0.5cm。本品主要含蛋白质。此外,尚含肝素、抗凝血酶等抗凝血物质。性平,味咸、苦。有小毒。破血通经,逐瘀消癥。孕妇禁用。

石决明 Haliotidis Concha

本品为鲍科(Haliotidae)动物杂色鲍 *Haliotis diversicolor* Reeve、皱纹盘鲍 *H. discus hannai* Ino、羊鲍 *H. ovina* Gmelin、澳洲鲍 *H. ruber*(Leach)、耳鲍 *H. asinina* Linnaeus 或白鲍 *H. laevigata*(Donovan) 的贝壳。杂色鲍于我国福建以南沿海;越南、印度尼西亚、菲律宾等国均有分布。皱纹盘鲍于我国辽宁、山东、江苏等沿海;朝鲜、日本均有分布。羊鲍、耳鲍于我国台湾、海南、西沙群岛;澳大利亚、印度尼西亚、菲律宾等国均有分布。澳洲鲍主产澳洲、新西兰。白鲍多混在澳洲鲍中,具体产地不详。杂色鲍呈长卵圆形,内面观略呈耳形,长 7~9cm,宽 5~6cm,高约 2cm。表面暗红色,有多数不规则的螺肋和细密生长线,螺旋部小,体螺部大,从螺旋部顶处开始向右排列有 20 余个疣状突起,末端 6~9 个开孔,孔口与壳面平。内面光滑,具珍珠样彩色光泽。壳较厚,质坚硬,不易破碎。气微,味微咸。皱纹盘鲍呈长椭圆形,长 8~12cm,宽6~8cm,高 2~3cm。表面灰棕色,有多数粗糙而不规则的皱纹,生长线明显,常有苔藓类或石灰虫等附着物,疣状突起末端具 4~5 个开孔,孔口凸出壳面,壳较薄。羊鲍近圆形,长 4~8cm,宽2.5~6cm,高 0.8~2cm。壳顶位于近中部而高于壳面,螺旋部与体螺部各占 1/2,从螺旋部边缘有 2 行整齐的突起，尤以上部较为明显，末端 4~5 个开孔，呈管状。澳洲鲍呈扁平卵圆形，长 13~17cm，宽 11~14cm，高 3.5~6cm。表面砖红色，螺旋部约为壳面的 1/2，螺肋和生长线呈波状隆起，疣状突起 30 余个，末端 7~9 个开孔，孔口凸出壳面。耳鲍狭长，略扭曲，呈耳状，长 5~8cm，宽 2.5~3.5cm，高约 1cm。表面光滑，具翠绿色、紫色及褐色等多种颜色形成的斑纹，螺旋部小，体螺部大，末端 5~7 个开孔，孔口与壳面平，多为椭圆形，壳薄，质较脆。白鲍呈卵圆形，长 11~14cm，宽 8.5~11cm，高 3~6.5cm。表面砖红色，光滑，壳顶高于壳面，生长线颇为明显，螺旋部约为壳面的 1/3，疣状突起 30 余个，末端 9 个开孔，孔口与壳面平。杂色鲍贝壳主要含碳酸钙。内层珍珠层的角壳蛋白，经盐酸水解得 16 种氨基酸，如甘氨酸、门冬氨酸、丙氨酸、丝氨酸等。尚含磷、钛、钠、锰、铁、镁、铬等微量元素。皱纹盘鲍贝壳含碳酸钙 90% 以上，有机质约 3.67%。主要为多种氨基酸、壳角质及胆素等。尚含少量镁、铁、磷酸根、硅酸根、氯离子及微量碘。羊鲍贝壳主要含碳酸钙、多种氨基酸等。石决明性寒，味咸。平肝潜阳，清肝明目。

☆珍珠 Margarita

珍珠是一种古老的有机宝石，象征着健康、纯洁、富有和幸福，自古以来为人们所喜爱。中国是世界上最早利用珍珠的国家之一，早在 4000 多年前，《尚书禹贡》中就有河蚌能产珠的记载，《诗经》、《山海经》、《尔雅》、《周易》中也都记载了有关珍珠的内容。珍珠按生长环境分为天然珍珠和人工养殖珍珠；按水质不同分为：淡水珍珠和海水珍珠；按产地分为东珠、西珠、南珠、澳洲珠、波斯珠、马纳尔珠等；按用途不同分为药用珠、饰用珠；按颜色不同分为白色、金色、银色、粉色、红色、黑色、蓝色、灰色，其中以白色带有玫瑰红色最佳；以蓝黑色带有金属光泽为特佳；按形状不同分为圆形珠、椭圆形珠、半圆、蛋形、梨形、滴水、连体、巴洛克异形及畸形珠，其中以正圆形最理想。

链接

【别名】真珠、蚌珠、药珠、濂珠

【来源】珍珠贝科（Pteriidae）动物马氏珍珠贝 *Pteria martensii*（Dunker）、蚌科（Unionidae）动物三角帆蚌 *Hyriopsis cumingii*（Lea）或褶纹冠蚌 *Cristaria plicata*（Leach）等双壳类动物受刺激而形成的珍珠。

【产地】马氏珍珠贝所产的珍珠称海珠，天然和人工培养均有；主产于广东廉江，广西合浦、北海、海南及中国台北等地；销全国并出口，其产量仅次于日本而居世界第二位。三角帆蚌和褶纹冠蚌所产的珍珠称淡水珠，多为人工培养；主产于浙江、江苏、江西、湖南等地；销全国并出口，占世界珍珠产量的 95% 以上，居世界首位。

养殖珍珠根据珍珠形成的原理，通常将外套膜做成小切片，插入贝体外套膜内外表皮之间的结缔组织中，然后将贝体放入水域中养殖，促使形成珍珠。三角帆蚌手术操作方便，产珠质量较好；褶纹冠蚌产珠质量稍差，但产珠量较大。

【采收加工】天然珍珠全年可采，以冬季采收为好。人工养珠以育珠蚌养殖 2~3 年，12 月至翌年 2 月采收。自动物体内取出珍珠，洗净，干燥。

【鉴别】本品呈类球形、长圆形、卵圆形或棒形，直径 1.5~8mm。表面类白色、浅粉红色、浅黄绿色或浅蓝色，半透明，平滑或微有凹凸，具特有的彩色光泽。质坚硬，破碎面显层纹。气微，无味（图 16-2）。

磨片呈类圆形，可见同心性环状层纹，称为"珍珠结构环"，粗层纹较明显，连续成环或断续成环，层纹间距不等，为 60~500μm；粗层纹间有细层纹，细层纹在有些部位较明显，多数不甚明显，少数不明显，间距小于 32μm。中心部有的有类圆形腔，内有黄色物或细小砂粒，有的实心，无特异结构。

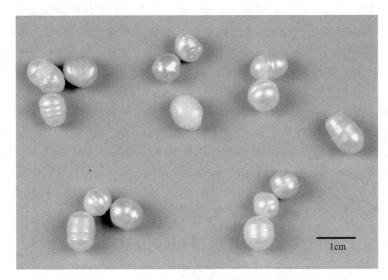

图 16-2　珍珠药材图

多数磨片在暗视野中可见珍珠特有彩光，一圈圈的具有红、橙、黄、绿、青、蓝、紫色虹彩般的光泽，将其定名为"珍珠虹光环"。

"珍珠结构环"和"珍珠虹光环"为珍珠独具特征，可与任何伪品相区别。

粉末（马氏珍珠贝）：类白色。不规则形碎块，半透明，具彩虹样光泽。表面显颗粒性，由数至十数薄层重叠，片层结构排列紧密，可见致密的成层线条或极细密的微波状纹理。

珍珠置紫外光灯（365nm）下观察，有浅蓝紫色或亮黄绿色荧光，通常环周部分较明亮。

取本品粉末，加稀盐酸，即产生大量气泡，滤过，滤液显钙盐的鉴别反应。

【化学成分】本品主要含碳酸钙（海水珍珠 95.66%，淡水珍珠 94.45%）、壳角蛋白（海水珍珠 4%，淡水珍珠 3.83%）、少量的卟啉和色素以及微量元素 Mg、Mn、Sr、Cu、Al、Na、Zn 等。壳角蛋白水解后得 17 种以上氨基酸，主要为甘氨酸 24.8%、丙氨酸 16.4% 及亮氨酸、丝氨酸、精氨酸等。

【功效】性寒，味甘、咸。安神定惊，明目消翳，解毒生肌，润肤祛斑。多入丸散用，外用适量。

【附注】①伪品珍珠：有的地区在收购中曾发现主要用珍珠母或矿石打碎后磨圆加工制成的伪品珍珠。其外形、色彩均与毫珠相似。呈类球形、长圆形、扁圆片状或不规则多面体，直径 1~2（3）mm。珠光层为有毒的铅类化合物，珠核系用贝壳粉碎后打磨而成。伪品的弹性差，仅在 5cm 以下；用丙酮可洗脱光泽（正品不能洗脱）；火烧后表面不呈黑色，无爆裂声，破碎面白色，无光泽；显微观察无"珍珠结构环"（同心性层纹）和"珍珠虹光环"；荧光黄绿色。②据马氏珍珠贝的珍珠、珍珠层全脏器（含肉）及精卵黏液化学成分及其含量的研究表明，全脏器、精卵黏液中的牛黄酸明显高于珍珠、珍珠层。牛黄酸为镇静镇惊，治疗血崩、慢性肝炎的主要成分，因此建议在取珠的同时，亦将全脏器干燥后供作药用。

牡蛎 Ostreae Concha

本品为牡蛎科（Ostreidae）动物长牡蛎 Ostrea gigas Thunberg.、大连湾牡蛎 O. talienwhanensis Crosse 或近江牡蛎 O. rivularis Gould 的贝壳。长牡蛎主产于山东以北至东北沿海。大连湾牡蛎主产于辽宁、河北、山东等省沿海。近江牡蛎主产地较广，北起东北，南至广东省、海南省沿海；

主要为野生品，也有养殖。全年均可采收，去肉，洗净，晒干。长牡蛎呈长片状，背腹缘几平行，长10~50cm，高4~15cm。右壳较小，鳞片坚厚，层状或层纹状排列。壳外面平坦或具数个凹陷，淡紫色、灰白色或黄褐色；内面瓷白色，壳顶二侧无小齿。左壳凹陷很深，鳞片较右壳粗大，壳顶附着面小。质硬，断面层状，洁白。气微，味微咸。大连湾牡蛎呈类三角形，背腹缘呈"八"字形，右壳外面淡黄色，具疏松的同心鳞片，鳞片起伏成波浪状，内面白色。左壳同心鳞片坚厚，自壳顶部放射肋数个，明显。内面凹下呈盒状，铰合面小。近江牡蛎呈圆形、卵圆形或三角形等。右壳外面稍不平，有灰色、紫色、棕色、黄色等，环生同心鳞片，幼体者鳞片薄而脆，多年生长后鳞片层层相叠，内面白色，边缘有时淡紫色。牡蛎含碳酸钙80%~85%，并含磷酸钙、硫酸钙、氧化铁、铝、镁、硅等。另含硬蛋白质等。性微寒，味咸。重镇安神，潜阳补阴，软坚散结。

海螵蛸 Sepiae Endoconcha

本品为软体动物门乌贼科（Sepiidae）动物无针乌贼 *Sepiella maindroni* de Rochebrune 或金乌贼 *S. esculenta* Hoyle 的干燥内壳。无针乌贼产于浙江、江苏和广东等地。金乌贼主产于辽宁、山东等地。无针乌贼内壳长椭圆形而扁平，边缘薄，中间厚，长9~14cm，宽2.5~3.5cm，厚1.2~1.5cm。背面有磁白色脊状隆起，两侧略显微红色，隐约可见细小疣点状突起，形成近平行半环状纹理；腹面白色，尾端到中部有细密波状横层纹；角质缘半透明，尾部较宽平，无骨针。体轻，质松，易折断，断面粉质，显疏松层纹。气微腥，味微咸。金乌贼内壳较前者大，长13~23cm，宽约至6.5cm，最厚部分位于前半部，厚0.8~1.2cm。背面疣点明显，略作层状排列；腹面波状横层纹占全体大部分，中间有纵向浅槽；尾部角质缘渐宽，向腹面翘起，末端有一骨针，多已断落。均以色白、洁净者为佳。本品粉末类白色：①多数为不规则透明薄片，有的具细条纹；另有不规则碎块，表面显网状或点状纹理。②滴加稀盐酸产生气泡。主要含碳酸钙。金乌贼内壳含碳酸钙80%~85%，甲壳质6%~7%，并含少量磷酸钙、氯化钠及镁盐等。性微温，味咸。收敛，制酸，止血。

☆全蝎 Scorpio

【别名】蝎子、全虫、茯背虫、蚕尾虫

【来源】钳蝎科（Buthidae）动物东亚钳蝎 *Buthus martensii* Karsch 的干燥体。

【产地】本品主产于河南南阳、禹县、鹿邑，山东益都等地。河北、辽宁、安徽、湖北等地也产。以河南禹县、鹿邑、山东益都产品质佳，以山东产量最大。野生或饲养。

【采收加工】春末至秋初捕捉，除去泥沙，置沸水或沸盐水中，煮至全身僵硬，捞出，置通风处，阴干。

【鉴别】药材头胸部与前腹部呈扁平长椭圆形，后腹部呈尾状，皱缩弯曲，完整者体长约6cm。头胸部呈绿褐色，前面有1对短小的螯肢及1对较大的钳状脚须，形似蟹螯，背面覆有梯形背甲，腹面有足4对，均为7节，末端各具2爪钩；前腹部由7节组成，第七节色深，背甲上有5条隆脊线，背面绿褐色；后腹部棕黄色，6节，节上均有纵沟，末节有锐钩状毒刺，毒刺下方无距。气微腥，味咸（图16-3）。

粉末：黄棕色或淡棕色。①体壁碎片外表皮表面观呈多角形网格样纹理，表面密布细小颗粒，可见毛窝、细小圆孔和淡棕色或近无色的瘤状突起；内表皮无色，有横向条纹，内、外表皮纵贯较多长短不一的微细孔道。②刚毛红棕色，多碎断，先端锐尖或钝圆，具纵直纹理，髓腔细窄。③横纹肌纤维多碎断，明带较暗带宽，明带中有一暗线，暗带有致密的短纵纹理。④脂肪油滴近无色或淡黄色，极多，散在（图16-4）。

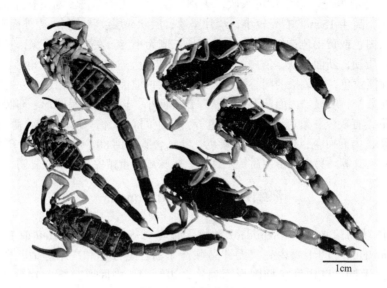

图 16-3　全蝎药材图

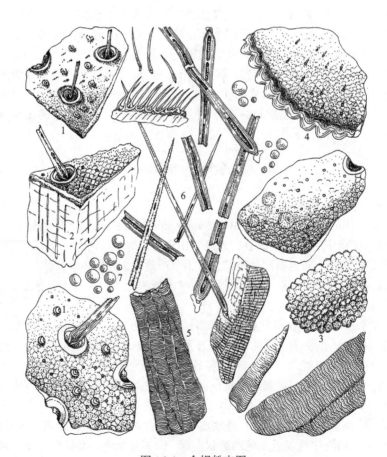

图 16-4　全蝎粉末图

1.体壁碎片表面观；2.体壁碎片断面观；3.体壁碎片未骨化的外表皮；4.体壁碎片环节部分；
5.横纹肌纤维；6.刚毛；7.脂肪油滴

【化学成分】本品含蝎毒素，为一种含碳、氢、氧、氮、硫等元素的毒性蛋白，与蛇的神经毒素类似，但含硫量较高。有人将蝎毒分成 13 个蛋白质组分，从组分Ⅺ纯化后分得两个神经毒素，分别命名为马氏钳蝎神经毒素Ⅰ和Ⅱ。近年从蝎毒素中分离出抗癫痫肽。此外，尚含三甲胺、甜菜碱、牛黄酸、卵磷脂及铵盐等。蝎子油中含有棕榈酸、硬脂酸、油酸等脂肪酸，是以饱和脂肪酸为主体的脂质成分。

【功效】性平，味辛。有毒。息风镇痉，通络止痛，攻毒散结。孕妇禁用。

蜈蚣 Scolopendra

蜈蚣科（Scolopendridae）动物少棘巨蜈蚣 *Scolopendra subspinipes mutilans* L. Koch 的干燥体。主产于浙江、湖北、江苏、安徽等地。野生，现多为家养。药材呈扁平长条形，长 9~15cm，宽 0.5~1cm。由头部和躯干部组成，全体共 22 个环节。头部暗红色或红褐色，略有光泽，有头板覆盖，头板近圆形，前端稍凸出，两侧贴有颚肢一对，前端两侧有触角一对。躯干部第一背板与头板同色，其余 20 个背板为棕绿色或墨绿色，具光泽，自第四背板至第二十背板上常有两条纵沟线；腹部淡黄色或棕黄色，皱缩；自第二节起，每节两侧有步足一对；步足黄色或红褐色，偶有黄白色，呈弯钩形，最末一对步足尾状，故又称尾足，易脱落。质脆，断面有裂隙。气微腥，有特殊刺鼻的臭气，味辛、微咸。主要含两种类似蜂毒的有毒成分，即组织胺样物质及溶血蛋白质。此外，尚含酪氨酸、亮氨酸、蚁酸、脂肪油、胆甾酸等。性温，味辛。有毒。息风镇痉，通络止痛，攻毒散结。孕妇禁用。

土鳖虫 Eupolyphaga Steleophaga

本品为鳖蠊科（Eupolyphaga）昆虫地鳖 *Eupolyphaga sinensis* Walker 或冀地鳖 *Steleophaga plancyi*(Boleny) 的雌虫干燥体。地鳖主产于江苏、安徽、河南、湖北等地。冀地鳖主产于河北、北京、山东、浙江等地。野生或饲养。地鳖呈扁平卵形，长 1.3~3cm，宽 1.2~2.4cm。前端较窄，后端较宽，背部紫褐色，具光泽，无翅。前胸背板较发达，盖住头部；腹背板 9 节，呈覆瓦状排列。腹面红棕色，头部较小，有丝状触角 1 对，常脱落，胸部有足 3 对，具细毛和刺。腹部有横环节。质松脆，易碎。气腥臭，味微咸。冀地鳖长 2.2~3.7cm，宽 1.4~2.5cm。背部黑棕色，通常在边缘带有淡黄褐色斑块及黑色小点。土鳖虫粉末灰棕色。体壁碎片深棕色或黄色，表面有不规则纹理，其上着生短粗或细长刚毛，常可见刚毛脱落后的圆形毛窝，直径 5~32μm。刚毛棕黄色或黄色，先端锐尖或钝圆，长 12~270μm，直径 10~32μm，有的具纵直纹理。横纹肌纤维无色或淡黄色，常碎断，有细密横纹，平直或呈微波状，明带较暗带为宽。本品主要含二十八烷醇、β-谷甾醇、十八烷基甘油醚（鲨肝醇）、尿嘧啶和尿囊素。鲨肝醇具有解毒作用，尿囊素具有镇静作用，且外用能促进皮肤溃疡面和伤口愈合及生肌作用。从挥发油中已鉴定出 20 个组分，其主要成分为樟脑、乙酸乙酯、正己醛等多种脂肪醛和芳香醛。另含谷氨酸等 17 种氨基酸。性寒，味咸，有小毒。破血逐瘀，续筋接骨。孕妇禁用。

桑螵蛸 Mantidis Oötheca

本品为螳螂科（Mantidae）昆虫大刀螂 *Tenodera sinensis* Saussure、小刀螂 *Statilia maculata*(Thunberg) 或巨斧螳螂 *Hierodula patellifera*(Serville) 的干燥卵鞘。以上三种分别习称为"团螵蛸"、"长螵蛸"及"黑螵蛸"。团螵蛸主产于广西、云南、湖北、湖南、河北、辽宁等地；长螵蛸主产于浙江、江苏、安徽、山东、湖北等地；黑螵蛸主产于河北、山东、河南、山西等地。团螵蛸略呈圆柱形或半圆形，由多层膜状薄片叠成，长 2.5~4cm，宽 2~3cm。表面浅黄褐色，上面带状隆起不明显，底面平坦或有凹沟。体轻，质松而韧，横断面可见外层为海绵状，内层为许多放射状排列的小室，室内各有一细小椭圆形卵，深棕色，有光泽。气微腥，味淡或微咸。长螵蛸略呈长条形，一端较细，长 2.5~5cm，宽 1~1.5cm。表面灰黄色，上面带状隆起明显，带的两侧各有一条暗棕色浅沟及斜向纹理。质硬而脆。黑螵蛸略呈平行四边形，长 2~4cm，宽 1.5~2cm。表面灰褐色，上面带状隆起明显，两侧有斜向纹理，近尾端微向上翘。质硬而韧。本品主要含蛋白质、脂肪及无机元素。性平，味甘、咸。固精缩尿，补肾助阳。

蝉蜕 Cicadae Periostracum

蝉科（Cicadidae）昆虫黑蚱 *Cryptotympana pustulata* Fabricius 的若虫羽化时脱落的皮壳。主产于浙江、山东、江苏、河北等地。夏、秋两季收集，除去泥沙，晒干。药材略呈椭圆形而弯曲，长约 3.5cm，宽约 2cm。表面黄棕色，半透明，有光泽。头部有丝状触角 1 对，多已断落，复眼凸出。额部先端突出，口吻发达，上唇宽短，下唇伸长成管状。胸部背面呈十字形裂开，裂口向内卷曲，脊背两旁具小翅 2 对；腹面有足 3 对，被黄棕色细毛。腹部钝圆，共 9 节。体轻，中空，易碎。气微，味淡。含大量甲壳质，多种氨基酸。性寒，味甘。疏散风热，利咽，透疹，明目退翳，解痉。

★斑蝥 Mylabris

【别名】斑猫、龙尾、螌蝥、斑蚝。

【来源】本品为节肢动物门昆虫纲芫青科（Meloidae）昆虫南方大斑蝥 *Mylabris phalerata* Pallas 或黄黑小斑蝥 *M. cichorii* Linnaeus 的干燥体。

【产地】全国大部分地区皆产，以河南、广西、安徽、云南等地为多。群集于大豆、花生、茄子、棉花及瓜类植物的叶、花、芽等。

【采收加工】夏、秋季清晨露水未干时捕捉，可戴手套，放入容器内闷死、烫死或蒸死后晒干。

【性状鉴别】

南方大斑蝥　呈长圆形，长 1.5~2.5cm，宽 0.5~1cm。头及口器向下垂，有较大的复眼及触角各 1 对，触角末端数节膨大呈棒状，触角末节基部窄于前节，触角多已脱落。背部具革质鞘翅 1 对，黑色，有 3 条黄色或棕黄色的横纹；鞘翅下面有棕褐色薄膜状透明的内翅 2 片。胸腹部乌黑色，胸部有足 3 对，腹部呈环节状，有黑色绒毛。气特异而臭，刺激性强，不宜口尝（图 16-5）。

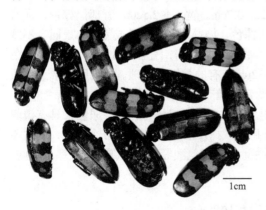

1cm

图 16-5　斑蝥（南方大斑蝥）药材图

黄黑小斑蝥　较小，长 1~1.5cm。完整的触角末节基部与前节等宽。

均以个大、完整、颜色鲜明、无败油气味者为佳。

【显微鉴别】南方大斑蝥粉末：棕褐色，气微臭，刺鼻，有特异腥气。①刚毛极多，黑褐色，分两类，一类细而长，较直，长 50~450μm，毛基直径 8~15μm，有时可见淡黄色毛腔，多碎断；另一类呈短刺状，长 5~10μm，多存在于体表，排列较密。②体壁碎块片状，棕色，表面平或具小瘤凸，有时可见短小密集的刺和刚毛脱落后的小凹窝。③板状肌纤维易见，板块状、条状或数条成束，黄白色，微透明，可见顺直纹理及横向环纹。④外翅碎块可见黄白色或黑色斑纹，其上有较大的钮扣状圆环，有的具刚毛。⑤内翅碎块淡黄色，透明，靠近脉纹处可见较密的乳头状短刺。⑥气管壁碎片不规则形，平直或弯曲成管状，具整齐条状增厚。⑦未消化的植物组织随处可见（图16-6）。

黄黑小斑蝥粉末基本同南方大斑蝥。不同于上种的主要特征为肌纤维大小不等，边缘不整齐，半透明，表面具细密的网状小方格，或仅见密集的整齐的顺纹。体表刚毛较少见。

【成分】南方大斑蝥主要含斑蝥素（$C_{10}H_{12}O_4$）0.427%~1.452%。此外，尚含羟基斑蝥素、脂肪油12%、树脂、蚁酸、色素等。黄黑小斑蝥含斑蝥素0.564%~2.163%。两种斑蝥均含无机元素K、Mg、Ca、Fe、Zn、Cu、Mn、Sr等，以K含量最高。斑蝥素是抗癌有效成分，但毒性大，临床用其半合成品羟基斑蝥胺，疗效类似而毒性只有斑蝥素的1/500。

斑蝥素具强臭及发泡性，一部分游离，一部分以镁盐形式存在，主要分布在生殖腺、血液和内脏中，以胸腹部含量最高，而头、翅、足含量较低，是芫青科动物特有的防御或攻击物质。

【理化鉴别】取本品粉末适量，用微量升华法，所得白色升华物，置显微镜下观察，为柱形、棱形结晶（斑蝥素）。

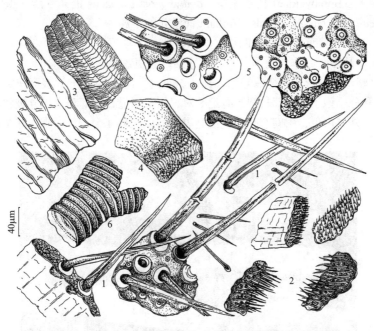

图16-6 斑蝥（南方大斑蝥）粉末图

1.刚毛；2.体壁碎片；3.肌纤维碎片；4.内翅碎片；5.外翅碎片；6.气管壁碎片

（1）升华物用石油醚洗后加硫酸2~3滴，微热，溶解后转入试管内，用小火加热至发生气泡，立即离火，滴入对二甲氨基苯甲醛硫酸溶液1滴，溶液即显樱红色或紫红色（检查斑蝥素）。

（2）将升华物加硫酸2~3滴，微热，溶解后转入试管内，加入间苯二酚粉末少许，小火加热至沸，溶液变红色，在紫外光灯下观察，显绿色荧光。

（3）取本品三氯甲烷浸出物，用石油醚（30~60℃）脱脂后作为供试品溶液，以斑蝥素为对照品，以氯仿-丙酮（98：2）为展开剂，照薄层色谱法试验。喷以0.1%溴甲酚绿乙醇溶液，加热至斑点显色清晰。供试品色谱中，在与对照品色谱相应的位置上，显相同颜色的斑点。

【含量测定】按气相色谱法测定，规定本品含斑蝥素不得少于0.35%。

【功效】性热，味辛。有大毒。破血消癥，攻毒蚀疮，引赤发疱。据报道，斑蝥、斑蝥素或羟基斑蝥胺治疗原发性肝癌、病毒性肝炎、鼻炎、气管炎等均有显著的效果。本品触之能使皮肤发红、刺痛，重则起疱。故内服、外用均须慎重。孕妇禁用。

【附注】①斑蝥素毒性大，先后研究出减少毒性的衍生物斑蝥酸钠、羟基斑蝥胺、甲基斑蝥胺和去甲斑蝥素。临床研究结果表明，从斑蝥素到去甲斑蝥素抗肝癌作用依次增强，而泌尿系副作用正好相反。例如，羟基斑蝥胺的毒性只有斑蝥素的 1/500；去甲斑蝥素几乎无此副作用。但半合成的衍生物所用原料仍靠野生斑蝥虫体资源。因此资源动物的寻找是很重要的。据文献记载，芜菁科的昆虫我国有 29 种，仅四川就有 3 属 11 种，用气相色谱对这 11 种昆虫进行斑蝥素测定的结果，均含有斑蝥素，其中有 46% 的种类其含量超过《中国药典》（2010 年版）规定的标准。说明寻找含斑蝥素的新资源有广阔的前景。②同种芜青雄虫比雌虫体内含斑蝥素量多。同种不同栖息地含量不同。不同属间含量有差异。

☆僵蚕 Bombyx Batryticatus（附：僵蛹、蚕沙）

【别名】 僵虫、天虫、白僵蚕、白僵虫。

【来源】 蚕蛾科（Bombycidae）昆虫家蚕 *Bombyx mori* Linnaeus 的 4~5 龄幼虫因感染（或人工接种）白僵菌 *Beauveria bassiana*（Bals.）Vuillant 而致死的干燥体。

【产地】 本品主产于江苏、浙江、四川、广东等地。

【采收加工】 本品多于春季、秋季生产，将感染白僵菌致死的蚕干燥。

【鉴别】 本品略呈圆柱形，多弯曲皱缩，长 2~5cm，直径 0.5~0.7cm。表面灰黄色，被有白色粉霜状的气生菌丝和分生孢子。头部较圆，有足 8 对，体节明显，尾部略呈二分歧状。质硬而脆，易折断，断面平坦，外层白色，中间有亮棕色或亮黑色的丝腺环 4 个。气微腥，味微咸（图 16-7）。

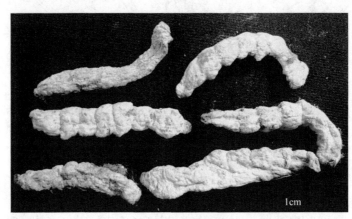

图 16-7　僵蚕药材图

粉末：灰棕色或灰褐色。①菌丝体近无色，细长卷曲缠结在体壁中。②气管壁碎片略弯曲或呈弧状，具棕色或深棕色的螺旋丝。③表皮组织表面具网格样皱缩纹理以及纹理突起形成的小尖突，有圆形毛窝，边缘黄色。④刚毛黄色或黄棕色，表面光滑，壁稍厚。⑤未消化的桑叶组织中大多含草酸钙簇晶或方晶（图 16-8）。

【化学成分】 含蛋白质 67.44%，脂肪 4.38%，此蛋白质有刺激肾上腺皮质的作用。僵蚕体表的白粉中含草酸铵，从白僵菌中分离得白僵菌黄色素及高分子昆虫毒素、环酯肽类白僵菌素、甾醇类成分等。此外，蚕体中含羟基促蜕皮甾酮、及色素 3- 羟基犬尿素。

【功效】 性平，味咸、辛。息风止痉，祛风止痛，化痰散结。

附　僵蛹、蚕沙

僵蛹为蚕蛹经白僵菌发酵的制成品。据药理及临床实验，认为僵蛹可以考虑作为僵蚕的代用品。东北有的地区已作僵蚕入药，名"白僵蛹"。

蚕沙为上述家蚕的干燥粪便。功能为祛风除湿，活血定痛。

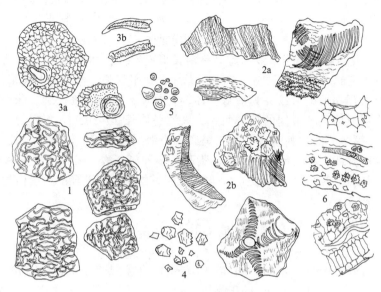

图 16-8 僵蚕粉末图

1.菌丝体；2.气管壁碎片（a.气管壁；b.横纹肌）；3.表皮（a.表面观；b.刚毛）；4.类结晶体；5.脂肪油滴；
6.桑叶叶肉组织及草酸钙结晶

蜂蜜 Mel（附：蜂蜡、蜂房）

蜜蜂科（Apidae）昆虫中华蜜蜂 *Apis cerana* Fabricius 或意大利蜂 *A. mellifera* Linnaeus 所酿的蜜。各地均产，以广东、云南、福建、江苏等地产量较大。均为人工养殖生产。本品为半透明、带光泽、浓稠的液体，白色至淡黄色或橘黄色至黄褐色。放久或遇冷渐有白色颗粒状结晶析出。气芳香，味极甜。主要含葡萄糖及果糖约70%，两者含量相近，质量好的蜂蜜果糖含量较高。另含少量蔗糖、有机酸、挥发油、维生素（B_1、B_2、B_5、B_6、C、A、D、E、K、H 等）、酶类（转化酶、淀粉酶、葡萄糖氧化酶、过氧化氢酶、酯酶等）、乙酰胆碱、无机盐（镁、硫、磷、钙、钾、钠、碘等）及花粉、蜡质等。性平，味甘。补中，润燥，止痛，解毒。外用生肌敛疮。

附 蜂蜡、蜂房

蜂蜡 Cera Flava 为蜜蜂科昆虫中华蜜蜂或意大利蜜蜂巢中蜡质，经精制而得。黄色或淡棕色者即为黄蜂蜡。如经漂白，呈淡黄白色，为白蜂蜡。本品表面光滑，不透明或微透明。体轻，能浮于水面。破碎面呈颗粒状，用手搓捏能软化。有蜂蜜样香气。味微甘，嚼之细腻，黏成团块不碎。含软脂酸蜂花酯约占80%，是蜂蜡的主要成分，游离的蜡酸约15%，少量的游离醇类。另含一种芳香性有机物质虫蜡素约4%等。性微温，味甘。收涩，敛疮，生肌，止痛。并供制作蜡丸壳及油膏基质等。

蜂房 Vespae Nidus 为胡蜂科昆虫果马蜂 *Polistes olivaceous*（DeGeer）、日本长脚胡蜂 *P. japonicus* Saussure 或异腹胡蜂 *Parapolybia varia* Fabricius 的巢。呈圆盘状或不规则的扁块状，有的似莲房状，大小不一。表面灰白色或灰褐色，腹面有多数整齐的六角形房孔，孔径 3~4mm，或 6~8mm；背面有 1 个或数个黑色短柄。体轻，质韧，略有弹性。气微，味微辛。质酥脆或坚硬者不可供药用。性平，味甘。祛风，攻毒，杀虫，止痛。

海马 Hippocampus

海龙科（Syngnathidae）动物线纹海马 *Hippocampus kelloggi* Jordan et Snyder、刺海马 *H.*

histrix Kaup、大海马 *H. kuda* Bleeker、三斑海马 *H. trimaculatus* Leach 或小海马（海蛆）*H. japonicus* Kaup 的干燥体。主产于广东、福建及台湾等地。我国其他沿海省（自治区）也产。马来半岛、菲律宾、印度尼西亚及大洋洲、非洲等地均产。有养殖。夏、秋两季捕捞，洗净，晒干；或除去皮膜及内脏，晒干。线纹海马呈扁长形而弯曲，体长约30cm。表面黄白色。头略似马头，有冠状突起，具管状长吻，口小，无牙，两眼深陷。躯干部七棱形，尾部四棱形，渐细卷曲，体上有瓦楞形的节纹并具短棘。体轻，骨质，坚硬。气微腥，味微咸。刺海马体长 15~20cm。头部及体上环节间的棘细而尖。大海马体长 20~30cm。黑褐色。三斑海马体侧背部第 1、第 4、第 7 节的短棘基部各有 1 黑斑。小海马（海蛆）体形小，长 7~10cm。黑褐色。节纹及短棘均较细小。主要含蛋白质、脂肪、多种氨基酸。另含皮肤黄色素为 γ- 胡萝卜素、红色素为虾青素、蜾蛄素、黑色素。并含乙酰胆碱酯酶、胆碱酯酶、蛋白酶。性温，味甘。温肾壮阳，散结消肿。

海龙 Syngnathus

　　海龙科动物刁海龙 *Solenognathus hardwickii*(Gray)、拟海龙 *Syngnathoides biaculeatus*(Bloch) 或尖海龙 *Syngnathus acus* Linnaeus 的干燥体。刁海龙、拟海龙主产于广东、福建沿海；尖海龙产于我国各沿海省（自治区）。刁海龙体狭长侧扁，全长 30~50cm。表面黄白色或灰褐色。头部具管状长吻，口小，无牙，两眼圆而深陷，头部与体轴略呈钝角。躯干部宽 3cm，五棱形，尾部前方六棱形，后方渐细，四棱形，尾端卷曲。背棱两侧各有 1 列灰黑色斑点状色带。全体被以具花纹的骨环及细横纹，各骨环内有突起粒状棘。胸鳍短宽，背鳍较长，有的不明显，无尾鳍。骨质，坚硬。气微腥，味微咸。拟海龙体长平扁，躯干部略呈四棱形，全长 20~22cm。表面灰黄色。头部常与体轴成一直线。尖海龙体细长，呈鞭状，全长 10~30cm，未去皮膜。表面黄褐色。有的腹面可见育儿囊，有尾鳍。质较脆弱，易撕裂。3 种海龙除含钙、镁、钠、钾外，尚含磷、硅、铝、锰、铜、锡、铅等微量元素，拟海龙和尖海龙还含有重金属钡。三种海龙均含 16 种氨基酸，其中含量最高的是甘氨酸和谷氨酸。性温，味甘。温肾壮阳，散结消肿。

☆蟾酥 Bufonis Venenum

　　【别名】蟾蜍眉脂、蟾蜍眉酥、蛤蟆酥、蛤蟆浆。

　　【来源】蟾蜍科（Bufonidae）动物中华大蟾蜍 *Bufo bufo gargarizans* Cantor 或黑眶蟾蜍 *Bufo melanostictus* Schneider 的干燥分泌物。

　　【产地】本品主产于辽宁、山东、江苏、河北、广东等地。

　　【采收加工】本品多于夏、秋两季捕捉蟾蜍，洗净，挤取耳后腺及皮肤腺的白色浆液，加工，干燥。

　　【鉴别】本品呈扁圆形团块状或片状，棕褐色或红棕色。团块状者质坚，不易折断；断面棕褐色，角质状，微有光泽；片状者质脆，易碎，断面红棕色，半透明。气微腥，味初甜而后有持久的麻辣感，粉末嗅之作嚏（图16-9）。

　　粉末淡棕色。呈半透明不规则形碎块，并附有砂粒状固体。浓硫酸装片则显橙黄色或橙红色，碎块四周逐渐溶解缩小，呈透明类圆形小块，表面显龟裂斑纹，放置后逐渐溶解消失。水装片加碘试液观察，不应含有淀粉粒。

　　本品断面沾水，即呈乳白色隆起。

　　取本品甲醇浸出液加对二甲氨基苯甲醛固体少量，滴加硫酸数滴，即显蓝紫色。

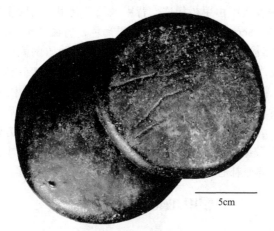

5cm

图 16-9 蟾酥药材图

取本品氯仿浸出物加醋酐少量使溶解，滴加硫酸，初显蓝紫色，渐变蓝绿色。

取本品乙醇回流提取液作为供试品，以蟾酥对照药材，并以脂蟾毒配基及华蟾酥毒基对照品为对照，以环己烷 - 三氯甲烷 - 丙酮（4 : 3 : 3）为展开剂，照薄层色谱法试验。喷以 10% 硫酸乙醇溶液，加热至斑点显色清晰。供试品色谱中，在与对照药材色谱相应的位置上，显相同颜色的斑点；在与对照品色谱相应的位置上，显相同的一个绿色及一个红色斑点。

【化学成分】本品主要为华蟾酥毒基、脂蟾毒配基、蟾毒灵、羟基华蟾毒基、蟾毒配基、远华蟾毒基、海蟾蜍精、洋地黄毒苷元、沙门苷元等强心甾类化合物及蟾酥碱、蟾酥甲碱、去氢蟾酥碱、蟾酥硫碱、5- 羟色胺等吲哚类生物碱。

目前质量评价的主要指标成分为华蟾酥毒基和脂蟾毒配基。

【功效】性辛，温；有毒。具有解毒，止痛，开窍醒神的功效。多入丸散用。外用适量。

【附注】①干蟾，为上述动物的干燥全体或除去内脏的干燥体，后者又称蟾蜍皮。因地区用药习惯不同，加工方法也不同。有的地区蟾蜍皮是在蟾蜍刮浆后剖腹除尽内脏制成。含与蟾酥类似的成分。性凉、味甘、辛。有小毒。消肿解毒，止痛，利尿。②用花背蟾蜍 *Bufo raddei* Strauch 制取的蟾酥也供药用，但毒配基类成分含量甚低，品质较次。花背蟾蜍体长至 8cm，头宽大于长，无黑色角质棱，雌性背面浅绿色，花斑酱色，瘰粒上有土红色点；雄性背面橄榄黄色，有不规则花斑，瘰粒较多，灰色，其上有红点。耳后腺分泌物呈金黄色，有异臭。但有报道认为其主要药效作用和毒性均较中华大蟾蜍的蟾酥稍强，有开发价值。

蛤蟆油 Ranae Oviductus

本品为蛙科（Ranidae）动物中国林蛙 *Rana temporaria chensinensis* David 雌蛙的输卵管，经采制干燥而得。主产于黑龙江、吉林、辽宁等地。药材呈不规则块状，弯曲而重叠，长 1.5~2cm，厚 1.5~5mm。表面黄白色，呈脂肪样光泽，偶有带灰白色薄膜状干皮。摸之有滑腻感，在温水中浸泡体积可膨胀。气腥，味微甘，嚼之有黏滑感。主要含有蛋白质、脂肪，另含雌酮、17β- 雌二醇、17β- 羟甾醇脱氢酶、胆固醇、维生素 A、维生素 B、维生素 D、维生素 E 和磷脂类。此外，尚含氨基酸 43.56%，并含钾、钙、钠、镁、铁、锰、硒、磷等无机元素。性甘，味咸，平。具有补肾益精，养阴润肺的功效。

龟甲 Testudinis Carapax et Plastrum

龟科（Testudinidae）动物乌龟 *Chinemys reevesii*（Gray）的背甲及腹甲。主产于浙江、安徽、湖

北、湖南等地。本品背甲及腹甲由甲桥相连，背甲稍长于腹甲，与腹甲常分离。背甲呈长椭圆形拱状，长 7.5~22cm，宽 6~18cm；外表面棕褐色或黑褐色，脊棱 3 条；颈盾 1 块，前窄后宽；椎盾 5 块，第 1 椎盾长大于宽或近相等，第 2~4 椎盾宽大于长；肋盾两侧对称，各 4 块；缘盾每侧 11 块；臀盾 2 块。腹甲呈板片状，近长方椭圆形，长 6.4~21cm，宽 5.5~17cm；外表面淡黄棕色至棕黑色，盾片 12 块，每块常具紫褐色放射状纹理，腹盾、胸盾和股盾中缝均长，喉盾、肛盾次之，肱盾中缝最短；内表面黄白色至灰白色，有的略带血迹或残肉，除净后可见骨板 9 块，呈锯齿状嵌接；前端钝圆或平截，后端具三角形缺刻，两侧残存呈翼状向斜上方弯曲的甲桥。质坚硬。气微腥，味微咸。龟甲含骨胶原、蛋白质、氨基酸、维生素、脂肪等。本品性微寒，味咸、甘。具有滋阴潜阳，益肾强骨，养血补心，固经止崩的功效。

鳖甲 Trionycis Carapax

鳖科（Trionychidae）动物鳖 *Trionyx sinensis* Wiegmann 的背甲。主产于湖北、安徽、江苏、河南等地。本品呈椭圆形或卵圆形，背面隆起，长 10~15cm，宽 9~14cm。外表面黑褐色或墨绿色，略有光泽，具细网状皱纹及灰黄色或灰白色斑点，中间有一条纵棱，两侧各有左右对称的横凹纹 8 条，外皮脱落后，可见锯齿状嵌接缝。内表面类白色，中部有突起的脊椎骨，颈骨向内卷曲，两侧各有肋骨 8 条，伸出边缘。质坚硬。气微腥，味淡。性微寒，味咸。具有滋阴潜阳、退热除蒸、软坚散结的功效。

★蛤蚧 Gecko

【别名】大壁虎、蚧蛇、仙蟾、蛤蟹。

【来源】壁虎科（Gekkonidae）动物蛤蚧 *Gekko gecko* Linnaeus 的干燥体。

【产地】本品主产于广西、云南、广东、福建等地。广西、江苏等地已人工养殖。进口蛤蚧产于越南、泰国、柬埔寨、印度尼西亚等国。

【采收加工】全年均可捕捉，除去内脏，拭净，用竹片撑开，使全体扁平顺直，低温干燥。

【性状鉴别】本品呈扁片状，头颈部及躯干部长 9~18cm，头颈部约占 1/3，腹背部宽 6~11cm，尾长 6~12cm。头略呈扁三角状，两眼多凹陷成窟窿，口内有细齿，生于颚的边缘，无异型大齿。吻部半圆形，吻鳞不切鼻孔，与鼻鳞相连，上鼻鳞左右各一片，上唇鳞 12~14 对，下唇鳞（包括颏鳞）21 片。腹背部呈椭圆形，腹薄。背部灰黑色或银灰色，有黄白色或灰绿色斑点散在或密集成不显著的斑纹，脊椎骨及两侧肋骨突起。四足均有五趾；趾间仅具蹼迹，足趾底有吸盘。尾细而结实，微现骨节，与背部颜色相同，有 6~7 个明显的银灰色环带。全身密被类圆形或多角形微有光泽的细鳞。气腥，味微咸（图 16-10）。

【显微鉴别】粉末：淡黄色或淡灰黄色。①鳞片近无色，表面可见半圆形、类圆形隆起，略作覆瓦状排列，分布有极细小的粒状物，有的可见圆形孔洞（鳞片基部边缘处）。②皮肤碎片淡黄色或黄色，表面观细胞界限不清楚，布有棕色或棕黑色色素颗粒，常聚集成星芒状。③横纹肌纤维多碎裂，侧面观可见明暗相间的细密横纹，呈平行的波峰状或微波状，有的纹理不清楚；横断面常呈三角形、类圆形或类方形。④骨碎片呈不规则形碎块，表面有细小裂缝状或针孔状孔隙，骨陷窝呈裂缝状、长条形或类长圆形，多为同方向排列，边缘骨小管隐约可见（图 16-11）。

【化学成分】主要为磷脂类、脂肪酸、氨基酸等，尚含有肌肽、胆碱、肉毒碱、鸟嘌呤等成分。

【理化鉴别】取本品乙醇超声提取液作为供试品，以蛤蚧对照药材为对照，以正丁醇 - 冰醋酸 - 水（3：1：1）为展开剂，照薄层色谱法试验。喷以茚三酮试液，在 105℃加热至斑点显色清晰。供试品色谱在与对照药材色谱相应的位置上显相同颜色的斑点。

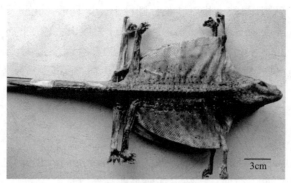

图 16-10 蛤蚧药材图

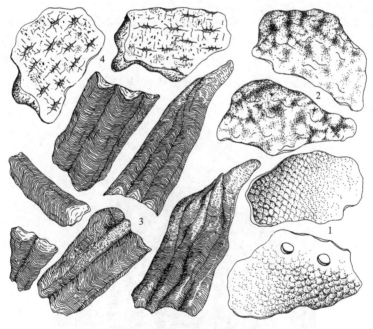

图 16-11 蛤蚧粉末图

1. 鳞片碎片；2. 皮肤碎片；3. 横纹肌纤维；4. 骨碎片

【功效】性平，味咸。补肺益肾，纳气定喘，助阳益精。

【附注】商品中发现有他种动物体充蛤蚧入药，应注意鉴别。主要有：①壁虎科动物多疣壁虎 *Gekko japonicus*（Dumeril et Bibron）去内脏的干燥体，俗称小蛤蚧。全长在 20cm 以下，背、腹肌肉很薄，无眼睑，吻鳞切鼻孔，鳞片极细小，体背灰褐色具多数不规则疣鳞，生活时尾易断。本品在多数省（自治区）均有发现。②壁虎科动物壁虎 *Gekko chinensis* Gray 的去内脏的干燥体，俗称小蛤蚧。形似蛤蚧但体小，肉薄，呈扁平状，头及躯干长 7~9cm，尾长 5~8cm。吻鳞切鼻孔。背部褐色，粒鳞微小，散有细小疣鳞。③鬣蜥科动物蜡皮蜥 *Leiolepis belliana rubritaeniata* Mertens 去内脏的干燥体，俗称红点蛤蚧。主产广西、广东等省区。全长约 40cm，尾长近体长两倍。上唇具 2 个异型大齿，有眼睑，鳞片细小，无疣鳞。体背灰黑色，密布橘红色圆形斑点，体两侧有条形横向的橘红色斑纹。指、趾狭长而细，均具锐利爪。生活时尾不易断。④鬣蜥科动物喜山鬣蜥 *Agama himalayana*（Steindachner）去内脏的干燥体，俗称西藏蛤蚧。主产于西藏和新疆自治区，是一种地方性使用药材。全长 34~36cm，尾长超过体长，有眼睑，吻鳞不切鼻孔，口内有异型大齿，脊背有几行大鳞，四肢及尾背鳞片具棱，指趾狭长，圆柱形，均具爪，无蹼及吸盘。生活时尾不易断。
⑤ 蝾螈科动物红瘰疣螈 *Tylototriton verrucosus* Anderson 去或未去内脏的干燥体。全体呈条形，长 13~19cm，其中尾长达 7cm。头近圆形，较大而扁，头顶部有倒"U"字形棱，中间陷下，无吻鳞。体表无鳞片，体侧有瘰疣，密生疣粒。足具 4 指 5 趾，无蹼，无爪，无吸盘。尾侧扁而弯曲。

★金钱白花蛇 Bungarus Parvus

【别名】金钱蛇、小白花蛇。

【来源】眼镜蛇科（Elapidae）动物银环蛇 *Bungarus multicinctus* Blyth 的幼蛇干燥体。

【产地】本品主产于广东、广西。广东、江西等地有养殖。

【采收加工】夏、秋两季捕捉，剖开腹部，除去内脏，擦净血迹，用乙醇浸泡处理后，盘成圆形，用竹签固定，干燥。

【性状鉴别】本品呈圆盘状，盘径 3~6cm，蛇体直径 0.2~0.4cm。头盘在中间，尾细，常纳口内，口腔内上颌骨前端有毒沟牙 1 对，鼻间鳞 2 片，无颊鳞，上下唇鳞通常各为 7 片。背部黑色或灰黑色，有白色环纹 45~58 个，黑白相间，白环纹在背部宽 1~2 行鳞片，向腹面渐增宽，黑环纹宽 3~5 行鳞片，背正中明显突起一条脊棱，脊鳞扩大呈六角形，背鳞细密，通身 15 行，尾下鳞单行。气微腥，味微咸（图 16-12）。

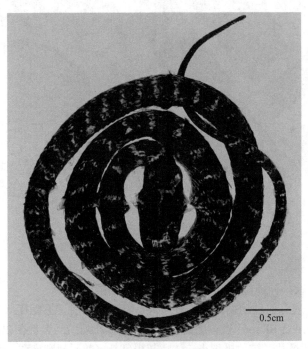

0.5cm

图 16-12　金钱白花蛇药材图

【显微鉴别】背鳞外表面：鳞片呈黄白色，具众多细密纵直条纹，间距 1.1~1.7μm，沿鳞片基部至先端方向径向排列。此为本品粉末鉴定的重要依据。

背鳞横切面：内、外表皮均较平直，真皮不向外方突出，真皮中色素较少。

【化学成分】蛇体含蛋白质、脂肪及鸟嘌呤核苷。头部蛇毒中含多种酶，如三磷酸腺苷酶、磷脂酶等，另含 α-环蛇毒、β-环蛇毒、γ-环蛇毒（为强烈的神经性毒）及神经生长因子。

【浸出物】按醇溶性浸出物测定法中热浸法测定，用稀乙醇作溶剂，浸出物不得少于 15.0%。

【功效】性温，味甘、咸，有毒。祛风，通络，止痉。

【附注】①在广东、广西以百花锦蛇 *Elaphe moellendorffi* (Boettger) 作白花蛇（金钱白花蛇）用，使用时间已有百年之久。该地区习用品的主要鉴别特征是：头背呈赭红色，似梨形。体背灰绿色，具30余个排成3行略呈六角形的红褐色斑块，尾部有黑红色相间的环纹。②近年来全国不少省（自治区）出现伪品金钱白花蛇多种，其充伪方式可分为：①由其他种幼蛇加工而成。主要的有游蛇科动物中国水蛇 *Enhydris chinensis* (Gray)、铅色水蛇 *E. plumbea* (Boie)、渔游蛇 *Natrix piscator* (Schneider)、赤链蛇 *Dinodon rufozonatum* (Cantor)、水赤链游蛇 *Natrix annutaris* (Mallowell)、黑背白环蛇 *Lycodon ruhstrati* (Fischer) 和眼镜蛇科动物金环蛇 *Bungarus fasciatus* (Schneider)。其中尤以黑背白环蛇外形极似，充伪品甚多。眼镜蛇科的金钱白花蛇不同于游蛇科动物的主要形态特征是：无颊鳞，背鳞扩大呈六角形，尾下鳞单行。后者具颊鳞1个，背鳞不扩大，尾下鳞双行；不同于同科金环蛇的主要形态特征是：白色横环纹27~67个；黑纹宽于白纹（1~2个鳞），横纹不环绕腹部。后者是黄色环纹23~33个，黑黄纹相间近等宽，横纹环绕腹部。②用正品银环蛇的成蛇体剖割加工成若干条小蛇身，再装上其他蛇的蛇头，盘成圆盘状，冒充金钱白花蛇。此类伪品主要区别点是：蛇身不完整，蛇头颈部与蛇身有拼接痕迹，蛇身白环纹数多10个左右，无蛇尾。③以其他蛇的幼体用褪色药水、油漆等将蛇身涂成白色环纹，此类伪品主要区别点为：白环纹的宽窄、间距不规则，脊鳞不扩大呈六角形。

★蕲蛇 Agkistrodon

【别名】白花蛇、五步蛇、棋盘蛇、褰鼻蛇。

【来源】蝰科（Viperidae）动物五步蛇 *Agkistrodon acutus* (Güenther) 的干燥体。

【产地】本品主产于浙江的温州、丽水。江西、福建、湖南、广东等地也产。

【采收加工】本品多于夏、秋两季捕捉，剖开蛇腹，除去内脏，洗净，用竹片撑开腹部，盘成圆盘状，干燥后拆除竹片。

【性状鉴别】本品呈圆盘状，盘径17~34cm，体长可达2m。头在中间稍向上，呈三角形而扁平，吻端向上，习称"翘鼻头"。上腭有管状毒牙，中空尖锐。背部两侧各有黑褐色与浅棕色组成的"V"形斑纹17~25个，其"V"形的两上端在背中线上相接，习称"方胜纹"，有的左右不相接，呈交错排列。腹部撑开或不撑开，灰白色，鳞片较大，有黑色类圆形的斑点，习称"连珠斑"；腹内壁黄白色，脊椎骨的棘突较高，呈刀片状上突，前后椎体下突基本同形，多为弯刀状，向后倾斜，尖端明显超过椎体后隆面。尾部骤细，末端有三角形深灰色的角质鳞片1枚。气腥，味微咸（图16-13）。

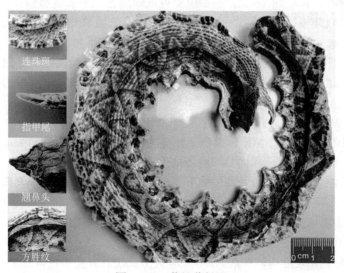

图 16-13 蕲蛇药材图

【显微鉴别】本品背鳞外表面：鳞片呈深棕色或黄棕色，密布乳头状突起，乳突呈类三角形、类卵形或不规则形，内含颗粒状色素。此特征为本品粉末鉴定的重要依据。

背鳞横切面：部分真皮和表皮向外乳头状凸出，使外表面呈波浪形，突起部的真皮含较多色素。内表面较平直，无乳头状突起。

【化学成分】蛇体主要含蛋白质、脂肪、氨基酸等。头部毒腺中含多量出血性毒，少量神经性毒，微量的溶血成分及促进血液凝固成分。

【浸出物】按醇溶性浸出物测定法中热浸法测定，用稀乙醇作溶剂，浸出物不得少于10.0%。

【功效】性温，味甘、咸。有毒。祛风，通络，止痉。

【附注】①蕲蛇的混淆品和伪劣品主要有：滑鼠蛇 *Ptyas mucosus*（Linnaeus）、烙铁头 *Trimeresurus mucrosquamatus*（Cantor）、山烙铁头 *T. monticola* Güenther、腹蛇 *Agkistrodon halys*（Pallas）、颈棱蛇 *Macropisthodon rudis* 等。主要从原动物形态（带皮者）和骨骼形态（去皮者）以及骨骼的组织特征方面加以鉴别，必要时配以蛋白电泳和紫外光谱等理化方法。同时还应注意鉴别劣质蕲蛇（死后变质的蕲蛇加工干燥品）、掺假蕲蛇（鲜蕲蛇剖腹后在蛇身皮下掺入异物再盘圆定形）和假冒蕲蛇（利用餐厅食用蕲蛇去掉的头皮尾，贴在去头皮尾的杂蛇身上，定形干燥）。②许多国家从蛇毒中提取化学成分，经纯化后作为药用。例如，从该种蛇毒中提纯的精氨酸酯酶动物实验证明具有去纤、降低血脂、降低血液黏度作用，并对血小板数量与血小板黏附性、聚集功能均有下降作用。用于临床治疗脑血栓周围阻塞性血管瘤、高凝血症均有良好效果。

☆乌梢蛇 Zaocys

【别名】乌蛇、剑脊乌梢、黑梢蛇、乌峰蛇。

【来源】本品为脊索动物门爬行纲游蛇科（Colubridae）动物乌梢蛇 *Zaocys dhumnades*（Cantor）的干燥体。

【产地】本品主产于浙江、江苏、安徽、江西等地。

【采收加工】本品多于夏、秋两季捕捉，剖开蛇腹或先剥去蛇皮留头尾，除去内脏，盘成圆盘状，干燥。

【鉴别】呈圆盘状，盘径约16cm。表面黑褐色或绿黑色，密被菱形鳞片；背鳞行数成双，背中央2~4行鳞片强烈起棱，形成两条纵贯全体的黑线。头盘在中间，扁圆形，眼大而下凹陷，有光泽。上唇鳞8枚，第4、第5枚入眶，颊鳞1枚，眼前下鳞1枚，较小，眼后鳞2枚。脊部高耸成屋脊状，俗称"剑脊"。腹部剖开，边缘向内卷曲，脊肌肉厚，黄白色或淡棕色，可见排列整齐的肋骨。尾部渐细而长，尾下鳞双行。剥皮者仅留头尾之皮鳞，中段较光滑。气腥，味淡（图16-14）。

以头尾齐全、皮黑肉黄、质坚实者为佳。

去蛇皮药材的骨骼鉴别法：躯椎侧面观，棘突高，前后缘较平直。前关节突上的关节面在基部上角，前后椎体下突形状极不相同，即前部椎骨的椎体下突较长，竖刀状，尖端略超过椎体的后隆面，以后逐渐变短，至中部椎骨的椎体下突成棱脊状。脉突侧面观呈马蹄形，左右两片向中线弯曲，彼此靠合。

背鳞外表面：鳞片呈黄棕色，具纵直条纹，条纹间距13.7~27.4μm，沿鳞片基部至先端方向径向排列，内含色素斑。此特征为本品粉末鉴定的重要依据。

背鳞横切面：内、外表皮均较平直，真皮不向外方突出，真皮中色素较多。

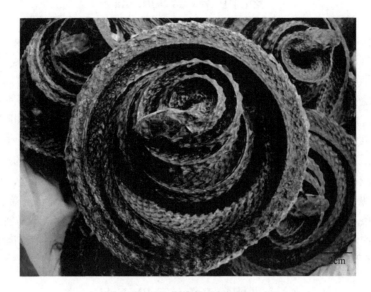

图 16-14 乌梢蛇药材图

电泳检测 照琼脂糖凝胶电泳法试验，胶浓度为 1%，胶中加入核酸凝胶染色剂 GelRed；供试品与对照药材 PCR 反应溶液的上样量分别为 8μl，DNA 分子量标记上样量为 2μl（0.5μg/μl）。电泳结束后，取凝胶片在凝胶成像仪上或紫外透射仪上检视。供试品凝胶电泳色谱中，在与对照药材凝胶电泳图谱相应的位置上，在 300~400bp 应有单一 DNA 条带。

【化学成分】本品含蛋白质 22.1%、脂肪 1.7%。含大量的钙、磷、镁常量元素和铁、铝、锌、锶等微量元素含量也较高；钡的含量达 109.168μg/g，是 10 种药用蛇中含量最高的，应引起注意。

【功效】性平，味甘。祛风，通络，止痉。

【附注】据报道，充乌梢蛇的伪品主要是同科动物 10 余种，其中主要有锦蛇属锦蛇 *Elaphe carinata*（Guenther）、红点锦蛇 *E. rufodorsata*（Cantor）、黑眉锦蛇 *E. taeniura* Cope、双斑锦蛇 *E. bimaculata* Schmidt；鼠蛇属滑鼠蛇 *Ptyas mucosus*（Linnaeus）、灰鼠蛇 *P. korros*（Schlegel）；连蛇属赤链蛇 *Dinodon rufozonatum*（Cantor）；游蛇属草游蛇 *Natrix stolata*（Linnaeus）等。这些伪品蛇与乌梢蛇的主要区别点在于：背鳞行列都是奇数，而乌梢蛇背部鳞片为偶数列。背鳞也可进行显微鉴别。在无背鳞时可用头骨、躯椎骨比较，或用蛋白质电泳以及薄层分析，紫外光谱来鉴别。

鸡内金 Galli Gigerii Endothelium Corneum

本品为雉科（Phasianidae）动物家鸡 *Gallus gallus domesticus* Brisson 的干燥沙囊内壁。全国各地均产。将鸡杀死后，取出鸡肫，剖开，趁热剥取内壁，洗净，干燥。药材呈不规则卷片，厚约 2mm；表面黄色、黄绿色或黄褐色，薄而半透明，具明显的条状皱纹，质脆，易碎，断面角质样，有光泽；气微腥，味微苦。一般以色黄、完整、破碎少者为佳。主要含角蛋白，淀粉酶，蛋白酶，游离及水解氨基酸，维生素 B_1、维生素 B_2、维生素 C，尼克酸，微量无机元素铝、铬、钙、铜、铁等。醇溶性浸出物（热浸法，用稀乙醇做溶剂）不得少于 7.5%，水分不得过 15.0%，总灰分不得过 2.0%。本品性平，味甘；功能健胃消食，涩精止遗，通淋化石。

穿山甲 Manis Squama

本品为鲮鲤科（Manidae）动物穿山甲 *Manis pentadactyla* Linnaeus 的鳞甲。主产于长江流域及其以南各省（自治区），以广西、云南和贵州产量较大，广西产品质量为好。进口商品多来自越南。穿山甲全年可以捕捉，穿山甲有受惊卷缩成球，静止不动的习性，极易捕捉，一般在 3~5 月其外出寻偶交配觅食，活动较频繁时捕捉，将捕到的穿山甲，先用锤击头部使其昏死，将两只后肢捆紧，倒下，用利刀剖腹，取出内脏，把皮剥下，去净残肉，晒干，即得甲张，将甲张放在沸水锅内烫，待甲片自行脱落，捞出用清水去残肉，晒干，或将甲张放入石灰水中，或埋入河沙内，待皮肉烂后，用清水洗掉，晒干。药材呈扇面形、三角形、菱形或盾形的扁平状或半折状，中间较厚，边缘较薄，大小不一，长宽各为 0.7~5cm；外表面黑褐色或黄褐色，有光泽，宽端有数十条排列整齐纵线纹及数条横线纹，窄端光滑，内表面色较浅，中部有一条明显突起横向棱线，其下方有数条与棱线相平的细纹，角质，半透明，质坚韧而有弹性，不易折断；气微腥，味淡。一般以甲片均匀、表面光洁、黑褐色或黄褐色、半透明、无腥气、不带皮肉者为佳。本品性微寒，味咸；通经下乳、消肿排脓、搜风通络。

☆熊胆粉 Pulvis Fellis Ursi

【来源】本品为脊索动物门熊科（Ursidae）动物黑熊 *Selenarctos thibetanus* G.Guvier 经胆囊手术引流胆汁而得到的干燥品。

【产地】本品主产于黑龙江、四川、云南、陕西等地。

【采收加工】将熊麻醉后，作胆囊造瘘术，将胆汁瓶引流至体外，引流所得胆汁经过二次过滤，或用减压过滤、低温离心方式除去熊胆汁中的异物，自然干燥、低温干燥或冻干干燥，得到熊胆粉。

【鉴别】本品呈不规则碎片或颗粒，棕黄色、绿黄色或深棕色，半透明，有玻璃样光泽。质脆，易吸潮。气清香微腥，味极苦微回甜，有清凉感，且有持久的钻舌感。口嚼黏舌而不黏牙，溶化快，渗透力强，苦味可扩展至喉咙。将熊胆粉末撒在水上，先快速盘旋后溶解，放出黄色素多而快，呈线状下垂，逐渐扩散，无不溶物，或少有不溶物，水溶液微黄清澈。将熊胆粉末用火燃烧，不炽灼，起油泡而无明显腥气。

以质松脆、色棕黄、透明、味苦回甜、无腥气味者为佳（图 16-15）。

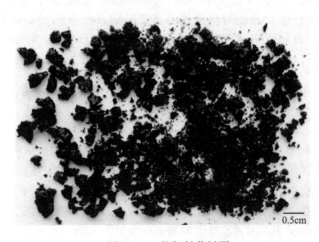

图 16-15 熊胆粉药材图

将熊胆粉末分别以甲苯和乙二醇为溶媒装片，置显微镜下观察，乙二醇片：团块类圆形、椭圆形或不规则形，黄色、浅黄色或深棕色，多数表面具有五棱形、六棱形或长方形的网格纹理，大小不等，有时可见表面光滑，无网格或网格稀少，多数团块的周围具颗粒状物或表面黏有晶体，甲苯片：呈不规则方形或片状的复合形晶状体，半透明或不透明，棱角明显，有时块片的表面具少量颗粒状物，晶状体表面有时可见条纹。

取熊胆粉在紫外光灯（365nm）下观察，显黄白色荧光；取熊胆粉末约0.1g，溶于10ml 7%冰醋酸溶液中，熊胆粉易溶，呈黄色澄清溶液，紫外光灯（365nm）下显黄白色荧光，而不得显淡蓝色乳浊荧光。

【化学成分】本品主要含胆汁酸，其中主要为牛黄熊去氧胆酸和牛黄鹅去氧胆酸，为13.7%~39.8%。尚含少量的牛黄去氧胆酸、牛黄胆酸等。此外，还含有多种氨基酸、胆甾醇、胆汁色素及磷、钙、镁、铁等多种无机元素。

【功效】性寒，味苦。清热解毒，平肝明目。

☆阿胶 Asini Corii Colla

【来源】本品为脊索动物门马科（Equidae）动物驴 *Equus asinus* L. 的干燥皮或鲜皮经煎煮、浓缩制成的固体胶。

【产地】本品主产于山东，浙江、河北、天津、北京等地也有生产，以山东省东阿县生产者质佳。

【采收加工】将驴皮漂泡，去毛，切成小块，再漂泡洗净，分次水煎，滤过，合并滤液，用文火浓缩（或加适量黄酒、冰糖、豆油）至稠膏状，冷凝，切块，晾干，即得。

【鉴别】呈长方形、方块形或丁状。棕色至黑褐色，有光泽，质硬而脆，断面光亮，碎片对光照视呈棕色半透明状，气微，味微甘。常见伪品为用多种动物的皮熬制成的胶块，其与阿胶的主要区别为：表面黑褐色，光泽差，质硬韧，不易破碎，碎块断面色暗而无光亮，易发软黏合，带腥臭气。加沸水搅拌溶解后，溶液呈暗红色，浑浊，静置后溶液变稠，10%水溶液温度降至不到10℃即凝固。正品阿胶呈茶红色，透明，清而不浊，10%水溶液在5~10℃放置亦不凝固（图16-16）。

以直干、色棕黑、光亮、透明、无腥臭气、经夏不变软者为佳。

【化学成分】由胶原及其部分水解产物所组成，其中主要为明胶蛋白，含量可达98.84%，水解可产生多种氨基酸，如甘氨酸、脯氨酸、谷氨酸、精氨酸、丙氨酸等。其中以甘氨酸含量最高，山东阿胶甘氨酸含量最高可达15.2%，无锡阿胶可达17.6%，河北阿胶可达12.3%。此外，尚含约20种无机元素：钾、钠、钙、镁、铁、铜等，以铁含量最高。

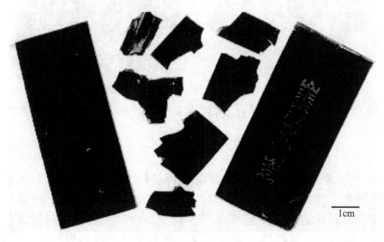

图 16-16　阿胶药材图

【功效】本品性平，味甘；功能补血滋阴、润燥、止血。

★麝香 Moschus

> 麝香为贵重的中药材，载于《神农本草经》列为上品。因其有特殊的香气，有苦味，既可以制成香料，也可以入药。麝香是中枢神经兴奋剂，外用能镇痛、消肿。麝香的原动物林麝、马麝和原麝被列为二级国家重点保护野生物种，所以麝香的代用品研究工作开展很久，迄今发现具有与麝香类似化学成分和药理作用的有灵猫香和麝鼠香两种。

链接

【别名】寸香、原麝香。

【来源】为鹿科（Cervidae）动物林麝 *Moschus berezovskii* Flerov、马麝 *M. sifanicus* Przewalski、原麝 *M. moschiferus* Linnaeus 成熟雄体香囊中的干燥分泌物。

【产地】本品主产于四川、西藏及云南等地。青海、陕西、甘肃、新疆、内蒙古及东北等地也产。林麝主要分布于西南、西北气候较温暖地区，多栖于海拔 2400~3800m 的多岩石地的针叶林区，分布数量多，产麝香量大；马麝主要分布于青藏高原高寒地带；原麝主要分布于北方大面积的山地混交林或针叶林。目前四川省马尔康和都江堰市、陕西省镇平、安徽省佛子岭等地养麝场均已进行人工饲养繁殖。

【采收加工】野麝于冬季至次春猎取，猎捕后割取香囊，阴干，习称"毛壳麝香"；从香囊中取出分泌物，称"麝香仁"。家麝于冬季或春季从 3 岁以上的雄麝香囊中取香 1 次，或春季和秋季两次取香，阴干或放干燥器内密闭干燥。

【性状鉴别】

毛壳麝香　呈扁球形或类球形囊状体，直径 3~7cm，厚 2~4cm。开口面的皮革质，棕褐色，密生白色或灰棕色短毛，从两侧围绕中心排列，中间有一小囊孔；另一面为棕褐色略带紫色的皮膜，微皱缩，偶显肌肉纤维，略有弹性。剖开后可见中层皮膜呈棕褐色或灰褐色，半透明；内层皮膜棕色，习称"银皮"，内含颗粒状、粉末状的麝香仁、少量细毛及脱落的内层皮膜。以饱满、皮薄、仁多、捏之有弹性、香气浓烈者为佳（图 16-17）。

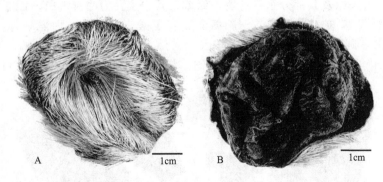

图 16-17　麝香药材图

A. 正面观；B. 反面观

野生品麝香仁　质柔，油润，疏松，颗粒状者习称"当门子"，呈不规则圆球形或颗粒状，表面多呈紫黑色，油润光亮，微有麻纹，断面深棕色或黄棕色；粉末状者多呈棕褐色或黄棕色，并有少量脱落的内层皮膜和细毛。饲养品呈颗粒状、短条形或不规则团块，表面不平，紫黑色或深棕色，显油性，微有光泽，并有少量毛和内层皮膜。气香浓烈而特异，味微辣、微苦带咸。以当门子多、颗粒紫黑色，粉末棕褐色，质柔润，香气浓烈者为佳（图16-18）。

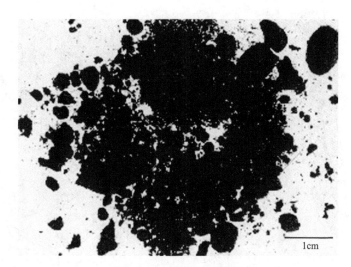

1cm

图 16-18　麝香仁药材图

常用经验鉴别：①取毛壳麝香用特制的槽针从囊孔插入，转动槽针，摄取麝香仁，立即检视，槽内的麝香仁应有逐渐膨胀高出槽面的现象，习称"冒槽"。麝香仁油润，颗粒疏松，无锐角，香气浓烈。有特异香气。不应有纤维等异物或异常气味。②口尝时刺激性很强，辛辣味较重，味苦凉，有浓郁香气，凉直达舌根（即有钻舌感），其味纯，无异味。③取麝香仁粉末少量，置手掌中，加水润湿，用手搓之能成团，再用手指轻揉即散，不应沾手、染手、顶指或结块。④将麝香仁少许置锡箔纸上隔火烧热，有蠕动状，会跳走；猛火烧，真品初则迸裂，有爆鸣声，随即溶化起油点似珠，膨胀冒泡，不起火焰，不冒火星，香气浓烈四溢，无任何臭味，灰化后，残渣呈白色或灰白色。灰烬呈白色。如掺有动物性伪品，火烧即起油泡，冒焰，最后有火星出现；如掺有血块，虽也迸裂，但有焦臭味，灰烬紫红色至黑色；掺有矿物和土，烧时无油点，灰呈赭红色。

【显微鉴别】麝香仁粉末棕褐色或黄棕色。取本品粉末用水合氯醛制片观察，淡黄色或淡棕色团块众多，由不定形颗粒物组成，半透明或透明。团块中包埋或散在方形、柱形、八面体或不规则的晶体。直径 10~62μm，柱晶长可至 92μm，并可见油滴，偶见毛和内层皮膜组织，无色或淡黄色，半透明，有纵皱纹，有时附油滴及结晶（图 16-19）。

【化学成分】本品含大环酮类化合物：主要为麝香酮，含量 0.93%~4.12%，具特异强烈香气，为主要活性成分。另含少量降麝香酮，环十四酮等。尚含有甾体化合物：总雄性激素 0.24%~0.94%，如雄性酮、表雄酮等多种雄甾烷衍生物。此外，还含有蛋白质和多肽以及生物碱类化合物、脂肪酸、无机物等。

【理化鉴别】取麝香仁 0.1g，加 60% 乙醇溶液 10ml，回流提取 15 分钟，滤过，取滤液 3ml 放入小烧杯中，吊以宽 2cm，长 30cm 的滤纸条，使其一端达于杯底，浸 1 小时，将滤纸干燥，于紫外光灯（365nm）下观察，上部显黄色荧光，中间为蓝紫色荧光，加 1% 氢氧化钠液变为黄色。

本品不得检出动物组织、植物组织、矿物和其他掺伪物。不得有霉变。干燥失重不得超过35.0%，总灰分不得超过 6.5%。

【含量测定】照气相色谱法测定，本品按干燥品计算，含麝香酮（$C_{16}H_{30}O$）不得少于 2.0%。

【功效】性温，味辛。开窍醒神，活血通经，消肿止痛。

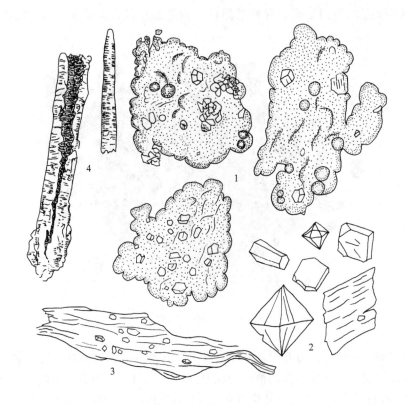

图 16-19　麝香粉末图

1.分泌物团块；2.晶体；3.表皮组织碎片；4.麝毛

★鹿茸 Cervi Cornu Pantotrichum（附：鹿角、鹿角霜）

【别名】花鹿茸、黄毛茸、马鹿茸、青毛茸。

【来源】本品为鹿科（Cervidae）动物梅花鹿 *Cervus nippon* Temminck 或马鹿 *C. elaphus* Linnaeus 的雄鹿未骨化密生茸毛的幼角。前者习称"花鹿茸"或"黄毛茸"，后者习称"马鹿茸"或"青毛茸"。

【产地】花鹿茸主产于吉林，辽宁、黑龙江、河北、四川等地也产，品质优。马鹿茸主产于黑龙江、吉林、内蒙古、新疆、青海、四川等地。东北产者习称"东马鹿茸"，品质较优；西北产者习称"西马鹿茸"，品种较次。现均有人工饲养。

【采收加工】分锯茸和砍茸两种。梅花鹿 3~4 岁进入正常产茸期，以采收"二杠茸"为主。育成公鹿第一次长出的圆柱形茸，在清明后锯下称"初生茸"。采后 50~60 天第二次采收的茸称"二茶茸"。5 岁以上可大量采收"三岔茸"，"三岔茸"只收一次，在 6 月下旬至 7 月上旬。马鹿一般采收"三岔茸"和"四岔茸"。以上均为锯茸。锯下的花鹿茸用钉扎口，进行排血、洗茸、煮烫和干燥等加工。马鹿茸加工方法不同处是煮烫时不要求排血，煮烫和干燥时间比花鹿茸要长。

现在有的鹿场，为了保持鹿茸的有效成分，不论鹿的品种，加工成带血茸。即将锯下的鹿茸，用两枚铁钉钉在锯口上约 1cm 的地方，在锯口上撒一薄层面粉，或用茸血与面粉调成的糊状涂在锯口上，然后用烧红的烙铁烫封锯口，使茸血不流出，再放入烘箱，烘干。

砍茸，砍头采收带脑骨皮的鹿茸称"砍茸"。一般用于老鹿、病鹿、伤残鹿。将鹿头砍下，再将茸连脑盖骨锯下，刮净残肉，绷紧脑皮，进行煮烫、阴干等加工。

【性状鉴别】

花鹿茸 （1）锯茸：呈圆柱状分枝，具一个分枝者习称"二杠"茸，主枝习称"大挺"，长17~20cm，锯口直径4~5cm，离锯口约1cm处分出侧枝，习称"门庄"，长9~15cm，枝顶钝圆，直径较大挺略细。外皮红棕色或棕色，多光润，表面密生红黄色或棕黄色细茸毛，上端较密，下端较疏；分岔间具1条灰黑色筋脉，皮茸紧贴。锯口黄白色，外围无骨质，中部密布细孔。体轻，气微腥，味微咸。具两个分枝者，习称"三岔茸"，大挺长23~33cm，直径较二杠茸细，略呈弓形，微扁，枝端略尖，下部多有纵棱筋及突起疙瘩，习称"起筋"或"骨钉"，皮红黄色，茸毛较稀而粗。锯口外围略显骨化。体较重（图16-20）。

二茬茸（再生茸）与头茬茸相似，但主枝长而不圆或下粗上细，下部有纵棱筋，皮灰黄色，茸毛较粗糙，锯口外围多已骨化，体较重。无腥气。

（2）砍茸：为带脑骨的茸，茸形与锯茸同，亦分二杠或三岔等规格。二茸相距约7cm，脑骨前端平齐，后端有1对弧形骨分列两旁，习称"虎牙"。脑骨白色，外附脑皮，皮上密生毛。气微腥，味微咸。

花鹿茸一般以茸粗壮、主枝圆、顶端丰满、质嫩、毛细、皮色红棕、有油润光泽者为佳。

马鹿茸 较花鹿茸粗大，分枝较多，具有个分枝者习称"单门"，2个者习称"莲花"，3个者习称"三岔"，4个者习称"四岔"或更多。其中以莲花、三岔为主。按产地不同分为东马鹿茸和西马鹿茸。

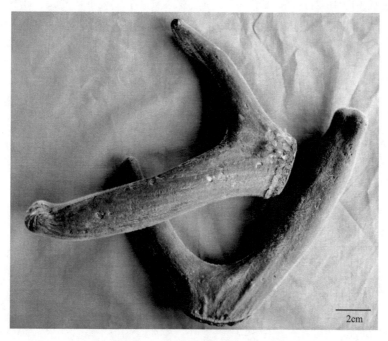

图16-20 鹿茸（花鹿茸）药材图

（1）东马鹿茸：单门的大挺长25~27cm，直径约3cm。外皮灰黑色，茸毛灰褐色或灰黄色，锯口面外皮较厚，灰黑色，中部密布蜂窝状细孔，质嫩；莲花的大挺长可达33cm，下部有棱筋，锯口面蜂窝状小孔稍大；三岔皮色深，质较老；四岔茸毛粗而稀，大挺下部具棱筋及疙瘩，分枝顶端多无毛，习称"捻头"。

（2）西马鹿茸：锯茸大挺多不圆，顶端圆扁不一，长30~100cm。表面有棱，多抽缩干瘪，分枝较长且弯曲，茸毛粗长，灰色或黑灰色。锯口色较深，常见骨质。气腥，味咸。

砍茸一般较梅花鹿砍茸大，也有因需淘汰而未等茸生长充分就砍杀的，此时加工的茸形小，头皮及毛为淡褐棕色至褐灰色。

马鹿茸以饱满、体轻、毛色灰褐、下部无棱线者为佳。

花鹿茸片 花鹿茸尖部切片习称"血片"或"蜡片"，为圆形薄片，表面浅棕色或黄白色，半透明，微显光泽，外围无骨质，周边粗糙，红棕色或棕色，质坚韧；气微腥，味微咸。中上部切片习称"蛋黄片"，切面黄白色或粉白色，中间有极小的蜂窝状细孔。下部切片习称"老角片"或"骨片"。为圆形或类圆形厚片，表面粉白色或浅棕色，中间有蜂窝状细孔，外围无骨质或略具骨质，周边粗糙，红棕色或棕色，质坚脆。

马鹿茸片 "血片"、"蜡片"为圆形薄片，表面灰黑色，中央米黄色，半透明，微显光泽，外围皮较厚，无骨质，周边灰黑色，质坚韧。"粉片"、"老角片"为圆形或类圆形厚片，表面灰黑色，中央米黄色，有细蜂窝状小孔，外皮较厚，无骨质或略具骨质。周边灰黑色，质坚脆。气微腥，味微咸。

鹿茸粉 为灰白色或米黄色粉末。气微腥，味微咸。

【显微鉴别】粉末：花鹿茸粉末淡黄色。①表皮角质层表面颗粒状，茸毛脱落后的毛窝呈圆洞状。②未骨化骨组织表面具多数不规则的块状突起物。③骨碎片表面有纵纹及点状孔隙，骨陷窝呈类圆形或类梭形，边缘骨小管呈放射状沟纹。横断面可见大的圆形孔洞，边缘凹凸不平。④角化梭形细胞多散在。⑤毛茸多破碎毛干中部直径 13~50μm，表面由扁平细胞（磷片）呈覆瓦状排列的毛小皮包围，细胞的游离端指向毛尖，皮质有棕色色素，髓质断续或无。毛根常与毛囊相连，基部膨大作撕裂状（图 16-21）。

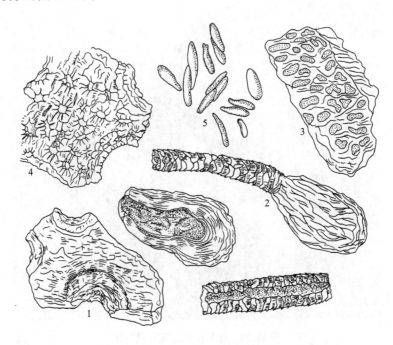

图 16-21　鹿茸（花鹿茸）粉末图

1.表皮角质层；2.毛茸；3.未骨化骨组织碎片；4.骨碎片；5.角化梭形细胞

【化学成分】本品含神经酰胺约 1.25%，溶血磷脂酰胆碱，次黄嘌呤，尿嘧啶，磷脂类物质，多胺类物质（精脒、精胺及腐胺），少量雌酮，PGE2 等多种生长因子（如神经生长因子、表皮生长因子、胰岛素生长因子、转化因子）和多种微量元素。

其中溶血磷脂酰胆碱有降压作用；次黄嘌呤、尿嘧啶和磷脂类物质有较强的一致单胺氧化酶（MAO）活性的功能；多胺类化合物是促进核酸和蛋白质合成的有效成分，在鹿茸尖部多胺含量较高；肽类物质有抗炎活性。

【理化鉴别】①荧光检查：取本品饮片置紫外光灯（365nm）下观察，梅花鹿茸片最外层约1mm处显黄色荧光，外围显深紫色荧光，中央为紫黄色荧光。马鹿茸片边缘显亮黄色，外围显紫色，中央显亮黄紫色荧光。②化学定性：取本品粉末0.1g，加水4ml，加热15分钟，放冷，滤过。取滤液1ml，加茚三酮试液3滴，摇匀，加热煮沸数分钟，显蓝紫色；另取滤液1ml，加10%氢氧化钠溶液2滴，摇匀，滴加0.5%硫酸铜溶液，显蓝紫色。薄层色谱：取本品粉末0.4g，加70%乙醇溶液5ml，超声处理15分钟，滤过，滤液作为供试品溶液。另取鹿茸对照药材0.4g，同法制成对照药材溶液。再取甘氨酸对照品为对照。在羧甲基纤维素钠为黏合剂的硅胶G薄层板上，以正丁醇-冰醋酸-水（3：1：1）为展开剂，照薄层色谱法试验喷以2%茚三酮丙酮溶液，在105℃加热至斑点显色清晰。供试品在与对照药材色谱相应的位置上，显相同颜色的主斑点；在与对照品色谱相应位置上，显相同颜色的斑点。

【功效】性温，味甘、咸。壮肾阳，益精血，强筋骨，调冲任，托疮毒。

【附注】①地区习用药：分布于四川、青海、西藏、云南等地的白鹿 Cervus macneilli Lydekker、白唇鹿 C. albirostris Przewalski 和水鹿 C. unicolor Kerr 雄鹿未骨化密生茸毛的幼角，分别依次习称"草鹿茸"、"岩鹿茸"、"春鹿茸"在西南地区亦作鹿茸药用。近年还大量出口。其中水鹿在中国台北有大量养殖，供生产鹿茸。②混淆品：市上有销售的驼鹿茸、驯鹿茸和狍茸。驼鹿茸为鹿科动物驼鹿 Alces alces Linnaeus 的幼角。与花鹿茸的主要区别是，驼鹿茸整支较粗大，分叉也较粗壮，长15~30cm，直径约4cm，且后叉扁宽，直径6cm，皮灰黑色，毛长，较粗硬，手摸有粗糙感。驯鹿茸为鹿科动物驯鹿 Rangifer tarandus Linnaeus 的幼角。与花鹿茸的主要区别是，分枝上分叉较多，单枝长约20cm，直径约2cm，皮灰黑色，毛灰棕色，毛厚，质密，较长而软，断面外皮棕色或灰黑色，中央淡棕红色。狍茸为鹿科动物狍 Capreolus capreolus L. 的幼角。与鹿茸的主要区别是，多见带头盖骨的双茸，分叉简单，通常3叉，全长20cm余，角干部用手触之有纵棱筋及明显的瘤状突起。③伪品：近年来发现的假鹿茸有：用塑料胶膜制成，形状类似鹿茸的头骨架，外面包裹老鼠皮；或用锯末为原料，加胶黏合捏成商品花鹿茸"二杠"模型，外面再包裹上动物毛皮伪造；亦有用鹿角外粘贴动物毛皮，再横切成薄片伪充鹿茸片出售。以上伪品只要仔细观察，加热水浸泡，胶黏部自然脱落，塑料变软，水溶液染色，必要时配合镜检和理化方法，不难鉴别。

附　鹿角、鹿角霜

鹿角 Cervi Cornu 为马鹿 Cervus elaphus Linnaeus 或梅花鹿 Cervus nippon Temminck 已骨化的角或锯茸后翌年春季脱落的角基，分别习称"马鹿角"、"梅花鹿角"、"鹿角脱盘"。由于加工不同有解角和砍角之分，解角多为在春季自然脱落者，以春末拾取新脱落的角为佳。由人工砍下的鹿角成对并带有脑骨的成为砍角，习惯认为砍角质优，但现已少用。除去泥沙，风干。马鹿角呈分枝状，常分成4~6枝，全长50~120cm。主枝弯曲，直径3~6cm。基部盘状，具不规则瘤状突起，习称"珍珠盘"。侧枝多向一面伸展，第一枝与第二枝相距较远。表面灰褐色或灰黄色，无毛，有光泽，中、下部常具有疣状突起，习称"骨钉"，并具长短不等的继续纵棱，习称"苦瓜棱"。质坚硬，断面外围骨质，灰白色或微带淡褐色，中部多呈灰褐色，具蜂窝状孔。气微，味微咸。梅花鹿角常分成3~4枝，全长30~60cm，直径2.5~5cm。侧枝多向两旁伸展，第一枝与珍珠盘相距较近，第二枝与第一枝相距较远，主枝末端分成两小枝。表面黄棕色或灰棕色，骨钉纵向排列呈"苦瓜棱"，顶部灰白色，有光泽。鹿角脱盘盏状或扁盏状，直径3~6cm（珍珠盘直径4.5~6.5cm），高1.5~4cm表面灰褐色或灰黄色，有光泽，底面平，具蜂窝状孔，珍珠盘周边常有稀疏小孔洞。质坚硬，断面外圈骨质，灰白色。无臭。味微咸。含胶质约25%、磷酸钙50%~60%、碳酸钙、磷酸镁及氮化物等。另含氨基酸14种，其中含量较多的有甘氨酸、脯氨酸和谷氨酸。本品照水溶性浸出物测定法项下的热浸法测定，不得少于17.0%。本品性温，味咸。温肾阳，强筋骨，行血消肿。

鹿角霜 Cervi Cornu Degelatinatum 为鹿角去胶质的角块。春、秋两季生产，将骨化角熬去胶质，取出角块，干燥。药材略呈长圆柱形或不规则块状，大小不一。表面灰白色，显粉性，常具纵棱，偶见灰色或灰棕色斑点。质轻而酥，断面外层较致密，白色或灰白色，内层有蜂窝状小孔，灰黄色或灰褐色，有吸湿性。气微，味淡，嚼之有黏牙感。含多量钙质。本品水分不得过8.0%。性温，味咸、涩。温肾助阳，收敛止血。

★牛黄 Bovis Calculus

【别名】丑宝、肝黄、胆黄、蛋黄、管黄。

【来源】本品为脊索动物门牛科（Bovidae）动物牛 *Bos taurus domesticus* Gmelin 的干燥胆结石，习称"天然牛黄"。

【产地】全国各地屠宰场均有生产。主产于北京，内蒙古包头、呼和浩特（称"京牛黄"），河北，新疆乌鲁木齐，青海，河南，广西，陕西，江苏等地。以西北（称"西牛黄"）、西南、东北（称"东牛黄"）等地产量较大。

【采收加工】全年有产。在宰牛时注意牛的胆囊、胆管及肝管中有无结石，发现有牛黄应立即取出，用卫生纸包好，放入灯心草或丝通草内阴干，切忌风吹、日晒，以防碎裂或变色，影响质量。取自胆囊的习称"胆黄"或"蛋黄"；取自胆管及肝管的习称"管黄"或"肝黄"。

【性状鉴别】胆黄呈卵形、类球形、三角形或四方形，大小不一，直径 0.6~3（4.5）cm。表面黄红色至棕黄色，有的表面挂有一层黑色光亮的薄膜，习称"乌金衣"，有的粗糙，具疣状突起，有的具龟裂纹。体轻，质酥脆，易分层剥落，断面金黄色，可见细密的同心层纹，有的夹有白心。气清香，味苦而后微甘，有清凉感，嚼之易碎，不黏牙（图 16-22）。

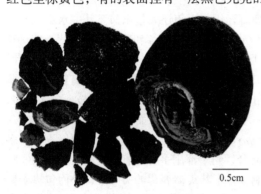

0.5cm

图 16-22　牛黄药材图

管黄呈管状，表面不平或有横曲纹，或为破碎小片，长约 3cm，直径 1~1.5cm。表面红棕色或棕褐色，有裂纹及小突起，断面有较少的层纹，有时中空，色较深。

一般以完整、表面金黄色或棕黄色、有光泽、质松脆、断面棕黄色或金黄色、有自然形成层、气清香、味微苦后甘者为佳。

天然牛黄的经验鉴别：①针刺法，取小针烧红，刺入片黄中，若牛黄分裂，裂片呈层状，质细密酥脆，内心有白点，气清香者则为真。若刺入后不分裂，剖开内部不起层纹，内心无白点，并微有臭浊气味者为伪品。②水检法，用无色透明的杯子，装清水半杯，然后取牛黄少许投入水中，可见吸水变湿而不变形。因牛黄生于胆汁中，一般遇水不会溶解，若入水迅速膨胀而崩解者则为伪品。③染甲法，把指甲用水抹湿，将少许牛黄涂抹指甲上，若指甲立即被染成黄色"挂甲"，并有显著的清凉感觉透进指头，擦抹后指甲上具有明亮的黄色，经久不退者为真品，反之为伪品。④口尝法，用舌尖舔之，味先苦而后转甜，有清凉感直达舌根及喉部，同时无杂味及臭味者为真品。若入口纯苦而不转甜，无清凉感，且有臭味或腥气者则为伪品。⑤水煮法，取牛黄少许，加水，入玻璃皿中煮沸，静置，真者全部溶化，水不混浊，黄棕色，无沉淀和漂浮物。

【显微鉴别】牛黄粉末黄色或金黄色。取牛黄粉末少许，水合氯醛试液装片，不加热，置显微镜下观察，为不规则团块，由多数黄棕色或棕红色小颗粒集成，遇水合氯醛液，色素迅速溶解，并显鲜明金黄色，久置后变绿色。

【化学成分】本品含胆色素 72%~76%，其中主要为胆红素及其钙盐，含量为 25%~70%，还有少量胆绿素。胆汁酸类 7%~10%，包括胆酸、去氧胆酸 0.45%、鹅去氧胆酸、胆石酸等及牛黄胆汁酸盐、甘氨酸胆汁酸盐类。胆固醇类 1%~5%。尚含脂肪酸，卵磷脂，多种氨基酸和钾、钙、镁、铁、锌、铜、锰等金属元素。

【理化鉴别】①取本品粉末少许，加水 0.5ml，振摇 10 分钟，静置，取上清液 3~4 滴点于滤纸上，待干，置紫外光灯（365nm）下观察，显灰绿色荧光。②取本品粉末少量，加氯仿 1ml，摇匀，再加硫酸与 30% 过氧化氢溶液各 2 滴，振摇，即显绿色。③取本品粉末 10mg，加氯仿 20ml，超声处理 30 分钟，滤过滤液蒸干，残渣加乙醇 1ml 使溶解，作为供试品溶液。另取胆酸、去氧胆酸对照品为对照以异辛烷 - 乙酸乙酯 - 冰醋酸（15 : 7 : 5）为展开剂，照薄层色谱法试验喷 10% 硫酸乙醇溶液，在 105℃加热至斑点显色清晰，置紫外光灯（365nm）下观察。供试品色谱中，供试品在与对照品色谱相应的位置上，显相同颜色的荧光斑点。（4 : 1）混合溶液超声处理后制成供试品溶液。另取胆红素对照品作对照，以环己烷 - 乙酸乙酯 - 甲酸 - 冰醋酸（10 : 3 : 0.1 : 0.1）为展开剂，照薄层色谱法展开，供试品色谱中，在与对照品色谱相应的位置上，显相同颜色的斑点。

本品水分不得超过 9.0%，总灰分不得超过 10.0%，游离胆红素照紫外 - 可见分光光度法，在 453nm 波长处测定吸光度，不得超过 0.70。

【含量测定】按薄层扫描法测定，本品以干燥品计，含胆酸（$C_{24}H_{40}C_5$）不得少于 4.0%；按紫外 - 可见分光光度法测定，本品以干燥品计，含胆红素（$C_{33}H_{36}N_4O_6$）不得少于 35.0%。

【功效】性凉，味甘。清心，豁痰，开窍，凉肝，息风，解毒。

附　人工牛黄、体外培育牛黄

人工牛黄 Bovis Calculus Artifactus 由自牛或猪等的胆汁中提取的成分，参照天然牛黄的已知成分配制而成，含胆红素、牛羊胆酸、猪胆酸、胆甾醇、无机盐（包括硫酸镁、硫酸亚铁、磷酸三钙）及淀粉等。本品含胆酸按干燥品计算，不得少于 13.0%；含胆红素不得少于 0.63%。多数呈粉状，也有呈不规则球块。淡棕黄色或金黄色，质轻松。气微清香而略腥，味微甜而苦，入口无清凉感，水溶液亦能"挂甲"。临床应用，有明显的解热、抗惊厥、祛痰和抑菌作用，尤以解热及祛痰作用比较肯定。

体外培育牛黄 Bovis Calculus Sativus 为以牛科动物牛 *Bos taurus domesticus* Gmelin 的新鲜胆汁作母液，加入复合胆红素钙、胆酸、去氧胆酸等，用人工物理化学方法，在体外培育所得的牛胆红素钙结石。呈球形或类球形，直径 0.5~3cm。表面光滑，呈黄红色至棕黄色。体轻，质松脆，断面有同心层纹。气香，味苦而后甘，有清凉感，嚼之易碎，不黏牙。取本品粉末少量，用清水调和，涂于指甲上，能将指甲染成黄色。本品用紫外 - 可见分光光度法测定，按干燥品计算，含胆红素不得少于 35.0%，用薄层扫描法测定，按干燥品计算，含胆酸不得少于 12.0%。本品具清心、豁痰、开窍、凉肝、息风、解毒的功能。

☆羚羊角 Saigae Tataricae Cornu

【来源】本品为脊索动物门牛科（Bovidae）动物赛加羚羊 *Saiga tatarica* Linnaeus 的角。

【产地】本品主产于西伯利亚及小亚细亚一带。新疆北部边境地区也产。

【采收加工】全年可捕，猎取后将角从基部锯下，洗净，晒干。以 8~9 月捕捉锯下的角色泽最好，角色莹白；春季猎得者因受霜雪侵袭，角质变粗糙，表面有裂纹，质较次。

【鉴别】呈长圆锥形，略呈弓形弯曲，长 15~33cm。类白色或黄白色，基部稍呈青灰色，嫩枝对光透视有"血丝"或紫黑色斑纹，光润如玉，无裂纹；老枝则有细纵裂纹。表面有规则的纵向排列的细丝纹。羚羊角的外表除尖端部分外，有 10~16 个隆起环脊，中部以上多呈半环，间距约 2cm，光滑自然，用手握之，四指正好嵌入凹处，习称"合把"。角的基部横截面圆形，直径 3~4cm，内有坚硬质重的角柱，习称"骨塞"或"羚羊塞"；骨塞长约占全角的 1/2 或 1/3，表面有突起的纵棱与其外面角鞘内的凹沟紧密嵌合，从基部横切面观，其结合部呈锯齿状，可见一波浪状的环纹。从羚羊角的基部横截面处取出坚硬质重的角柱（"骨塞"）后，角的下半段成空洞，全角呈半透明，对光透视，上半段中央有一条隐约可辩的细孔道直通角尖，习称"通天眼"。质坚硬。气无，味淡。以质嫩、色白、光润、内含红色斑纹、无裂纹者为佳（图 16-23）。

羚羊角镑片，类白色或黄白色，半透明，纵片，多折曲，半透明，表面光滑，纹丝直而微呈波状，有光泽，质坚韧，不易拉断，无臭，味淡。羚羊角粉为乳白色细粉，无臭，味淡。镑片以多折曲、白色半透明，纹丝直而微呈波状，质坚韧，不易拉断者为佳。

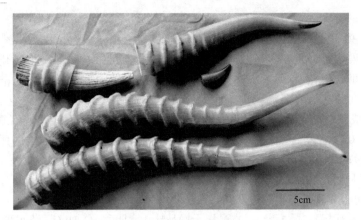

图 16-23　羚羊角药材图

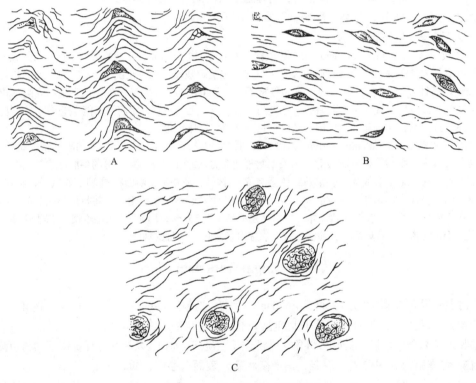

图 16-24　羚羊角横切面简图
A. 角上部；B. 角中部；C. 角下部

横切面：①可见组织构造多少呈波浪状起伏。角顶部组织波浪起伏最为明显，在峰部往往有束存在，束多呈三角形；角中部稍呈波浪状，束多呈双凸透镜形；角基部波浪形不明显，束呈椭圆形至类圆形。②髓腔的大小不一，长径 10~50(~80)μm，以角基部的髓腔最大。③束的皮层细胞扁梭形，3~5 层。束间距离较宽广，充满近等径性多边形、长菱形或狭长形的基本角质细胞。皮层细胞或基本角质细胞均显无色透明，其中不含或仅含少量细小浅灰色色素颗粒，细胞中央往往可见一个折光性强的圆粒或线状物（图 16-24）。

取角中部纵切片加 10% 氢氧化钾溶液处理，用清水洗去碱液，加甘油封藏观察：切片几无色透明。髓呈长管形，内有疏松排列或阶梯状排列的类圆球形髓细胞。髓管间主为长棱形基本角质细胞（图 16-25A）。

粉末：灰白色。不规则碎块近无色、淡灰白色或淡黄白色，微透明，稍有光泽。①横断面碎片，髓腔呈双凸透镜形、椭圆形、类圆形或类三角形，长径 10~50~80μm，周围有 3~5 层窄梭形同心性排列的皮层细胞，外侧为基本角质细胞，呈菱形、长方形或多角形，这两种细胞均不含或仅含少数灰色色素颗粒，细胞中央常有 1 个发亮的圆粒或线状物。②纵断面碎片，髓呈长管形，基本角质细胞为长棱形（图 16-25B）。

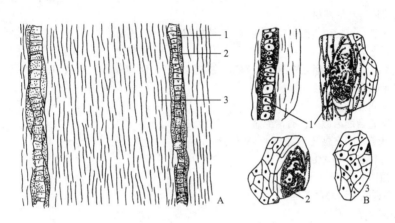

图 16-25　羚羊角中部纵切面简图（A）及粉末图（B）
1. 髓；2. 皮层组织；3. 角质组织

　　【化学成分】本品主要含角蛋白、磷酸钙及不溶性无机盐等。还含有多种氨基酸、卵磷脂、脑磷脂、神经鞘磷脂、磷脂酰丝氨酸及磷脂酰肌醇、无机元素等。羚羊角水经酸水解后测定，含异白氨酸、白氨酸、苯丙氨酸、酪氨酸、丙氨酸等多种氨基酸。

　　【功效】性寒，味咸。平肝息风，清肝明目，散血解毒。

> 　　动物类中药是指用动物的整体或动物体的某一部分、动物体的生理或病理产物、动物体的加工品等供药用的一类中药。
>
> 　　性状鉴别主要通过观、摸、嗅、尝、水试、火试等方法鉴别药材的专属性特征，如形状、表面特征（纹理、突起、附属物、裂缝等）、颜色、气、味。
>
> 　　显微鉴别主要观察组织特征（肌肉、骨组织、皮肤、毛发、角等组织特点）和粉末特征（横纹肌、骨、皮肤、毛发角的粉末特征）。
>
> 　　理化鉴别主要对动物药所含化学成分（蛋白质、氨基酸等）进行分析。现代光谱和色谱技术、红外光谱技术、高效液相色谱技术、DNA 分子遗传标记技术的使用，使得动物药的鉴定更具科学性。

（小结）

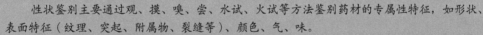

目 标 检 测

一、单选题

A 型题

　　1. 鹿茸的药用部位是
　　A. 已骨化的角　　　　　　　　　　　B. 雌鹿未骨化密生茸毛的幼角

C. 雄鹿未骨化密生茸毛的幼角　　　　　D. 未角化的角

E. 雌雄鹿的幼角

2. 麝香仁中呈不规则圆形或颗粒状者习称为

A. 挂甲　　　　　B. 银皮　　　　　C. 当门子　　　　　D. 佛指甲　　　　　E. 珍珠疙瘩

3. 牡蛎的药用部位是

A. 贝壳　　　　　B. 内壳　　　　　C. 背甲　　　　　D. 腹甲　　　　　E. 背甲和腹甲

4. 背部高耸成屋脊状的药材是

A. 蕲蛇　　　　　B. 乌梢蛇　　　　　C. 金钱白花蛇　　　　　D. 蛤蚧　　　　　E. 穿山甲

5. 麝香的主要化学成分是

A. 麝香酮　　　　　B. 降麝香酮　　　　　C. 雄性酮　　　　　D. 氨基酸　　　　　E. 肽类

6. 牛黄的气味的特征是

A. 气清香，味苦微涩

B. 气清香，味先苦而后微甜，有清凉感

C. 气清香，味苦，嚼之黏牙

D. 气芳香，味微苦，嚼之黏牙

E. 气微，味甜而后微苦

7. "通天眼" 这一术语的含义是

A. 羚羊角角尖有个开孔

B. 羚羊角顶端部分内有细孔道，开孔于角尖

C. 羚羊角无骨塞部分的中心有一条隐约可辨的细孔道，直通角尖

D. 羚羊角内有细孔道，从基部直通角尖

E. 鹿茸角尖有一细孔道，开孔于角尖

8. 金钱白花蛇来源于

A. 游蛇科动物红点锦蛇的幼蛇

B. 眼镜蛇科动物金环蛇的幼蛇

C. 蝰科动物五步蛇的幼蛇

D. 眼镜蛇科动物眼镜蛇的幼蛇

E. 眼镜蛇科动物银环蛇的幼蛇

9. 药材广地龙的动物来源是

A. 通俗环毛蚓　　　　　　　　　B. 威廉环毛蚓

C. 参环毛蚓　　　　　　　　　　D. 栉盲环毛蚓

E. 蚯蚓

10. 下列哪项**不是**珍珠药材的鉴别特征

A. 表面类白色，浅粉红色或浅蓝色

B. 半透明，具特有的彩色光泽

C. 质地坚硬，断面可见辐射状纹理，粉性

D. 无臭，味淡

E. 磨片可见 "珍珠结构环" 及 "珍珠虹光环"

11. "佛指甲" 这一术语的含义是

A. 乌梢蛇尾部末端呈细长三角形

B. 蕲蛇尾部末端呈细长三角形

C. 金钱白花蛇尾部末端呈细长三角形

D. 乌梢蛇尾部末端有一长三角形角质鳞片

E. 蕲蛇尾部末端有一枚长三角形角质鳞片

12. 麝香仁粉末用水合氯醛装片，可见

A. 散有簇晶，并可见圆形油滴及石细胞

B. 散有方形、柱形或不规则的晶体，并可见圆形油滴

C. 散有针晶、纤维，并可见圆形油室

D. 散有方形、柱形或不规则的晶体，有油管

E. 散在小形簇晶或不规则的晶体，有乳管、石细胞

B 型题

| A. 挂甲 | B. 剑脊 | C. 方胜纹 | D. 通天眼 | E. 当门子 |

13. 牛黄药材的鉴别术语有

14. 蕲蛇药材的鉴别术语有

| A. 卵鞘 | B. 贝壳 | C. 内壳 | D. 雌虫干燥体 | E. 背甲 |

15. 海螵蛸的入药部位是

16. 桑螵蛸的入药部位是

| A. 全蝎 | B. 斑蝥 | C. 蟾酥 | D. 水蛭 | E. 桑螵蛸 |

17. 气特异而臭，刺激性强，不宜口尝的药材是

18. 气微腥，味初甜而后有持久的麻辣感，粉末嗅之作嚏的药材是

| A. 大挺 | B. 二杠 | C. 单门 | D. 莲花 | E. 三岔 |

19. 花鹿茸中具 2 个侧枝者习称

20. 马鹿茸中具 2 个侧枝者习称

| A. 甘肃 | B. 广西 | C. 浙江 | D. 俄罗斯 | E. 吉林 |

21. 蛤蚧的主产地是

22. 蕲蛇的主产地是

二、X 型题

1. 珍珠的性状鉴别特征是

A. 类球形、长圆形或棒状　　　　　B. 表面类白色、浅红棕色或浅蓝色

C. 表面光滑，具特有彩色光泽　　　D. 断面具平行直线层纹

E. 无臭无味

2. 马鹿茸药材的商品规格有

A. 单门　　　B. 二杠　　　C. 三岔　　　D. 四岔　　　E. 莲花

3. 下列以动物的病理产物入药的药材是

A. 牛黄　　　B. 麝香　　　C. 蟾酥　　　D. 熊胆粉　　　E. 珍珠

4. 下列药用部位为贝壳的药材是

A. 牡蛎　　　B. 鳖甲　　　C. 石决明　　　D. 珍珠　　　E. 龟甲

三、填空题

1. 羚羊角下端有隆起的环脊，其间距约 _____，用手握之，四指正好嵌入凹处，习称 _____。全角半透明，对光透视，上端有一条隐约可辨的细孔道直通角尖，习称 _____。

2. 花鹿茸有 1 个侧枝的习称 _____；有 2 个侧枝的习称 _____。

3. 广地龙药材的第 14~16 环节为生殖带，习称 _____。

4. 珍珠磨片镜检可见同心性环状层纹，称为 _____。

5. 牛黄体 _____，嚼之易碎，_____ 牙。

6. 麝香的化学对照品是 _____，对其含量测定采用 _____。

7. 蟾酥药材断面沾水，即呈 _____。

8. 蕲蛇头部呈三角形而扁平，吻端向上，习称 _____。

四、名词解释

1.白颈　2.翘鼻头　3.方胜纹　4.连珠斑　5.佛指甲　6.剑脊　7.挂甲　8.乌金衣　9.冒槽

五、简答题

1.解释蕲蛇性状特征的经验鉴别术语。
2.写出麝香2种物理定性鉴别方法。

六、论述题

1.试述鹿茸的来源、主产地、主要商品规格及性状鉴别特征。
2.试述麝香的来源、主要性状、显微特征及化学成分。

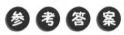

一、单选题

1. C　2. C　3. A　4. B　5. A　6. B　7. C　8. E　9. C　10. C　11. E　12. B　13. A　14. C　15. C　16. A
17. B　18. C　19. E　20. D　21. B　22. C

二、X型题

1. ABCE　2. ACDE　3. AE　4. AC

余略。

第十七章 矿物类中药

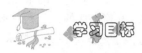

1. 掌握药材朱砂、石膏的来源、主产地、性状鉴别、化学成分等内容
2. 熟悉药材雄黄、自然铜、赭石、芒硝的来源、性状鉴别、化学成分等内容
3. 了解药材磁石、红粉、信石、轻粉、炉甘石、青礞石、滑石、胆矾、硫黄、龙骨的来源、性状鉴别等内容

第一节 矿物类中药概述

一、概　述

矿物药是以无机化合物为主要成分的一类重要药物，多来源于天然矿物，如朱砂、自然铜、炉甘石等；或以矿物为原料的加工品，如芒硝、轻粉等；或是动物或动物骨骼的化石，如龙骨、浮石等。

利用矿物作为药物，祖国医学有着悠久的历史，公元前 2 世纪已能从丹砂中制炼成水银；北宋年间，古人采用了皂苷沉淀甾体等特异的化学反应，以及过滤、升华等一系列近代还在使用的方法，已能从人尿中提取制造"秋石"。历代本草对矿物药均有记载，《神农本草经》中载有玉石类药物 41 种。《名医别录》增矿物药 32 种，并将"玉石"类药单独立卷，放在首位。《新修本草》增矿物药 14 种。《本草拾遗》增矿物药 17 种。宋代《证类本草》等书中的矿物药已达 139 种。《本草纲目》把矿物药分别记述在土部、金石部，特别在金石部，又分为金、玉、石、卤四类，共 161 种。《本草纲目拾遗》又增载矿物药 38 种。矿物药的数量虽然较少，但有着十分重要的疗效。如以石膏为主药的"白虎汤"，用于急性传染病，对"流脑"、"乙脑"等病的高热和惊厥，确有显著的疗效；赭石有收敛保护胃肠黏膜的作用，并能促进红细胞及血红蛋白的新生，又具有中枢镇静作用；朱砂有镇静安神的作用，如"朱砂安神丸"等中成药。

二、矿物类中药的性质与分类

（一）矿物类中药的性质

矿物是由地质作用而形成的天然单质及其化合物，绝大多数是自然化合物，大部分是固体，少数是液体，如水银或气态如硫化氢。每一种固体矿物具有一定的物理和化学性质，这些性质取决于它们的结晶构造和化学成分。常利用这些性质的不同，可鉴别不同种类的矿物。

1. 结晶形状　自然界的绝大部分矿物是由晶体组成。凡是组成物质的质点呈规律排列者为晶体，反之为非晶体。经 X 射线研究证明，晶体外表的几何形态和绝大部分物理化学性质都和它内部质点的排列规律有关。这种排列规律表现为组成结晶物质的质点，在三维空间内以固定距离作有规律格子状排列，这种构造称为空间格子。组成空间格子的最小单位为平行六面体，称为晶胞。晶胞的形状和大小，在各个晶体中不同，由其单位晶胞的棱长 a、b、c 和棱间夹角 α、β、γ 所决定。常将 a、b、c 及 α、β、γ 称为晶体常数。根据晶体常数的特点，可将晶体归为等轴晶系、四方晶系、斜方晶系、单斜晶系、三方晶系、六方晶系、三斜晶系七大晶系。

2. 结晶习性　含水矿物中，水在矿物中存在的形式，直接影响矿物的性质。矿物中的水，按其存在形式，可分为两大类：一是不加入晶格的吸附水或自由水；二是加入晶格组成的，包括以水分子 (H_2O) 形式存在的结晶水，如胆矾 $CuSO_4 \cdot 5H_2O$，和以 H^+、OH^- 等离子形式存在的结构水，如滑石 $Mg_3[Si_4O_{10}](OH)_2$。由于各种矿物含水的存在形式不同，矿物的失水程度也不一样，这种性质可以用来鉴别各种矿物类中药。

3. 透明度　矿物透光能力的大小称为透明度。按矿物磨至 0.03mm 标准厚度时比较其透明度，分为 3 类：透明矿物，如云母、无色水晶等；半透明矿物，如雄黄、辰砂等；不透明矿物，如代赭石、滑石等。透明度是鉴定矿物的特征之一。在显微鉴定时，通常利用偏光显微镜鉴定透明矿物；利用反光偏光显微镜鉴定不透明矿物。

4. 颜色　矿物的颜色，是矿物对光线中不同波长的光波均匀吸收或选择吸收所表现的性质。一般分为 3 类。本色：矿物的成分和内部构造所决定的颜色，如朱红色的辰砂；外色：混入的有色物质染成的颜色，如紫石英；假色：某些矿物中，有时可见变彩现象，这是由于投射光受晶体内部裂缝面、解理面及表面的氧化膜的反射所引起光波的干涉作用而产生的颜色，如云母。

矿物在白色毛瓷板上划过后所留下的粉末痕迹称为条痕，粉末的颜色称为条痕色。条痕色比矿物表面的颜色更为固定，具有鉴定意义。有的条痕色与矿物本色相同，如朱砂；有的不相同，如自然铜本色为铜黄色而其条痕色为黑色。大多数透明或浅色半透明矿物，条痕色都很浅，甚至为白色；而不透明矿物的条痕色具有鉴定意义。例如，磁石（磁铁石）和赭石（赤铁矿），有时两种表面均为灰黑色，不易区分，但磁石条痕色是黑色；赭石条痕色为樱桃红色，故可区分。

5. 光泽　矿物表面对于投射光线的反射能力称为光泽。反射能力的强弱，即光泽的强度。矿物单体光滑平面的光泽由强至弱分为金属光泽，如自然铜等；半金属光泽，如磁石等；金刚光泽，如朱砂等；玻璃光泽，如硼砂等。有的矿物的断口或集合体表面不平滑，并有细微的裂缝、小孔等，使一部分反射光发生散射或相互干扰，则可形成一些特殊的光泽，如油脂光泽如硫黄等；珍珠光泽如云母等；绢丝光泽如石膏等；土状光泽如高岭石等。

6. 硬度　矿物抵抗某种外来机械作用的能力称为硬度。矿物的硬度取决于内在成分和构造，一般鉴别矿物硬度常用摩氏硬度计。摩氏硬度计多由 10 种不同的矿物组成，按其硬度由小到大分为 10 级，前面的矿物可以被后面的矿物刻划，但它们之间的等级是极不均衡的，不是成倍数和成比例的关系。

鉴定硬度时，可取样品矿石和上述标准矿石互相刻划。使样品受损的最低硬度等级为该样品的硬度。例如，样品与滑石相互刻划时，滑石受损而样品不受损，与石膏相互刻划时，双方均受损，与方解石刻划时，方解石不受损而样品受损，即可确定其样品硬度为 2 级。在实际工作中经常是用四级法来代替莫氏硬度计的十级。指甲（相当于 2.5）、铜钥匙（3 左右）、小刀（5.5 左右）、石英或钢锉（7），用它们与矿物互相刻划，估计矿物的硬度。

精密测定矿物的硬度，可用测硬仪和显微硬度计等。测定硬度时，必须在矿物单体和新解理面上试验。

7. 解理、断口　矿物受力后沿一定结晶方向裂开成光滑平面的性能称为解理，所裂成的平面称为解理面。解理是结晶物质特有的性质，其形成和晶体构造的类型有关，所以是矿物的主要鉴定特征。例如，云母可极完全解理，方解石可完全解理，而石英没有解理。矿物受力后不是沿一定结晶方向断裂，断裂面是不规则和不平整的，这种断裂面称为断口。断口面的形态有平坦状断口，如高岭石；贝壳状断口，如胆矾；参差状断口，如青礞石等；锯齿状断口，如铜等。

解理的发育程度与断口的发育程度互为消长关系，具完全解理的矿物在解理方向常不出现断口，具不完全解理或无解理的矿物碎块上常见到断口。

8. 延展性、脆性和弹性　当矿物受到外力拉引时，能发生形变而变成细丝或在受外力锤击时能形成薄片的性质称为延展性，金属矿物均具有延展性，如金丝、金箔。当矿物受到锤击时，其边缘不呈扁平状，而破碎呈粉末状的性质，称为脆性，非金属矿物药大多具有这种性质。弹性是指片状矿物药受到外力能弯曲而不断裂，外力解除后，又恢复原状的性质，如云母片。

9. 磁性　是指矿物可以被磁铁或电磁铁吸引或其本身能够吸引铁物体的性质。有极少数矿物具有显著的磁性，如磁铁矿等。矿物的磁性与其化学成分中含有磁性元素 Fe、Co、Ni、Mn、Cr 等有关。

10. 气味　有些矿物具有特殊的气味，尤其是矿物受锤击、加热或湿润时较为明显，如雄黄灼烧有砷的蒜臭；胆矾具涩味；大青盐具咸味等。有些矿物的气味可借助理化方法加以鉴别。

少数矿物药材具有吸水分的能力，它可以黏吸舌头，称吸湿性，如龙骨、龙齿、软滑石（高岭石）等。

（二）矿物类中药的分类

矿物类中药的分类是以矿物中所含主要的或含量最多的某种化合物为根据进行分类。

目前，矿物学上的分类以及 2010 年版《中国药典》的分类，主要是根据阴离子的种类进行分类，如硫化物类的雄黄、朱砂；氧化物类的磁石、赭石；卤化物类的大青盐；碳酸盐类的炉甘石；硫酸盐类的石膏、芒硝；硅酸盐类的滑石等。

从现代药学观点来看，因为阳离子通常对药效起重要的作用，故常以矿物中的阳离子为依据进行分类，常见的矿物药分为如下几类，如汞化合物类的朱砂、轻粉、红粉等；铁化合物类的自然铜、赭石、磁石等；铅化合物类的密陀僧、铅丹等；铜化合物类的胆矾、铜绿等；铝化合物类的白矾、赤石脂等；砷化合物类的雄黄、雌黄、信石等；矽化合物类的白石英、浮石、青礞石等；镁化合物类的滑石等；钙化合物类的石膏、寒水石、龙骨等；钠化合物类的芒硝、硼砂、大青盐等及其他类的炉甘石、硫黄、硝石等。

三、矿物类中药的鉴定

矿物类中药的鉴定，由矿物的性质所决定，对矿物类中药的鉴定主要采用性状鉴别、理化鉴别和显微鉴别等方法。

1. 性状鉴别　应注意矿物的外形、颜色、硬度、比重、光泽、解理、断口、条痕、质地等，还应注意其有无磁性及气味等。粉末状的药材，应仔细观察样品的颜色、质地、气味，有时也需要核对矿物标本。

2. 显微鉴别　矿物的显微鉴别适用于矿物的磨片、细粒集合体的矿物药以及矿物粉末。在矿物药的研究中，利用透射偏光显微镜（简称偏光显微镜）鉴定透明的矿物，利用反射偏光显微镜鉴定不透明的矿物，主要观察其形态、透明度、颜色、光性的正负、折射率和必要的物理常数。折射率常用来鉴定透明矿物，是一种重要的物理常数。这两种显微镜都要求矿物磨片后才能观察。偏光显微镜下鉴定矿物药，是利用薄片和碎屑来进行的。若利用薄片进行鉴定，就需要专门磨制薄片。

单偏光镜下观察，主要特征有形态、解理、颜色、多色性、突起、糙面等。

正交偏光镜下观察，主要特征有消光（视域内矿物呈现黑暗）及消光位、消光角、干涉色及级序等。

锥光镜下观察，主要特征有干涉图，确定矿物的轴性、光性正负等。

3. 理化鉴别 理化鉴别主要根据矿物类中药的化学成分进行定性鉴别，目前，国内外对矿物药的鉴定已采用了许多新技术，主要有热分析法（差热分析法和热重分析法）、X 射线衍射法、红外光谱法、发射光谱分析法、原子吸收光谱法等。光谱分析法因样品用量少，灵敏度高，能迅速、准确地定性和定量，故现已较广泛地应用于矿物药成分分析测定。光谱分析包括发射光谱和吸收光谱，最常用的是原子发射光谱分析。它主要用来鉴定矿物药组成元素的种类和半定量地确定它们的含量。在含量测定方面，《中国药典》规定了一些矿物药的含量测定，有雄黄、白矾、芒硝等。矿物药的理化鉴定中，还常采用极谱分析、物相分析、核磁共振方法等来研究物质成分及其化学性质，这些分析技术的应用，对于保证矿物药用药的安全和有效是十分重要的。

第二节 矿物类中药鉴定

★朱砂 Cinnabaris

【别名】巴砂、辰砂、丹砂、光明砂、镜面砂。

【来源】本品为硫化物类矿物辰砂族辰砂。

【产地】主产于湖南、贵州、四川、广西、云南等地。其中以湖南新晃县龙溪口产，质量最佳。

【采收加工】挖出辰砂矿石后，选取纯净者，用磁铁吸尽含铁的杂质，再用水淘去杂石和泥沙。

【性状鉴别】本品呈粒状或块状集合体，呈颗粒状或块片状。鲜红色或暗红色，条痕红色至褐红色，具光泽，体重，质脆，片状者易破碎，粉末状者有闪烁的光泽，触之不染手。无臭，无味。本品水飞时，片状或颗粒物易研碎，其混悬液呈朱红色，乳钵底部无残渣（图 17-1）。

(1) 镜面砂：呈斜方形或长条形板片状，大小、厚薄不一；边缘不齐，色红鲜艳，光亮如镜；质较脆，易破碎。

(2) 豆瓣砂：呈块状，方圆形或多角形；暗红色或灰褐色；质坚，不易碎。

(3) 朱宝砂：呈细小块片状或颗粒状；色红明亮，有闪烁的光泽。

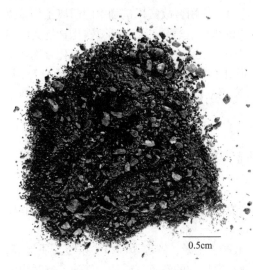

0.5cm

图 17-1 朱砂药材图

以色鲜红、有光泽、质脆体重者为佳。搓时不染色，研细不见白点者为真；有白点则夹有砂石，质不纯。

【化学成分】本品主要含硫化汞（HgS），其含量为 96.0%，常夹杂少量土质、有机质及氧化铁等。

【理化鉴别】①取本品粉末，用盐酸湿润后，在光洁的铜片上擦，铜片表面显银白色光泽，加热烘烤，银白色即消失。②取本品粉末 2g，加盐酸 - 硝酸（3：1）的混合溶液 2ml 使溶解，蒸干，加水 2ml 使溶解，滤过，滤液显汞盐与硫酸盐的鉴别反应。

【含量测定】照银量法测定，本品含硫化汞（HgS）不得少于 96.0%。

【功效】性微寒，味甘；有毒。清心镇惊，安神，明目，解毒。

【附注】①人工朱砂又称"灵砂"，是以水银、硫黄为原料，经加热升炼而成。含硫化汞在99% 以上。目前贵阳、哈尔滨、广州、重庆等地均有生产，唯方法不尽相同。本品完整者呈盆状，商品多为大小不等的碎块，全体暗红色，断面呈纤维柱状，习称"马牙柱"，具有宝石样或金属光泽，质松脆，易破碎。无臭，味淡。X 射线表明人工朱砂与朱砂的特征衍射线在峰位和强度上均相同，都是由较纯的三方晶系 HgS 组成。②银朱也是由水银、硫黄升炼而成。与人工朱砂是同原料，同方法，在同一罐内制成。只是结晶的部位不同。X 射线检查，物相成分是相同的，只是微量成分有一定差异。本品为细粒、疏散土状的深红色粉末。质重，具强光泽。吸湿易结块，捻之极细而染指。除供医药用外，亦作化工原料。性温，味辛，有毒。破积滞，散结胸，疗疥癣恶疮，杀虫及虱。

☆ 雄黄 Realgar

【来源】本品为硫化物类矿物雄黄族雄黄。

【产地】本品主产于湖南慈利、石门、澧县，湖北鹤峰、五峰，贵州郎岱、思南、印江，甘肃五都、临复、敦煌，云南风仪及四川等地。

【采收加工】全年可采挖，除去杂质、泥土、沙石，或按大小生熟分成等级，有的研成细粉或水飞后用；或由低品位矿石浮选生产精矿粉。

【鉴别】呈不规则块状；大小不一；深红色或橙红色；条痕淡橘红色，晶面有金刚石样光泽。质脆，易碎，断面具树脂光泽；微有特异臭气，味淡。精矿粉为粉末状或粉末集合体，质松脆，手捏即成粉末，橙黄色，无光泽（图 17-2）。

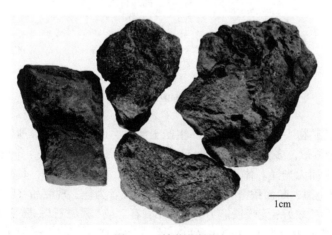

图 17-2　雄黄药材图

以色红、块大、质松脆、有光泽者为佳。

【化学成分】主要含二硫化二砷（As_2S_2）。

【功效】性温，味辛；有毒。解毒杀虫，燥湿祛痰，截疟。

【附注】雄黄中有时含砷的氧化物，服用后易引起中毒，故须先经检验，然后应用。雄黄遇热易分解产生剧毒的三氧化二砷，所以忌用火煅。

$$2As_2S_2+7O_2 \rightarrow 2As_2O_3+4SO_2$$

☆自然铜 Pyritum

【来源】本品为硫化物类矿物黄铁矿族黄铁矿。

【产地】主产于四川、山东、湖南、湖北、云南、广东及东北等地。

【采收加工】全年可采，通常7~8月，大雨冲去泥土，容易找。拣取矿石，去净杂石、沙土及黑锈后，敲成小块。

【鉴别】多呈方块形。直径0.2~2.5cm。表面亮淡黄色，有金属光泽；有的黄棕色或棕褐色，无金属光泽。相邻晶面上具纵直条纹，条痕绿黑色或棕红色。体重，质坚硬或稍脆，易砸碎。断面黄白色，有金属光泽，不平坦，锯齿状；或断面棕褐色，可见银白色亮星。燃之有硫黄气。

以块整齐、深赤黄色、质较坚、断面有金属光泽者为佳；黄绿色、质较松脆者次之（图17-3）。

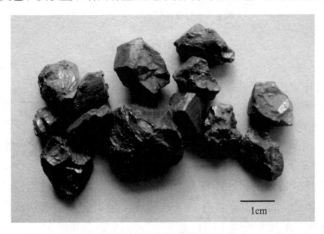

1cm

图17-3　自然铜药材图

【化学成分】本品主要含二硫化铁（FeS_2）。

【功效】性平，味辛；散淤止痛，续筋接骨。

磁石 Magnetitum

本品为氧化物类矿物尖晶石族磁铁矿。主产于河北、山东、辽宁等地。本品为块状集合体，呈不规则块状或略带方形，多具棱角，大小不一。表面灰黑色或棕褐色，条痕黑色，具金属光泽，或覆有少许棕色粉末而无光泽。体重，质坚硬，难破碎，断面不整齐，具磁性，日久磁性渐弱。有土腥气；味淡。以色黑、断面致密有光泽、吸铁能力强者为佳。现商品将吸铁能力强者称"活磁石"或"灵磁石"，品质较好；无吸铁能力的称"死磁石"或"呆磁石"，质量次之。主要含四氧化三铁（Fe_3O_4），此外还有少数尚含MgO和Al_2O_3。本品含铁（Fe）不得少于50.0%。本品性寒，味咸。镇静安神，平肝潜阳，聪耳明目，纳气平喘。

☆赭石 Haematitum

【来源】本品为氧化物类矿物刚玉族赤铁矿。

【产地】主产于山西、河北、山东、湖南、四川等地。

【采收加工】全年可采，采后，选取表面有钉头状突起部分的称"钉头代赭石"，除去泥土、杂石。

【鉴别】多呈不规则的扁平状，大小不一；全体暗棕红色或灰黑色，条痕樱红色或红棕色，表面附有少量棕红色粉末，有的有金属光泽；一面有圆形乳头状突起，习称"钉头"，另一面与突起相对应处有同样大小的凹窝；体重，质坚硬，不易砸碎，砸碎面显层叠状，每层均依"钉头"而呈波浪状弯曲，用手抚摩，则有红棕色粉末黏手；气微，味淡（图 17-4）。

以表面色棕红、钉断面层次明显、松脆易剥下、有钉头、无杂石者为佳。

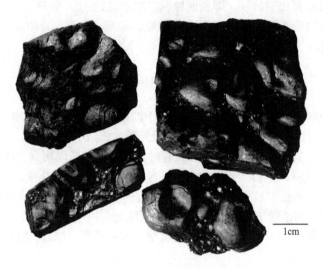

1cm

图 17-4　赭石药材图

【化学成分】本品主要含三氧化二铁（Fe_2O_3），其次为中等量的硅酸、铝化合物及少量的镁、锰、碳酸钙、黏土等。本品含铁不得少于 45.0%。

【功效】性寒，味苦；平肝潜阳、重镇降逆、凉血止血。

红粉 Hydrargyri Oxydum Rubrum

本品为红氧化汞。主产于天津、湖北武汉、湖南湘潭等地。药材呈橙红色片状或粉状结晶，片状的一面光滑略具光泽，另一面较粗糙，粉末橙色，体重，质硬，性脆，有特异臭气，不能入口，遇光颜色逐渐加深，气微。一般以色红、片状、有光泽者为佳。主要含氧化汞（HgO），不得少于 99.0%，另含少量硝酸汞等。把红粉放在铁片上烧之，逐渐变黑褐色，冷后又恢复原来的深红色（如不恢复则为伪品）。取本品 0.5g，加水 10ml，搅匀，缓缓滴加适量的盐酸溶解，溶液加氢氧化钠试液即生成黄色沉淀；加碘化钾试液即生成猩红色沉淀。本品性热，味辛，有大毒；功能拔毒、除脓、去腐、生肌。

信石 Arsenicum Sublimatum

本品为天然的砷化矿石，或由毒砂、雄黄、雌黄加工制造而成。主产于江西、湖南、广东等地。本品少数为天然砷华矿石，多数为加工制成品。商品分红信石及白信石两种，但白信石极为少见，药用以红信石为主。红信石（红砒）呈不规则的块状大小不一。粉红色，具黄色与红色色晕，略透明或不透明，具玻璃样光泽或无光泽。质脆，易砸碎，断面凹凸不平或呈层状纤维样的结构。无臭。本品极毒，不能口尝。主要含三氧化二砷（As_2O_3）。常含 S、Fe 等杂质，故呈红色。水溶后为弱酸性，通硫化氢后产生三硫化二砷黄色沉淀。本品性热，味辛。有大毒。蚀疮去腐，平喘化痰，截疟。

轻粉 Calomelas

本品为用升华法制成的氧化亚汞结晶。主产于湖北、天津、湖南等地。药材为白色有光泽的鳞片状或雪花状结晶，或结晶性粉末。质轻，无臭，无味。遇光颜色缓缓变暗。以片大、质轻、明亮、洁白、呈针状结晶者为佳。主要成分为氯化亚汞（Hg_2Cl_2），不得少于99.0%。本品遇氢氧化钙试液、氨试液或氢氧化钠试液，即变成黑色。取本品约1g，平铺于白纸上，用扩大镜检视，不应有汞珠存在，炽灼残渣不得过0.1%。本品性寒，味辛。有毒。外用杀虫，攻毒，敛疮；内服祛痰消积、逐水通便。

炉甘石 Calamina

本品为碳酸盐类矿物方解石族菱锌矿。主产于湖南、广西、四川等地。药材为块状集合体，呈不规则的块状，灰白色或淡红色，表面粉性，无光泽，凹凸不平，多孔，似蜂窝状，体轻易碎，无臭，味微涩。煅后呈灰白色或白色细粉，质轻松，微苦。一般以块大、体轻、色白者为佳。本品主要含碳酸锌（$ZnCO_3$），不得少于40.0%。另含少量氧化钙、氧化铁、氧化镁及铁、钴、锰、镉、钼等无机元素。本品在木炭火上烧之生成氧化锌薄膜，热时黄色，冷后则变为白色，但因含镉而带褐色，干薄膜上加硝酸钴溶液热之，则变为亮绿色。取本品粉末1g，加稀盐酸10ml，即泡沸，将此气体通入氧化钙试液中，即生成白色沉淀。本品性平，味甘；功能解毒明目退翳、收湿敛疮止痒。

青礞石 Chloriti lapis

本品为变质岩类黑云母岩或绿泥石化云母碳酸盐片岩。主产于浙江、江苏、湖北、河北等地。采挖后，除去杂石和泥沙，即得。黑云母片岩为鳞片状或片状集合体。呈不规则扁块状或长斜块状，无明显棱角。褐黑色或绿黑色，具玻璃样光泽。质软，易碎，断面呈较明显的层片状。碎粉主要为绿黑色鳞片，有似性点样的闪光。气微，味淡。绿泥石化云母碳酸盐片岩为鳞片状或颗粒状集合体。呈灰色或绿灰色，夹有银色或淡黄色鳞片，具光泽。质松，易碎，粉末为灰绿色鳞片和颗粒，片状者具星点样闪光。遇稀盐酸产生气泡，加热后泡沸激烈。气微，味淡。本品性平，味甘、咸。功能坠痰下气、平肝镇惊。

滑石 Talcum

本品为硅酸盐类矿物滑石族滑石，习称"硬滑石"。主产于辽宁、山东、陕西等地。挖出矿石后，去净泥沙和杂石，即得。滑石多为块状集合体。呈不规则的块状，略显纤维性，有的呈明显的薄层状；白色、淡蓝灰色或略带红色调，色泽较均匀；表面不平坦，具蜡样光泽；手摸之有光滑和微凉的感觉；无吸湿性，置水中不崩散；易砸碎，粉末染指；气、味皆无。一般以整洁、色白、滑润、无杂石者为佳，习惯认为江西的产品为最优。含水硅酸镁 [$Mg_3(Si_4O_{10})(OH)_2$]，另含铝、铁、锰、镍和少量钾、钠、钙等元素。本品性寒，味甘、淡；功能利尿通淋、清热解暑。

★石膏 Gypsum Fibrosum

【别名】石羔、软石膏、大石膏、细理石、寒水石。
【来源】本品为硫酸盐类矿物硬石膏族石膏。
【产地】主产于湖北省，以湖北应城石膏最为有名，为道地药材；另一个主产地是安徽凤阳，河南新安、西藏昌都、山东、山西、甘肃、云南等地区也产。

【采收加工】全年可采，一般多在冬季采挖，挖出后，去净泥土和杂石。

【性状鉴别】本品为纤维状的集合体，呈长块状或不规则块状，大小不一；全体白色、灰白色或浅黄色，有的半透明；常有夹层，内藏有青灰色或灰黄色片状杂质；体重，质软，易纵向分开；纵断面具纤维状纹理，并显丝绢光泽；无臭，味淡（图17-5）。

以色白、块大、质酥松、纵断面如丝、无夹层、无杂石者为佳。

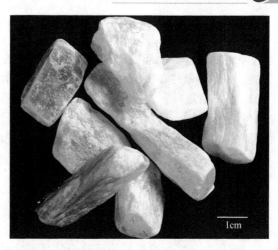

图17-5　石膏药材图

【化学成分】本品主要含含水硫酸钙（$CaSO_4 \cdot 2H_2O$）。

【理化鉴别】①取本品一小块约2g，置具有小孔软木塞的试管内，灼烧，管壁有水生成，小块变为透明体。②取本品粉末约0.2g加稀盐酸10ml，加热使溶解，溶液显钙盐与硫酸盐的鉴别反应。

本品含重金属量不得超过百万分之十，含砷量不得超过百万分之二。

【含量测定】照配位滴定法测定，含含水硫酸钙（$CaSO_4 \cdot 2H_2O$）不得少于95.0%。

【功效】性大寒，味甘、辛；生石膏清热泻火、除烦止渴，熟石膏生肌敛疮。

☆芒硝 Natrii Sulfas

【来源】本品为硫酸盐类矿物芒硝族芒硝，经加工精制而成结晶体。

【产地】全国大部分地区均有生产。多产于海边碱土地区，矿泉、盐场附近及超市的山洞中。

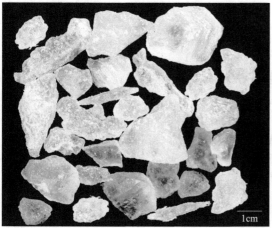

图17-6　芒硝药材图

【采收加工】冬季取天然的芒硝（俗称"土硝"），加水溶解，放置，滤过，滤液浓缩，放冷析出结晶，习称"朴硝"或"皮硝"，结晶可重复处理，得较洁净的芒硝结晶。

【鉴别】药材芒硝呈棱柱状、长方体或不规则的块状及粒状；两端不整齐，大小不一；无色透明或类白色；暴露空气中则表面渐风化覆盖一层白色粉末（无水硫酸钠）。质脆，易碎；条痕白色。断口不整齐，断面具玻璃样光泽，无臭，味咸（图17-6）。

以结晶体呈冰条状、色莹白、透明、洁净者为佳；色暗含泥者次。

【化学成分】本品主要含含水硫酸钠（$Na_2SO_4 \cdot 10H_2O$），此外，尚含少量镁、氯等元素。

【功效】性寒，味咸、苦。泻热通便，润燥软坚，清火消肿。

附　玄明粉

玄明粉 Natrii Sulfa Exsiccatus 玄明粉为芒硝经干燥制得。呈白色粉末状，无臭、味咸，有引湿性。主要含硫酸钠（Na_2SO_4），不得少于99.0%。本品性寒，味咸、苦。泻热通便，润燥软坚，清火消肿。

胆矾 Chalcanthitum

本品为天然的胆矾矿石或为人工制成的含水硫酸铜。主产于云南、山西等地。全年可采制，天然者可在开采铜、铅、锌矿时选取蓝色半透明的结晶；或用硫酸作用于铜片、氧化铜而人工制得。目前的商品多为人工制品。药材呈不规则的块状结晶体，大小不一。深蓝色或淡蓝色，微带浅绿色。晶体具玻璃光泽，半透明至透明。质脆，易碎，碎块呈棱柱状。断面光亮，条痕无色或带浅蓝色，断口贝壳状。无臭，味酸涩。置干燥空气中易缓缓风化。主要含硫酸铜（$CuSO_4 \cdot 5H_2O$），遇水变成蓝色。本品性寒，味酸、辛。有毒。涌吐风痰，收敛。

硫黄 Sulfur

本品为自然元素类矿物硫族自然硫或含硫矿物加工制得。主产于山西、河南、山东等地。全年可采制，挖取呈泥状之硫黄矿石放入罐内，加热熔化，除去杂质，倒入模型内，冷却后，打成碎块即得。药材硫黄呈不规则块状，大小不一。黄色或略呈绿黄色，表面不平坦，呈脂肪样光泽，常有多数细纱样小孔。体轻，质松，易碎，断面常呈针状结晶形，具特异的臭气，味淡。以色黄、光亮、质松脆者为佳。主要含硫（S）。常含碲、硒，有时杂有沥青、黏土等。本品含硫不少于98.5%。药材燃烧时易熔融，发蓝色火焰，并有刺激性的二氧化硫臭气。本品性温，味酸。有毒。外用解毒杀虫疗疮。内服补火助阳通便。

龙骨 Os Draconis（附：龙齿）

本品为古代哺乳动物，如象类或三趾马、恐龙、牛类、鹿类等的骨骼化石或象类门齿的化石。前者习称"龙骨"（又称"白龙骨"），后者习称"五花龙骨"（又称"青化龙骨"、"花龙骨"）。主产于河南、河北、陕西、山西及内蒙古、湖北、四川等地，多系开山掘地所得。全年可采，挖出后除去泥土及杂质。五花龙骨呈不规则块状，大小不一；偶可见圆柱形或破开的圆柱形，长短不一，直径6~25cm。全体淡灰白色或淡黄白色，夹有红色、白色、蓝色、棕色、黑色或深浅粗细不同的纹理，深浅不一；表面平滑，时有小裂隙；断面多粗糙，质硬而脆，易片片剥落而散碎；吸湿性强，以舌舔之有吸力；无臭，无味。五花龙骨见风后极易破碎，故常用毛边纸包裹，只露出一、两处花色较好的部分，供鉴别用。龙骨呈骨骼状或不规则块状，大小不一；表面白色、灰白色或浅棕色，多较光滑，有的具纹理与裂隙或具棕色条纹和斑点；质硬，断面不平坦，白色或黄色，有的中空，摸之细腻如粉质，在关节处有多数蜂窝状小孔；吸湿性强，舔之黏舌，无臭，无味。五花龙骨以色白、有各种花纹、松透易碎、舐之黏舌者为佳；土龙骨质坚硬、不易破碎，一般认为质较次。本品主要含羟磷酸钙、碳酸钙（$CaCO_3$）及少量铁、镁、铝、钾、钠等离子。本品性平，味甘、涩。镇惊安神、平肝潜阳。

附 龙齿

龙齿 Dens Draconis 本品为为古代哺乳动象、犀牛、三趾马等牙齿的化石。呈较完整的齿状或破碎的块状，分为犬齿及白齿。犬齿呈圆锥状，略弯曲，直径0.5~3.5cm，近尖端处中空。白齿呈圆柱形或方柱形，略弯曲，一端较细，一般长2~20cm，直径1~9cm。多有深浅不同的棱。其中呈青灰色或暗棕色者，习称"青龙齿"，呈黄白色者，习称"白龙齿"，有的表面具光泽的珐琅质，质坚硬，断面粗糙，凹凸不平或有不规则的突起棱线。有吸湿性。无臭，无味。以吸湿性强者为佳。无吸湿性、烧之发烟有臭气者，不可入药。主要含磷灰石（磷酸钙）。性寒，味甘、涩。具镇惊安神、除烦热等功效。

矿物药是以无机化合物为主要成分的一类重要药物。在性状鉴别上，应注意矿物的外形、颜色、硬度、比重、光泽、解理、断口、条痕、质地、有无磁性及气味等。在显微鉴别上，利用透射偏光显微镜鉴定透明的矿物，利用反射偏光显微镜鉴定不透明的矿物，主要观察其形态、透明度、颜色、光性的正负、折射率和必要的物理常数。理化鉴别主要根据矿物类中药的化学成分进行定性鉴别，此外，还应掌握重点中药和熟悉中药的主要化学成分。

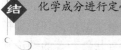

一、单选题

A 型题

1. 表面具有"钉头"的药材是
A. 磁石　　　　　B. 赭石　　　　　C. 朱砂　　　　　D. 石膏　　　　　E. 自然铜

2. 体重，质软。易纵向断裂，纵断面具纤维状纹理，显绢丝光泽。此药材是
A. 滑石　　　　　B. 石膏　　　　　C. 信石　　　　　D. 芒硝　　　　　E. 龙骨

3. 雄黄燃烧时的现象是
A. 燃之易熔成黄色液体，并生黄白色烟，有强烈蒜臭气
B. 燃之易熔成黄棕色液体，并冒黑烟，有强烈蒜臭气
C. 燃之易熔成红紫色液体，并生成黄白色烟，有强烈蒜臭气
D. 燃之冒黑烟，有油珠出现，并有强烈蒜臭气
E. 燃之冒黑烟，并有刺激性气味

4. 条痕绿黑色或棕红色，立方体相邻晶面上的条纹相互垂直的药材是
A. 芒硝　　　　　B. 雄黄　　　　　C. 石膏　　　　　D. 自然铜　　　　　E. 赭石

5. 主产于湖北的药材是
A. 朱砂　　　　　B. 滑石　　　　　C. 自然铜　　　　　D. 石膏　　　　　E. 芒硝

B 型题

A. 含水硫酸钠　　　B. 硫化汞　　　　C. 含水硫酸钙　　　D. 二硫化二砷　　　E. 三氧化二砷

6. 雄黄的主成分是
7. 朱砂的主成分是
8. 芒硝的主成分是
9. 石膏的主成分是

二、填空题

1. 水在矿物中以分子形式参加矿物的晶格构造，称为 _____ 。
2. 矿物在白毛瓷板上刻画后所留下的粉末颜色称为 _____ 。
3. 石膏药材断面有 _____ 纹理，并显绢样光泽。

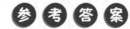

一、单选题

1. B　2. B　3. C　4. D　5. D　6. D　7. B　8. A　9. C

余略。

中药鉴定学教学基本要求

中药鉴定学是鉴定和研究中药的品种及质量，制定中药质量标准，寻找和扩大新药源的应用学科。它是在继承中医药遗产和传统中药鉴别经验的基础上，运用现代自然科学的理论知识和技术方法，研究和探讨中药的来源、性状、显微特征、理化鉴别、质量标准及寻找新药等的理论和实践问题。

根据专业培养目标，本课程以学习常用中药为主，在继承传统鉴别经验基础上，学习现代鉴别方法，使学生掌握中药鉴定的基本理论、基本方法和基本技能，为从事中药的真伪鉴别、品种整理和质量标准的制定和评价打下基础。

中药鉴定学学时为 72 学时，自学课时 144 学时。因学时所限，仅讲授重点药材和部分熟悉的药材，其余的药材采用自学的方式。

（1）学习常用中药 311 种，其中重点中药 59 种，熟悉中药 81 种，了解中药 171 种。重点中药品种要求掌握中药来源、产地、采收加工、性状鉴别、显微鉴别、化学成分、理化鉴别内容。

（2）熟悉药材品种，要求掌握来源、产地、采收加工、性状鉴别、显微鉴别内容。

（3）了解药材品种，要求掌握来源、性状鉴别等。

本课程分为两部分，共 17 章。总论包括第一章至第五章，主要内容为中药鉴定学的定义和任务，发展史，道地药材和中药材专业市场，中药的采收、加工与贮藏，中药的鉴定等；各论包括第六章至第十七章。主要内容为植物药、动物药及矿物药等。

中药鉴定学教学基本要求及教学课时分配见附表 1、附表 2。

附表 1　中药鉴定学教学基本要求

总论

第一章　中药鉴定学的定义和任务

● 目的要求

掌握　中药鉴定学的定义

熟悉　中药鉴定学的基本任务

了解　中药材品种混乱的原因，寻找和扩大中药新资源的途径

● 课程内容

面授要求

1. 中药鉴定学的定义

2. 中药鉴定学的任务

3. 中药的分类与命名

自学内容

1. 常用中药的品种情况

2. 中药材品种混乱的原因，寻找和扩大中药新资源的途径

第二章　中药鉴定学的发展史

- 目的要求

  掌握　中药鉴定学的重要本草著作

  熟悉　近代中药鉴定工作概况以及国内外发展概况

  了解　古代中药鉴定知识

- 课程内容

  面授要求

  1. 历代重要本草著作的作者，成书年代，载药数及其在本草中的意义

  2. 国内近代中药鉴定学发展概况

  自学内容

  1. 古代中药鉴定知识

  2. 中药鉴定知识的起源

  3. 国外生药学科的发展概况

第三章　道地药材和我国主要的中药材专业市场

- 目的要求

  掌握　中药资源的定义、道地药材的定义及分布

  熟悉　主要的道地药材

- 课程内容

  面授要求

  1. 中药资源的定义、道地药材的定义及分布

  2. 中药道地药材产区

  自学内容

  1. 中药资源保护与可持续利用

第四章　中药的采收、加工与贮藏

- 目的要求

  掌握　中药采收期的确定。中药的采收、加工与贮藏的方法

  熟悉　中药材产地加工的意义及内容

  了解　贮存保管中常见的变异现象与现代药材的贮藏技术

- 课程内容

  面授要求

  1. 药材采收的一般原则和采收规律

  2. 药材加工的原则与方法

3.贮藏和保管方法

自学内容

1.加工的目的和要求

2.常见的加工方法内容

第五章 中药的鉴定

- 目的要求

  掌握 中药鉴定的依据。中药鉴定常用方法及要点

  熟悉 中药鉴定的程序、常规检查与安全性评价方法

  了解 中药鉴定的新技术和新方法

- 课程内容

  面授要求

  1.中药鉴定的依据和取样、鉴定的项目及程序

  2.中药鉴定的四大鉴别方法：来源鉴定、性状鉴定、显微鉴定、理化鉴定

  3.中药的常规检查项目

  4.中药的安全性评价

  自学内容

  1.中药鉴定的新技术和新方法

  2.中药的杂质检查

各论

第六章 根及根茎类中药

- 目的要求

  掌握 根及根茎类中药鉴别特征的通性、中药的来源和重点中药材的鉴别

  熟悉 中药材主产地、化学成分等

  了解 中药材的含量测定、性味功效等

- 课程内容

  面授要求

  1.根茎类中药材的性状与显微鉴别的共同特征及异常构造

  2.重点品种的来源、主产地、鉴别特征、显微鉴别、主成分等

  3.掌握重点药材（24种）：绵马贯众、大黄、牛膝、附子、白芍、黄连、甘草、黄芪、人参、当归、川芎、柴胡、龙胆、丹参、黄芩、地黄、党参、木香（附：土木香）、白术、苍术、石菖蒲、川贝母（附：平贝母、伊贝母、湖北贝母）、麦冬（附：山麦冬）、天麻

  4.熟悉药材（31种）：狗脊、细辛、何首乌（附：首乌藤）、威灵仙、川乌、延胡索、板蓝根（附：南板蓝根）、苦参、葛根（附：粉葛）、西洋参、三七、白芷、独活、羌活、防风、北沙参、秦艽、玄参、天花粉、桔梗、泽泻、半夏、天南星、百部、浙贝母、知母、山药、射干、姜黄、郁金、白及

自学内容

1. 中药材的功效等

2. 中药材的含量测定、附注等

3. 了解药材（54 种）：骨碎补、拳参、虎杖、金荞麦、川牛膝、商陆、太子参、银柴胡、草乌、白头翁、赤芍、升麻、天葵子、防己、北豆根、乌药、红景天、地榆、山豆根、远志、甘遂、前胡、藁本、明党参、白前、白薇、徐长卿、紫草、胡黄连、巴戟天、茜草、红大戟、续断、南沙参、川木香、紫菀、漏芦、三棱、香附、白附子、千年健、黄精、玉竹、重楼、土茯苓、天冬、菝葜、薤白、绵萆薢（附：粉草薢）、莪术、片姜黄、高良姜、山奈、山慈菇

第七章 茎木类中药

● 目的要求

掌握 茎木类中药的含义、来源、鉴别特征和重点中药材的鉴别

熟悉 中药材的化学成分

了解 中药材的性味功效

● 课程内容

面授要求

1. 茎木类中药含义、性状与显微鉴别的特征

2. 重点品种的来源、主产地、鉴别特征、主成分等

3. 掌握重点药材（2 种）：鸡血藤、沉香

4. 熟悉药材（4 种）：川木通（附：关木通）苏木、大血藤、钩藤

自学内容

1. 中药材的功效等

2. 中药材的含量测定、附注及鉴别要点等

3. 了解药材（6 种）：木通、海风藤、降香、通草（附：小通草）、络石藤、青风藤

第八章 皮类中药

● 目的要求

掌握 皮类中药的含义、来源、鉴别特征和重点中药材的鉴别

熟悉 中药材的化学成分

了解 中药材的性味功效

● 课程内容

面授要求

1. 皮类中药性状与显微鉴别的特征

2. 重点品种的来源、主产地、鉴别特征、主成分等

3. 掌握药材（4 种）：牡丹皮、厚朴（附：厚朴花）、肉桂（附：桂枝）、黄柏（附：关黄柏）

4. 熟悉药材（2 种）：杜仲、秦皮

自学内容

1. 中药材的功效等

2. 中药材的含量测定、附注等

3. 了解药材（7种）：桑白皮（附：桑枝、桑叶、桑葚）、合欢皮、白鲜皮、苦楝皮、五加皮、香加皮、地骨皮

第九章　叶类中药

- 目的要求

  掌握　叶类中药的含义、来源、鉴别特征和重点中药材的鉴别

  熟悉　中药材的化学成分

  了解　中药材的性味功效

- 课程内容

  面授要求

  1. 叶类中药性状与显微鉴别的特征

  2. 重点品种的来源、主产地、鉴别特征、主成分等鉴别要点

  3. 掌握重点药材（2种）：大青叶、番泻叶

  4. 熟悉药材（3种）：蓼大青叶、紫苏叶（附：紫苏梗、紫苏子）、淫羊藿

  自学内容

  1. 药材植物形态、功效等

  2. 中药材的含量测定、附注等

  3. 了解药材（5种）：石韦、侧柏叶（附：柏子仁）、枇杷叶、枸骨叶、艾叶

第十章　花类中药

- 目的要求

  掌握　花类中药的来源、鉴别特征和重点中药材的鉴别

  熟悉　中药材的化学成分

  了解　中药材的性味功效

- 课程内容

  面授要求

  1. 花类中药性状与显微鉴别的特征

  2. 重点品种的来源、主产地、鉴别特征、主成分等要点

  3. 掌握重点药材（4种）：丁香（附：母丁香）、金银花（附：忍冬藤）、红花、西红花

  4. 熟悉药材（3种）：辛夷、洋金花、菊花（附：野菊花）

  自学内容

  1. 中药材的功效等

2. 中药材的含量测定、附注等

3. 了解药材（6种）：松花粉、槐花（附：槐角）、密蒙花、旋覆花、款冬花、蒲黄

第十一章　果实及种子类中药

● 目的要求

掌握　果实及种子类中药的来源、鉴别特征和重点中药材的鉴别

熟悉　中药材的化学成分

了解　中药材的性味功效

● 课程内容

面授要求

1. 果实及种子类中药性状与显微鉴别的特征

2. 重点品种的来源、主产地、鉴别特征、主成分等

3. 掌握重点药材（6种）：五味子（附：南五味子）、补骨脂、小茴香、马钱子、槟榔（附：大腹皮）、砂仁

4. 熟悉药材（12种）：葶苈子、木瓜、苦杏仁、枳壳（附：枳实）、陈皮（附：青皮、橘核）、吴茱萸、巴豆、山茱萸、连翘、枸杞子、栀子、豆蔻

自学内容

1. 中药材的性味功效等

2. 中药材的含量测定、附注等

3. 了解药材（39种）：白果、荜茇、马兜铃、火麻仁、地肤子、王不留行、肉豆蔻、芥子、覆盆子、山楂、桃仁、乌梅、金樱子、沙苑子、决明子、香橼、化橘红、鸦胆子、酸枣仁、胖大海、使君子、诃子、蛇床子、女贞子、菟丝子、牵牛子、蔓荆子、夏枯草、天仙子、瓜蒌（附：瓜蒌皮、瓜蒌子）、车前子、鹤虱、牛蒡子、苍耳子、薏苡仁、草果，红豆蔻、草豆蔻、益智

第十二章　全草类中药

● 目的要求

掌握　全草类中药的来源、鉴别特征和重点中药材的鉴别

熟悉　中药材的化学成分

了解　中药材的性味功效

● 课程内容

面授要求

1. 全草类中药性状与显微鉴别的特征

2. 重点品种的来源、主产地、鉴别特征、主成分等

3. 掌握药材（5种）：麻黄（附：麻黄根）、广藿香、穿心莲、薄荷、石斛（附：铁皮石斛）

4. 熟悉药材（4种）：紫花地丁、金钱草（附：广金钱草）、益母草（附：茺蔚子）、青蒿

自学内容

1. 中药材的功效等

2. 中药材的含量测定、附注及鉴别等

3. 了解药材（18种）：伸筋草、槲寄生、鱼腥草、垂盆草、仙鹤草、马鞭草、半枝莲、荆芥、泽兰、香薷、肉苁蓉、锁阳、白花蛇舌草、佩兰、茵陈、大蓟（附：小蓟）、蒲公英、淡竹叶

第十三章 藻、菌、地衣类中药

- 目的要求

  掌握 藻、菌、地衣类中药的含义、来源、鉴别特征和重点中药材的鉴别

  熟悉 中药材的化学成分

  了解 中药材的性味功效

- 课程内容

  面授要求

  1. 藻、菌、地衣类中药性状与显微鉴别的特征

  2. 重点品种的来源、主产地、鉴别特征、主成分等

  3. 掌握重点药材（2种）：冬虫夏草、茯苓

  4. 熟悉药材（2种）：灵芝、猪苓

  自学内容

  1. 中药材的功效等

  2. 中药材的含量测定、附注及鉴别要点项等

  3. 了解药材（4种）：海藻、雷丸、马勃、松萝

第十四章 树脂类中药

- 目的要求

  掌握 树脂类中药的含义、化学组成、分类与鉴别方法。鉴别特征的通性和重点中药材的鉴别

  熟悉 中药材的化学成分等

  了解 中药材的性味功效

- 课程内容

  面授要求

  1. 树脂类中药性状与显微鉴别的通性

  2. 重点品种的来源、主产地、鉴别特征、主成分等

  3. 掌握重点药材（1种）：血竭

  4. 熟悉药材（2种）：乳香、没药

  自学内容

  1. 药材植物形态、功效等

  2. 中药材的含量测定、附注及鉴别要点项等

  3. 了解药材（3种）：苏合香、阿魏、安息香

第十五章　其他类中药

- 目的要求

　　掌握　其他类中药的来源、鉴别特征和重点中药材的鉴别

　　熟悉　中药材的化学成分

　　了解　中药材的性味功效

- 课程内容

　　面授要求

　　　1. 其他类中药性状与显微鉴别的鉴别

　　　2. 熟悉药材（5种）：海金沙、青黛、儿茶、五倍子、冰片

　　自学内容

　　　1. 药材植物形态、功效等

　　　2. 中药材的含量测定、附注及鉴别要点项等

　　　3. 了解药材（3种）：芦荟、天竺黄、琥珀

第十六章　动物类中药

- 目的要求

　　掌握　动物类中药的鉴别方法。鉴别特征的通性和重点中药的特性

　　熟悉　药用动物的分类意义、方法与动物的学名

　　了解　动物类中药的应用概况与资源保护

- 课程内容

　　面授要求

　　　1. 动物类中药性状与显微鉴别的方法

　　　2. 重点品种的来源、主产地、鉴别特征、主成分等

　　　3. 掌握重点药材（7种）：斑蝥、蛤蚧、金钱白花蛇、蕲蛇、麝香、鹿茸（附：鹿角、鹿角霜）、牛黄（附：人工牛黄、体外培育牛黄）

　　　4. 熟悉药材（9种）：地龙、珍珠、全蝎、僵蚕、蟾酥、乌梢蛇、熊胆粉、阿胶、羚羊角

　　自学内容

　　　1. 动物类中药的应用概况与资源保护

　　　2. 药用动物的分类

　　　3. 了解药材（16种）：水蛭、石决明、牡蛎、海螵蛸、蜈蚣、土鳖虫、桑螵蛸、蝉蜕、蜂蜜（附：蜂蜡、蜂房）、海马、海龙、蛤蟆油、龟甲、鳖甲、鸡内金、穿山甲

第十七章　矿物类中药

- 目的要求

　　掌握　矿物类中药的鉴别方法、重点中药的鉴别特征

熟悉 矿物类中药的含义、性质与分类

了解 矿物类中药的应用以及悠久历史

● 课程内容

面授要求

1. 矿物类中药性状与显微鉴别特征

2. 重点品种的来源、主产地、鉴别特征、主成分等

3. 掌握重点药材（2种）：朱砂、石膏

4. 熟悉药材（4种）：雄黄、自然铜、赭石、芒硝（附：玄明粉）

自学内容

1. 矿物类中药的应用与历史

2. 了解药材（10种）：磁石、红粉、信石、轻粉、炉甘石、青礞石、滑石、胆矾、硫黄、龙骨（附：龙齿）

附表 2　教学课时分配

教学内容	面授课时	自学课时	实验课时
总论	6	12	2
各论			
根及根茎类中药	24	48	30
茎木类中药	2	4	2
皮类中药	4	8	4
叶类中药	2	4	2
花类中药	4	8	2
果实及种子类中药	8	16	8
全草类中药	4	8	4
藻、菌、地衣类中药	2	4	4
树脂类中药	2	4	2
其他类中药	2	4	2
动物类中药	8	16	8
矿物类中药	4	8	2
合计	72	144	72

中药及动植（矿）物中文名检索